中医经典与临床案例丛书

总主编：何清湖　喻　嵘　卢致鹏

金匮要略与临床案例

主　编：肖碧跃

副主编：艾碧琛　易亚乔　谢雪姣

编　委：（按姓氏笔画排序）

马志辉　王　玮　王佳娜　王海兰　刘　旭

刘　峰　刘　娟　苏联军　杨志松　何　栋

邹旭峰　尚舒琪　周湘乐　郜文辉　谭　婷

秘　书：魏一苇　刘　峰

山西出版传媒集团

山西科学技术出版社

序

　　中医药是中华优秀文化的宝贵资源，博大精深，源远流长，是中国古代科学的瑰宝，也是打开中华文明宝库的钥匙。而中医经典医籍更是中医药文化宝库中之瑰宝，是中华民族数千年积累下来的文化经典。翻阅中医经典医籍，犹如一览波澜壮阔的中医发展史，她穿透深邃的历史时空，似世代相传的火种，点亮中医莘莘学子的智慧之灯。品读中医经典医籍，犹如与先贤剪烛共语，倾诉心声，传承中医珍贵之衣钵，激发中医学子创新的源泉，顿悟精深博大的学术价值。再观古今医家，无不是谙熟中医经典而创新立说，实践于临床。中医经典不仅是中医理论的基础，更是中医临床的基石。

　　《黄帝内经》《伤寒论》《金匮要略》《温病条辨》是中医学发展史上具有里程碑意义的四部经典著作，对古代乃至现代中医都有着巨大的指导作用与研究价值。《黄帝内经》是我国医学宝库中现存成书较早的一部医学典籍、第一部中医理论经典，在整体观、经络学、藏象学、病因病机学、养生和预防医学以及诊断治疗原则等各方面，为中医学奠定了理论基础，具有深远影响。东汉医家张仲景所著《伤寒杂病论》，是我国第一部理法方药完备、理论联系实际的临床著作，后分成《伤寒论》《金匮要略》两部著作。《伤寒论》系统地揭示了外感热病的诊治规律，发展并完善了六经辨证的理论体系，从而奠定了中医临床医学的基础。《金匮要略》是我国现存最早的杂病学专著，它奠定了杂病辨证论治

1

的理论基础和临床规范，具有很高的指导意义和实用价值，被历代推崇为方书之祖和治疗杂病的典范。清代医家吴鞠通所著《温病条辨》，全书以三焦辨证为主干，前后贯穿，释解温病全过程辨治，同时参以张仲景六经辨证、刘河间温热病机、叶天士卫气营血辨证及吴又可《温疫论》等诸说，析理至微，病机甚明，而治之有方。《温病条辨》是集温病学之大成、学术理论升华之作。

本丛书以《黄帝内经》《伤寒论》《金匮要略》《温病条辨》四部经典的主要内容为核心，按照方证或中医病证精选原文，展现原著风貌，附以原著提要，让读者赏析经典大家的诊治思路与处方用药之精妙；方证临床应用部分，以启迪和拓宽临床治疗疾病的思路，有效提高临床疗效；名医名家辑要部分，从撷取中医经典、百家文献着手，博采百家对该方证或病证的阐述，既融会了历代医家临床诊治思想的精髓，又结合了近现代的研究运用成果及临床经验，旨在对原著方证或病证认识达到一定的广度与深度；典型案例部分则节选具有较高临床价值的典型医案，进行解析、辨别，重点揭示案例的精要，阐述方证的临床应用，旨在培养中医临床思维，从临床解析经典，用经典指导临床。

本丛书的亮点就是采用古训与医案结合的方式，演绎中医经典的魅力。丛书内容丰富翔实，临床实用性强，无论是从事中医的临床医生，还是中医学专业本科、研究生以及非中医学专业的中医爱好者，对其提高中医经典阅读能力、临证思维能力以及临床实践都是一部重要的参考用书，但中医经典大家的学术思想博大精深，编者虽参考了多家研究之观点，难免疏漏，恳请读者批评指正，以期不断修改完善。

何清湖　喻　嵘　卢致鹏
湖南中医药大学
2018 年 2 月

前　言

　　《金匮要略》是中医四大经典著作之一，为《伤寒杂病论》的一部分，是现存最早诊治杂病的专著，它奠定了杂病的理论基础和临床规范，具有很高的指导意义和实用价值，对后世临床医学的发展有着重大贡献和深远影响，被历代推崇为方书之祖和治疗杂病的典范，林亿谓其"施之于人，其效若神"。全书共25篇，方剂262首，列举病证60余种。所述病证以内科杂病为主，兼有部分外科、妇产科等病证。书中所载方药因配伍精当、立法严明、药无虚用、辨之得当、疗效卓著、安全可靠，被后世誉为"众方之祖"或"经方"，为后世方剂学发展的重要依据。经方历史悠久，经临床反复验证，故被尊为"众方之宗，万法之祖"。喻昌评价"为从方宗，群方之祖"，清代著名温病学家更称赞它是"金科玉律，为后世医方之祖"。"自古医家出经典"，名医多嗜经典，"读经典，做临床"是全国优秀中医临床人才研修项目的宗旨之一。鉴于此，本书以全国中医药行业高等教育《金匮要略》规划教材为蓝本，以病为纲、方证为目，共选用临床常见病35种、常见方证146个，并组织有关专家论证、编写、审稿，重点介绍名家对经典原文的精辟理解及运用经方的临床体会和临床实战经验，希望能给广大爱好中医并有志发扬光大中医者一点参考，提高经方运用之技巧，为解决众生之疾苦尽绵薄之力。

　　每一方证从以下六个方面介绍：

　　一、原文介绍。节选《金匮要略》中该方证的条文，并包括组方和煎煮方法，为了完整的展现，便于读者对该方的原文有一个系统的了解。

二、提要。对方证原文的中心进行总结，旨在让读者对此原文有一个总体认识。

三、现代临床运用。简单介绍了该方证运用的辨治要点及临床运用加减，并搜集了该方对现代医学常见病的治疗，目的是为了向读者说明本方证临床的应用基本要点，并对现代临床应用的指导有重要意义。

四、名家辑要。主要汇集古代名家对该方证原文的注释与理解，让读者纵观名家对该原文的认识，从而更全面、更深层次理解原文的精髓。

五、医家临证思维。医家的遴选首先着眼于现代全国名老中医及名医大师，但思想新颖的微名人士也不能轻视。该部分编者对各医家运用该方的独特体会、宝贵经验进一步理顺，调理化、系统化，对读者起到一个导向作用，同时增加了面上的广度及点上的深度，值得中医临床者参考借鉴。

六、典型医案。医案的学习历来是中医教育的特色，该部分主要介绍了各位名医运用经方治疗疑难杂病的典型病例及治疗过程，让读者有观摩的对象，更有一种身临其境的感觉，每个医案后面附有按语，深入浅出，更使医案通俗易懂，适合不同层次的读者。

本书的编写由湖南中医药大学仲景学说教研室师生共同参与、分工合作完成，并得到了许多专家的悉心指教及有关领导的大力支持，在此谨向所有帮助过我们的专家和领导表示衷心的感谢！本书难免有不足之处，未能尽善尽美，敬请各位专家和读者提出宝贵意见。

作　者

2018 年 2 月

内容简介

　　本书以全国中医药行业高等教育《金匮要略》规划教材为蓝本，以病为纲、方证为目，共选用临床常见病35种，分为35章，包括痉病、湿病、暍病、百合病、狐惑病、阴阳毒、中风病、历节病、血痹病、虚劳病、肺痿病、肺痈病、咳嗽上气病、奔豚气病、胸痹病、心痛病、腹满病、寒疝病、脾约病、肝着病、肾着病、痰饮病、消渴病、水气病、黄汗病、黄疸病、惊悸病、吐衄下血病、呕吐病、哕病、下利病、肠痈病、妇人妊娠病、妇人产后病、妇人杂病。剖析常见方证146个，每个方证从七个方面介绍：原文、方药、提要、现代临床运用、名家辑要、医家临证思维和典型病案，其中"名家辑要""医家临证思维"和"典型病案"是本书的重点内容。

　　本书编写的宗旨是简单、明了、实用、重点突出，以临床为主，既可作为在校学生学习的参考书，也可作为广大中医爱好者学习中医、提高经方运用能力的良好读物。

目　录

第一章　痉病 …………………………………………… 1

　一、栝楼桂枝汤证 ………………………………… 1

　二、葛根汤证 ……………………………………… 6

　三、大承气汤证 …………………………………… 10

第二章　湿病 …………………………………………… 16

　一、麻黄加术汤证 ………………………………… 16

　二、麻黄杏仁薏苡甘草汤证 ……………………… 20

　三、防己黄芪汤证 ………………………………… 25

　四、桂枝附子汤证 ………………………………… 29

　五、去桂加白术汤证 ……………………………… 34

　六、甘草附子汤证 ………………………………… 38

第三章　暍病 …………………………………………… 43

　一、白虎加人参汤证 ……………………………… 43

第四章　百合病 ………………………………………… 48

　一、百合地黄汤证 ………………………………… 48

　二、百合知母汤证 ………………………………… 54

　三、滑石代赭汤证 ………………………………… 58

　四、百合鸡子汤证 ………………………………… 60

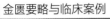

第一章 痉 病

痉病是以项背强急，四肢抽搐，甚至口噤，角弓反张为主要临床表现的一类病证。表证过汗或误下，疮疡兼外感表证误汗，导致津液损耗，筋脉失养而导致痉病。外感风寒，津液不足，筋脉失养是痉病的基本病因病机。根据痉病的临床表现可分为刚痉和柔痉，鉴别点主要在于有汗与否，在痉病症状的基础上，如伴有发热、恶寒、无汗等太阳伤寒证的则为刚痉；如伴有发热、汗出、恶风等太阳中风证的则为柔痉。临床可根据痉病的脉象和伴随症状判断其预后。痉病出现脉沉而细，说明痉病正气已经亏虚，抗邪无力；痉病伴有灸疮，表明被灸的腧穴不能闭合并且出现溃疡流脓，这必然会损及人体阴阳气血。这两种情况都是正虚邪实之候，预后不好，难治。如果痉病的病程中出现腹胀，要根据临床情况具体分析：一种情况，邪欲从腑出，说明病情欲解；另一种情况，出现腹胀的同时，脉象依旧伏弦，说明痉病未解。

一、栝楼桂枝汤证

【原文】

太阳病，其证备，身体强几几然，脉反沉迟，此为痉，栝楼桂枝汤主之。

栝楼桂枝汤方：

栝楼根二两　桂枝三两　芍药三两　甘草二两　生姜二两
大枣十二枚

上六味，以水九升，煮取三升，分温三服，取微汗。汗不出，食顷，热粥发之。

【提要】

本条主要论述柔痉的证治。

【现代临床运用】

运用本方的辨证要点为痉挛拘急证，又具有桂枝汤证者。临床若兼见血虚者加当归；兼项背转侧不利者，加葛根；兼气虚者加党参；兼脾虚者加白术；若恶寒甚者加羌活、细辛；若身痛较重者加秦艽、防风等。

现代运用本方可治疗小儿急慢惊风、席汉氏综合征、精神疾病、恶性滋养叶肿瘤、慢性鼻炎、咽炎、风湿病、骨质疏松症、强直性脊柱炎等属外感风寒，津液不足，筋脉失养者。

【名家辑要】

尤在泾注：沉本痉之脉，迟非内寒，乃津液少而营卫之行不利也。伤寒项背几几，汗出恶风者，脉必浮数，为邪风盛于表；此证身体强几几然，脉反沉迟，为风淫于外而津伤于内。故用桂枝则同，而一加葛根以助其散，一加栝楼以滋其内，则不同也。——张清苓．金匮要略心典译注．北京：中国人民大学出版社，2010：76.

徐忠可注：此为痉病有汗、不恶寒者主方。太阳病，其证备者，身热、头痛，汗出也。身体强即背反张之互辞，几几然即颈项强直之形状，脉反沉迟，谓阳证得阴脉，此痉脉之异于正伤寒也。其原由筋脉失养，而湿复挟风以燥之。故以桂枝汤为风伤卫主治，加栝楼根以清气分之热，而大润其太阳经既耗之液，则经气流通，风邪自解，湿气自行，筋不燥而痉愈矣。——王玉兴．金匮要略三家注．北京：中国中医药出版社，2013:34.

喻昌注：伤寒方中，治项背几几，用桂枝加葛根汤矣。彼之汗出恶风，其邪在表，而此之太阳证，罔不具备，其邪之亦在于表可知也。但以脉之沉迟，知其在表之邪为津液内竭所召，不当从风寒之表法起见，故不用葛根之发表解肌，改用栝楼根之味苦入阴，擅生津液之长者为君，加之桂枝和营卫、养筋脉而治其痉，乃变表法为和法也。然既君以栝楼根当增之，桂枝为臣当减之。——吴谦编，刘国正等点校.医宗金鉴.北京：中医古籍出版社，1995：357.

王泰林注：伤寒项背强几几，汗出恶风者，用桂枝加葛根汤，其脉必浮数，为邪风盛于外也；此身强几几然，脉反沉迟，为风淫于外，而津伤于内，故用桂枝则同，而一加葛根以散表，一加栝楼根以滋内，则不同也。——王泰林著，陆晋笙订正.王旭高医书六种.上海：上海科学技术出版社，1965：20.

【医家临证思维】

王付认为栝楼桂枝汤是主治太阳中风证与阴津不足相兼的基础方，以主治津亏筋急证为临床扩大应用。审证应以发热、恶寒、筋脉拘急、汗出、口淡、少津苔薄、脉浮或弱为要点。——王付.经方妙用治百病.北京：人民军医出版社，2008：47.

黄仰模等认为栝楼桂枝汤用于太阳有汗表虚之柔痉，证见项背强直，肢体拘急，发热不恶寒，头痛汗出等。本方还可用于小儿抽搐症，或小儿急慢惊风、希恩综合征等病证见本方证机者。——黄仰模，林昌松.金匮要略临床发挥.北京：科学出版社，2010：81.

陈明认为产后阴血不足，阴津益亏，筋脉失其养而病为痉。因证起突然，进展迅速，阳气随汗骤泄，急予高丽参、附子回阳固脱，再以栝楼桂枝汤加味祛风散邪、益气生津，如是方能保得平安。——蒋健，朱抗美.金匮要略方药临床应用与研究.上海：上海科学技术出版社，2012：6.

【典型病案】

病案一

患者甲，男，42岁，2010年4月初诊。主诉：头痛两月余。

两月前患者沐浴，不慎感受风寒，随现恶寒发热，头身疼痛等症，服抗感冒药后，他症痊愈，唯余头疼，后服用布洛芬、盐酸氟桂利秦、镇脑宁胶囊等治疗，头疼未愈。诊见：疼痛位于头项两侧，循太阳经走向，呈阵发性掣痛，痛连颈项，皮肤拘紧不适，受寒更甚，舌淡红，苔薄白，脉浮紧。诊断：风寒头痛（太阳头痛）。治宜祛风散寒，舒筋止痛。方用栝楼桂枝汤加味。处方：栝楼根10g，桂枝15g，白芍15g，葛根15g，羌活10g，生甘草6g，生姜10g，大枣6枚。3剂，每日1剂，水煎服，服药后避风。4月9日复诊，头痛明显减轻，脉象和缓，上方不变继服3剂。三日后患者来复头痛痊愈。——胡明华.栝楼桂枝汤治疗太阳经头痛24例.中医临床研究,2012,4(3):98.

按： 本病为太阳头痛，与痉病虽有不同，但在疾病的发展过程中却具有相同的病机，即营血津液亏虚、筋脉失养。所以，依据异病同治原则，可同用栝楼桂枝汤进行治疗。方中桂枝汤调和营卫、祛风散寒，以除外来之邪，栝楼根清热生津、滋养筋脉，以缓筋脉之急，故栝楼桂枝汤治疗太阳头痛可取得较好疗效。

病案二

患者陈某，男，11岁，于2015年8月10日初诊。诉手足不自觉抽搐，频频摇头，眨眼，大拇指不自觉贴近手心，在深呼吸时发出特殊哮鸣音，间断发作，伴面色萎黄乏力懒言，食少纳呆，大便稀溏，舌红，苔黄白，脉滑。曾用西药镇静剂与补钙剂治疗无效。证属脾虚痰阻经脉，土虚木亢引动肝风，导致手足抽搐。治疗当健脾化痰，息风止痉。方用栝楼桂枝汤加减：天花粉20g，钩藤12g，桂枝9g，赤芍10g，法半夏6g，枳实6g，炒麦芽15g，生姜3片，大枣5枚，炙甘草3g。每日1剂，水煎服300ml，分3次服用。服上方5剂后，大便通畅，手足抽搐症状减轻，饮食增加。7日后复诊，上方去炒麦芽加白术又进5剂，诸症悉除而告痊愈。后用健脾平肝方巩固两月余。

按：儿童手足抽搐证与肝脾关系较大，肝亢脾虚加上外感饮食情志等因素，极易发病。治疗上应该以平肝健脾，化痰息风为主，故用栝楼桂枝汤加减治疗，方中天花粉生津润燥，滋养筋脉。钩藤平肝息风。桂枝与芍药配伍辛酸相济，调和营卫。生姜、大枣和炒麦芽补脾胃以助脾化痰生津。法半夏与枳实燥湿化痰，助天花粉平风之力。甘草调和诸药。全方合用，使风息痰去，肝平脾运，手足抽搐症状自然消失。但由于儿童体质问题，应当注意饮食，少吃肥腻的食物，谨防感冒，加强防护，才能有效预防此病的再发。——钟礼伦，佃泽钿，邱晓岚，等.栝楼桂枝汤加减治疗儿童手足抽搐证一则.中国民族民间医药,2016,25(6):72.

病案三

李某，女，30岁，1984年10月3日初诊。数月来每一至两日必发一次抽搐，19时至20时四肢抽搐20分钟左右。抽搐后自觉心悸及胃脘部难受不适，平时未发作时和平常人一样。观其舌苔白而兼腻，诊其脉沉而兼缓，病属中医"痉病"范畴。辨证为湿阻痉挛。方用栝楼桂枝汤：栝楼根10g，桂枝10g，白芍15g，甘草6g，生姜6g，大枣12g。共3剂。

10月6日诊：抽搐大减，抽搐后心悸及胃脘部难受感已消除，继服3剂，抽搐停止。随访至今未复发。——朱西南.经方运用二则.江西中医药,1996,27(2):31.

按：患者平素抽搐，数月来定时发作，发后一如常人，属于中医"痉病"范畴；再诊其舌脉，舌苔白而兼腻，脉沉而兼缓，为中医"湿证"之象。治以解痉化湿，清热养筋，方用栝楼桂枝汤。方中重用栝楼根为君，取其滋阴清热养筋之效，兼消郁开胃之力，合桂枝汤微发其汗，微汗出则筋脉挛急之证除，故3剂后病情大有好转，继服3剂后痊愈。

二、葛根汤证

【原文】

太阳病无汗而小便反少,气上冲胸,口噤不能语,欲作刚痉,葛根汤主之。

葛根汤方:

葛根四两　麻黄四两(去节)　桂枝三两(去皮)　芍药二两　甘草二两(炙)　生姜三两　大枣十二枚

上七味,咬咀,以水七升,先煮麻黄、葛根,减二升,去沫,内诸药,煮取三升,去滓,温服一升,覆取微似汗,不须喝粥,余如桂枝汤法将息及禁忌。

【提要】

本条论述了欲作刚痉的证治。

【临床运用】

运用本方辨证要点为太阳病,项背强几几、无汗恶风或见下利者。但由于本方清凉解肌,而且解毒,故疹痘诸疾于初期太阳病时,可以本方治之;外感咳喘,发热无汗而恶寒较剧者,不问项背急与否也多属本方证。临证偏于寒者加羌活、防风、荆芥等;偏于热者加金银花、连翘、薄荷等;痛甚者加细辛;鼻塞者加辛夷。

现代运用本方治疗面神经麻痹、颈椎增生、风湿关节炎、破伤风抽搐发作、流行性感冒、急性支气管炎、肺炎、过敏性鼻炎、慢性副鼻窦炎等,消化系统疾病之胃肠型感冒、急性肠炎、痢疾等属风寒侵袭经络,筋脉痉挛者。

【名家辑要】

章楠注:汗出而津液外泄,则小便少,今无汗而小便反少,是营卫三焦之气闭,外闭则内气不得旋转,而直上冲胸,邪侵入筋,阳明筋急而口噤不得语,欲做刚痉之先兆也。([清]章虚谷著《伤寒论本旨》)

尤在泾注：无汗而小便反少者，风寒湿甚，与气相持，不当外达，亦并不下行也。不外达，不下行，势必逆而上冲，为胸满，为口噤不得语，驯至面赤头摇，项背强直，所不待言，故曰欲作刚痉。葛根汤，即桂枝汤加麻黄、葛根，乃刚痉无汗者之正法也。

按：痉病多在太阳、阳明之交，身体强、口噤不得语，皆其验也。故加麻黄以发太阳之邪，加葛根兼疏阳明之经，而阳明外主肌肉，内主津液，用葛根者，所以通隧谷而逐风湿，加栝楼者，所以生津液而濡经脉也。——张清苓.金匮要略心典译注.北京：中国人民大学出版社，2009：23—24.

徐忠可注：刚痉之背项强直，而无汗发热，又反恶寒，原属寒湿居中，阴阳两伤之象，有如发热为太阳病矣。无汗乃寒伤荣本证也，此时邪尚在表不在里，而小便反少，气上冲胸，明是太阳随经之邪，自腑侵脏，动其冲气，且口噤不语是太阳主开而反合，声不得发，则阴阳两伤，势必强直恶寒，所不待言，故曰欲作刚痉。药用桂枝全汤，加葛根、麻黄，风寒兼治也。——王玉兴.金匮要略三家注.北京：中国中医药出版社，2013：35.

王子接注：葛根汤，即桂枝汤加麻黄、倍葛根，以去营实，小变麻、桂之法也。独是葛根、麻黄治营卫实，白芍、桂枝治营卫虚，方中虚实互用，其微妙在法。先煮麻黄、葛根，减二升，后纳诸药，则是发营卫之汗为先，而固表收阴袭于后，不使热邪传入阳明也。故仲景治太阳病未入阳明者，用以祛邪，断入阳明之路，若阳明正病中，未尝有葛根之方。——王子接.绛雪园古方选注.北京：中国中医药出版社，2007：72.

【医家临证思维】

陆渊雷认为流行热病，流行感冒为最多，其证三类，若发热、若咳嗽、若吐利，葛根汤皆治之，故临床施用，葛根汤之应用最广。——陆渊雷.伤寒论今释.北京：学苑出版社，2008：35.

王付认为葛根汤可以用于治疗呼吸系统之感冒综合征、支气管炎等，消化系统之痢疾、慢性肠炎等，运动系统之骨质增生等，五官科之慢性副鼻窦炎、眼睑脓肿等，以及内耳眩晕证、面肌痉挛等病证而见颈或项背拘急不利、无汗者。——王付. 经方实践论. 北京：中国医药科技出版社，2006：28.

胡志俊认为葛根汤方具有解肌发表、升津液、舒经脉、升发清阳之功，适用于邪郁太阳之头痛。方中重用葛根解肌发表、解痉止痛，是治疗颈肩背痛的常用药。——胡志俊，懂鹤萍，程少丹等. 葛根汤加减治疗颈椎病102例临床观察. 辽宁中医志，2008，35（1）：74—75.

毛国庆认为葛汤解肌发表、升津液、舒经脉、升发清阳，为临床治疗颈椎病的有效方剂之一。——毛国庆. 葛根汤加减治疗神经根型颈椎病. 中国医药导报，2007，4（11）：93.

【典型病案】

病案一

李某，男，38岁。患顽固性偏头痛2年，久治不愈。主诉：右侧头痛，常连及前额及眉棱骨。伴无汗恶寒，鼻流清涕，心烦，面赤，头目眩晕，睡眠不佳。诊察之时，见病人颈项转动不利，问之，乃答曰：颈项及后背经常有拘急感，头痛甚时拘紧更重。舌淡苔白，脉浮略数。遂辨为寒邪客于太阳经脉，经气不利之候。治当发汗祛邪，通太阳之气，选方葛根汤：麻黄4g，葛根18g，桂枝12g，白芍12g，炙甘草6g，生姜12g，大枣12枚。麻黄、葛根两药先煎，去上沫，服药后覆取微汗，避风寒。3剂药后，脊背有热感，继而身有小汗出，头痛、项急随之而减。原方再服，至15剂，头痛、项急诸症皆愈。

按：本案脉证病机，切合葛根汤证。临床服用本方后，常有脊背先见发热，继而全身汗出，这是药力先作用于经腧而使经气疏通，邪气外出的反映，为疾病向愈之佳兆。——陈明. 刘渡舟临证验案精选.北京:学苑出版社,1996:46.

病案二

患者,男,52 岁,2010 年 4 月 9 日就诊。患者 2 天前外出田间劳作,汗出当风,回家后吹空调,次日遂出现口角歪斜,言语不清,伴发热,自测体温 38.7 ℃,左耳疼痛、听力减退,自服"布洛芬片",汗出后体温下降,余证未缓解。刻诊:左侧额纹消失,睑裂扩大,鼻唇沟变浅,口角右歪,伸舌居中;左耳疼痛、听力减退;伴低热,恶寒,头痛连及颈项;口干苦,欲饮水;舌苔薄黄,脉浮带数。辨证:风寒外束则发热、恶寒;太阳经气受阻,津液输布失常,则项强、口角歪斜;自服布洛芬片发汗后热不退,反见口渴,提示邪已化热;苔薄黄、脉数均为病入阳明之征。故辨为太阳阳明合病。方选葛根汤加减:葛根 18g,桂枝 12g,炒白芍 12g,炙麻黄 12g,生石膏(先煎)15g,炙甘草 9g,生姜 4 片,大枣 4 枚。每日 1 剂,水煎服。服上方 1 剂后全身汗出,次日头痛、项强、耳痛好转,是太阳得开,风寒外散之象。服 6 剂后,口角歪斜明显好转,能鼓腮、吹气,左眼闭合有力,仍略觉项背强,口干苦,左耳听力差,耳鸣、耳痛,舌苔白腻,脉弦细。乃表邪渐散,余热稽留少阳,治应清解少阳,调达枢机。取小柴胡汤化裁:柴胡 15g,黄芩 12g,姜半夏 12g,葛根 15g,桂枝 12g,白芍 12g,炙麻黄 6g,生石膏(先煎)12g,炙甘草 9g,生姜 3 片,大枣 3 枚。继服 6 剂后,症状明显好转,守方调理半月后诸症俱失。

按:本案患者初起汗出当风,风寒外束,故见发热、恶寒;太阳经气受阻,津液输布失常,则项强;汗后热不退,反见口渴,提示热入阳明;阳明经贯颊,循行头面,阳明经失濡润,则口角歪斜,故辨为太阳阳明合病。选葛根汤发汗解肌,舒筋通络。葛根入阳明经,既可疏通经络,调畅经脉血气,又可润燥生津,清解阳明气分之热,有双解之功。诸药配合,使表气通、里气和，津液输布可恢复正常。——赵乾龙.葛根汤临床运用举隅.
中国中医药信息杂志.2015,(7)：100—101,102.

病案三

王某，男，31岁。1980年11月20日初诊。患者背凉紧痛
已四五年，常敲打以求暂缓，胸闷不畅，脉弦紧，舌干涩。辨证
属寒痹经脉。治宜发汗散寒。方宗葛根汤主之。处方：葛根18g，
麻黄9g，桂枝12g，白芍12g，生姜6片，炙甘草7g，大枣6枚。
2剂。4小时服一煎，温覆取汗。待遍身絷絷微似汗，则停后服。
1980年11月22日诊：服药后得透汗，背紧痛骤减，周身轻松，
脉转弦缓，知寒邪已去，获愈。

按：背紧凉痛，乃寒客太阳经脉，经气不利而紧痛，故以葛
根汤散寒通经，汗透而愈。葛根汤本治新感，此寒袭经腧，久羁
不去，其证备者，虽羔已数载，亦当断然汗之，不可因日久沉痼
而踟蹰。——吕淑静，王四平，吴中秋，等.李士懋应用葛根汤治疗
杂病验案举隅.江苏中医药,2010,42(9)：41—42.

三、大承气汤证

【原文】

痉为病，胸满口噤，卧不着席脚挛急，必齘齿，可与大承气汤。

大承气汤方：

大黄四两（酒洗） 厚朴半斤（炙，去皮） 枳实五枚（炙）
芒硝三合

上四味，以水一斗，先煮二物，取五升；去滓，内大黄，煮
取二升；去滓，内芒硝，更上火微一二沸，分温再服，得下止服。

【提要】

本条论述了阳明实热痉病的证治。

【现代临床运用】

运用本方辨证要点为阳明实热大便难者。临证见热者，加山

栀、黄芩等；口渴者，加天花粉、石斛、麦冬等；阴虚者，加生地、玄参、丹皮等；抽搐者，加羚羊角、钩藤等。

现代运用本方治疗危急重证，如各类肠梗阻、急性胰腺炎、急性胆囊炎、急性腹膜炎、急性阑尾炎、急性黄疸性肝炎、胆结石、胆道蛔虫、流行性出血热、肝硬化腹水、急慢性肾炎、脑血管意外、乙脑、尿毒症、泌尿系结石等，辨证属阳明热盛、燥结成实者。

【名家辑要】

章楠注：风火内闭阳明为多，故与大承气汤，通阳明之腑，急则治标之法；腑气通，理必和其筋脉，可想而知也，不曰主之而曰可与，教人详审标本，随宜而施之意耳。——章楠著，文果、晋生点校.医门棒喝.北京：中医古籍出版社，1987：78.

尤在泾注：此痉病之属阳明瘀热者。阳明之筋起于足，结于跗，其直者上结于髀。阳明之脉，入齿中，挟口环唇，其支者，循喉咙，入缺盆下膈，故为是诸症。然无燥实见证，自宜涤热而勿荡实。乃不用调胃而用大承气者，岂病深热极，非此不能治欤？然曰可与，则犹有斟酌之意，用者慎之。——张清苓.金匮要略心典译注.北京：中国人民大学出版社，2009：24—25.

赵以德注：此传阳明风热之深者也。成无己谓：伤寒证，以阳明入腑，腹满则下之；而胸满者未深入，犹带表邪，所郁阳气不宣故尔，非汗即吐。然而未论及此痉病之胸满也。胸满岂可一概而言带表乎？有表则属表，有里则属里。若此背不着席、龂齿，与项背强、口噤之属表者不同，由热甚入深所致。故此言胸满，亦热之极也。况风热燥烁津液，阴血消亡，至于下焦，属阴之筋皆挛急矣。然其热入深者，非苦寒咸下之不足以除其热、救其阴。夫伤寒病痓疢者，以热生风而搐，尚为难治，况此甚于抽搐者？非下之不能疗也。然亦有不治者，若《灵枢》热而痉者死。腰折、痓疢、齿龂也。——王玉兴.金匮要略三家注.北京：

中国中医药出版社,2013:36.

【医家临证思维】

杜雨茂认为张仲景虽然在阳明病和少阴病分别举出了三条急下证的条文,凡急下之证,固多凶险,应用急下之法不必等待病情凶险而后用,一旦辨证急下证已成,因为邪势重急不断损伤正气,当乘其正气未脱,阴液未竭,急则治标,攻下实邪,然后再设法顾护正气。若体虚已甚,不能耐攻,则可攻补兼施,宜用后世黄龙汤、增液承气汤等。一般来说,少阴三急下比阳明三急下更为凶险,也更难把握。阳明急下证若坐失良机,则很有可能向少阴转化,成少阴危证。而少阴急下证若坐失良机,则火势燎原,真阴欲竭,或元气耗伤,无力荡邪则难有转机。《伤寒论》仅举了六条原文,借以阐明急下存阴的机理及辨证要点,并非阳明与少阴只有三种情况需要急下。杜师并分析了后世对少阴三急下的四种认识。

一是认为少阴本身以正衰为主,不应有急下实证,标"少阴病"三字,是指本证为真热假寒的少阴类似证;二是认为少阴邪热盛,部分热邪转属阳明;三是认为是少阴热化重证,其热邪可由传经而来,亦可为伏气发于少阴;四是认为少阴寒化证突变为热证。第一、二两种比较接近,容易接受。因为在临床上阳明腑实热盛灼津,并阻遏阳气不得外达,导致热深厥亦深之证,表现手足逆冷、脉沉伏等类似少阴的假寒现象,治疗当直取其真情而急下其实热。第三、四种见解,似乎于理不合,但若结合临床实际,这两种可能性也是有的。——杜雨茂. 杜雨茂奇难病临证指南.北京:人民军医出版社,2011:68.

黄仰模认为大承气汤临床用于外感热邪不解,传入阳明或胃肠邪热内蕴,里热熏蒸,燥滞相结,津液灼伤导致筋脉失养之痉证。急性单纯性肠梗阻、粘连性肠梗阻、蛔虫性肠梗阻、急性胆囊炎、急性胰腺炎、急性阑尾炎、胃结石、胃溃疡、急性呼吸窘迫综合征等病证属于阳明腑实证者均可用本方加减治疗。
——黄仰模.常用金匮方临床应用.北京:人民卫生出版社,2011:22.

蒋健等认对于急腹证肠道不通的患者,口服大承气汤后会使
腹痛加重,呕吐明显,增加患者痛苦。可以采用灌肠给药的方
法,一般使用较大剂量,在治疗的过程中应密切观察病情,若6h
左右病情无好转迹象,需当机立断,手术治疗,以免贻误病情。
——蒋健,朱抗美.金匮要略方药临床应用与研究.上海:上海科学
技术出版社,2012:17.

【典型病案】

病案一

某男,40岁。十天前浴后以电扇直吹,当风而眠,翌日发热
恶寒,头身疼痛,先于本厂职工医院治疗数日不效,后又经他医
或清或汗,病益进。刻诊:患者项背强直,角弓反张,口噤头
摇,四肢僵直,身热口渴,大便旬日未解,小便短赤,秽气袭
人,但神志清醒,舌红苔燥,脉沉细。辨为阳明痉证,治宜釜底
抽薪,泻热存阴;方用大承气汤加味:酒大黄30g,厚朴15g,枳
壳12g,芒硝12g,甘草9g,水煎服。

按:本患者洗浴后,腠理开泄,汗出肌疏,又贪凉取冷,当
风而眠,感受风寒之邪,后经治疗不效,病机随之发生变化,病
邪入里而转属阳明实热,阳明热炽,灼伤津液,筋脉失养,故出
现项背强急、角弓反张等。方用大黄攻下实热,芒硝软坚润燥,
厚朴、枳壳行气以助攻下,甘草缓和诸药,共奏泄热通腑,祛邪
复津养筋之效。——姜德友,黄仰模.金匮要略(案例版).北京:科
学出版社,2007:34—35.

病例二

张某,男性,58岁,工人,2006年8月8日担架抬来就诊。
亲友代诉:喘促、不大便5天,加重难受2天。刻下面红体实,
气喘息粗,张口抬肩,呼吸困难,表情痛苦,身热烦躁,不欲饮

食，口干思饮，腹硬胀痛，舌红苔黄厚，脉滑数。诊断为"喘证"，证属里热便秘，腑气不通，肺失肃降所致。治以泻热通便，肃降肺气。予大承气汤加味。大黄20g，枳实12g，厚朴15g，芒硝（另包冲服）15g，黄芩12g，栝楼实12g。3剂。药后大便数次，奇臭异常，现已便通喘消，诸症如失，全身轻松，精神、食欲渐佳。嘱其注意饮食调养，1年后随访未发。

按：本例为里热便秘，腑气不通，阳明燥热上迫于肺，使肺失清肃、治节不行所致。《伤寒论》244条云："大便乍难乍易……喘冒不能卧者，有燥屎也，宜大承气汤。"故以大承气汤加润肺降气药，泻热通便，使腑气通利，肺气肃降，不治喘而喘自消。——王如茂.大承气汤临床应用.中国中医急证，2008，17（5）：706—707.

病例三

余某，男，28岁，农民，2004年3月18日初诊。左上腹胀痛伴呕吐黄绿苦水2天。纳呆，口干苦，大便不爽，舌红，苔黄腻，脉弦数。查体：左上腹压痛阳性，反跳痛阴性，肠鸣音减弱。测血淀粉酶1250U/L。诊断：急性胰腺炎。辨证为湿热蕴结。治宜泄热通腑化湿。处方：生大黄15g，芒硝（冲服）10g，黄芩10g，柴胡10g，枳实15g，厚朴15g，黄连6g，赤芍15g，延胡索10g，甘草3g。服3剂后，腹胀痛明显减轻，呕吐止，大便通，舌红苔薄黄腻，脉稍弦。守上方大黄减为10g，芒硝减为6g，再进5剂，诸症消失，血、尿淀粉酶复查正常。

按：急性胰腺炎可由饱餐、酗酒、蛔虫窜扰等因素诱发，常有胆道结石等病史。中医治疗本病有很好疗效，多以攻里通下为大法。可用大承气汤、小承气汤、清胰汤等治疗，大黄、芒硝等通腑之品根据病情、年龄及体质等选择用量，一般初始用量宜大，但腑气畅通，腹痛、呕吐等症状减缓后，硝、黄用量应酌减，以免耗伤正气。对于坏死性胰腺炎应密切观察病情发展变化，中西医结合治疗，并作好外科手术准备。——袁虹，葛来安，龚蔚.大承气汤在消化系统疾病中的应用.江西中医药,2005,36（275）:59.

第二章　湿病

湿邪是一种重浊之水气，若羁留于人体，则发为痛、重、困、乏等症状，此即"湿病"。湿病有外湿和内湿之分，仲景论湿详于外湿而略于内湿，但二者的致病因素都具有重浊阻滞的特点。外湿亦称湿痹，乃湿邪从外而入，循经络流注关节，痹阻气血而致。微发其汗，以驱除肌表的湿邪当为湿痹的正治法。内湿乃脾虚湿聚，气机升降失司所致。治宜健脾温阳，化气利小便。脾主运化属土，脾恶湿。一方面，脾虚不运易招致外湿的侵袭；另一方面，外湿较盛时，亦可损伤脾阳形成内外合邪的湿病。因此，当外湿兼有内湿时，应发汗散邪兼利小便。需引起重视的是湿邪夹风寒之证，与单纯之外感风寒不同，因湿乃重浊之邪，不可骤去，当以微汗为妙，缓图而散之，是以"但微微汗似欲汗出者，风湿俱去也"。湿为阴邪，易伤阳气。湿邪侵袭人体，不仅流注关节，痹阻气血，亦可损伤脾阳，使运化失司，水液转输代谢障碍，聚而生湿，形成内外合邪的复杂病变，使病情迁延难治。

一、麻黄加术汤证

【原文】

湿家身烦疼，可与麻黄加术汤发其汗为宜，慎不可以火攻之。

麻黄加术汤方：麻黄三两（去节）　桂枝二两（去皮）　甘草一两（炙）　杏仁七十个（去皮尖）　白术四两

【提要】

本条主要论述寒湿的证治。

【现代临床运用】

本方以无汗、恶寒发热、身烦疼、苔白腻、脉浮紧等为辨证要点。肢体疼痛较剧者，宜加羌活、秦艽、威灵仙等以加强宣痹止痛；小便不利，可加茯苓、泽泻利水渗湿；如大小便不利，加商陆或大戟逐水。

现代主要用于治疗急性肾炎初起、流行性感冒、风湿病初起、荨麻疹、肿块、病毒性胃肠炎、慢性肾功能衰竭氮质血症等符合本方证者。

【名家辑要】

曹颖甫注：太阳寒水，发于外者为汗，壅阻皮毛之内即成湿。故太阳伤寒，皮毛不开，无汗恶寒发热体痛者，宜麻黄汤以汗之；湿家发热身疼者，宜麻黄加术汤以汗之，加术者，所以去中焦之湿也。该水湿凝冱肌肉，血络停阻，乃病疼痛。痈疽之生，患处必先疼痛者，血络瘀结为之也，故欲已疼痛者，必先通其不通之血络，阴疽之用阳和汤，亦即此意。若急于求救，而灼艾以灸之，断葱以熨之，或炽炭以熏之，毛孔之内，汗液被灼成菌，汗乃郁不得出，而血络之瘀阻如故也。况火劫发汗，汗泄而伤血分，更有发黄、吐血、衄血之变乎？——曹颖甫.金匮发微.北京：学苑出版社，2008：23—24.

张璐注：麻黄汤加白术四钱。湿家身疼烦热，浑身躯壳受伤，即用麻黄汤开发肌表，不得白术健运脾气，则湿热虽从汗泄，而水谷之气，依然复为痰湿，流薄中外矣；然术必生用，若经炒焙，但有健脾之能，而无祛湿之力矣。——张璐.张氏医通.太原：山西科学技术出版社，2010：423.

张秉成注：治风湿在表，身体疼痛，当发其汗者。夫风湿之客表也，即见身烦疼痛之表证，固当汗以胜之。然治风湿之表，不可大汗，大汗则风去湿存，治法只可微微汗出，然后风湿乃能皆去。故方中用麻黄汤祛风以发表，即以白术除湿而固里。且麻黄汤内有白术，则虽发汗而不至多汗，而术得麻黄，并可以行表里之湿，即两味足以治病。况又有桂枝和营达卫，助麻黄以发表；杏仁疏肺降气，导白术以宣中；更加甘草协和表里，使之行者行，守者守，并行不悖。立方者真不可思议耳。——张秉成编著；杨威校注.成方便读.北京：中国中医药出版社，2002：85.

【医家临证思维】

张谷方认为风湿病初起，寒湿偏盛者，多用麻黄加术汤治疗，有效。但方中术宜用苍术使其在表以加强燥湿之力。如单某于初冬因雨淋透衣襟，归后即发热恶寒，周身疼痛而重，头痛如裹，脉浮紧，苔白滑。以麻黄加术汤加生姜、大枣，服4剂后，症状消失。——张谷方.从金匮方来谈痹证的治疗.辽宁中医杂志，1980：17.

陈纪藩认为本条论述寒湿在表的证治和治疗禁忌。素有湿病，肌表外感寒湿，阳气为湿邪郁压，运行受阻，出现全身疼痛、烦躁不安状态。本条叙证过简，依据从药测证和发其汗，还有发热、恶寒、无汗等表证。由于表实，因此须用麻黄加术汤发汗祛湿，使邪从汗解。但不可用火攻以强迫出汗，恐湿化为热，致有发黄或衄血等变证，如《伤寒论·太阳病》所说："太阳病中风，以火劫发汗，邪风被火热，血气流溢，失其常度，两阴相薰灼，其身发黄，阳盛则欲衄，阴虚则小便难。"指出太阳中风、火劫发汗的变证。——陈纪藩.金匮要略.北京：人民卫生出版社，2000：102.

刘献琳认为平素有湿病的人，外感寒邪，除恶寒、发热、无汗、脉浮紧症外，必有周身疼痛剧烈，不得安静的状态，故云"身烦痛"。这是寒湿在表，应当用发汗法。但风寒当从汗解，而湿邪又不宜过汗，所以用麻黄加术汤发汗不致大汗，最为合适。慎不可用火攻发汗，一怕大汗淋漓，风去湿存，病必不除；二怕火热内攻，与湿相合，湿热郁蒸，引起发黄或衄血等病变。

——刘献琳.金匮要略语释.济南:山东科学技术出版社,1981:38.

【典型病案】

病案一

王某,女,29岁,2010年5月10日初诊。患者近半年来月经错后、经量少、色深有块、时有困乏感,遂来就诊。就诊时除有上述症状外又见头晕、带下色黄、舌淡红、中凹裂、苔薄白、脉右浮细紧、左沉缓。辨证属脾虚湿滞,治宜健脾化湿、发越脾气。药用白术、薏仁、生山药各30g,麦冬、女贞子各20g,桂枝、炒麦芽、干姜各15g,麻黄、北沙参、莱菔子、法半夏、甘草各10g,大枣6枚。5剂,水煎服,每日1剂。服上5剂后患者带下色黄、困乏感等证侯已减轻,以上方加减再服5剂,后患者诉月经量、色及周期以正常。

按:本例患者月经后期,由脉证分析其原因为脾虚湿滞,痰湿内生。痰湿郁而化热,湿热下注胞宫,故又见带下色黄、月经量少、色深有块,湿邪内郁清阳不升故见头昏。治以麻黄加术汤为主,意在健脾的基础上发越脾气,加薏仁、山药以加强健脾运化之力,加炒麦芽、莱菔子、半夏通畅中焦气机,和降胃气以助除湿,使气行则湿不滞,脾虚肺多不足,故加麦冬、百合、北沙参以养肺气。诸药相合健脾、除湿、散邪,诸症自除。——王福山,牟惠琴.牟惠琴教授运用麻黄加术汤的经验.陕西中医,2011,32(4):465—466.

病案二

张某,女,43岁。患者周身关节呈游走性疼痛近1年,初起患者未引起注意,以后逐渐加重,近日来因天气寒冷,使病情加重,于1989年12月求治,经查红细胞沉降率38mm/h,ASO833,类风湿因子阳性。症见:关节疼痛部位不定,恶风怕冷,手足欠温,皮肤枯槁,不易汗出,舌质嫩红、苔白、脉细缓。治以发汗祛风、散寒利湿。方用麻黄加术汤加味。麻黄10g,桂枝10g,

杏仁 10g，羌活 12g，独活 12g，白术 15g，甘草 6g。服药 7 剂，周身关节疼痛大减，自觉手足温暖，手足心汗出，复查红细胞沉降率、ASO 已正常，为服药方便，中药改为散剂服用。麻黄 60g，桂枝 60g，白术 100g，当归 50g，川芎 50g，杏仁 45g，甘草 30g。以上共研细末，每日 2 次，每次 10g。经用此方 2 个月余，关节疼痛消失，复查类风湿因子已转阴性。

按：本例按中医辨证属"风痹"，治以祛风除湿通痹，采用麻黄加术汤，切中病机，用之当效。——宋文东，王尧.经方治疗痹证四则.黑龙江中医药,2000(5):12—13.

病案三

陈某，女，9 岁，初诊日期：1987 年 10 月 12 日。日来气候转凉，因身着短裙，复又冷水洗浴而感邪，以致突觉恶寒头晕，身热不退，腋下体温 38℃，关节酸楚，周身乏汗，苔白脉浮。显由寒湿之邪，从皮毛入侵，遏于表分，故见洒淅恶寒，关节疼痛，身体倦怠。治当辛温解表，以祛寒湿之邪，宗以麻黄加术汤。处方：炙麻黄 3g，桂枝 3g，炒白术 10g，炙甘草 3g，杏仁 10g，生姜 2 片，大枣 3 枚。

按：麻黄加术汤是为湿之属表而无汗者设，方中麻黄得术，虽发汗而不多，术得麻黄，行里湿而兼行表湿，只此一味加入，所谓"方外之神方，法中之良法"，益其一药而愈。——刘昌燕，陈继寅.刘弼臣中医儿科经方应用心得.北京：中国医药科技出版社,2013:47.

二、麻黄杏仁薏苡甘草汤证

【原文】

病者一身尽疼，发热，日晡所剧者，名风湿。此病伤于汗出当风，或久伤取冷所致也。可与麻黄杏仁薏苡甘草汤。

麻黄杏仁薏苡甘草汤方：

麻黄（去节）半两（汤泡）　甘草一两（炙）　薏苡仁半两　杏仁十个（去皮尖，炒）。

【提要】

本条论述风寒夹湿痹证的证治。

【现代临床运用】

本方以周身疼痛、午后发热加重、脉浮数为辨证要点，如湿邪偏胜且从热化，加防己、桑枝、忍冬藤；风邪偏胜，加防风、僵蚕、蝉蜕；热盛关节红肿剧痛，加石膏、海桐皮、桂枝；足膝肿痛，加防己、怀牛膝；颈项强者，加葛根；皮肤红斑，加丹皮、赤芍。

现代常用于治疗风湿热、急性肾小球肾炎、过敏性紫癜、荨麻疹、结节性红斑、疣、银屑病、皮痹等。

【名家辑要】

陈修园注：风湿之病，脉浮为风，身重为湿，若见此脉此证，汗不出而恶风者，为实邪。大剂有麻黄加术汤，小剂有麻黄杏仁薏苡甘草汤可用。若汗出恶风者，为虚邪，以防己黄芪汤主之。——陈修园.陈修园医学全书.太原：山西科学技术出版社，2011：168.

曹颖甫注：一身尽疼，为寒湿凝滞肌理，血络阻滞作痛，若阴疽然。发热者，寒湿外闭，血分之热度，以阻遏而增剧也。日晡所为地中蒸气上腾之时，属太阴湿土，故阳明病欲解时，从申至戌上。所以解于申至戌上者，为热盛之证，当遇阳衰阴盛而差也。明乎此，可知申至戌上为太阴主气，湿与湿相感，故风湿之证，当日晡所剧。究病之所由成，则或由汗出当风或久伤取冷。《内经》云：形寒饮则伤肺。肺主皮毛，务令湿邪和表热，由皮毛一泄而尽，其病当愈。师所以用麻黄汤去桂枝加薏苡者，是以薏苡能去湿故也。——曹颖甫.金匮发微.北京：学苑出版社，2008：24.

庆云阁注：遍体烦疼发热时，日晡益剧力难支，病根原属风兼湿，薏杏麻甘却可医。——庆云阁.庆云阁医学摘粹.沈阳:辽宁科学技术出版社,2011:151.

【医家临证思维】

钟相根认为麻杏苡甘汤为"汗出当风"或"久伤取冷"所致的"一身尽疼""发热""日晡所剧"而设。由麻黄甘草汤加杏仁、薏苡仁而成。麻黄配杏仁、薏苡仁，开上源之郁闭，利一身表里之湿邪。因此，所治为湿邪为患的多种疾病，如肾病、皮肤病、呼吸系统病等。——钟相根.张仲景传世名方金匮要略卷.北京:中国医药科技出版社,2013:12.

孙玉信认为本方初为风湿咳嗽而立，后经临证实践渐推而及风（寒）咳嗽和外风内热之咳嗽，均能取得良好临床疗效，为临床良方。本病治疗宜选清、宣之药，忌过早应用敛、降之药。临证需加以甄别而选用，有鼻塞流涕者加辛夷、苍耳子等祛风通窍之品；痰湿盛可酌加川贝母、冬瓜子等药物；热者去荆芥加芦根；白前见风寒者多用，前胡常以散风热等可临证裁之。——蔡红荣.孙玉信教授运用麻杏苡甘汤治咳探微.中医学报,2011,26(153)：164.

王付认为本方：(1)以肌肉或关节疼痛为基本要点；(2)以汗出，或心烦，或日晡所发热为辨证要点；(3)以舌质红，苔薄黄，脉数或沉为鉴别要点；(4)可能有遇热则加重，与天气变化没有明显关系；(5)可能有肌肉或关节红肿，或发热，或郁热；(6)病变证机在表是营卫不和，在筋脉或关节是经气经脉为邪热所阻滞而不通。以上6个方面，其中病变证机是辨证求机因的必备条件，前3项中只要具备2项，即可得出正确诊断结论，至于其他方面均为病变证机可能出现的症状表现，只可作为辨证中的参考，而不作为辨证中的必备条件，然后即可用麻杏薏甘汤。麻杏薏甘汤可以用于治疗类风湿性关节炎、骨质增生、腰椎间突出症、坐骨神经痛、荨麻疹、过敏性皮肤病等病证而见上述证机者。

——王付. 经方实践论. 北京：中国医药科技出版社，2006：33.

【典型病案】

病案一

唐某，男，61岁。反复血尿已有4年多，曾在湛江某医院检查治疗已久，出院诊断为：多囊肾、尿石症、肾癌待排。经治疗，血尿消失。近半年血尿复发、迁延不愈，诸治乏效。于1987年4月18日来诊：肉眼血尿成块，色暗红，腰痛，周身作痛，舌红边暗紫，苔白薄，右寸脉浮，左关弦脉，而两尺脉较沉。余细审此证，瘀热郁阻于下焦，水血交阻较明显，而诸治乏效者，恐需开上以通下，活血解郁与清热达下兼顾，方易取效。治法守恒，方药虽古，立意宜新。拟麻杏苡甘汤加味：麻黄8g，杏仁10g，薏苡仁30g，炙甘草8g，白茅根60g，益母草15g，血余炭10g。4月21日复诊：诉服药1剂，小便时甚迫，尿出黑色血尿。次日服第2剂，尿色转红，较前通畅。第3剂尿转黄白通畅，腰痛瘥，周身痛减。按前方续服6剂后，尿色白而通畅、尿常规检查正常。再按前方去血余炭加生地、淮山药等善后。

按： 此案疗效之快，出乎医者意料之外。而反思所用之药，仅以麻杏薏甘汤开上利下，以茅根凉血止血，益母草、血余炭去瘀止血所合成。其中麻黄的作用，《日华子本草》说，能"通九窍、调血脉"，很有启发。仲景独用麻黄一味能治春日黄疸，可见麻黄不但能开肺痹，且能解肝郁以利水。本患者舌边暗紫，脉关弦寸浮，用麻黄以除肝肺之郁痹，配合其他活血利水止血药而能取效，不可谓不切中了病证。虽是偶得，可资后鉴。——王伯章. 麻黄杏仁薏苡甘草汤活用举隅. 上海中医药杂志，1990：22—23.

病案二

熊某，女，58岁。右肩臂疼痛年余，不能举高梳头，近日痛更甚。夜不能寐，肢麻，循手太阴肺经麻木感，面色微黄，舌质淡红苔薄白，脉浮弦。前医曾用当归四逆汤及舒筋饮等方治疗无效。辨证属风湿痹阻经络，方用麻黄杏仁薏苡仁甘草汤加味治疗：麻黄10g（先煎），薏苡仁30g，杏仁10g，炙甘草5g，桃仁10g。上方服2剂后痛减。共服10剂，痛全止，能随意抬举，活动仅轻度受限乃停药。

按：此方是仲景用治风湿身疼、日晡发热之风湿热痹方。而肩凝之证，多属肩周炎（慢性闭塞性滑囊炎），临床所见是风湿滞留于手太阴、手阳明、手太阳经者多。方中麻黄善解上部肌表之邪闭，薏苡仁利经脉之湿留，杏仁宣肺助麻黄。药性平和，风湿可去，郁热自除。按笔者有限的临床体会来说，此方比当归四逆汤或舒筋饮有更多的适应者。此后余曾用此方治疗不少肩凝之证，每有显效。又曾治某一肩凝月余的患者，用此方9剂，不但肩凝治愈，且患者平日原有的手癣亦随之获瘥。——王伯章.麻黄杏仁薏苡甘草汤活用举隅.上海中医药杂志，1990：22—23.

病案三

林某，女，30岁。近2年来两颊从眼圈下出现黄褐色蝴蝶斑，边界明显，月经常推迟数天，量较多，色鲜红，舌红苔薄白，脉弦细，余无所苦。余初谓此大龄青年未婚，经水不调，两颧黄褐斑边界明显，当属肝郁化火之证，拟丹栀逍遥散加减：白芍、柴胡、白术、茯苓、当归、白芷、僵蚕、丹皮、栀子各10g，甘草6g，益母草15g，连服20多剂，黄褐斑稍有减退。后因出差，归来后，证复如前。遂改用下方：柴胡10g，黄芩10g，法半夏10g，生姜4g，甘草6g，麻黄8g，杏仁10g，薏苡仁10g，僵蚕10g，白芷5g，益母草10g，此方服9剂后小效。再服2月余，隔天1剂，黄褐斑已为消退，边界不清晰。其容颜所余轻微的黄褐斑，已不明显，患者甚为满意而停服中药，自行涂些护肤剂善后。

按：此案用小柴胡汤者，疏郁清热也。用麻杏苡甘汤者，以其能走皮毛，疏通孔窍而利湿郁，以黄褐之色属湿郁之故，加白芷、益母草、僵蚕者，以助通窍活血，清浊养颜之意。经方合用作美容治疗，余所初试耳。——王伯章.麻黄杏仁薏苡甘草汤活用举隅.上海中医药杂志,1990,(3):22—23.

三、防己黄芪汤证

【原文】

风湿，脉浮，身重，汗出，恶风者，防己黄芪汤主之。

防己黄芪汤方：

防己一两　甘草半两（炒）白术七钱半　黄芪一两一分（去芦）

【提要】

本条论述气虚所致风水或风湿证的证治。

【现代临床运用】

运用本方辨证要点为汗出恶风，小便不利，苔薄白，脉浮。肺气不宣而喘者，加麻黄、苏叶以宣肺；兼肝脾不和而腹痛者，加白芍以调肝；中阳不振而气逆上冲者，加桂枝平冲降逆；肝肾虚寒，腰膝冷痛者，加肉桂、杜仲以补肾温阳；风水偏甚，全身浮肿较重，可加茯苓皮、泽泻以加强利水消肿；风湿偏甚，全身肢节沉重疼痛较重者，加秦艽、独活、木瓜以增强祛风除湿之力。注意营卫不和之汗出恶风者，忌用本方。

现代主要用于风湿性关节炎、类风湿性关节炎、急性浆液性关节炎、结核性关节炎、肥胖症、急慢性肾炎、阴囊水肿、肾性水肿、心源性水肿、营养不良性水肿、类风湿关节炎属气虚不固，风湿郁滞辨证属本方证者。

【名家辑要】

尤在泾注：风湿在表，法当从汗而解，发汗不待发而自出，表尚未解而已虚，汗解之法不可守矣。故不用麻黄出之皮毛之表，而用防己驱肌肤之里。服后如虫行皮中，及从腰以下如冰，皆湿不行之征也。然非芪、术、甘草焉能使卫阳复振，而驱湿下行哉？——张清苓.金匮要略心典译注.北京：中国人民大学出版社，2010：31.

汪昂注：此足太阳、太阴药也。防己大辛苦寒，通行十二经，开窍泻湿，为治风肿、水肿之主药；黄芪生用达表，治风注肤痛，温分肉实腠理。白术健脾燥湿，与黄芪并能止汗为臣；防己性险而捷，故用甘草甘平以缓之，又能补土制水为佐；姜、枣辛甘发散，调和营卫为使也。——汪讱庵.医方集解.上海：上海卫生出版社，1957：186.

曹颖甫注：脉浮为风，身重为湿，汗出恶风，为表气虚，而汗出不畅，此亦卫不与营和之证。防己泄热，黄芪助表气而托汗畅行，白术、炙甘草补中气以胜湿，此亦桂枝助脾阳俾汗出肌腠之意也。——曹颖甫.金匮发微.北京：学苑出版社，2008：25.

【医家临证思维】

刘方柏认为此方临床全方单用者少，而加味应用或合方应用则甚多。原方所举"喘""胃中不和""气上冲"及"下有陈寒"的加味，实际上可以看做是该方加味可治上、中、下三焦病证的举例。从临床实际看，该方因具补气健脾、渗利水湿、标本兼治之功，因而，不论表虚、里虚所致之虚性水肿，用之均宜。临床用治急慢性肾小球肾炎、心源性水肿、风湿性关节炎、特发性水肿等病，均有良好的效果。——刘方柏.刘方柏临证百方大解密.北京：中国医药出版社，2013：84.

陈宝田认为本方用于类风湿性关节炎的早期或急性期，以软组织肿胀、疼痛作为投药指征。急性浆液性关节炎，因挫伤、风湿、过劳所致（中医为饮留关节）者，以素体呈水胖型体质，极易疲劳，多汗少尿，下肢关节肿胀疼痛作为投药指征。具有水胖型体质的结核性关节炎，也投本方。风湿证，多属中医的风、寒、湿痹，而防己黄芪汤证稍偏于湿痹。具有水胖型的体质者，宜投本方。女性肥胖证，其肌肉松弛如泥状（俗称为水胖），多汗，易疲倦，每劳累则发生下肢浮肿或饮水量多则浮肿者，投本方最宜。——谢炜，王福强，黄仕营.陈宝田教授经方临床应用.广州：广东科技出版社，2014：384.

钟相根认为防己黄芪汤能益气利水，固表止汗，调和营卫。针对的病机为体表虚衰，水湿内停，所治疾病既有脏腑病，又有肢体经络病。脏腑病中，以各种肾病为主，同时习惯性流产、久泻、心衰等病亦会出现水湿内停的病机。肢体经络病中，体表虚衰，且具有水湿停聚特点的关节、筋骨、肌肉的病证亦可使用。——钟相根.张仲景传世名方·金匮要略卷.北京：中国医药科技出版社，2013：17.

【典型病案】

病案一

王某某，女，41岁，1993年1月29日初诊。常年久立，双下肢水肿，尤以左腿为重，按之凹陷不起，两腿酸沉无力，小便频数量少。查尿常规（-）。伴有自汗、短气、疲乏、带下量多。患者面色㿠白虚浮，神色萎靡。舌胖大，苔白润，脉浮无力。诊为气虚挟湿，水湿客于肌腠。当益气固表、利水消肿，治用防己黄芪汤加茯苓：黄芪30g，防己15g，白术20g，茯苓30g，炙甘草10g，生姜3片，大枣4枚。服药14剂，下肢水肿明显退，气力有增。拟上方加党参10g，又进7剂，水肿全消，亦不乏力。舌脉如常，病愈。

按： 本案下肢水肿伴见汗出，短气，身重，脉浮等证，显为"风水表虚"之候。均由脾肺气虚、卫气不固、湿邪内渍所致。《金匮要略·水气病脉证并治》曰："风水，脉浮身重，汗出恶风者，防己黄芪汤主之。"本方功专益气固表，补益脾肺，渗利水湿。刘老常用于治疗气虚夹湿、表虚不固的水肿，甚为效验。脾虚湿盛者，加茯苓；水湿犯肺作喘，加麻黄；水气上冲者，加桂

枝。——陈明,刘燕华,李方.刘渡舟验案精选.北京:学苑出版社,
2007:111.

病案二

某女,35岁。风湿性心脏病史5年,近月来自觉心中空虚,
惕惕易动,面部及下肢轻度浮肿,畏寒自汗,周身酸重,气短懒
声,纳少,眠差。舌淡红边有齿痕,苔薄白微腻,脉细弱。证属
久病正虚,风湿滞留,心阳耗损,心失所养。治宜固表祛风化
湿,温阳养心定惊。取防己黄芪汤加味。处方:防己、桂枝、白
术、附子、茯苓、泽泻各10g,黄芪50g,薏苡仁、牡蛎各30g,
甘草、生姜、大枣各6g。水煎服。

二诊:服上方5剂后,心中空虚悸动好转,浮肿减轻,唯仍
心慌气短,眠差乏力,于上方加党参、枣仁各15g,再服5剂。

三诊:诸症好转,守原方连服30余剂,诸症大减。后用防
己黄芪汤送服归脾丸以善其后,随访3年,病情稳定。

按: 本病正虚邪恋,故防己黄芪汤主治。加桂枝、薏苡仁配
防己祛风胜湿,重用黄芪配桂枝、生姜、甘草温阳益气养心,寓
桂枝甘草汤意,辛甘合用,阳气乃生;加附子大辛大热更增温阳
之力。牡蛎镇静止惊;姜枣和营。诸药合用,卫表得固,心阳得
温,风湿得除,惊悸悉平,诸症缓解。——刘殿青.防己黄芪汤
的临床应用.陕西中医,1993(1):40.

病案三

某女,21岁。工人,1996年3月3日初诊。患急性风湿性
关节炎月余,肘膝关节肿痛,曾用青霉素、阿司匹林等药,关节
肿痛减轻,但见心悸不安,稍劳加重,心电图检查未见异常,拟
诊为风湿性心肌炎,西药予以对证治疗,心悸依旧。证见:肘膝
关节时有肿痛,心悸,动则尤甚,汗出不止,身重恶风,苔白
滑,脉浮缓。证为汗出过多,风邪已去,湿邪仍在,治以益气除
湿,固表蠲痹。方用防己黄芪汤加味,处方:黄芪15g,防己

12g，白术、桑枝、丹参各 10g，防风、生姜各 6g，大枣 1 枚，每天 1 剂，水煎温服，5 剂。嘱暂停服阿司匹林。

3 月 8 日二诊：服上方后心悸大减，汗出恶风遂止，关节肿痛减轻。继用上方去防风，加远志 10g，3 剂服毕，心悸身重已除，肘膝关节偶有肿痛，证解脉和。再服 3 剂善后，随访 3 年未发。

按：心悸属中医惊悸、怔忡范畴，外因惊恐恼怒而发，内因虚血亏损、心阳不足而成虚证，或饮邪上犯，瘀血阻络而成实证。此案治疗用阿司匹林，清末名医张锡纯对此药丸有体会，"阿司匹林之性，其发汗最速"，长期服用，过汗则卫阳不固，汗出恶风，风邪去，湿邪在，身重，苔白滑，脉浮缓均为湿邪所致。本案初诊时西药已予护心治疗，中药处方未予重视，服后竟使心悸成，其因乃温邪阻络，心脉痹阻，营血运行不畅，故心悸不安。防己黄芪汤以益气除湿健脾，酌加防风与玉屏风散之意固表，桑枝通络蠲痹，丹参功同四物而养心通络，诸药合用而取效。——荣莉，伦新.举一反三如破竹古方新用（下册）.北京：中国医药科技出版社，2008：1007.

四、桂枝附子汤证
【原文】

伤寒八九日，风湿相搏，身体疼烦，不能自转侧，不呕不渴，脉浮虚而涩者，桂枝附子汤主之；若大便坚，小便自利者，去桂加白术汤主之。

桂枝附子汤方：

桂枝四两（去皮）　生姜三两（切）　附子三枚（炮，去皮，破八片）　甘草二两（炙）　大枣十枚（擘）

白术附子汤方：白术二两　附子一枚半（炮，去皮）甘草一两（炙）　生姜一两半（切）　大枣六枚

【提要】

本条论述风湿表阳已虚之证的证治。

【现代临床运用】

本方以肢体关节疼痛、时轻时重、沉重怕冷或肿胀麻木，遇寒天阴加重，舌淡，苔薄白腻，脉弦紧或沉紧为辨证要点。若偏于风胜，关节疼痛游走，或部位偏于上肢者，重用羌活，加秦艽、寻骨风等祛风以胜湿；偏于寒盛，关节疼痛固定，拘急冷痛，可加麻黄、细辛、炙草乌温经散寒；湿邪偏盛，关节肿胀，重着不利，病在下肢，加防己、蚕砂、茯苓、五加皮等祛湿。

现代主要用于关节炎、产后身痛、窦性心动过速、低血压、汗证、风湿性关节炎、坐骨神经痛、雷诺氏病、急性膝关节炎并关节腔积液、颈椎病、动脉硬化证特发性脱疽、皮肌炎、中风后遗症等风寒夹湿证。

【名家辑要】

樊天徒注：本方药味与桂枝去芍药加附子汤全同，但桂枝多一两，附子多两枚。加桂、附是因冲逆、恶寒、身体烦疼、四肢掣痛诸症较重的关系。桂枝、甘草与大枣同用，可以平冲逆，能治心下悸或脐下悸，桂枝、甘草与生姜同用，辛甘发散，能解表而散水气防水渍入胃。附子如只用一枚的小剂量，那只是为回阳而设。如用到二枚或三枚之多，那便是取其温经止痛了。——中国医学科学院，江苏分院中医研究所.伤寒论方解.南京：江苏人民出版社，1959：28.

庆云阁注：风湿伤身转侧难，浮虚涩脉细参观，补宜草枣攻宜桂，附子生姜并去寒。——庆云阁.庆云阁医学摘粹.沈阳：辽宁科学技术出版社，2011：150.

【医家临证思维】

柯琴认为脉浮为在表，虚为风，涩为湿，身体烦疼，表证表脉也。不呕不渴，是里无热，故于桂枝汤加桂以治风寒，去芍药之酸寒，易附子之辛热以除寒湿。若其人大便硬、小便自利者，表证未除，病仍在表，不是因于胃家实，而因于脾气虚矣。盖脾家实，腐秽当自去，脾家虚，湿土失职不能制水，湿气留于皮肤，故大便反见燥化。不呕不渴，是上焦之化源清，故小便自利。濡湿之地，风气常在，故风湿相搏不解也。病本在脾，法当君以白术，代桂枝以治脾，培土以胜湿，土旺则风自平矣。前条风胜湿轻，故脉阴阳俱浮，有内热，故汗自出，宜桂枝汤。此湿胜风微，故脉浮虚而涩，内无热而不呕不渴，故可加附子、桂枝理上焦。大便硬、小便利，是中焦不治，故去桂。大便不硬、小便不利，是下焦不治，故仍须桂枝。——［清］柯琴.伤寒来苏集.北京：中国中医药出版社，2006：72.

　　黄煌认为从用药来看，本方可以看作桂枝汤去芍药增桂以解表，加大附子以除水湿。和甘草附子汤证相比，疼痛不限于骨节，乃是周身皆痛，而且疼痛程度要甚于彼方证，故附子用量也大于彼。彼方"初服得微汗则解"，本方有生姜，发汗力度要强于彼方。——黄煌，杨大华.经方100首.南京：江苏科学技术出版社，2013：207.

　　吴安庆认为伤寒至身体疼烦，不能自转侧，不特感寒，且风与湿合，深入于筋骨肌肉之间。不呕不渴，里无热也；脉浮虚而涩者，表阳虚也，故用桂、甘、姜、枣辛甘生阳，以祛风邪；附子之辛热雄猛，通行十二经，肌肉筋骨，驱逐寒湿。此方药味与桂枝去芍药加附子汤同，而其剂量有异，后证微恶寒，阳气虽虚而未甚，故附子用一枚，此乃风寒湿三气相合而为患，脉已浮虚而涩，足见其阳虚已甚，故用附子三枚，加桂枝50g。《伤寒》《金匮》方用附子之多，无逾于此方者，意在阳气复辟，不得不借助附子之大力也。——吴安庆.吴安庆医案医论选.上海：上海医科大学出版社，1994：270.

　　何庆勇认为桂枝附子汤证的主要方证是畏风、肌肉疼痛、阴雨天加重、脉虚浮涩。临床但遇患者符合此类方证者，尤其久居湿地者，投之桂枝附子汤，未有不效。在桂枝附子汤方证（畏风、肌肉疼痛、阴雨天加重、脉虚浮涩）的基础上，若证见身体或痛或发沉、大便偏干、小便利，可用白术附子汤（即桂枝附子汤去桂枝加白术）以解肌祛风，和中祛湿。若症见关节疼痛不能屈伸，近之则痛剧，汗出恶风短气，小便不利，可用甘草附子汤以祛风固卫，助阳除湿。若兼症见晨起口苦，咽干，目眩，寒热往来，胸部胀满或胁肋部胀满，心烦喜呕，默默不欲饮食等症者，可合用小柴胡汤以解表祛邪，疏利气机。若兼症见活动后心慌，心律不齐，或快或慢，可合用炙甘草汤以益气养阴生脉。若兼症见手足温而拘挛者，可合用芍药甘草汤以缓急解痉。——崔永丽，何庆勇.何庆勇运用桂枝附子汤治疗痹证经验.贵阳中医学院学报,2015,37(2):61—63.

【典型病案】

病案一

黄某某，女，24岁。下肢关节疼痛已年余，曾经中西医治疗，效果不显。现病情仍重，关节疼痛，尤以右膝关节为甚，伸屈痛剧，行走困难，遇阴雨天则疼痛难忍，胃纳尚好，大便时硬时溏，面色发白，苔白滑润，脉弦紧、重按无力。诊为寒湿痹证。处方：桂枝尖30g，炮附子30g，生姜18g，炙甘草12g，大枣4枚。3剂。

按：患者病历1年，疼痛缠绵不愈，查其服药存方，皆是通络祛风除湿之品，不明寒湿须温之理。根据脉象弦紧，重按无力，肌肤白嫩，考虑此乃腠理疏松，卫阳不固，寒湿乘虚而入，流注关节，闭塞隧道，以致气血凝滞而为痛痹，故用桂枝附子汤取效。——程祖培等.广东医学·祖国医学版.1964:40.

病案二

张某某，男，32岁。伤寒转痹，贵胄之子，素因多湿，偶感风寒，一身手足尽痛，不能自转侧，脉浮大而紧。风为阳邪，故病浮大主病进，寒主紧凝。脉证合参，风寒湿之气合而成痹。桂枝附子汤主之。桂枝辛热散寒，草、枣奠安中土，生姜利湿气，宣通十二经，使风寒湿着于肌表而作痛者，一并廓清矣。桂枝12g，附子4.5g，甘草6g，大枣6枚，生姜9g，一日三服。三日举动如常，继服平调之剂痊愈。

按：伤寒变痹，必挟风湿，长沙《伤寒》曰："伤寒八九日，风湿相搏，身体疼烦，不能自转，不呕不渴，脉浮虚而涩者，桂枝附子汤主之。今有是证，则用是药，确得仲景之心法。"——张汤敏,孙仁平.伤寒论方药新解.北京:化学工业出版社,2010:320.

病案三

傅某，男，42岁。2年来经常心悸，气短活动后加重，伴畏寒肢冷，神疲乏力，背酸痛，甚则头晕目眩，二便如常，面白少泽，舌体胖，色淡隐青，脉沉迟无力。桂枝20g，生姜15g，大枣7枚，炙甘草15g，红参10g，丹参30g，附子20g（先煎），黄芪20g，五味子10g，水煎取汁服。治以益气通阳法，以桂枝附子汤加味。服药6剂，患者胸闷气短症状减轻，继服6剂，隐青舌转红，脉虽迟但较前有力，乃心阳渐复之象，效不更法。再以前方加减调服30剂。

按：心阳不振，气机受阻则胸闷气短；诸阳受气于胸中而能行于背，阳气不运故肩酸背痛；心阳虚衰，心失温养，气运无力，血行迟滞，肌肤失于温养故肢冷畏寒；阳虚营弱，无力鼓动脉道则脉沉迟无力。《黄帝内经》云："损其阳者益其气""损其心者调其营卫"，治以益气通阳法，以桂枝附子汤加味。——五部医话编写委员会.当代中医名家医话·内科卷.北京:北京科学技术出版社,2012:106.

五、去桂加白术汤证

【原文】

伤寒八九日，风湿相搏，身体疼烦，不能自转侧，不呕不渴，脉浮虚而涩者，桂枝附子汤主之；若大便坚，小便自利者，去桂加白术汤主之。

桂枝附子汤方：

桂枝四两（去皮） 生姜三两（切） 附子三枚（炮，去皮，破八片） 甘草二两（炙） 大枣十枚（擘）

白术附子汤方：

白术二两 附子一枚半（炮，去皮） 甘草一两（炙） 生姜一两半（切） 大枣六枚

上五味，以水三升，煮取二升，去津，分温三服。一服觉身痹，半日许再服，三服都尽，其人如冒状，勿怪，即是术附并走皮中，逐水气未得除故耳。

【提要】

本条主要论述风湿表阳已虚之证的证治。

【现代临床运用】

运用本方的辨证要点为主要以身体疼烦，不能自转侧，不呕不渴。如见风胜者，加羌活、独活；寒甚者，加制川乌、制草乌；伴发热者，加石膏、知母、忍冬藤；体虚者，加党参、黄芪、熟地；久病入络者，加红花、地龙、赤芍；疼痛剧烈者，加威灵仙、蜈蚣、全蝎。

现代主要用于痛风性关节炎、类风湿性关节炎、坐骨神经痛、关节囊肿等。

【名家辑要】

柯琴注：脉浮为在表，虚为风，涩为湿，身体烦疼，表证表脉也；不呕不渴，是里无热，故于桂枝汤加桂以治风寒。去芍药之酸寒，易附子之辛热，以除寒湿。若其人大便硬、小便自利

者，表证未除，病仍在表。不是因于胃家实，而因于脾气虚矣。盖脾家实，腐秽自去；脾气虚，湿土失职不能制水，湿气留于皮肤，故大便反见燥化，不呕不渴，是上焦化源清，故小便自利。濡湿之地，风气常在，故风湿相搏不解也。病本在脾，法当君以白术，代桂枝以治脾，培土以胜湿，土旺则风自平矣。——柯琴著；柳璇校注.伤寒来苏集.北京：中国医药科技出版社,2011:81.

庆云阁注：小便能通大便坚，方中去桂不同前，枣甘姜附仍宜用，白术加来祛湿专。——庆云阁.庆云阁医学摘粹.沈阳：辽宁科学技术出版社,2011:150.

陈修园注：此湿胜风之主方。即前方去桂枝，加白术四钱。初服，其人身如痹，半日许服之三服尽，其人如冒状，勿怪。此以术、附并走皮肉中，逐水气，未得除故使之耳。法当加桂枝四钱。《活人》续云：其大便硬，小便自利，故不加桂也。——陈修园.陈修园医学全书.太原：山西科学技术出版社,2011:866.

【医家临证思维】

胡希恕认为白术、附子为伍，不但逐湿痹，且治小便数。于桂枝附子汤中去桂枝而代之以白术，故治桂枝附子汤证且大便硬而小便数者。——胡希恕，冯世纶.经方医学·六经八纲读懂伤寒论.北京：中国中医药出版社,2014:147.

赵凌云认为若本证服桂枝附子汤后，见大便硬，小便自利者，为风邪已去而湿邪犹在，同时膀胱气化较前为通，故去走表之桂枝，加甘温走里之白术，以健脾燥湿，名曰"白术附子汤"。服白术附子汤第一服后，可出现周身如痹。反映药力已行，再服，以至三服都尽，其人如冒状，这是附子与白术的药力并走皮中，驱逐水湿之邪来尽的表现。——赵凌云.简明金匮要略校释及临床应用.北京：中国科学技术出版社,1990:63.

韩世明认为风湿相搏，如果风寒较重，与湿邪相搏于周身体表，见身体疼烦，不能自转侧，病证侧重在肌肉、腠理，邪气未入里，故不呕、不渴，但大便不硬、小便不利，为里阳偏于虚弱。总体上来说，气机侧重于升达出表故而脉浮虚而涩，由于水谷之气侧重于向外布达，所以，向下入于膀胱者少，就会小便不利，故以桂枝附子汤治之。此汤是以桂枝汤去芍药加附子，并增加桂枝用量。重在温阳散寒，祛风通经，以除湿为次。然而去桂加白术汤则是侧重于祛湿，以寒湿水气客于肌表，其证也为身体疼烦、不能自转侧，但大便硬、小便自利，说明又有寒湿阻截在里，使水津不易上达于表，水气反而从小便走而大便硬、小便自利，故要以去桂加白术汤治之。以附子的温散，合白术的燥湿，治疗在内的寒湿结滞，并形成进一步温通祛散皮内肌肉之间水湿之气的作用，更以姜、枣、甘草健脾益气，以助附子、白术而成为驱除内外寒湿之力。——韩世明.再传伤寒论.北京：科学技术文献出版社，2008：432.

祝味菊认为桂枝附子汤去桂，加入白术一味。其适用标准，在桂枝附子汤证而见大便硬、小便自利者。因其小便自利，故去桂之辛通，加白术以理脾布津，使水液不致有偏渗之弊也。——祝味菊.祝味菊医学四书合集.天津：天津科学技术出版社，2008：260.

【典型病案】

病案一

韩某，男，37岁，工人。自述患关节炎数年之久，右手腕关节囊肿如蚕豆大，周身酸楚疼痛，尤以两膝关节为甚，已不能蹲立，走路很困难，每届天气变化，则身痛转剧。舌淡嫩而胖，苔白滑，脉擎而迟，大便干燥难解。辨为寒湿着外而脾虚不运之证。方药：附子15g，白术15g，生姜10g，炙甘草6g，大枣12枚。水煎服。服药后，周身如虫行皮中，两腿膝关节出黏凉之汗甚多，而大便由难变易。更方用：干姜10g，白术15g，茯苓12g，炙甘草6g。服至3剂而下肢不痛，行走便利。又用上方3剂而身痛亦止。后以丸药调理，逐渐平安。

按：从上可知，服白术附子汤后可有汗出之征，白术确可祛湿外出，然而白术毕竟性情温和，以其治皮间水，若配伍辛甘发散之药为助，如表实者配以麻黄，表虚者伍以附子，方能显其用。此外，还需一提的是，在临床上，白术表现出具有双向调节作用的有趣现象：少量时可健脾燥湿而有止泻之功效，大量时则可健脾行津液而有润肠的作用。故凡是属于外感风湿兼脾虚的，无论兼见便秘还是便溏，白术皆可应用。——张丽芬.金匮要略研究与应用.北京：中医古籍出版社，2008：313.

病案二

某女，76岁。患冠心病及风湿性关节炎30余年。春节随家人到海南旅游。气候炎热，连续2日在海边赤脚拾贝壳。回昆明后沐浴受凉，次日感冒伴冠心病发作，双腿肿痛。

刻诊：卧床呻吟，胸闷，心前区刺痛，头痛咳嗽，踝部至大腿水肿，阵阵作痛。盖两床被子尚畏寒，体温38.5℃，脉浮紧，重取无力，舌晦暗苔白腻。予白术附子汤加味附子45g（先煎3小时），白术、桂枝、茯苓、防己各15g，薏苡仁30g，桑寄生、独活各12g，生姜10g，甘草6g。1剂后，胸闷、心慌缓解，双腿肿消一半，痛减，小便量多，体温37.3℃。2剂后，腿痛大减，肿消大半，体温36.8℃。继以上方加减，调理半月后，诸症均愈，可到老年大学学习书法、绘画。

按：诊为表寒内湿，寒湿搏结，以杏苏饮加苏条参、桂枝投治，服后夜间出汗较多。虽头已不痛，咳嗽减轻，但彻夜下肢疼痛。次日身困重，双腿已肿至腹股沟下，剧痛难忍，且胸闷心慌，仍恶寒，体温39.2℃。脉沉濡，舌青苔白腻。细思此证，当系心阳内虚，寒湿合而为痹。当扶阳宣痹，散寒除湿，白术附子汤加味。——张存悌，徐放，黄靖淳.中医火神派医案新选.沈阳：辽宁科学技术出版社，2010：187.

六、甘草附子汤证

【原文】

风湿相搏，骨节疼烦掣痛，不得屈伸，近之则痛剧，汗出短气，小便不利，恶风不欲去衣，或身微肿者，甘草附子汤主之。

甘草附子汤方：

甘草二两（炙） 白术二两 附子二枚（炮，去皮） 桂枝四两（去皮）

【提要】

本条主要论述风湿表里阳虚的证治。

【现代临床运用】

本方以风湿相搏，骨节疼烦掣痛，不得屈伸，近之则痛剧，汗出短气，小便不利，恶风不欲去衣，或身微肿等为辨证要点。临床上若上肢疼痛者，重用桂枝，加威灵仙；下肢疼痛者，重用附子，加牛膝；因气血亏虚四肢麻木者，加酒当归、黄芪等。

现代本方常用于治疗风湿性关节炎、类风湿性关节炎、急性化脓性关节炎、强直性脊柱炎、坐骨神经痛、肩周炎及其他原因所致的关节疼痛、风湿性心脏病、肺源性心脏病、支气管哮喘、慢性肾炎、血栓闭塞性脉管炎、不孕症等证见寒湿偏盛者。

【名家辑要】

成无己注：风则伤卫，湿流关节，风湿相搏，两邪乱经，故骨节疼烦，掣痛不得屈伸，近之则痛剧也。风胜则卫气不固，汗出，短气，恶风不欲去衣，为风在表；湿胜则水气不行，小便不利，或身微肿，为湿外搏也，与甘草附子汤，散湿固卫气。——成无己.注解伤寒论.北京：中国医药科技出版社,2011：100.

柯琴注：身肿痛剧，不得屈伸，湿盛于外也，恶风不欲去衣，风淫于外也，汗出短气，小便不利，化源不清也。君桂枝以理上焦而散风邪，佐术附甘草以除湿而调气。——柯琴.伤寒来苏集.上海：上海科学技术出版社,1959：65.

尤怡注：此亦湿胜阳微之证，其治亦不出助阳驱湿，如上条之法也。盖风湿在表，本当从汗而解，而汗出表虚者，不宜重发其汗，恶风不欲去衣，卫虚阳弱之征。故以桂枝、附子助阳气；白术、甘草崇土气，云得微汗则解者，非正发汗也，阳胜而阴自解耳。——[清]尤怡.伤寒贯珠集.北京:中医古籍出版社,1998:75.

陈修园注：风湿相搏之病，见证较剧者，用药又宜较缓。风湿相搏，业已深入，其骨节烦疼，掣痛不得屈伸，近之则痛剧，此风、寒、湿三气之邪阻遏正气，不令宣通之象也。汗出气短，小便不利，恶风不欲去衣，或身微肿者，卫气、营气、三焦之气俱病，总由于坎中元阳之气失职也。务使阳回气暖，而经脉柔和，阴气得煦，而水泉流动矣，以甘草附子汤主之。——陈修园.陈修园医学全书.太原:山西科学技术出版社,2011:360.

庆云阁注：骨节烦疼风湿搏，近之愈痛屈伸难，便癃气短气微肿，汗出恶风总不安。——庆云阁.庆云阁医学摘粹.沈阳:辽宁科学技术出版社,2011:150.

【医家临证思维】

韩世明认为大凡病邪侵袭人体，人体越虚，邪气入侵越深。故邪在皮毛，为病轻浅，正气伤损也小，而风湿深入筋骨，则里气伤损亦重，故不仅有骨节疼烦，掣痛不得屈伸，近之则痛剧，更有汗出短气，小便不利，恶风不欲去衣，或身微肿等表里阳气均虚，风湿停蓄之证。表里俱病，不能只发散外在风湿，所以不用姜枣助发散之力，而以甘草为缓，和附子温肾阳，和桂枝温通心阳，和白术燥湿行湿，使表里阳气旺，湿气行，不再痹阻凝结，则筋骨间风湿可除。——韩世明.再传伤寒论.北京：科学技术文献出版社,2008:433.

李晶认为本证是风寒湿痹之例，由于风寒湿邪留着关节，阻滞经络，气血运行不畅，故见全身关节疼痛而烦，抽掣作痛，伸屈不利，甚则痛不可近，风胜于表，卫阳不固所以汗出恶风，中阳不振湿胜于内，三焦气化失司所以呼吸短气，小便不利，甚则水湿泛溢而为身肿。——李晶.伤寒论方证药研究.哈尔滨：黑龙江科学技术出版社，1992:215.

陈宝田认为甘草附子汤、桂枝附子汤、白术附子汤在组方上近似，在病因病机上均属风寒湿三气相搏的阳虚证，故均用附子以温经止痛。但桂枝附子汤突出于治风，故以桂枝为主；白术附子汤突出于治湿，故以白术为主；甘草附子汤突出于治风湿并重，故以白术、桂枝同用。——谢炜,王福强,黄仕营.陈宝田教授经方临床应用.广州：广东科技出版社，2014:428.

【典型病案】

病案一

郑某，男，50岁，1984年11月23日初诊。发热35天，经输液、抗炎、解热及中药等治疗未效。现诊：体温持续于37.5℃~38.5℃之间，恶风寒，肢体疼痛，渴而不欲饮，短气汗出，周身困乏，小便短少。平素嗜酒，酒后周身舒畅。察其舌淡苔腻，脉沉而细。此属风湿相搏证。方用：附片10g，桂枝10g，白术8g，甘草8g，茯苓15g，3剂药后，病获痊愈。

按：酒客适感风寒，与湿相搏，诸症悉与甘草附子汤证合，用之当效。故此例虽以"久热"为名，其实仍为风湿所致。用附子治疗发热的病证，深意非可尽述。——蒋健,朱抗美.金匮要略方药临床应用与研究.上海：上海科学技术出版社，2012:27.

病案二

1988年5月11日初诊。主诉及病史：因患牛皮癣2年，周身关节痛3个月，于1988年4月9日入住某中医院内科。当时患者胸腹部大片皮癣融合、色紫、突出皮肤、瘙痒、脱白色皮屑；发热午后为重，体温38.5℃~38.9℃，畏寒，时在初夏仍着棉衣被；周身关节肿痛，以膝髋为重，皮色不变，夜间痛剧，重着而走窜，形如蛇咬，不能屈伸，肌肉轻度萎缩，以致瘫痪在病床。查类风湿因子阳性，红细胞沉降率 120mm/h。初诊为类风湿关节炎，中医辨证为热痹，曾投桂枝白虎汤、桂枝芍药知母汤治疗 1 个月无效。诊查：舌淡红胖嫩有齿痕，舌上苔薄黄微腻，脉来弦滑而数，重取无力。辨证：寒湿久留，脾肾阳虚。治法：散寒祛湿，温肾健脾。处方：桂枝 30g，炙附子 30g，炒白术 30g，炙甘草 30g，3 剂，水煎煮 1h，取汁 300ml，分 2 次温服。二诊（5 月 14 日）服药后脉证如故，原方 7 剂。三诊（5 月 22 日）服药后发热渐退，体温 37.5℃~37.9℃，皮疹渐浅，关节略屈伸，仍痛剧如蛇咬，舌淡齿痕，脉来沉细，方已见效，原方再进。拟前方加炙麻黄 15g，细辛 15g，水煎服法同前。四诊上方继服 2 周后，皮疹面积缩小，皮色浅淡，瘙痒止，关节肿痛全消，活动自如，发热畏寒均消失，舌淡苔薄白，脉来沉缓。复查类风湿因子阴性，红细胞沉降率 20mm/h，又以前方量减半再服 1 周，痊愈出院。追访 10 余年未再复发。

按：畏寒欲近衣，关节肿处皮色不变，舌胖脉弱。据此，虽有发热，不可谓热痹，反应辨为寒痹。同一患者，初诊辨为热痹，后来辨为寒痹而用甘草附子汤，一热一寒，治疗用药相去甚远。即如辨寒热，并非易事。——蒋健，朱抗美. 金匮要略方药临床应用与研究. 上海：上海科学技术出版社，2012：27.

病案三

李某，女，30 岁，教师。患嗜酸性粒细胞增多证 1 年余。自述外感风寒后出现午后发热，骨节烦痛，心烦不安，自汗恶风，气短乏力，身重痛楚，舌偏红，苔白腻，脉弦滑。初诊：辨为卫外不固，气虚发热。以益气固表，甘温除热为则，玉屏风散合补中益气汤加减，投 6 剂，未效。二诊：时值盛夏，结合时令，辨为伤暑发热，投清暑益气汤 5 剂，不效。三诊：细究病史，知其伏天仍喜热饮，热水沐浴，此乃真寒假热，热在皮肤，寒在骨髓，卫阳失固，营阴郁滞，风寒湿留着关节。针对其证"热因热用"，投甘草附子汤加味。处方：炙甘草30g，附子10g，白术10g，桂枝10g，沙参15g，苍术9g，忍冬藤15g，生黄芪20g。1剂诸症减轻。守法继服5剂，热退痛除，神清身凉，但动则气短乏力，舌淡红，苔薄白，脉细。此乃久病伤气，嘱服补中益气丸调理，余证尽除。嗜酸性粒细胞降至正常范围。

按：嗜酸性粒细胞增多证中医无相应病名记载，此例结合脉证分析，乃风寒湿三邪留着关节所致，留连日久，形成真寒假热证。初诊益气除热；二诊清暑退热；三诊始察病因，予热因热用，温阳散寒，益气除温，则热自止，烦自平。复以补中益气，损者益之，大功告成。——张丽芬.金匮要略研究与应用.北京：中医古籍出版社,2008:314.

第三章　暍病

暍病是以发热恶寒、身重疼痛、洒洒然毛耸、身热齿燥、脉或弦细或芤迟为主要临床表现的一类病证。邪自外而入初起可出现恶寒发热类似太阳表证的症。暑天炎热，人体阳气随汗而外泄，阴气以热而内耗，多呈气阴两伤的症状。因为暑性升散，既能伤阴，又可因气随汗泄而损伤阳气，故其脉不一。太阳内合膀胱，外应皮毛，小便之后，一时阳气虚馁，所以感洒淅形寒而毛耸。阳气被郁，不能达于四肢则手足逆冷，但稍作劳动，则阳气外浮而身热，口开气喘；阴精内耗，口齿失润则前板齿燥。伤暑一般不宜用发汗、温针、攻下的治法。若误用辛温则徒伤其表，妄用温针则助热伤阴，反复误用攻下则阴伤热陷，可分别变生"恶寒甚""发热甚""淋甚"等证。

一、白虎加人参汤证
【原文】

太阳中热者，暍是也。汗出恶寒，身热而渴，白虎加人参汤主之。

白虎加人参汤方：

知母六两　石膏一斤（碎）　甘草二两　粳米六合　人参三两

上五味，以水一斗，煮米熟汤成，去滓，温服一升，日三服。

【提要】

本条主要论述伤暑热盛的证治。

【现代临床运用】

运用本方的辨证要点为热盛津伤证，身热而渴为突出症状。白虎加人参汤用治伤暑热盛津伤，临床可根据证情加入沙参、麦冬、鲜荷叶等药物，若汗出多而水分摄取少致尿少而黄，造成泌尿障碍者，当用六一散或加强心之朱砂用之，参当用清热补气生津之西洋参，若无则可用补而升散之党参，而不能用补阳助热之高丽参也。

白虎加人参汤临床用于偏于热盛或阳明气津两伤而热盛不解之伤暑证。其证可见中暑，身热，汗出，恶心，烦渴，饮水不解，尿赤；或舌燥而背稍恶寒。本方还常用于热性病，中暑等引起的高热烦渴和脑病；糖尿病、脑出血、甲状腺功能亢进症等引起的烦渴、脉洪大等证；皮肤病引起的瘙痒、充血、烦渴；亦可用于肾炎、胆囊炎、夜尿症、老人口腔干燥症、尿崩症、麻疹合并肺炎、颅脑手术后高热、产后高热、恶性淋巴瘤发热、乙型脑炎、结核性脑膜炎等病证而见本方证者。

【名家辑要】

尤在泾注：中热亦即中暑，暍即暑之气也。恶寒者热气入则皮肤缓，腠理开，开则洒然寒，与伤寒恶寒者不同。发热汗出而渴，表里热炽，胃阴待涸，求救于水，故与白虎加人参以清热生阴，为中暑而无湿者之法也。——张清苓.金匮要略心典译注.北京：中国人民大学出版社，2010：35.

沈明宗注：此言正暑病也。邪之伤人无有不从皮毛而入，故曰太阳中热。——黄竹斋.金匮要略方论集注.北京：人民卫生出版社，1963：36.

钱天来注：中暍者盛夏暑热中之邪气也。此条先言本证之情形如此，而以中热二字通解暍字之义，即内经热论所谓病暑也。——黄竹斋.金匮要略方论集注.北京：人民卫生出版社，1963：36.

王肯堂注：中暍中暑中热名虽不同时一病也。谓之暍者，暑热当令之时，其气因暑为邪耳，非即夏月暑热当令之正气也，即《内经》热论所谓后夏至日者为病暑是也。暍乃暑热之邪其气本热，不待入里，故中人即渴也。暍为夏至以后之病，阳极阴生之后，阴气已长。当暑汗大出之时，腠理开张，卫阳空疏，表气已虚，不能胜受外气，故汗出恶寒也。是热邪乘腠理之虚而为暍证也，故以白虎加人参汤主之，即用石膏以治时令暑热之邪，又加人参以补汗出之表虚，添津液而治燥渴也。——黄竹斋.金匮要略方论集注.北京：人民卫生出版社，1963：36.

成无己注：汗出恶寒身热而不渴者，中风也；汗出恶寒身热而渴者，中暍也。——黄竹斋.金匮要略方论集注.北京：人民卫生出版社，1963：36.

【医家临证思维】

陆渊雷认为白虎加人参汤可以治斑疹，可以治日射病，可以治天花、麻疹，可以治糖尿病、尿崩症，可以治疟。所治之病虽不一，但皆是大热烦渴，脉洪汗出，心下痞硬之证者，不问何病，人参白虎悉治之。——陆渊雷.伤寒论今释.北京：学苑出版社，2008：59.

本方为白虎汤加人参组成，参照伤寒论对本方证的描写，应有大热大汗出后，大烦渴不解，脉洪大者。热邪亢盛，造成大量汗出，使得体内大量津液丧失，因此导致严重的口渴，是本方证的基本病机。《温病条辨》曾提出临床应用白虎汤的"四禁"：若其人脉浮弦而细者，不可予也；脉沉者，不可予也；不渴者，不可予也；汗不出者，不可予也。"四大"也罢，"四禁"也罢，如今用治杂病，均不必过于拘泥。但其中口渴引饮为本方证必备，在阳明里热基础上的津液亏耗是辨证的要点。——蒋健，朱抗美.金匮要略方药临床应用与研究.上海：上海科学技术出版社，2012：31.

古人认为白虎是西方之神，主持秋季清肃政令，立秋后，霜露降，暑气消，因此，将清热之方，叫做白虎，是克制的意思。

本方用石膏辛寒，以清内蕴之热；知母凉润，以滋内耗之阴；因热邪伤气烁津，故加人参以益气生津；佐粳米、甘草之甘益胃生津，共成清热祛暑，生津益气之功效。——何汝湛.何汝湛金匮要略探究.北京：科学出版社，2013：31.

【典型病案】

病案一

患者，女，59岁。2001年4月6日初诊。患者数月来情绪焦躁不安，西医诊为焦虑症，并给予多种抗焦虑药物，疗效欠佳。后经中医治疗给予疏肝、清心养心方剂亦未见效。诊见患者烦躁不宁，眠差，口干欲饮，便干，舌质略红，苔薄黄，脉滑略数。细询病史，半年前曾感冒风寒，治疗后虽缓解却添此疾。证属风寒久羁，内郁化热，扰动心神。予白虎加人参汤：生石膏60g，人参6g，知母12g，粳米15g，甘草9g。每日1剂，水煎分3次饭后服用。4月9日二诊，烦躁大减，睡眠安稳，舌中黄苔基本消退，大便日行1次，效不更方，石膏剂量减为45g，余药不变，续服3剂，诸恙悉除，随访半年，未复发

按：《伤寒论》169条亦云："伤寒无大热，口燥渴，心烦……白虎加人参汤主之。"患者长期情绪焦躁不安，心烦失眠，口干欲饮，便干为郁热内扰心神，津液耗伤所致。常规治法多以调肝、养心、安神为目的。然细究病源，审其脉证，病机当属郁热内扰心神，邪热久居，必然耗伤正气，而致邪热难以外达。故应以清热益气生津之法，方用白虎加人参汤，方中以石膏之辛寒配知母之苦寒清解内热，粳米、甘草调中和胃，加人参益气生津，保元固本，助石膏、知母外达邪热。清补共用，以补助清，达到邪去正安的目的。——宋永强.白虎加人参汤新用.中国民间疗法，2006，14（4）：38.

病案二

陈某，女，24岁。产后6天发热，前医投辛凉解表药加生血

汤未效。于1994年11日就诊。刻诊：体温39.5℃，口渴，烦躁不安，汗出谵语，脉滑数，舌红绛。此属热甚劫津。拟方：人参30g，生石膏30g，知母10g，天花粉12g，甘草3g，钩藤10g，每日1剂，连服2剂而愈。

按：石膏退热作用明显，石膏配知母，退热作用更宏。——蒋健,朱抗美.金匮要略方药临床应用与研究.上海:上海科学技术出版社,2012:29.

第四章　百合病

百合病是一种以心神不安及饮食行为失调为主要临床表现的一类病证。如：意欲食，复不能食；欲卧不能卧，欲行不能行；如寒无寒，如热无热等。其次还有阴虚内热引起的口苦、小便赤脉微数等症状。百合病的病因病机为热病之后，心肺阴液被热耗损，或余热未尽所致；或因情志不遂，日久郁结化火，消铄阴液而成的一种心肺阴虚内热疾病。因而治疗上应"随证治之"。

一、百合地黄汤证

【原文】

百合病不经吐、下、发汗，病形如初者，百合地黄汤主之。

百合地黄汤方：

百合七枚（擘）　生地黄汁一升

上以水洗百合，渍一宿，当白沫出，出其水，更以泉水二升，煎取一升，去滓，内地黄汁，煎取一升五合，分温再服。中病，勿更服，大便当如漆。

【提要】

本条论述了百合病的正治法。

【现代临床运用】

运用本方辨证要点为百合病，病形如初者，即神志恍惚，神情不定，口苦，小便赤，大便干结不通，脉微数者。"不经吐、下、发汗，病形如初者"即是如虽经吐、下、发汗，但病形仍如初者也应使用百合地黄汤。这就是"有是证用是药"。"中病，勿更服"告诫医者用药应中病即止。服生地黄后易引起泄泻，且大便色黑，医生应该事先告诉患者，使患者有思想准备，配合治疗。本方与酸枣仁汤合用，可治癔症；合真武汤治尿颤症；治失音症，由实火上刑肺金者，本方加芦根、桔梗、生甘草、青果，名和肺汤；与甘麦大枣汤、生龙牡、琥珀、磁石等合用，可治疗更年期综合征、植物神经功能紊乱；心火旺而阴不足，合柴胡加龙骨牡蛎汤，以养血补虚；肺燥或肺热咳嗽等证，加麦冬、沙参、贝母、甘草等，以增强清肺润燥之力；热性病高热之后，口干饮少，小溲色深，虚烦不眠者，酌加太子参、滑石、牡蛎、夜交藤、炒枣仁等，以增强利尿，安神之功。

现代运用本方治疗各种神经官能症及植物神经功能失调、抑郁症、甲状腺功能亢进、不寐、更年期忧郁症等。亦可用作热性病的善后调理。

【名家辑要】

尤在泾注：盖肺主行身之阳，肾主行身之阴。百合色白入肺，而清气中之热；地黄色黑入肾，而除血中之热。气血既治，百脉俱清，虽有邪气，亦必自下。服后大便如漆，则除热之验也。——张清苓.金匮要略心典译注.北京:中国人民大学出版社，2010:39.

赵以德注：若不经吐下发汗，未有所治之失，病形得如初者，但佐之生地黄汁补血凉血，凉则热毒消，补则新血生。蕴积积者行而自大便如黑漆诶。——黄竹斋.金匮要略方论集注.北京:人民卫生出版社,1963:42.

魏念庭注：百合病用百合，盖古有百合病之名，即因百合一味而疗此疾，因得名也。如伤寒论条内云，太阳病桂枝证，亦病因药而得名之义也。——黄竹斋.金匮要略方论集注.北京：人民卫生出版社,1963:40.

徐忠可注：加之泉水以泻阴火而阴气自调也。——黄竹斋.

全匮要略方论集注.北京:人民卫生出版社,1963:40.

赵以德注:若不经吐下发汗,未有所治之失,病形得如初者,但佐之生地黄汁补血凉血,凉则热毒消,补则新血生。蕴积者行而自大便出如黑漆矣。——黄竹斋.金匮要略方论集注.北京:人民卫生出版社,1963:42.

陈载安注:不经吐下发汗正虽未伤,而邪热之袭于阴阳者,未必透解,所以致有百合病之变也。病形如初,指百合病首节而言。地黄取汁下血分之瘀热,故云大便当如漆,非取其补也。百合以清气分之余热,为阴阳合解法。——黄竹斋.金匮要略方论集注.北京:人民卫生出版社,1963:42.

【医家临证思维】

百合地黄汤是治疗百合病的基础方,适用于阴虚兼有内热的病机。百合病临床表现为神情不宁,沉默少语,欲睡不能睡,欲食不能食,似寒无寒,似热无热,口苦尿黄等,病无定态,"如有神灵所作"。此病有如今之癔症或神经症,多因七情郁结所致。故凡情志不遂所致疾病,在疏肝解郁,养心安神的基础上,可适当参入百合类方治疗。——蒋健,朱抗美.金匮要略方药临床应用与研究.上海:上海科学技术出版社,2012:36.

百合病,未经汗、吐、下的误治,尚不至重复损伤其阴液,但病的性状和初起时没有什么进退,既未有外感传经的征象,又未有内伤发展的趋势,病状和缓,原因简单,不过平素水亏,热邪留恋,不传不解,始终维持着百合病初起的状态,就应以润燥滋阴的百合地黄汤来做主治。——陶葆荪.陶葆荪金匮要略探寻.北京:科学出版社,2015:28.

百合地黄汤就是未服过发汗剂、下剂、吐剂,病情始终不传不解,流连在百合病初起阶段中的主治方剂。方用黑色甘润的生地黄汁,凉血益阴,佐色白甘平的百合,润燥安神;加以甘寒的泉水先后合煎,取得"阴阳和,雨润降"的作用,使得燥气清平，水阴壮旺。如内蕴的积热下行，从大便输泄，又从所下的垢秽色如胶漆，便知道已适应病情，病毒消除了。但见所下大便的色已如胶漆，就不必再服所剩半服。因地黄服食过量，恐防寒中，会变泄泻。此煎法也是先分后合，不外协调阴阳，两面平均着力的用意，不偏于救阴救阳哪一方面。用清寒流润之品，以疏泄病邪，不须用诸救逆法。——陶葆荪.陶葆荪金匮要略探寻.北京:科学出版社,2015:28.

【典型病案】

病案一

某男性学生，25 岁，2007 年 4 月 15 日就诊。自述近 2 个月来因考研失利，心情悲观失望，情志抑郁。1 周前出现心前区阵发性刺痛，曾在外院就诊，某医生按肝气郁滞辨证，以疏肝解郁法治疗，处方为柴胡疏肝散加龙骨、牡蛎、酸枣仁。服用 5 剂后，患者症状未改善。刻下：少气懒言，心烦易怒，躁动不安，神疲乏力，心悸失眠，不思饮食，小便黄，舌红少苔，脉细数。诊断：百合病。治宜补气养阴清热。予百合地黄汤：百合 40g，地黄 40g，每日 1 剂，水煎服，早晚各 1 次。3 剂后，心前区刺痛消失，心烦易怒、躁动不安症状减轻。按上方继治。百合 20g，地黄 20g，麦冬 20g，白芍 15g，继服 5 剂后诸症消失。后给予逍遥丸调理，嘱其调节情志。3 个月后随访，病证未复发。

按：病人主证虽为心悸，实则因情志不遂而成，为百合病，遂给予百合地黄汤以滋阴清肺，清心安神。——蒋健,朱抗美.金匮要略方药临床应用与研究.上海:上海科学技术出版社,2012:35.

病案二

乔某，女，23 岁，未婚，农民。1976 年 9 月 16 日入院。患者因到县城参加追悼会，在会场突然昏倒，急送我院内科住院治疗。醒后自诉头痛。烦躁易怒，手足乱动，翻滚不安，有时号叫哭闹，语无伦次，恶心不能进食，害怕，失眠，大小便正常。既往有头痛失眠史。检查：青年女性，发育尚好，营养一般，体温36.7℃，血压105/70mmHg，心肺（－），病理反射未引出。胸透（－），血常规红细胞4.10×10^{12}/L，血红蛋白13g/L，白细胞8.1×10^9/L，中性粒细胞68%，淋巴细胞32%，尿常规（－）。诊断：癔证。经注射苯巴比妥，口服氯氮等镇静剂治疗2天，效果不显。于9月19日邀中医治疗。诊见：症状如前，舌质淡红，舌苔白薄，脉象弦细。予以甘凉清润、养血安神之加味百合地黄汤加减。处方：百合30g，生地15g，竹茹15g，知母12g，酸枣仁30g，远志9g，龙骨30g，半夏9g，陈皮9g，茯苓9g，郁金9g，甘草6g。水煎服，1日1剂，早晚分服，忌茶。9月21日再诊，服药2剂后，心神安静，失眠好转，恶心已止，食欲增进，唯诉头痛较剧。前方减陈皮、半夏，加川芎9g，僵蚕9g，天麻9g。连服3剂，诸症悉减，唯睡眠欠佳，纳差乏力，有时心悸，仍以前方去僵蚕、天麻，加黄芪15g，当归9g，焦山楂12g。9剂巩固疗效。随访1年未再复发。

按：患者因参加追悼会，在会场当即突然昏倒，醒后自诉头痛。烦躁易怒，手足乱动，翻滚不安，有时号叫哭闹，语无伦次，恶心不能进食，害怕，失眠。此为七情过激化火，痰火扰心，使心不能主事神明，而突然昏倒，并见精神错乱等症状。故可按百合病心肺阴虚内热辨治，宜养阴清热，祛痰安神。方以百合地黄汤加味。方中重用百合、生地、酸枣仁，并配知母、郁金养阴清火安神；辅以竹茹、远志、清半夏、陈皮、茯苓、龙骨清热化痰安神；甘草调和诸药。服药2剂后再诊，诸症均有好转，唯诉头痛较剧，前方去陈皮、半夏，加川芎、僵蚕、天麻活血祛风，清热止痛。服3剂后，唯睡眠欠佳，纳差，乏力，有时心悸，仍以前方去僵蚕、天麻，加黄芪、当归调养气血，加山楂消食和胃，巩固疗效。——杨钟发.加味百合地黄汤治疗癔证4例.陕西中医,1980,(4):18.

病案三

谢某，女，23岁。患神经官能症，主诉经常头疼，失眠，眼冒金花，口干口苦，手足心烧，食欲时好时差，月经提前、量少，小便短赤，大便闭结，若问其有无其他不适，则恍惚去来疑似有无之间，其人营养中等，面色如常，舌润无苔、边尖俱赤，脉象弦细而数。病已年余，西药如谷维素、安定片、氯氮、维磷补汁之类，中药如丹栀逍遥散、天王补心丹、六味地黄丸之类，遍尝不效。此《金匮》所谓"百脉一宗，悉致其病"，治宜滋养心肺之阴，佐以清热镇静，百合地黄汤、百合知母汤、栝楼牡蛎散、百合滑石汤合为一方：百合25g，生地黄15g，知母15g，滑石10g，花粉12g，生牡蛎20g，加怀小麦18g，生白芍10g，炙甘草6g，大枣3枚。服10剂，口苦口干已好，小便转清，于原方去知母、滑石、花粉，加沙参15g，麦冬10g，枣仁10g，阿胶10g（蒸兑），鸡子黄2枚（冲服）。连进20余剂，诸症悉平。

——谭日强.金匮要略浅述.北京：人民卫生出版社，1981：56.

按：本案病情表现为心肺阴虚内热的百合病无疑。病已年余，中药如丹栀逍遥散、天王补心丹、六味地黄丸之类，遍尝不效。是诊病不准，药不对证，并非肝郁化热、阴亏血少、肝肾阴虚证。经确诊为百合病后，以滋养心肺之阴，佐以清热镇静，百合地黄汤、百合知母汤、栝楼牡蛎散、百合滑石汤合为一方，以加强养阴清热而取效。方中百合、生地黄、生白芍、知母、花粉滋养心肺，清热生津；滑石、生牡蛎清热利尿；加怀小麦、炙甘草、大枣，乃甘麦大枣汤也，兼补养心脾，防前述各药过于寒凉。服药10剂后，口干苦已好，小便转清，说明热邪已解，故去知母等药，加沙参等诸药继续调养心肺之阴，巩固疗效。——廖世煌，黄仰模.金匮要略临床精要.北京：科学出版社，2010：34.

二、百合知母汤证

【原文】

百合病,发汗后者,百合知母汤主之。

百合知母汤方:

百合七枚(擘) 知母三两(切)

上先以水洗百合,渍一宿,当白沫出,去其水,更以泉水二升,煎取一升,去滓;别以泉水二升,煎知母,取一升,去滓;后会和煎,取一升五合,分温再服。

【提要】

本条论述了百合病误汗后的救治法。

【现代临床运用】

运用本方辨证要点为百合病的基本脉证,兼见心烦、口燥者。肺结核阴虚咯血,加白及、仙鹤草、三七粉;百合病误汗,若夜不能寐,加酸枣仁、合欢花;喜悲伤欲哭,加浮小麦、甘草、大枣;惊悸不宁,加龙骨、牡蛎;善太息,加柴胡、白芍;热病后期,余热未尽,若兼气虚加太子参、西洋参、麦冬;阴虚较重者,加玄参、生地黄;心烦不安,加阿胶、鸡子黄;外感余热未尽,舌津不足,口干饮少者与泻白散合方(桑白皮、地骨皮、粳米、甘草)治之。

现代运用本方加减治疗神经衰弱症见失眠、健忘、多梦、心悸不安等属阴虚津亏、热扰心神者。

【名家辑要】

尤在泾注:人之有百脉,犹地之有泉水也。泉水朝宗于海,百脉朝宗于肺。故百脉不可治,而可治肺也。百合味甘平微苦,色白入肺,治邪气,补虚清热,故诸方悉以之为主,而随证加药治之。用知母者,以发汗伤津液故也。——张清苓.金匮要略心典译注.北京:中国人民大学出版社,2010:38.

莫枚士注:仲景以百合治百合病,案本草经百合除邪气,利大小便。百合病症状虽变幻不一，要之小便赤黄一证，则有定，仲景乃至无定中，求其有定者，以立诊治之准，此百合病所以必用百合也。百合病重在小便，故于头痛，头渐渐，头眩诸症，可以卜愈期者，皆于小便时诊之。凡辨疑难证皆当准此。又百合病者由于余邪逗留血气不润所致，故诸方于百合外，加知母、鸡黄、生地汁、滑石，皆滋润之品。——黄竹斋．金匮要略方论集注．北京：人民卫生出版社，1963：40．

陈载安注：得之汗后者，其阳分之津液必伤，余热留连而不去，和阳必以阴。百合同知母泉水已清其余热，而阳邪自化也。——黄竹斋．金匮要略方论集注．北京：人民卫生出版社，1963：40．

【医家临证思维】

百合知母汤具有清热养阴、宁心除烦的功效。临证时应抓住阴血不足、阴虚内热的病机特征和心烦不安的症状特点。——蒋健，朱抗美．金匮要略方药临床应用与研究．上海：上海科学技术出版社，2012：34．

凡阴虚血少的体质，或失血患者，都有禁汗之戒。因汗而再耗津血，造成坏证。百合病是属阴虚的疾病，如果误以为病后余邪未清，而用发汗方法，导致津气再受损耗，往往出现口燥渴、发热等症状。所以用百合知母汤养阴清热，润燥补虚来治疗。——黄仰模，林昌松．金匮要略临床发挥．北京：科学出版社，2010：52．

【典型病案】

病案一

王某，女，13岁，学生。1960年4月15日在看解剖尸体时受惊吓，随后因如厕跌倒在厕所内，经扶起抬到医院治疗。据代诉查无病，到家后颈项不能竖起，头向左右转动，不能说话，问其痛苦，亦不知答。曾用镇静剂2天无效，转来中医诊治。脉浮数，舌赤无苔，无其他病状，当即从"百合病"处理。百合7

枚，知母 4.5g，服药一剂后，颈项已能竖起，不向左右转动，自称口干燥大渴。改用栝楼牡蛎散，服一剂痊愈。

按：本案病起于惊吓，证如鬼神所作，故断为百合病。因脉来浮数，舌赤无苔，示其阴虚有热，故选百合知母汤以滋阴清热，后干燥大渴，显为津伤已甚，改投栝楼牡蛎散，则正中其证，果 1 剂而愈。——陈明.金匮名医验案精选.北京：中国中医药出版社，1994.

案例二

某女，38 岁，教师。因教学工作紧张，经常心悸失眠，白天心神涣散，注意力不集中。近周来由于噩梦惊吓，心悸加重，并出现胆怯、恐惧甚至白昼不敢单独进屋，夜间常因梦遇险境而被惊醒，稍受恐骇则惊慌失措，似有被人追捕之感。心烦意乱，情绪不宁，容易激动，不能自控。口干而哭，纳谷不香，溲赤便干，舌尖红，苔薄黄，脉弦细而数。此乃心神不宁，心胆气虚。治宜养心安神，益气补虚。予百合知母汤安神定志丸加减：百合 30g，知母 10g，朱茯苓 12g，龙齿 15g，枣仁 10g，党参 12g，郁金 10g，甘草 3g，天冬 12g。进药 3 剂，心悸渐平，胆量增大，情绪稳定，白天能单独工作。药既奏效，当守原法，又进 7 剂诸症悉除。

按：患者因工作紧张劳累，致心血亏损，出现经常心悸失眠等症，又由于噩梦惊吓，使心之气血更劫，故心悸加重，并见胆怯、恐惧、口干而苦，溲赤便干，舌尖红，苔薄黄，脉弦细而数。此乃百合病，证属阴虚内热，心神不宁，心胆气虚。治宜滋阴清热，养心安神，益气补虚。方用百合知母汤合安神定志丸加减：百合、天冬、知母、郁金养阴清心除烦；枣仁、龙齿、朱茯苓养心安神；党参、甘草益气补虚。本案为养阴、益气、安神并用之案例。——朱斌顺.百合知母汤治验三则.湖南医学杂志，1983，(3):43.

病案三

马某，女，34岁。1983年7月28日入院。因屡受精神刺激，郁闷寡言。今冒暑汗出后，突感肢软不能任地。查T、P、R、BP正常，神志清楚，被动卧位，腰以下痛觉消失，双下肢软瘫，神经系统检查未见异常。诊断为"癔证性瘫痪"，予暗示、药物治疗1周余无效，又增发热，故于8月6日改服中药。症见发热（T38.6℃）汗出，神情恍惚，心烦懊恼，颈项强硬，臀痛难卧，下肢若废，恶心纳呆，舌质红，苔黄白相兼，脉浮细数。辨证属脏阴亏虚，肺气耗伤，复感暑热。治宜养阴益气，佐以清暑。百合知母汤加味：百合100g，知母、滑石、金银花、连翘、白芍各15g，香薷6g，西瓜翠衣150g。2剂后热退身和，能扶物行走，余证大减，脉细数，两尺沉。上方减香薷、连翘，加生地、黑枣仁各15g。又服2剂，可自行活动。诉肢软溲频，以上方加益气固摄之品，调理半月出院，至今未再复发。

按： 患者因屡受精神刺激，耗伤心肺阴液，致郁闷寡言。有癔证史。又因冒暑汗之后，出现双下肢软瘫，继见发热汗出，精神恍惚，心烦懊恼，舌质红，苔黄白相兼，脉浮细数等证。此与百合病误汗后心肺阴虚内热增重的病理基本相同。本证虽未经误用汗法，但因冒暑汗出必致心肺阴液耗损，使内热增重。故辨证为脏阴亏虚，肺气耗伤，复感暑热。治宜养阴益气，佐以清暑。方用百合知母汤加味：方中重用百合滋养心肺阴液；知母清热除烦润燥；滑石清热利小便；白芍养阴敛汗；金银花、连翘、香薷、西瓜翠衣清解暑热。药后热退身和，余证大减，守原方加益气固摄之品，调理而愈。——张河占．重用百合治疗癔证性瘫痪．新疆中医药，1986（3）：63．

三、滑石代赭汤证

【原文】

百合病，下之后者，滑石代赭汤主之。

滑石代赭汤方：

百合七枚（擘） 滑石三两（碎，绵裹） 代赭石（如弹丸大枚一，碎，绵裹）

上先以水洗百合，渍一宿，当白沫出，去其水，更以泉水二升，煎取一升，去滓；别以泉水二升煎滑石、代赭，取一升，去滓；后合和重煎，取一升五合，分温服。

【提要】

本条论述了百合病误用攻下后的救治法。

【现代临床运用】

运用本方辨证要点为百合病的基本脉证，兼见小便短涩不利，呕恶。百合病若心烦呕吐，呃逆较重者，可加淡竹茹、法半夏、芦根，或与小半夏加茯苓汤合方；百合病若小便短赤较重者，酌加猪苓、淡竹叶、鸭跖草、通草等以强化清心利尿之力；百合病口渴甚者，酌加麦冬、沙参、石斛等以生津止渴。

现代运用本方可治慢性胃炎、慢性胆囊炎、支气管扩张、新神经官能症等属津阴不足，胃失和降者。

【名家辑要】

尤在泾注：百合病不可下而下之，必伤其里，乃复以滑石、代赭者，盖欲因下药之势，而抑之使下，导之使出，亦在下者引而竭之之意也。——张清苓.金匮要略心典译注.北京：中国人民大学出版社，2010:38.

赵以德注：若下之而失者，则损其阴。瘀血下积，而下焦阴也，阴宜镇重之剂，故用滑石代赭汤佐以救之。滑石开结利窍，代赭石除脉中风痹瘀血。——黄竹斋.金匮要略方论集注.北京：人民卫生出版社，1963:40.

陈载安注：其得之于下后者，下多伤阴，阴虚则阳往乘之，所以有下焦之热象。百合汤内加滑石代赭石，取其镇逆利窍以通阳也，是谓用阳和阴法。——黄竹斋.金匮要略方论集注.北京：人民卫生出版社，1963：41.

魏念庭注：至下之后不用知母而以滑石代赭汤主之者，以重坠之品随下药之势使邪自下泄也。用代赭石之涩，涩大便也，用滑石之滑，利小便也。——黄竹斋.金匮要略方论集注.北京：人民卫生出版社，1963：41.

【医家临证思维】

本病由于误下内伤阴气，致热邪下陷而泄泻。但邪非实热，所以不用白头翁汤之苦寒，以免化燥伤阴。滑石导热邪从小便去；代赭石降浮越之热以止泄泻，助滑石使热从下泄；百合补阴，润燥安神。本方是"在下者引而竭之"的治法。——黄仰模，林昌松.金匮要略临床发挥.北京：科学出版社，2010：52.

百合病主要由心肺阴虚内热所致，不可妄施攻法，见意欲食复不能食，口苦，小便赤等症，便视为实热证而用下法，是犯"虚虚"之戒。误下之后，一则津液更伤，内热加重；一则苦寒攻下之品损伤胃之气阴，致胃和降失常。因而在百合病基础症状外，又可见小便短赤而涩、呕吐、呃逆、口渴等症。对此，以滑石代赭汤养阴清热，和胃降逆。百合清润心肺主治本病，代赭石降逆和胃，滑石、泉水清热利尿，四药相伍，清养心肺，平降胃气，使热从小便下泄。——廖世煌，黄仰模.金匮要略临床精要.北京：科学出版社，2010：32.

百合病既属阴虚，因不可发汗，更不可攻下。误用下法，下之不但邪不能解，热不能去，反而导致热邪下陷，而产生热结旁流大便泄泻、小便短少的症状。方用百合滑石代赭汤。本病由于误下内伤阴气，致热邪下陷而泄泻。但邪非实热，故不用苦寒的白头翁汤，以免化燥伤阴，而用滑石导热邪从小便去；赭石降浮越之热，以止泄泻，助滑石使热从下泄；百合补阴，润燥安神。

——何汝湛.何汝湛金匮要略探究.北京：科学出版社，2013：36.

滑石代赭汤用于百合病误下后肺胃津液损伤，内热加重，胃失和降者。如将意欲食复不能食、口苦、小便赤等症，误认为里实热证而下之，因而除心肺阴虚内热症状外，又增加小便短赤而涩、呕吐、呃逆、口渴等症。——黄仰模.常用金匮方临床应用.北京：人民卫生出版社，2011：50.

【典型病案】

案例一

李某，女，来诊时步履艰难，必以他人背负，自述胸痛、胸闷、心悸、气短、头晕，乃按胸痹治之。投以栝楼薤白半夏汤之类，久治不效。细审之，该患者每于发病时除上述症状外，尚喜悲、欲哭、嗳气、善太息，便于前方中合以百合、地黄、旋覆花、代赭石之类治之，药后其证渐消。

按：此案例先据胸痛、胸闷、心悸、气短、头晕，乃按胸痹治之不效，经细审患者每于发病时除上述症状外，尚喜悲、欲哭、嗳气等百合病证候存在，盖为心肺阴虚气郁，挟有痰浊瘀阻胸中，故投以栝楼薤白半夏汤合以百合、地黄、旋覆花、代赭石之类而取效。——黄仰模，林昌松.金匮要略临床发挥.北京：科学出版社，2010：53.

四、百合鸡子汤证

【原文】

百合病，吐之后者，百合鸡子汤主之。

百合鸡子汤方：

百合七枚（擘）　鸡子黄一枚

上先以水洗百合，渍一宿，当白沫出，去其水，更以泉水二升，煎取一升，去滓，内鸡子黄，搅匀，煎五分，温服。

【提要】

本条论述了百合病误吐后的救治法。

【现代临床运用】

运用本方辨证要点为百合病的基本脉证，兼见小便短涩，虚烦不眠，胃中不和。百合病误吐后不能食者，加天冬、沙参、桑白皮、粳米等以养胃生津；若惊者，加生龙骨、生牡蛎、炒枣仁、柏子仁等以宁心神；若手足颤抖，肢体不安者，加鳖甲、柏子仁、钩藤以滋阴息风；若手足蠕动，肢体震颤者，加龟板、阿胶；急性热病余热未尽，加地骨皮、桑白皮、白芷或合生脉散以气阴两调；本方加沙参、生地、石斛、麦冬、人参治疗病毒性脑炎伴有本方证者。

现代治疗鼻衄（因鼻膜炎、鼻息肉、高血压等致鼻衄者），病毒性脑炎等。

【名家辑要】

尤在泾注：鸡子安五脏，治热疾。吐后脏气伤而病不去，用之不仅安内，亦且攘外也。——张清苓.金匮要略心典译注.北京：中国人民大学出版社，2010：39.

陈载安注：其得之吐之后者，吐从上逆较发汗更伤元气。阴火得以上乘，清窍为之蒙蔽矣，故以鸡子黄之纯阴养血者佐百合以调和心肺，是亦用阴和阳矣。——黄竹斋.金匮要略方论集注.北京：人民卫生出版社，1963：41.

张路玉注：吐之而失者，佐以鸡子黄以补其中焦之荣血。——黄竹斋.金匮要略方论集注.北京：人民卫生出版社，1963：41.

【医家临证思维】

百合病本属阴虚，汗、下固不可用，而吐法尤为禁忌。误用吐法，伤内脏真阴，脏器受损则发生失眠、虚烦的症状，治法为养胃阴以除烦躁。方用百合鸡子黄汤。本病由于误用吐法损伤脏气，用味甘色黄，血液津全的鸡子黄滋气液以润燥除烦，安中止呕，助百合以安神养阴，共奏养胃补虚的功效。——黄仰模，林昌松.金匮要略临床发挥.北京：科学出版社，2010：52.

根据百合病的病机，不当用吐法。如因患者"不用闻食臭"而将其误做痰涎壅滞，或宿食在上脘，遂用吐法，此为虚作实治。其结果是阴液更损，燥热愈甚，肺胃和降之气受扰，又增烦躁不安、胃中不和、嘈杂、干呕等表现。治宜滋养肺胃，润燥降逆，以百合鸡子汤主之。方中百合清养心肺，益气润燥，鸡子黄滋阴养血，和胃安神，泉水清热利小便，共奏养阴清热，和胃润燥之功。——廖世煌，黄仰模.金匮要略临床精要.北京：科学出版社，2010：32.

百合病，由于外感热病前后，或由于里虚生热，阴分素虚的体质，不应吐的而径用吐剂，更伤中焦阴液，阴越涸，阳越燥，故方用百合鸡子汤来做主治。方用味甘色黄，血、液浑全的鸡子黄，和阴阳、滋气液、安中止呕，以助百合完成润燥安神之功，更以泉水煎如前法，先分后合，也是协调阴阳的用意，不过这是阴阳两面平均用力的"和法"。——陶葆荪.陶葆荪金匮要略探寻.北京：科学出版社，2015：28.

【典型病案】

罗某，女，25岁。患者于3月前因高热、头痛、呕吐旬日而入某西医医院，诊为病毒性脑炎。住院后病势日进，神昏不语，经治28日方苏醒，然体质已亏，病废不起，得食则呕，心悸，头晕，虚烦不眠，口苦，小便赤，大便秘结，诸药无效，日以能量合剂维持，卧床50余日无起色，多谓不治，而由家人转来我院。诊见形体羸弱，大肉陷下，精神疲惫，面色无华，少气低声，仰卧病榻，难于转侧，舌尖红，苔薄黄，脉细数。双臀部各有一直径约为8cm大小褥疮，溃烂流水，体重35kg。治宜养心阴，补肺气，滋胃阴，培脾土。首选百合鸡子黄汤与益胃汤加减：百合30g，沙参15g，麦冬10g，细生地15g，玉竹10g，石斛 15g，山药 15g，人参 6g，鸡子黄 1 枚（搅匀掺入前药液中再煎）。日进 1 帖。服药呕止，渐能进食；6 剂后食欲大增，精神渐复，能扶杖而行，大便通，口苦亦降。乃于原方加入熟地 10g，当归 10g，炙黄芪 30g，鹿角胶 12g（烊），龟板胶（烊）12g，调理月余，神清气爽，步履正常，面色红润，褥疮愈合，余恙咸安，体重增至 45kg，康复出院。5 个月后恢复工作。——杨胜辉.百合病治验一则. 北京中医杂志，1986(1)：19.

　　按：此案例为典型的热病之后心肺阴伤案例。患者原为热病神昏，包络受邪，君主蒙尘，损及肺脾肝肾；脏腑经络，气血津液，三焦俱受病。大病之后，元气未复，君位未安，相未司职，阴阳待理，百脉待治，阴津不足，太仓空虚，于是百脉俱病，当属百合病，为阴虚燥热证。君主未安，则神明失守，故心悸、虚烦不眠；心血不足，不能上荣于面，面色无华；肺失治节，不能输布气血精津以贯百脉，则脏腑经络，四肢九窍失养，致全身功能衰退，故精神疲惫，病废不起；仓廪空虚，化源不足，无以充肌肉，故形体羸瘦，大肉脱失；脾与胃相表里，脾气不足，胃阴匮乏，故欲食不能食，得食则呕；肺合大肠肺阴亏虚，肠道失润，故大便秘结；肝血不足，筋脉失养，故足弱不能步，欲行不能行；肾精亏耗，髓海空虚，故头晕；阴虚生内热，故口苦，小便赤，舌尖红，苔薄黄，脉细数。治疗养心阴，补肺气，滋胃阴，培脾土。方中百合、沙参、细生地、麦冬、石斛、玉竹、鸡子黄滋阴润燥，清养肺胃；山药、人参养胃益气。药证合拍，故取效迅速。后于原方加入炙黄芪、熟地、当归、鹿角胶、龟板胶补气益精血之品，调理月余，康复出院。

第五章　狐蟚病

狐蟚病是以咽喉、口眼及外阴溃烂为主证，并见精神恍惚不安等为主要临床表现的一类病证。湿热虫毒蕴结，毒邪窜经，肝脾失司是狐蟚病的基本病因病机。其侵蚀咽喉者为蟚病，可用甘草泻心汤治之；侵蚀下部二阴者为狐病，在前阴用苦参汤外洗，在肛门用雄黄熏法；狐酿脓者，用赤豆当归散。

一、甘草泻心汤证

【原文】

狐蟚之为病，状如伤寒，默默欲眠，目不得闭，卧起不安，蚀于喉为蟚，蚀于阴为狐，不欲饮食，恶闻食臭，其面目乍赤、乍黑、乍白。蚀于上部则声喝，甘草泻心汤主之。

甘草泻心汤方：

甘草四两　黄芩、人参、干姜各三两　黄连一两　大枣十二枚　半夏半升

上七味，水一斗，煮取六升，去滓，再煎，温服一升，日三服。

【提要】

本条论述狐蟚病的临床表现及内服方。

【现代临床运用】

运用本方的辨证要点为口腔溃疡症，证属湿热虫毒者。临床若兼见前阴溃烂者，加地肤子、白鲜皮；兼肛门蚀烂者，加炒槐角；蚀于咽喉者，加射干、连翘、薄荷；兼眼部损害者加菊花、密蒙花、草决明；口腔溃疡者，可外用冰硼散；不欲饮食、胃纳

呆者，加焦三仙、党参、茯苓、白术；肝经湿热明显，症见口苦、溲赤、心中懊侬、失眠者，加龙胆草、黄柏、木通、车前子、赤小豆；若脾气虚衰，形瘦发热，神疲肢倦者，可合用补中益气汤等。

现代运用本方可治疗复发性口腔溃疡、口腔扁平苔藓、复发性阿弗他溃疡、球菌性口炎、白塞病、干燥综合征、反流性食管炎、胃肠神经官能症、幽门螺杆菌相关性消化性溃疡、慢性胃炎、糖尿病胃轻瘫、急性胃肠炎、溃疡性结肠炎、慢性结肠炎、小儿病毒性腹泻、肠易激综合征、实验性肝损伤、急性盆腔炎、妊娠恶阻、产后下利、会阴部溃疡、阴道炎、淋病、肛门湿疹、乳头瘙痒、尖锐湿疣、带状疱疹、维生素缺乏症、神经衰弱、失眠等属湿热内蕴，寒热错杂者。

【名家辑要】

尤在泾注：狐蟨，虫病，即巢氏所谓䘌虫病也。默默欲眠，目不得闭，卧起不安，其躁扰之象，有似伤寒少阴热证，而实为䘌虫之乱其心也；不欲饮食，恶闻食臭，有似伤寒阳明实证，而实为虫之扰其胃也；其面目乍赤、乍黑、乍白者，虫之上下聚散无时，故其色更改不一，甚者脉亦大小无定也。盖虽虫病，而能使人惑乱而狐疑，故名曰狐蟨。——尤怡.金匮要略心典.上海：上海卫生出版社，1975：27.

赵以德注：狐蟨病，笃虫蚀上下也。世谓风中有虫，凡虫自风生固矣。然风，阳也，独阳不生，必有所凭而后化；盖因湿热久停，蒸腐气血而成瘀浊，于是风化所腐为虫矣。设风不由湿热，而从寒凉者，肃杀之气，纵然腐物，虫亦不化也，由是知此病也。虫生于湿热、败气、瘀血之中，其来渐矣，遇极乃发，非若伤寒一日而暴病者也。病发默默欲眠，目不得闭，卧起欠安者，皆五脏久受湿热，伤其阴精，卫不内入，神不内宁故也；更不欲食，恶闻食臭者，仓廪之府伤也；其面乍赤、乍黑、乍白者，由五脏不足，更为衰旺，叠见其色也，其出者从湿热之极所发之处而蚀之，蚀上部者，内损心肺，外伤咽喉。肺者，气之主；咽喉，声音之户，由是其声嗄矣。故用甘草泻心汤主之，治其湿热，分利其阴阳。而黄连非惟治心脾热也，而亦治虫。后世方论谓是证或初得状似伤寒，或因伤寒所变也，然皆虫证也。又谓：伤寒病，腹内热，饮食少，肠胃空虚而虫不安，故随所食上下部而病，名狐蟚也。以此"蟚"字观之，则非独伤寒变是证，凡热病皆得生虫也。——王玉兴.金匮要略三家注.北京：中国中医药出版社，2013：62.

徐彬注：狐蟚，虫也。虫非狐蟚，因病以名之。大抵皆湿热毒所为之病，故状如伤寒。蚀者，若有食之而不见其形，如日月之蚀也。面者，阳明之标；目者，厥阴之标，内有毒气乘之，故乍赤、白、黑，变现不一也。上部毒盛，则所伤在气，而声哑；下部毒盛，故所伤在血，而咽干也。——沈金鳌.伤寒论纲目.北京：中国医药科技出版社，2014：281.

【医家临证思维】

胡希恕认为甘草泻心汤特别针对"心烦不得安"这一神经症状，增加甘草的用量，缓其急迫。本方在《金匮要略·狐蟚病篇》中用治"蟚"病，即相当于口腔溃疡这类疾病，口干燥可以加大甘草用量，或加用生石膏，烦热特甚则加入生地黄，而去热时多用生甘草代替炙甘草。——肖子曾.现代名医用方心得.太原：山西科学技术出版社，2013：183.

王子和认为白塞氏综合征与《金匮要略》的狐蟚病颇为相似。用甘草泻心汤治疗时，不欲饮食加佩兰，咽喉溃疡加升麻、广犀角，口渴去半夏加天花粉，目赤加赤芍、夜明砂，口鼻出气灼热加石膏、知母，胸胁满痛加柴胡，湿偏重加赤茯苓、木通，热偏盛以生姜易干姜，便秘加酒军，五心烦热加胡黄连。同时用《金匮要略》苦参汤外洗，雄黄散熏肛门。——王子和.狐蟚病的治疗经验.中医杂志,1963(11):9.

【典型病案】

病案一

姜某,女,34 岁。1979 年 4 月 28 日初诊。唇及口腔出现瘰疹及溃疡,亦见于外阴部。某医院西医诊断为白塞氏综合征。大便较干,舌上红瘰,以经行时更甚。证类狐蟚,治宜清解。生甘草 9g,黄连 3g,黄芩 6g,忍冬花 9g,连翘 9g,当归 6g,赤白芍各 6g,淡竹叶 6g。5 剂。二诊:5 月 3 日。口唇、外阴部瘰疹及溃疡,药后有所好转清解为续。生甘草 9g,黄连 3g,黄芩 6g,忍冬花 12g,连翘 9g,当归 6g,赤白芍各 6g,生山栀 9g,淡竹叶 6g,川柏 9g。7 剂。三诊:5 月 10 日。狐蟚经用甘草泻心法后,溃疡未见再发,惟舌上红瘰而已,原方加减。生甘草 12g,黄连 3g,黄芩 9g,龙胆草 3g,忍冬花 12g,当归 6g,赤白芍各 6g,连翘 9g,生山栀 9g,黄柏 9g,薏米仁 9g。7 剂。四诊:5 月 17 日。前方加珍珠粉外用。7 剂后,溃疡未再复发,舌上红瘰亦除。

按:患者嘴唇、口腔、外阴均现瘰疹溃疡,其临床表现与《金匮》狐蟚病颇相似,为湿热内蕴,上蒸下注所致。故投甘草泻心汤去干姜、半夏之辛温,人参、大枣之甘温,加忍冬花、连翘、竹叶之清热,当归、赤白芍之和血。药后有所好转,再以前方加清热(生山栀)祛湿(川柏、米仁)之品而获效。——何若萍.何任医案实录.北京:中国中医药出版社,2012:183.

病案二

患者,男,35 岁。口腔溃疡反复发作 1 年余,屡服西药治疗不效。2009 年 5 月前来南京市中医院口腔科就诊。观其左侧口腔黏膜散在红肿、糜烂,舌胖有齿痕,苔黄腻,诉时有下利,脉缓弱。辨为脾胃虚弱、痞利俱甚,予甘草泻心汤治疗。处方:甘草 12g,姜半夏 10g,黄芩 10g,黄连 3g,干姜 5g,党参 10g,木香

6g，茯苓 10g，大枣 15g。每日 1 剂，水煎服。调理 1 月而愈。

按： 复发性口腔溃疡是一种具有周期复发特点的口腔黏膜自限性溃疡性损害，为常见的口腔黏膜病。《素问·五脏别论》云："夫胃大肠小肠……此受五脏浊气，名曰传化之腑，此不能久留输泻者也。"《伤寒论》曰："阳明居中主土也。万物所归，无所复传。"中医学认为，复发性口腔溃疡的发病与脾胃功能障碍有直接的关系。该患者脾胃虚弱，脾胃传化失司，清浊混杂，湿热内蕴，熏蒸于上，溃疡乃成，故用甘草泻心汤清肠胃湿热，调补中焦，使脾胃恢复升降之职。诸药合用，脾虚得补，热清湿除，口腔溃疡自愈。——邓剑兰,刘建国.甘草泻心汤在口腔科的应用.中国中医药信息杂志,2011,18(3):88—89.

病案三

刘某，女，21 岁，2006 年 8 月 15 日初诊。前阴溃烂反复发作 1 年，此次起病 2 天，溃烂处有疼痛，伴阴痒，黄带，胃纳不馨，渴不思饮，睡中多梦，舌红、苔黄腻，脉数。诊为狐蜜病。方选清热解毒化湿之甘草泻心汤原方内服：生甘草 15g，黄芩 10g，黄连 3g，干姜 10g，白参 10g，大枣 12 枚，法半夏 10g。另以苦参 100g 煎水，熏洗，每日 2 次。服药 3 剂后溃疡即愈合。

按： 此病即类似于《金匮要略》所载之狐蜜病，系湿热虫毒蚀于下部，致前阴溃烂，阴痒、黄带并作，湿热内扰心神，故睡中多梦。湿邪内阻，津不上承则口渴，但湿为阴邪，故不思饮。此例狐蜜病取效甚速，全在认病准确，用药精当。其中甘草生用尤不可轻视。甘草泻心汤在《伤寒论》和《金匮要略》中名同而实异，《伤寒论》中甘草泻心汤用以治疗中虚痞证，药用炙甘草为君，取其补虚益气之功；而《金匮要略》中甘草泻心汤用以治疗狐惑病，药用生甘草为君，取其清热解毒之功。两个甘草泻心汤，其中甘草一个生用，一个炙用，余药均无区别，而所治病证完全不同，足见仲景方药之妙。——倪杰.经方治验二则.中医药导报,2006,12(12):55.

病案四

张某某,男性,29岁,2014年3月5日初诊。双眼红肿、疼痛、视力下降,视物变形,口腔及外阴部溃疡,舌红、苔黄腻、脉濡。西医查体:右眼视力:指数/20cm,右眼球结膜混合充血(+),睫状部压痛(+),角膜轻度水肿(+),虹膜后粘连(+),玻璃体炎性混浊(+),眼底窥视不清,左眼视力:指数/30cm,左眼球结膜混合充血(+),角膜内皮皱褶(+),瞳孔呈梅花瓣状,玻璃体炎性混浊(+),眼底窥视不清,眼压正常。治疗:患眼局部点普拉洛芬滴眼液、复方妥布霉素滴眼液、硫酸阿托品眼膏,口服中药甘草泻心汤加减治疗。处方:炙甘草30g,黄芩20g,半夏20g,大枣12枚,黄连15g,干姜10g,人参10g,薏苡仁15g,土茯苓10g,20剂。水煎服,每日1剂,早晚分服。二诊,症状明显好转,视力:右眼0.02,左眼0.01,双眼球结膜充血消退,睫状部压痛消失,角膜光泽,虹膜后粘连部分解除,玻璃体炎性混浊大部分吸收,视物变形好转,口腔及外阴部溃疡好转,停药。

按: 肝郁脾虚、湿热蕴毒是白塞氏病的病机关键。患者平素脾胃虚弱,湿热毒邪侵袭机体,日久邪气循经络上下流注,致使上下具见蚀烂溃疡。故治宜补虚和中,清热祛湿。方中重用甘草补中益气,以复脾胃之职。苦寒之黄连、黄芩,用以清热燥湿,祛除体内湿热之邪。大辛大热之干姜温中健脾,半夏燥湿化痰,共助甘草补益中焦,同时可达到"苦寒泻邪而不峻,辛温温通而不散正气"之效。大枣补中益气,与甘草同用,扶正祛邪,正气得复,不为邪虐,方可痊愈。配伍薏苡仁、土茯苓以清热利湿排脓。诸药相伍,共奏补虚和中,清热祛湿之功。——滕晓明,赵雪莹,马平平等.甘草泻心汤辨治白塞氏综合征验案1则.中医药信息,2014,31(5):94—95.

二、赤小豆当归散证

【原文】

病者脉数，无热，微烦，默默但欲卧，汗出，初得之三四日，目赤如鸠眼；七八日，目四眦黑。若能食者，脓已成也，赤豆当归散主之。（13）

赤豆当归散方：

赤小豆三升（浸令芽出，曝干）　当归三两

上两味，杵为散，浆水服方寸匕，日三服。

【提要】

本条论述了狐䘌酿脓的证治。

【现代临床运用】

运用本方辨证要点为狐䘌病，目赤如鸠眼、目四眦黑者。临床若湿热较重者，加龙胆草、生薏苡仁、焦山栀、土茯苓等；皮肤灼热、潮红明显者，加银花、连翘、丹皮；疼痛甚者，加皂角刺；瘙痒甚者，加荆芥、蝉蜕；肛门疮疡、痔疮、便血者，加槐花、金银花、紫花地丁、桔梗；便血日久不止者，加炒椿根白皮、侧柏炭、紫草炭；痔疮且热重者，加马齿苋、槐花、地榆、黄芩等。

现代运用本方内服兼外洗治疗渗出性皮肤病，如传染性湿疹样皮炎、接触性皮炎、生漆过敏、急性湿疹、脓疱疮、暑疖等。

【名家辑要】

赵以德注：凡脉数则发热而烦，此热在血，不在荣卫，故不发热，但微烦尔。汗出者，以血病不与卫和。血病则恶烦，故欲默；卫不和则阳陷，故欲卧。腠理因开而津液泄也。三四日目赤如鸠眼者，热血循脉炎上，注于目也；七八日四眦黑者，其血凝蓄，则色变成黑也。若能食，脓已成者，湿热之邪散漫，则毒血流，伤其中和之气不清，故不能食；若能食，可知其毒血已结脓，胃气无扰，故能食也。用赤豆、当归治者，其赤小豆能消热毒，散恶血，除烦排脓，补血脉，用之为君；当归补血生新去陈，为佐；浆水味酸，解热疗烦，入血为辅使也。——王玉兴.金匮要略三家注.北京：中国中医药出版社，2013：64.

尤在泾注：脉数微烦，默默但欲卧，热盛于里也；无热汗出，病不在表也；三四日目赤如鸠眼者，肝脏血中之热，随经上注于目也。经热如此，脏热可知，其为蓄热不去，将成痈肿无疑。至七八日四目眦黑，赤色极而变黑，则痈尤甚矣。夫肝与胃，互为胜负者也，肝有热，势必以其热侵及于胃，而肝既成痈，胃即以其热并之于肝，故曰：若能食者，知脓已成也。且脓成则毒化，毒化则不特胃和而肝亦和矣。赤豆、当归乃排脓血除湿热之良剂也。——尤怡.金匮要略心典.上海：上海卫生出版社，1975：28.

吴谦注：数主疮、主热，今外无身热，而内有疮热，疮之热在于阴，故默默但欲卧也；热在于阳，故微烦汗出也。然其病初得之三四日，目赤如鸠眼者，是热蕴于血，故络赤也。七八日，四眦皆黑者，是热瘀血腐，故眦络黑也。若不能食，其毒尚伏诸里，若已能食，其毒已化成脓也。——吴谦.医宗金鉴·狐惑病.北京：中国医药科技出版社，2011：442.

【医家临证思维】

伍炳彩认为《金匮要略》中赤小豆当归散用于治疗狐惑酿脓和近血。目前主要用于治疗小肠热毒流于大肠，先血后便（后世称为脏毒、痔疮、肠风下血类）及蓄血、肠痈便脓等，也常用于治疗渗出性皮肤病（传染性湿疹样皮炎、接触性皮炎、生漆过敏、暑疖、急性湿疹、脓疱疮等）。治疗肛周疾病加减法：肛门疮疡、痔疮、便血者加槐花、银花、紫花地丁、桔梗；若便血日久不止者，加炒椿根白皮、侧柏炭、紫草炭；若湿热偏重者，加黄柏、苦参、知母；痔疮热重者，加马齿苋、槐花、地榆、黄芩。治疗皮肤病方药加减法：灼热、潮红明显者，加银花15g，连翘 15g，丹皮 10g；疼痛甚者加皂角刺 15g；瘙痒甚者，加荆芥 10g，蝉蜕 6g；渗液较多者加苍术 15g，川芎 6g。——伍炳彩，伍建光.金匮要略方的临床应用.江西中医药,2001,32(1):4—5.

【典型病案】

病案一

患者，女，35 岁，2009 年 11 月 24 日初诊。患复发性口腔溃疡三年，平素自服三黄片、牛黄解毒片、龙胆泻肝丸、维生素 B$_2$，或贴口腔溃疡膜，或含六神丸，或喷桂林西瓜霜及其他中西药治疗，时轻时重，效果不佳，反复发作。3 天前病情复发。检查见：口腔颊颚、齿龈及舌缘黏膜有多个大小不等点状溃疡性损害，中心凹陷，覆有白色分泌物，溃疡周围充血微肿，自觉灼热疼痛。咀嚼进食加重，严重影响进食及睡眠，伴心烦，口干，口苦，食少，乏力，便稀，小腹喜温，舌淡尖红，边有齿痕，脉细数。辨证寒热错杂，中气不运。选方：甘草泻心汤合赤小豆当归散：生甘草、炙甘草各 15g，黄芩 10g，西洋参 9g，干姜 6g，法半夏 10g，黄连 3g，赤小豆（杵）20g，当归 9g，桔梗 6g，白芷 6g，炒白术 10g，淡竹叶 6g，大枣 5 枚。水煎服，每日 1 剂，分早晚服用。服药 3 剂后复诊，患者自述服药后疼痛、口干、口苦减轻。按上方继服 10 剂后，溃疡面痊愈，随访一年未复发。

按： 复发性口轻溃疡属中医学"口疮""口疡""口糜"等范畴，《金匮要略》称之为"狐䘌病"，《外台秘要》中提及"心脾有热常患口疮"。本证患者必为脾胃气虚，中焦水饮积聚，久郁化热，热又蒸水，遂成湿热熏灼口舌肌膜之证。——牛文贵.甘草泻心汤合赤小豆当归散治疗复发性口腔溃疡 30 例.中国民间疗法,2012,20(2):35.

病案二

蔺某，男，64 岁，工人。1988 年 9 月 7 日初诊。患者自述便浊五月余，加重 3 日，症见小便不通，少腹胀急，疼痛拒按，表情痛苦，烦躁不宁，不思饮食，口味秽臭，舌苔黄腻，脉象滑数。急则治其标，先予导尿1500ml，尿液检查白细胞（+）。肛门指诊：前列腺肿大如鸡卵，质地光滑，中央沟消失。诊为前列腺肿大，证属湿热瘀阻膀胱，治宜清热利湿，活血化瘀。处方：赤小豆、败酱草各30g，当归20g，大黄15g。服5剂后小便即通，便后有少许混浊物，口和欲食，胀痛缓解。原方继服25剂，诸症皆平。——张天兰. 赤小豆当归散治疗前列腺肥大. 中医药研究，1990，（6）：5.

按：用治狐蟊病的赤小豆当归散，治疗前列腺肥大，属病不同而湿热瘀阻之证候相同。方中赤小豆、败酱草清热利湿解毒；当归养血活血；大黄活血逐瘀攻下。此案例用赤小豆当归散，仅加败酱草、大黄两味就大显其功，真所谓药不在多而在精。

病案三

毛某某，男，50岁，昌化人。气滞血瘀，肝络失疏，右胁下胀痛，按之更甚，难以转侧，身热口渴，不时索饮，烦躁不宁，近日来胃纳反而转佳，恐脓已成矣。脉象滑数，舌苔薄黄。拟予化瘀排脓。赤小豆30g（包），酒炒归尾9g，酒赤芍6g，桃仁4.5g（杵），制川军4.5g，五灵脂9g（包），半枝莲12g，蒲公英15g，银花9g，净乳香4.5g，净没药4.5g，另吞小金丹1粒。二诊：肝痛已成化脓之候，身热未退，胁部痛势依然，仍难转侧。继遵前法。赤小豆30g（包），酒炒归尾9g，酒炒赤芍6g，桃仁4.5g（杵），制军4.5g，蒲公英15g，炒蒲黄9 g，银花9g，五灵脂12g（包），败酱草15g，半枝莲15g，净乳香4.5g，净没药4.5g，另吞小金丹1粒。三诊：两进化瘀排脓之剂，便下黑秽甚多，热势顿减，胁部胀疼渐缓，且能转侧安卧。脓去积瘀未净，原法继进。前方去五灵脂，加粉丹皮4.5g续服。

按：本案脉证，一派湿热蓄积之象。湿热蓄积，肝中气血郁滞，郁热成痛。其辨证眼目是"近日来胃纳反而转佳"，遂断为

"恐脓已成"，正合仲景所谓"若能食者，脓已成也"之意。夫肝胃关系密切，肝热及胃，胃气不清，则不欲饮食；若肝中热毒已化成脓，胃中浊热随并于肝，胃气无扰，则能食矣。于此之时，当以赤小豆当归散加味，以清肝凉血，化瘀排脓，待便下黑秽之物，则脓血尽去，内痈可消。——浙江省中医学会，浙江省中医药研究所.叶熙春专辑.北京：人民卫生出版社，1986：110.

第六章 阴阳毒

阴阳毒是以面部发红斑或发青、咽喉疼痛为主要临床表现的一类病证。感受疫毒，内蕴咽喉，侵入血分是阴阳毒的基本病因病机。根据阴阳毒的临床表现可分为阴毒和阳毒，鉴别点主要在于病位深浅、色泽鲜明或晦暗。热壅于上，面红斑状如锦纹、吐脓血者则为阳毒；邪阻经络，面耳及肢体青紫，遍身疼痛如被杖者则为阴毒。临床可根据阴阳毒的时间判断其预后，"五日可治"表明早期虽邪毒已盛，但正气未衰，易于治愈；"七日不可治"表明日久则毒盛正衰，较难治疗。

一、升麻鳖甲汤证
【原文】

阳毒之为病，面赤斑斑如锦纹，咽喉痛，唾脓血。五日可治，七日不可治，升麻鳖甲汤主之。（14）

阴毒之为病，面目青，身痛如被杖，咽喉痛。五日可治，七日不可治，升麻鳖甲汤去雄黄、蜀椒主之。（15）

升麻鳖甲汤方：

升麻二两　当归一两　蜀椒（炒去汗）一两　甘草二两　鳖甲手指大一片（炙）　雄黄半两（研）

上六味，以水四升，煮取一升，顿服之，老少再服取汗。

【提要】

本条主要论述阳毒的证治及预后。

【现代临床运用】

运用本方的辨证要点为感染疫毒，面色发斑、咽喉痛者。临床若血热较重者加犀角（用水牛角代）、生地黄、大青叶、金银花等；血瘀较重者，加丹皮、赤芍、丹参；吐血衄血者，加白茅根、生地黄；瘙痒明显者，加地龙、乌梢蛇等。

现代运用本方可治疗猩红热、红斑狼疮、紫癜、幽门梗阻、子宫肌瘤、血小板无力症等属于热毒血瘀者。

【名家辑要】

尤在泾注：毒者，邪气蕴蓄不解之谓。阳毒非必极热，阴毒非必极寒。邪在阳者为阳毒，邪在阴者为阴毒也。而此所谓阴阳者，亦非脏腑气血之谓，但以面赤斑斑如锦纹、咽喉痛、唾脓血，其邪着而在表者谓之阳；面目青、身痛如被杖、咽喉痛、不唾脓血，其邪隐而在表之里者谓之阴耳。故皆得辛温升散之品，以发其蕴蓄不解之邪；而亦并用甘润咸寒之味，以安其邪气经扰之阴。五日邪气尚浅，发之犹易，故可治；七日邪气已深，发之则难，故不可治。其蜀椒、雄黄二物，阳毒用之者，以阳从阳，欲其速散也；阴毒去之者，恐阴邪不可劫，而阴气反受损也。

——尤怡. 金匮要略心典. 上海：上海卫生出版社，1975：29.

徐忠可注：《内经》云：伤于寒，皆为热病。然邪在阳经，久而炽盛，则为毒矣。故有阳毒之病，其病乃热淫荣卫，搏结于胃，上于咽喉，总是阳热。故炽于上焦，而肝脾之阴不交，面者，阳明之气所注，故火热盛，而面赤斑斑如锦也；咽喉虽有阴阳之分，大火所冲，玉石无分，故咽喉剧痛也；阳经热盛，心火并之，心主血，则化而为脓，病在上焦，故唾也；阳毒病甚，虽非伤寒传经之比，然人身经脉递运五日，经水未遍，故可治；七日，则阴阳经气已周而再行，故不可治。药用升麻鳖甲汤，此热搏气血，不可直折，故以升麻合生甘草，升散热毒为主，而以雄黄解毒为臣，鳖甲、当归以理其肝阴为佐，蜀椒导其热气为使，非阳毒反起于阴经，而用鳖甲也。盖治病之法，病在阳，必兼和其阴，即兵家伐魏救赵之法耳。亦即所谓病见于阳，以阴法救之也，然非补也。——王玉兴.金匮要略三家注.北京：中国中医药出版社，2013：65—66.

王晋三注：升麻入阳明、太阳二经，升清逐秽，辟百邪，解百毒，统治温疠阴阳二病。如阳毒为病，面赤斑如锦纹；阴毒为病，面青，身如被杖，咽喉痛，毋论阴阳二毒，皆已入营矣。但升麻仅走二经气分，故必佐当归通络中之血，甘草解络中之毒，微加鳖甲守护营神，俾椒、黄猛劣之品攻毒透表，不能乱其神明；阴毒去椒、黄者，太阳主内，不能透表，恐反动疠毒也。《肘后》《千金方》阳毒无鳖甲者，不欲其守，亦恐留恋疠毒也。（陈修园.陈修园医学全书.太原：山西科学技术出版社，2011：266.）

王好古注：考仲景书，虽有阴毒之名，然其所叙之证，不过面目青、身痛如被杖、咽喉痛而已，并不言阴寒极甚之证。况其所治之方，亦不过升麻、甘草、鳖甲、当归而已，并不用大温大热之药。是知仲景所谓阴毒者，非阴寒之病，乃感天地恶毒异气入于阴经，故曰阴毒耳。后之论者，遂以为阴寒极盛之证，称为阴毒，乃引仲景所叙"面目青"数语并而言之，却用附子散、正阳散等药以治。窃谓阴寒极甚之证，固亦可名为阴毒，然非仲景所以立名之本意。观后人所叙阴毒，与仲景所叙阴毒，自是两般，岂可混论？后人所叙阴毒，亦不过内伤冷物，或不正暴寒所中，或过服寒凉药所变，或内外俱伤于寒而成耳，非中天地之恶毒异气也。——沈金鳌.伤寒论纲目.北京：中国医药科技出版社，2014：282.

【医家临证思维】

刘方柏认为升麻鳖甲汤可用于治疗一些顽固性皮肤病，如不明原因的瘀斑、顽固性日光性皮炎等，疗效颇佳，尤在治口眼生殖器综合征时，疗效堪称神奇，即中医之狐病。本证病情迁延反复，患部溃破糜烂，乃湿热蕴结，郁久成毒所致。而升麻鳖甲汤所针对的病名即"毒"，症状亦以"咽喉痛，唾脓血"之毒蚀为主要表现，为疗毒专方。方中升麻功擅解毒，雄黄《本草纲目》谓其能"杀邪气百毒"，鳖甲《神农本草经》谓其"可主阴蚀恶肉"，于理于方于药均是一首攻毒之方。并移用于治狐蜃病，屡投屡效，是一首治疗狐蜃病的高效方。——刘方柏.刘方柏临证百方大解密.北京：中国医药出版社，2013：85—86.

钟相根认为升麻鳖甲汤主要用于皮肤科疾病的治疗，针对的是热毒血瘀，由于热甚伤阴，热急动血，血瘀亦会导致出血，毒邪对人体的损伤亦很重，所以临床上升麻鳖甲汤所治的病证多属重病、难病，治疗时应对于兼证和辨证多加考虑，若兼有阴虚，可合用六味地黄丸，兼有虚热可合用青蒿鳖甲汤，血热甚则加入水牛角等凉血之品，瘀血较重且久病入络则加入虫类药等搜剔之品，久病气损则加黄芪等补气之品。——钟相根.张仲景传世名方.北京：中国医药科技出版社，2013：36.

王付认为升麻鳖甲汤的运用以面赤斑斑如锦纹为基本要点。以咽喉疼痛、唾脓血为审证要点。以舌质有瘀点或紫、苔薄、脉细为鉴别要点。可能有肌肉疼痛，其身痛如被毒打。可能有红斑或红色瘀点，或瘀块。病变证机：热毒郁结，血脉滞涩，阳气不行，经脉不利。雄黄既能解毒祛寒，又能走肌表而止瘙痒，更能走脏腑而化痰定惊，且因雄黄有毒，其用量当以小量为始，然后根据病情可适当加大用量。——王付.经方实践论.北京：中国医药科技出版社，2006：370—371.

【典型病案】

病案一

骆某，女性，67岁，2013年4月12日初诊，主诉"咽喉肿痛，全身疼痛半月"。患者咽喉肿痛，声音嘶哑，全身疼痛，尤以背、腰部及双足底部痛甚，入夜尤甚，不能入睡。查体：口腔黏膜溃烂，生命体征无异常。舌质暗红，苔白，脉细涩。患者于2013年3月18日，主因"体癣"于某村卫生所以"轻粉"及中药粉（黄连、苍术、白鲜皮）点燃吸入（将药物混合均匀平铺纸上，卷成柱状点燃将烟气直接从口腔吸入，每日2次）。连续治疗半月后发现体癣显著好转，但出现咽喉肿痛，声音嘶哑，全身疼痛，停止上述治疗。1周后仍无缓解。于河北省第二附属医院以"急性汞中毒"以"二巯丙磺钠0.25g，每日2次，肌注"治疗1周，未见好转，因经济原因转回。中医诊断：阴阳毒（毒邪蕴结，瘀血阻络证）。治以清热解毒，散瘀止痛。予以升麻15g，当归12g，蜀椒9g，生甘草12g，醋鳖甲15g，醋穿山甲9g，醋三棱12g，醋莪术12g，金银花12g，玄参15g，通草3g。5剂，每日1剂，水煎取汁300ml。分早、晚2次口服，并口腔喷双料喉风散5d后复诊，患者口腔溃烂及咽喉肿痛较前缓解，声音嘶哑好转，身痛较前稍缓解，原方加醋延胡索12g，川楝子9g，醋三棱3g，醋莪术3g。5剂后口腔溃烂及咽喉肿痛好转，无声音嘶哑，身痛较前明显缓解，能安然入睡。停口腔喷双料喉风散，去金银花、玄参，7剂后症状消失，全身无不适。

按：此为毒邪侵袭血脉，瘀血凝滞，阻塞不通，血液流行不畅，故身痛如被杖，毒邪结于口腔、咽喉，故口腔溃烂、咽喉肿痛。本方重用升麻，借其升散之力以达透邪解毒之功；鳖甲既可行血散瘀，又可领诸药入阴分以搜邪毒；蜀椒既可解毒止痛，又可透邪；当归、三棱、莪术活血止痛；穿山甲消痈肿，搜风活络止痛；甘草、金银花、玄参清热解毒、利咽；通草利小便，解毒，使毒邪从小便而解，《本草图经》谓其"利小便，兼解诸药毒"。醋延胡索、川楝子理气止痛，使周身经络气血通畅，身痛缓解。——张学平，张怀印，蔡静等.升麻鳖甲汤治疗急性汞中毒1例.中国中医急证,2013,22(12):2152.

病案二

患者，男，50岁，2003年4月12日就诊。全身散在红斑、风团，伴瘙痒5年，时隐时现，反复发作，夜间为甚，舌淡苔白，脉细。曾在某医院住院1个月，给予地塞米松、赛庚啶等治疗，疗效不佳。诊断：慢性荨麻疹（血虚风燥型）。治宜养血祛风止痒，方用升麻鳖甲汤加减；处方：升麻3g，炙鳖甲10g，地骨皮30g，当归15g，黄芪10g，浮萍15g，地肤子15g，蝉蜕15g，白蒺藜15g，乌梅10g，生龙牡30g。每日1剂，水煎分早晚温服。连服1周风团明显减少，已无瘙痒。继服10天，痊愈。

按： 荨麻疹的发病多由禀赋不足，卫外不固，风寒风热之邪客于肌表；或因肠胃湿热郁于肌肤，多见于急性者；或因气血不足虚风内生，情志内伤，冲任不调，肝肾不足而致，风邪搏于皮肤与气血相搏发生风团，多见于慢性荨麻疹。慢性荨麻疹反复发作，日久更耗阴血，血虚血瘀，久病入络，更使病情顽固难愈。升麻鳖甲汤中黄芪、当归益气养血而固本，升麻、浮萍、蝉蜕、地肤子、白蒺藜疏风散邪止痒，鳖甲育阴潜阳，与蝉蜕相合，搜剔络脉之虚风。诸药合用使气血得充，卫表得固，既除邪风，又安内生之虚风。——常贵祥.升麻鳖甲汤治疗慢性荨麻疹96例.中医研究,2007,20(9):40.

病案三

赵某某，女，26岁，工人，1996年5月3日初诊。面部红斑5年，在南京某医院确诊为"系统性红斑狼疮"，经激素及抗凝等治疗病情曾数度缓解。今年3月份感冒后面部红斑加重，并出现高热，体温达40℃，四肢关节轻微疼痛，又下肢亦出现散在红斑。诊见患者面部及双下肢红斑，无瘙痒及脱屑，高热达40℃，一般发热从午后开始持续到第二天上午，不恶寒，轻微汗出，口微渴，不喜饮，饮食尚可，小便略黄，大便正常，舌质淡，苔薄，脉细数。辨证为阳毒入于阴分，血热亢盛。治宜清热解毒，凉血化瘀。方用升麻鳖甲汤合犀角地黄汤化裁：升麻15g，生地、赤芍、银花、紫草各20g，水牛角30g，当归、丹皮、麦冬各10g，生石膏60g，3剂。复诊时体温降至38.3℃，且发热持续时间较原来缩短。上方去石膏，水牛角加至40g，再服5剂后，热退至37.7℃，下肢红斑消失，面部红斑减轻，关节痛消失。原方水牛角量减至20g，并加黄芪20g，白术、防风各10g，服10剂后体温正常。

按：我们认为感受邪毒，入于血分，根据感邪性质、患者体质、饮食习惯以及病情的不同阶段，若表现为血热亢盛者为阳毒，而以寒凝血滞、经络不畅者为阴毒，总以血分受病为其病机所在。临床凡具有发斑、身痛两大症，皆可用本方治疗。——马济佩.升麻鳖甲汤应用举隅.四川中医,2001,19(2):76—77.

第七章　中风病

中风病是以猝然昏仆、不省人事、半身不遂、口眼㖞斜、言语不利为主要临床表现的一类病证。气血虚少，邪正交争于机表，正气无力抗邪，外邪留而入里，导致络脉气血瘀滞，筋脉肌肉失于濡养，废而不用而导致中风病。中风病与痹证均多因内虚邪中，但两病在临床表现上有所区别。中风病以正虚为主，主要症状为半身不遂、口眼㖞斜，若只有一侧手臂不能随意运动或仅局限于某关节肌肉疼痛、活动不利者，则为痹证。中风导致的经脉痹阻，有轻有重，可分为中经、中络、中腑、中脏。病变较轻者，邪中于络，营卫不能正常运行于机表，称为中络，症见肌肤麻木不仁；病变较重者，邪中于经脉，气血不能运行濡养于机体四肢，称为中经，症见肢体沉重；病邪深入于腑者，浊气蒙蔽清窍，故神志不清、昏不识人，称为中腑；病邪深入于脏者，心窍闭阻，因心开窍于舌，故言语不利、口吐涎沫，称为中脏。临床上根据这四种分型，帮助了解病位的深浅、病势的轻重，以便测之预后。

一、侯氏黑散证
【原文】
侯氏黑散治大风，四肢沉重，心中恶寒不足者。（《外台秘要》治风癫）

侯氏黑散：

菊花四十分　白术十分　细辛三分　茯苓三分　牡蛎三分

桔梗八分 防风三分 人参三分 矾石三分 黄芩三分 当归三分 干姜三分 芎䓖三分 桂枝三分

上十四味，杵为散，酒服方寸匕，日一服。初服二十日，温酒调服，禁一切鱼肉大蒜，常宜冷食，六十日止，即药积在腹中不下也，熟食即下，冷食自能助药力。

【提要】

本条主要论述中风夹寒的证治。

【现代临床运用】

运用本方的辨证要点为四肢沉重、心中恶寒者。临床运用若养血息风，填补隧隙，加首乌、龟板、阿胶、黑芝麻补肾填精；若脾虚可重用防风、白术。

现代运用本方可治疗痹证（坐骨神经痛）、眩晕兼胃痛、眩晕、头痛及原发性高血压等属中风夹寒者，效果颇佳。

【名家辑要】

徐忠可注：此为中风家夹寒而未变热者治法之准则也。谓风从外入，挟寒作势，此为大风。症见四肢沉重，岂非四肢为诸阳之本，为邪所痹，而阳气不运乎。然但见于四肢，不犹愈体重不胜乎，证又见心中恶寒不足，岂非渐欲凌心乎，然燥热犹未乘心，不犹愈于不识人乎。故侯氏黑散用参苓归芎，补其气血为君。菊花白术牡蛎，养肝脾肾为臣，而加防风桂枝，以行痹着之气，细辛干姜，以驱内伏之寒，兼桔梗黄芩，以开提肺热为佐，矾石所至，除湿解毒，收涩心气，酒力营运周身为使，庶旧风尽出，新风不受，且必为散，酒服至六十日止。又常冷食，使药积腹中不下，盖邪渐侵心，不恶热而恶寒，其由阴寒可知，若胸中之阳不治，风必不出。（太阳之气，行于胸中，徐氏此注，精细之至。）故先以药填塞胸中之空窍，壮其中气，而邪不内入，势必外消。此即内经所谓塞其空窍，是为良工之理，若专治其表里，风邪非不外出，而重门洞开，出而复入，势将莫御耳，男

（元犀）按、徐氏煞此九个字，真阅历有得之言，不可顺口读去。
——陈修园.金匮要略浅注.北京：中国书店，1985：36.

喻嘉言注：方中取用矾石以固涩诸药，使之积留不散，以渐填空窍，必服之日久，风自以渐而息。所以初服二十日，不得不用温酒调下，以开其痹着，以后则禁诸热食，惟宜冷食。如此再四十日，则药积腹中不下，而空窍塞矣，空窍填则旧风尽出，新风不受矣。盖矾惟得冷即止，得热即行。故嘱云热食即下矣，冷食有能助药力。抑何用意之微耶。——陈修园.金匮要略浅注.北京：中国书店，1985：37.

陈修园：愚按风家夹寒，虽未变热，而风为阳邪，其变甚速。观此方除热之品，与祛寒之品并用，可见也。高明如尤在泾，尚有疑义，甚矣读书之难也。余每用此方，病家惑于人言而不敢服，辄致重证莫救，不得已遵喻嘉言法，用祛风至宝膏，或借用后卷妇人门竹叶汤，一日两服多效。然亦有不得不用此散者。亦必预制以送，不明告其方，以杜庸俗人之论说也。又有中风而偏于风者。亦辨其脉于寸口，寸口脉迟而缓，迟者，行之不及，不及则为寒。缓者，至而无力，无力则为虚。营行脉中，沉而见缓则为亡血。卫行脉外，浮而见缓则为中风。然营卫俱在肤表与肌腠，尚未中经。若邪气中经，营卫气弱，津血凝滞，则身痒而隐疹。若心气不足，邪气入中则邪混胸中，阻遏正气为胸满而短气，此为中风之偏于风者。而详其证之递深也，风为阳邪，其脉主缓，师未出方。——陈修园.金匮要略浅注.北京：中国书店，1985：37—38.

【医家临证思维】

翟书庆认为侯氏黑散，仲师列入中风篇，余临证时遇到体虚湿盛，性格内向，受风寒之邪外袭或气郁不顺不遂患者，出现畏寒怠动，精神异常，不食嗜卧，面色晦滞，无家族精神病史，遍服解表、理气药不效者，每投此方，可收到意外效果。综观方中四君健脾扶正，川芎、当归、黄芩、菊花调血清肝风，桂枝、辽细辛、羌活、防风疏散风寒，矾石、桔梗、牡蛎祛痰除风，合温、清、消、补于一炉，实属治疗因风、寒、湿、气诸因素造成的一系列寒热错杂之风痹证候的巧妙组方。——翟书庆．翟书庆中医临证精要．郑州：中原农民出版社，2013：197．

冉雪峰认为本方意义，祛风养血，温寒散结，扶中以为托邪之本，疏利镇胆并进，意欲旧风得出，新风不入，颇具深意。至于此方名黑散，方中药品共十四味，均无黑色，即外台所载钟乳矾石，色也不黑，从来注家均含糊混过。查本方重要在矾石，本经矾石一名羽涅，尔雅名涅石，郭注山海经，矾石楚人名涅石，秦人名羽涅，会颤名羽泽，有青、白、黄、黑、绿五种，古人所用矾石，后人均以白者当之，以性较平缓。然本方名黑散，所用当是黑矾，黑矾即皂矾，系染皂色用者，性烈有毒。张锡纯《衷中参西录》，诠释金匮黄瘅门硝石矾石散有云，皂矾退热燥湿之力，不让白矾，故能除脾中湿热，其色绿而且青，能兼入胆经，借其酸收之味，以敛脂汁之妄行。皂矾可镇肝胆之逆。黑矾色素浓厚，方名黑散。黑矾不仅涩敛堵塞，而能戢臍火，镇血热。中风病用以沉静循环，镇敛浮越，填窍息风，诚有意义。——冉小峰，冉先德．冉雪峰医著全集临证．北京：京华出版社，2004：300．

《金匮要略心典》曰："此方亦孙奇等所附。而祛风除热，补虚下痰之法具备，以为中风之病，莫不由是数者所致。云本方主治是论述中风夹寒的辨证施治法，大风即中风卒倒之证；脾主四肢，湿邪困于脾，故为四肢沉重；心阳虚损，故心中恶寒不足。"——赵凌云．简明伤寒杂病论校注及临床应用．北京：中国广播电视出版社，1999：446．

【典型病案】

病案一

患者，男，42岁，机关干部。2002年5月8日晨3时许，因连续 1 周饮酒熬夜,而突发头晕、目眩,伴耳鸣、恶心。急来我院急诊,初诊为"美尼尔氏综合征",予低分子右旋糖酐、步复迈等扩血管药物治疗后,症状暂时控制,但 1 天后即复发,故求中医治疗。刻诊:头晕、眼花、耳鸣、胸闷、恶心、乏力、四肢麻木、语声低微、汗出不止、恶风、手足欠温、舌质淡、苔白、脉浮大。证属肝肾亏虚、风阳上扰而致眩晕。治仿侯氏黑散养血补脾,化痰息风。处方:桂枝 10g,菊花 15g,白术 15g,茯苓 10g,防风 10g,细辛 5g,当归 10g,川芎 10g,桔梗 10g,黄芩 10g,牡蛎 30g,何首乌 15g,阿胶 15g,黑芝麻 15g,白矾研末冲服 1g。7 剂,水煎服。服后眩晕止,诸症平。继以杞菊地黄丸养阴滋肾以善其后,并嘱其禁酒及劳欲,调理 3 个月未再复发。

按: 该患者系中年男子,肝肾阴虚,酒湿生痰,终致风、火、痰上扰空窍,发为眩晕。虽也可用镇肝息风汤或天麻钩藤饮之类,但均不治本。该病人因脑为髓海,空窍之内隧隙颇多,而风气上扰无处不到,难以尽除,必须采用填补空隙之法,方可使空窍之风,无隙可乘。故用仲景侯氏黑散养血息风,填补隧隙,佐以首乌、龟板、阿胶、黑芝麻等补肾填精而收全功。——孙树起,金香淑,郭玉春.侯氏黑散临床应用举隅.北京中医,2009,23(4):235—236.

病案二

患者,女,50 岁。自 1995 年起出现间歇性腹痛、腹泻,常便中带血,经检查诊断为慢性非特异性溃疡性结肠炎,曾多次住院治疗,予抗生素、激素及药物灌肠、穴位注射及中药猪苓白术散、痛泻要方、乌梅丸等加减均未见明显好转,于 2003 年 5 月入我科治疗。乙状结肠镜检查:肠黏膜上覆盖灰白色渗出物,肠腔狭窄,管腔内见成片的豆粒大小肉芽组织增生,结肠段消失。症见:腹痛,先痛后泻,泻后痛减,情绪激动后加重,矢气频做,肠鸣音亢进,舌质红,苔薄,脉弦。证属肝风内动,肝气乘脾，治以平肝息风，培土填塞。予侯氏黑散：防风 30g，白术 30g，菊花 10g，桔梗 10g，人参 10g，茯苓 15g，当归 10g，川芎 10g，干姜 10g，桂枝 15g，细辛 5g，牡蛎 30g，龙骨 30g，赤石脂 20g，五味子 15g，白矾，研末冲服 1g。水煎早晚服。经治 2 个月，痛泻便血消失。继以健脾益气之法调之。

按："贼风邪气之伤人也……不出空窍之中"（《灵枢·贼风》），结肠均为空窍，尽管用以平风息风之剂祛除旧邪，但新的风邪仍因虚而入，是病人复感而缠绵反复。治法应填补空窍，使风无处可藏，方能切中病机。故于侯氏黑散中重用防风、白术扶土制木；龙骨、牡蛎、赤石脂祛风堵截，填塞穴窍。——孙树起，金香淑，郭丕春．侯氏黑散临床应用举隅．北京中医，2009，23（4）：235—236.

病案三

患者，女，68 岁。该患者于 20 年前被诊断为支气管哮喘，经解痉抗炎及中药小青龙汤等治愈，一直未发。2001 年 9 月出现高血压，经常头晕、目眩、耳鸣，右侧拇指、食指麻木。2 个月后哮喘复发，见胸闷、气喘、频频咳嗽，咯白色泡沫样痰，入夜尤甚，不能平卧，伴心悸、畏寒、汗多、便溏，舌质淡、苔薄白，脉沉涩，肺部听诊可闻及哮鸣音，X 线示双肺纹理增粗。证属风痰壅肺。治以祛风解痉，健脾化痰，崇土填臼，以祛窠囊之痰，予侯氏黑散加减：苍术 15g，白术 10g，茯苓 15g，人参 10g，干姜 10g，防风 10g，菊花 10g，细辛 5g，桂枝 10g，白矾研末冲服 1g，桔梗 10g，当归 10g，川芎 15g，全蝎 10g，牡蛎 30g。水煎服。共进服 25 剂，诸症悉平，随访至今未再发作。

按：前人言治痰不治窠囊之痰。但胸乃阳位，痰为阴邪。气郁、痰阻、血瘀互为因果，阴居阳位，潜伏于肺，结成窠臼而成哮喘的宿根。该患者就应用崇土填臼的侯氏黑散法。方中苍术、白术、茯苓、人参补脾益气；牡蛎、白矾、桔梗祛风截痰、填塞窠臼，以祛窠囊之痰；防风、菊花、细辛、桂枝祛风散邪；全蝎、川芎、当归养血活血、解痉平喘。共奏蠲哮平喘祛痰之功。

——孙树起,金香淑,郭玉春.侯氏黑散临床应用举隅.北京中医,2009,23(4):235—236.

二、防己地黄汤证

【原文】

治病如狂状，妄行，独语不休，无寒热，其脉浮。

防己地黄汤：

防己一分　　桂枝三分　　防风三分　　甘草二分

上四味，以酒一杯，渍之一宿，绞取汁；生地黄二斤，哎咀，蒸之如斗米饭久，以铜器盛其汁；更绞地黄汁和，分再服。

【提要】

本条论述血虚火盛的证治。

【现代临床运用】

运用本方辨证要点为烦躁不安，如狂妄行，独语不休，身无寒热，脉浮者。加减变化若失眠者，加生铁落、朱砂以重镇安神；若急躁者，加黄连、栀子以清心除烦；若痰盛者，加远志、胆南星以开窍化痰；若心阴虚者，加麦冬、沙参、生地黄以滋补阴血。

现代运用本方常用于癫证、精神分裂症、小儿多动症、老年性痴呆等属血虚火盛者。

【名家辑要】

赵以德注：狂走谵语，有热，脉长者，则阳明；若此尤寒热，其脉浮者，非其证也。然脉浮者，血虚从邪并于阳而然也。《内经》曰：邪入于阳则狂，此狂者，谓五脏阴血虚乏，魂魄不清，昏乱而动，故狂妄而言语不休也；桂枝、防风、防己、甘草，酒浸其汁，用是轻清，归之于阳，以散其邪；用生地黄之凉血补阴，熟蒸以归阴法也。阴之不降者，须少升以提其阳，然后降之方可下，不然，则气之相并，不得分解矣。

徐忠可注：此亦风之进入于心者也。风升必气涌，气涌必滞涩，涩滞则留湿，湿留壅火，邪聚于心，故以二防、桂、甘去其邪，而以生地最多，清心火、凉血热，谓如狂、妄行、独语不休，皆心火炽盛之证也。况无寒热，则知病不在表，不在表而脉浮，其为火盛血虚无疑耳。后人地黄饮子、犀角地黄汤等，实则于此。若头风乃偏着之病，故以附子劫之。

尤在泾注：狂走谵语，身热脉大者，属阳明也，此无寒热，其脉浮者，乃血虚生热，邪并于阳而然。桂枝、防风、防己、甘草，酒浸取汁，用是轻清，归之于阳，以散其邪；用生地黄之甘寒，熟蒸使归于阴，以养血除热，盖药生则散表，熟则补衰，此煎煮法，亦表里煮也。——王玉兴.金匮要略三家注.北京：中国中医药出版社,2013:86.

【医家临证思维】

正确使用防己地黄汤，以主治心虚热发狂证为基础方，以主治虚热生风证为临床扩大应用。病变证机：阴血不足，虚热内生，心神不得守藏，以此而演变为心虚热发狂病理病证。根据善动妄行而困倦，或言语失常，精神萎靡不振，舌质红，苔薄或腻，脉浮或弱为用方审证要点。随证加减若失眠者，加生铁落、朱砂，以重镇安神；若急躁者，加黄连、栀子，以清心除烦；若痰盛者，加远志、胆南星，以开窍化痰；若心阴虚者，加麦冬、沙参、生地，以滋补阴血等。——刘刚,高日阳.读经典学名方系列·脑病名方.北京:中国医药科技出版社,2013:6.

防己地黄汤主治精神神经类疾病，病机为血虚生热，邪并阳分所致，总属本虚标实，虚中夹实之候，故治疗当以养血清热，祛风散邪为法。本方重用生地，并绞浓汁，侧重入阴分以养血清热；轻用防己、防风、桂枝，并浸于酒内，在于取轻清之性，入于阳分以散风驱邪；甘草和中补气，调理阴阳。待阴分血充，则阳分风息。临床上本方不唯可治精神神智之疾病，凡属"血虚受邪"者，皆可化裁使用。——蒋健.金匮要略方药临床应用与研究.上海：上海科学技术出版社，2012：55.

本条论心虚热发狂证的证治。辨心虚热发狂证的常见病证表现是，"病如狂状，妄行，独语不休。"其病证表现特点是：发狂而精神萎靡，善动妄行而困乏，视物模糊而似鬼状，无人则独语不休而见人则止，无寒热，舌淡红，脉虚。此即不同于实证发狂，实证发狂是登高而歌，弃衣而走，躁动有余，骂人打人。心虚热发狂证证机是心气虚弱，虚热内扰，神明躁动；其治以防己地黄汤，养心清热，散邪定狂。——王付，石昕昕.仲景方临床应用指导.北京：人民卫生出版社，2001：283.

【典型病案】

病案一

韦某，女，16岁。两年前中考后，突发癫病，经中西医疗法均无效。就诊时，患者如狂妄行，独语不休，无寒热，脉象浮。因忆《金匮要略》所载之防己地黄汤证极符，试用。防己15g，桂枝9g，防风12g，甘草6g，生地黄250g。煎好分2次服下。服后，患者入睡，一日半方醒，醒后病若失。因考虑其病程长，嘱患者多服4剂以巩固疗效。

按：如狂妄行，独语不休，都是心火炽盛的表现，症无恶寒发热，病为不在表，但其脉浮，为火盛血虚无疑。该方用二防、桂枝、甘草疏通经络，去其阻滞。重用生地黄清心火以凉血热。——蓝凡文.防己地黄汤治验癫证1例.实用中医内科杂志，1994（3）：22.

病案二

吴某某，男，34岁，1991年6月11日诊。患者有精神分裂症已有4年，几经住院治疗，都因治疗效果不理想而出院，病情始终没有达到控制，今因朋友介绍前来诊治。刻诊：发狂而精神萎靡，善动妄行而困乏，气短不足以息，视物模糊而似鬼状，面色萎黄，大便溏，无寒热，舌淡红，脉虚。辨证：心虚热发狂证。治疗当养心清热，散邪定狂。处方以防己地黄汤加味：防己12g，桂枝10g，防风10g，甘草6g，生地黄48g，丹参15g，朱砂6g，生铁落30g，冰片0.8g，龙骨25g，玳瑁10g。6剂，每日1剂，1日3服。二诊：发狂有所减轻，又以前方10剂。之后以上方累计40余剂，病情得以控制，随访1年，未再复发。

　　按：精神分裂症因其有躁动症，中医大多采用重镇安神，清泻邪热等方法，西药大多用安定类镇静药治疗。由于长期用此种方法治疗，大多易于损伤正气，形成病邪未去，正气被伤，正气伤则不能驱邪。笔者根据病人的具体表现，辨证为心阴血不足，邪热内扰，神明躁动于外。治疗方法采用补益阴血，清泻邪热，镇静安神。以防己地黄汤养阴血，清虚热，加丹参清热安神，活血通脉，朱砂、生铁落重镇安神，冰片清心开窍醒神，龙骨、玳瑁安神镇静。方中药物治本以补虚，治标以重镇安神，相互为用，以达治疗目的。——王付，石昕昕．仲景方临床应用指导．北京：人民卫生出版社，2001：283．

　　病案三

　　崔某某，女，51岁。患慢性风湿性关节炎，其人身体羸瘦，四肢关节疼痛，手指变形，下肢肌肉萎缩，双踝关节肿大，病已经年，卧床不起，患者本人是针灸医生，曾用针灸、中药多方治疗不效，大便干结，小便尚可，舌淡无苔，脉象弦细。处方：生地黄30g，防己10g，防风10g，桂枝10g，甘草3g，当归10g，白芍10g，川芎3g，萆薢10g，木瓜6g，薏米12g。嘱服30剂，踝关节肿痛渐消。仍用原方去防己、薏米，加地龙10g，红花3g，再服30剂，关节疼痛减轻。继用原方去桂枝、防风，加牛膝、桑寄生，又服30剂，下肢活动进步。后用原方加党参、杜仲、续断、鸡血藤等味作丸剂常服，并嘱下床适当活动，调理年余，身体渐次康复，已能上班工作，坚持来去走路。

　　按：该患者下肢萎缩，关节疼痛变形，长期卧床，是营气不通、肝肾俱虚的表现，用防己地黄汤养血和营、兼益肝肾。初加草薢、木瓜、薏米淡渗利湿，当归、川芎活血养血以通络；后去防己、薏米，加地龙、红花为除瘀祛邪，长期卧床必有瘀血阻滞经络，不通则痛；最后加牛膝、桑寄生、党参、杜仲、续断、鸡血藤等补益肝肾、充养气血、荣养关节，使之活动如常。——陈明.金匮名医验案精选.北京：学苑出版社，2006：78.

三、风引汤证

【原文】

风引汤，除热瘫痫。

风引汤：

大黄、干姜、龙骨各四两　桂枝三两　甘草、牡蛎各四两寒水石、滑石、赤石脂、白石脂、紫石英、石膏各六两

上十二味，杵，粗筛，以韦囊盛之，取三指撮，井花水三升，煮三沸，温服一升。

【提要】

本条论述了阳热内盛，风邪内动的证治。

【现代临床运用】

运用本方辨证要点为阳热炽盛上逆所致的半身不遂者。临证见癫痫酌加竹沥、胆南星、石菖蒲以豁痰开窍；中风酌加磁石、代赭石、怀牛膝以镇潜降逆；小儿惊风酌加羚羊角、钩藤、全蝎以凉肝止痉；热甚则酌减干姜、桂枝、紫石英及赤石脂等药。

本方功能清热降火、镇惊息风，主治肝阳化热、风热上扰所致的四肢瘫痪或惊痫瘛疭、或小儿惊风抽搐而伴有头晕心烦，面赤身热，舌红苔黄脉数等。

现代临床多用于高血压、脑血管病、癫痫、脑卒中、小儿高热惊厥、精神分裂症、癔症以及强迫症等精神神经疾病属于热盛动风者。

【名家辑要】

赵以德注：风者，外司厥阴，内属肝木，上隶手经，下隶足经，中见少阳相火，所以风自内发者，由火热而生也。风生必害中土，土主四肢，土病则四末不用，聚液成痰。瘫痪者，以风邪挟痰于四肢故也；痫者，以风热急其筋脉，内应于心主故也。由是二者，尽可用此汤治之。首用大黄之寒，走而不止者泻之，则火退风息，凝痰扫去矣。复用干姜之热，止而不走者何哉？前哲有云：大黄之推陈致新，如将军之勘定祸乱，然使将无监军，兵无向导，能独成其功乎？夫一阴一阳之为道，故寒与热相济，行与止相须，然后寒者不惨，热者不酷，行者不疾，止者不停。所以大黄逐热行滞，以通营卫而利关节，则必以干姜安之，桂枝导之，佐大黄之达四肢脏腑而不肆其峻快；不然，将从诸药石而下走矣。桂枝又散风木，干姜又能治血，祛风湿痹，祛风毒痹，二者因得以相制为使。忧虑干姜之热中，更以石膏、滑石制之，禀清肃之金性，以制木救土，泻阳明肺热，解肌肉风痹也。阴水不足，火因妄动而生风，满招损，自役其心，精神不守，非镇重之剂则不能安其神、益其水，故以寒水石补阴水，紫石英、白石脂、赤石脂、牡蛎、龙骨敛精神、定魂魄、固根本也。——［明］赵以德.金匮玉函经二注.北京：人民卫生出版社，1990：84.

徐彬注：风邪内并，则火热内生，五脏亢甚，迸归入心，故以桂、甘、龙、牡通阳气、安心肾为君；然厥阴风木与少阳相火同居，火发必风生，风生必挟木势侮其脾土，故脾气不行，聚液成痰，流注四末，因成瘫痪，故用大黄以荡涤风火湿热之邪为臣；随用干姜之止而不行者以补之为反佐；又取滑石、石膏清金以伐其木，赤、白石脂厚土以除其湿，寒水石以助肾水之阴，紫石英以补心神之虚为使。故大人、小儿风引惊痫皆主之。巢氏用治脚气，以石性下达可胜湿热，不使攻心也。——[清] 徐忠可.金匮要略论注.北京：人民卫生出版社，1993：77.

尤在泾注：此下热、清热之剂，孙奇以为中风多从热起，故特附于此欤？中有姜、桂、石、脂、龙、蛎者，盖以涩驭泄，以热监寒也。然亦猛剂，用者审之！——[清] 尤在泾.金匮要略心典.北京：中国中医药科技出版社，2014：33.

汪绂纂注：此治以风成惊，外有余则生热者。重以镇之，滑石清三焦火，石膏清肺胃火，寒水石清心火，紫石英益心肝之血，白石脂坠肺胃之痰，赤石脂去血中之瘀。风火动摇，重以镇之，寒以荡之，滑石、石膏、大黄，皆以荡除邪热。辛以补之，干姜、桂枝、石膏、大黄，皆辛以补肝。酸以敛之，龙骨、牡蛎，皆涩而敛，甘以和之，要以祛风除热，而镇安心神，则惊定矣。此证日数十发，是急惊也，故属之外有余而宜镇静。——汪绂.医林纂要探源.北京：中国中医药出版社，2015：425.

陈元犀注：大人中风牵引，小儿惊痫瘛疭，正火热生风，五脏亢盛，及其归迸入心，其治同也。此方用大黄为君，以荡除风火热湿之邪，随用干姜之止而不行者以补之，用桂枝、甘草以缓其势，又用石药之涩以堵其路。而石药之中，又取滑石、石膏清金以平其木，赤、白石脂厚土以除其湿，龙骨、牡蛎以敛其精神魂魄之纷驰，用寒水石以助肾之真阴不为阳光所烁，更用紫石英以补心神之虚，恐心不明而十二经危也。明此以治入脏之风，游刃有余矣。后人以石药过多而弃之，昧孰甚焉！——陈修园.金匮方歌括.北京：人民军医出版社，2007：45.

【医家临证思维】

用方要点：肝热动风证：昏仆，或两目上视，或四肢抽搐，或手足麻木，或口吐涎沫，头晕，头痛，烦热，四肢无力，急躁，或肌肉筋脉震颤，口苦，口干，舌红，少苔或薄黄，脉弦数。用方思路：正确使用风引汤，以主治肝热动风证为基础方，以主治心包痰热证为临床扩大应用。病变证机：厥阴肝热内扰，风从内生而肆虐内外，以此而演变为肝热动风病理病证。根据头晕目眩，或头痛，四肢抽搐，或手足麻木，舌偏红，苔薄黄，脉弦或滑为用方审证要点。——刘刚，高阳.读经典学名方系列·脑病名方.[M].北京：中国医药科技出版社，2013：3.

　　王付认为运用本方的新思路为：（1）以头晕目眩，或头痛为基本要点；（2）以四肢抽搐，或两目上视，或手足震颤，或手足麻木为审证要点；（3）以舌偏红、苔薄黄、脉弦或滑为鉴别要点；（4）可能有口苦口干，或心胸烦热；（5）可能有耳鸣，或目赤，或急躁，或易怒；（6）病变证机：厥阴肝热，风从内生而外动。以上6个方面，其中病变证机是辨证求因的必备条件，前3项中只要具备2项，即可得出正确诊断结论，至于其他方面均为病变证机可能出现的症状表现，只可作为辨证中的参考，而不作为辨证中的必备条件，然后即可用风引汤。风引汤可以用于治疗高血压、高脂血症、乙型脑炎及其后遗症、流行性脑膜炎及其后遗症、小儿麻痹及其后遗症、流行性出血热、脑血管意外疾病（中风）、精神躁动症、痫证等病证而见上述证机者。——王付.经方实践论.北京：中国医药科技出版社，2006：213—214.

　　风引汤出自《金匮要略》，具有清热泻肝，镇惊息风之功效，在临床上应用本方化裁治疗小儿癫痫疗效显著。方中石膏、寒水石、滑石、赤石脂、白石脂、紫石英等重镇之品以清热息风；龙骨、牡蛎介类之咸寒以潜阳；大黄泻热从浊道出。诸药寒凝，故伍姜、桂之辛温通络而护胃气。本方寒温并用益心阴以镇心阳，息风火而涤邪热，乃为益攻兼施之法，能有效控制癫痫发作。——吴大真，龚德，李素云，等.名中医精神病科绝技良方[M].北京：科学技术文献出版社，2009：203.

95

【典型病案】

病案一

患者，男，57 岁。素有高血压病史。1 天前突然跌倒，神志不清，半身不遂。入院后诊为脑溢血。间经止血、脱水治疗 2 天，仍昏迷不醒，躁动不安，呼吸气粗，喉间痰鸣，瞳孔等大，口角向左歪斜，颈项强硬，右侧肢体不能活动，入院后一直未解大便，小便黄赤，赖导尿管排尿，舌红苔黄，脉弦滑数。查体：体温 38.8℃，血压 180/110.25mmHg，心率 114 次/min，律齐，无杂音，双下肺有少许湿啰音。此为肝阳暴盛，痰郁化热，风痰闭窍，横窜经络。治宜清热息风，豁痰开窍。方以风引汤加减。大黄（后下）10g，寒水石 15g，赤石脂 15g，紫石英 20g，生龙骨 20g，生牡蛎 20g，生石膏 30g，滑石 15g，桂枝 5g，胆南星 6g，牡丹皮 10g，羚羊角（磨）1g。

水煎服。2 剂后发热渐减，痰涎减少，大便通，躁动止，已有知觉，呼之能应。上方加石菖蒲又服 2 剂，热退净，小便恢复正常，能自主排尿，神志转清，但语言謇塞，右侧肢体仍不能活动，后以补阳还五汤加减治疗半年，生活能基本自理。

按：本案之昏仆，不省人事，高热謇涩，半身不遂，乃肝阳化风，挟痰热蒙蔽清窍，横窜终络所致。正符合风引汤瘫、热、痫的病机。方中未用干姜，而加胆南星、羚羊角、牡丹皮、石菖蒲等，进一步加强了清热化痰、息风定惊之效，故而取得较好效果。——蒋健.金匮要略方药临床应用与研究.上海：上海科学技术出版社,2012:52—55.

病案二

患者，男，5 岁。因高热惊厥、呕吐而入某医院，确诊为"结核性脑膜炎"。继又伴发麻疹，已 40 多日，病情加剧。症见精神痴呆，形体瘦弱，左半身不遂，低热不退，体温 38℃，午后面红，口唇干燥，大便秘结，舌红苔黄，脉弦数有力。治以清热镇心、潜阳息风，豁痰宣窍。方以风引汤加减。生石膏 5g，寒水石 9g，生地黄 9g，生大黄 4.5g，白僵蚕 4.5g，赤石脂 4.5g，天竺黄 4.5g，紫石英 6g，生龙骨 6g，生牡蛎 6g，桂枝 2g，全蝎 2g，蜈蚣 1 条，牛黄清心丸（研细冲服）1 粒。水煎服，3 剂后，发热渐退，神志略轻清，能进流质软食。守方加减又服 7 剂，热清纳增，肌肉略丰，已能说话，但欠灵活，左半身能轻微活动，舌苔薄黄，脉弦略数。神志清醒后，去牛黄清心丸。1 个月后言语清楚，已能步行，但不灵活，尚欠持久，舌光少苔，脉细，共服风引汤加减 50 余剂，后易补肝肾、益气血之剂，调理月余，恢复正常。

按：风引汤治肝火上炎、肝阳上亢、肝风内动之高血压病、脑动脉硬化症、短暂性脑缺血发作、癫痫等，皆取良效。本方其旨在清热泻火、潜阳息风。以肝阳上亢、肝火挟痰横窜经络所致诸症者有良效。——蒋健. 金匮要略方药临床应用与研究. 上海：上海科学技术出版社，2012：52—55.

病案三

患者，女，45 岁，2003 年 5 月 17 日初诊。1 年前因生气而发病，当时突然昏倒，不省人事，四肢抽搐，口吐白沫，约 3 分钟后自行缓解。半个月后无明显诱因再次发作，遂到当地医院就诊，诊断为癫痫。予以苯巴比妥（鲁米那）口服，服药后半年未发作。后因生气再次发作，每周发作 1 次，呈癫痫大发作样，故来我院求治。现症：头晕乏力，咳嗽间痰多，烦躁易怒，舌红，苔黄厚腻，脉弦滑有力。中医诊为痫证，证属肝阳上亢，痰热阻窍，治宜潜阳息风，清泻肝火。予以风引汤加减：大黄 15g，桂枝 10g，干姜 10g，生龙牡各 30g，生石膏 30g，寒水石 30g，滑石 30g，赤石脂 15g，紫石英 30g，胆南星 15g，全蝎 6g，蜈蚣 1 条，水煎服，每日 1 剂。服药 30 剂，癫痫未发作。后将上方改为散剂，每次 6g，每日 2 次，水冲服。服药 3 个月，病情稳定。

遂改为每次 6g，每日 1 次，睡前服。服药至今已 4 年，癫痫未再发作。

按：风引汤为治疗癫痫的良方。癫痫之病因虽复杂多端，但其临床证候总与肝有着密切的联系。"诸风掉眩，皆属于肝"，肝主疏泄。如肝失疏泄，则气机失调，痰火上扰，引动肝风，风夹痰火上扰清窍，清窍被蒙而发痫。风引汤寒热并用，调整阴阳，疏达气机，尤以重镇潜阳，清肝泻火法令风火自息、痰浊自除，从而达到治疗痫证之目的。——蒋健.金匮要略方药临床应用与研究.上海：上海科学技术出版社,2012:52—55.

第八章 历节病

历节病是以疼痛遍历关节、痛势剧烈、屈伸不利、日久骨节肿大变形为主要临床表现的一类病证。历节病多为内外合邪，虚实夹杂，其病因病机有四：一是肝肾不足，水湿内侵。二是阴血不足，风邪外袭。三是气虚湿盛，汗出当风；过食酸咸，内伤肝肾。四是胃有蕴热，复感风湿。这四条病因中均有汗出而腠理开泄，复感风湿寒邪，但内在因素却各有不一。在原文中提到"黄汗"，黄汗病与历节病均可见之，但又有不同。历节病的"黄汗"，是关节痛处溢出黄水，伴两胫发热，但实质在提示病因与湿邪，或者是与湿邪化热、湿热搏结有关，临床表现上溢出黄水可见或不可见。而黄汗病的汗出色黄，遍及全身是指患者特征性的临床表现，并且两胫发冷，无关节肿痛。

一、桂枝芍药知母汤证
【原文】

诸肢节疼痛，身体魁羸，脚肿如脱，头眩短气，温温欲吐者，桂枝芍药知母汤主之。

桂枝芍药知母汤方：

桂枝四两　芍药三两　甘草二两　麻黄二两　生姜五两　白术五两　知母四两　防风四两　附子二枚

上九味，以水七升，煮取二升，温服七合，日三服。

【提要】

本条论述风湿历节的证治。

【现代临床运用】

运用本方辨证要点为风寒湿邪而又郁而为热者。症可见历节疼痛，尤以踝关节肿痛更甚者，最为合宜，效果也好。临床应用掣痛难以伸屈，得热则减者，倍加附子、麻黄；身体滞重，关节沉着肿胀，阴天增剧者，倍加白术；湿已化热，关节红肿热痛者，倍加芍药、甘草、知母；发热者，加生石膏、薏苡仁；血虚肢节肥大者，加鸡血藤、鹿衔草、白芷；湿盛肢节肿大者，加萆薢、泽泻、防己；气虚者，加黄芪；服药后胃脘不适，可与蜂蜜同服。

现代运用本方常用于治疗风湿性关节炎、类风湿性关节炎、坐骨神经痛、骨质增生、过敏性皮炎、神经性皮炎等属风湿性寒湿侵袭，阳虚热郁者。

【名家辑要】

魏念庭认为：此方乃通治风寒湿散邪之法，非专为瘦人出治也。肥人平素阳虚于内者多，非扶助阳气，则邪之入筋骨间，难以转使之出，用附子于肥人尤所宜也，勿嫌其辛温，而云不可治血虚内热之证也。瘦人阴虚火旺之甚，加芍药减附子，又可临时善其化裁也。——[清]魏荔彤.金匮要略方论本义.北京：人民卫生出版社，1997：79.

徐忠可认为：桂枝行阳，母、芍养阴，方中药品颇多，独挚此三位以名方者，以此证阴阳俱痹也。又云：欲制其寒，则上之郁热已甚，欲制其热，则下之肝肾已痹，故桂芍知附寒热辛苦，并而各当也。——[清]徐忠可.金匮要略论注.北京：人民卫生出版社，1993：81—82.

尤在泾认为：诸肢节疼痛，即历节也；身体魁羸，脚肿如脱，形气不足，而湿热下甚也；头眩短气，温温欲吐，湿热且从下而上冲矣，与脚气冲心之候颇同。桂枝、麻黄、防风，散湿于表；芍药、知母、甘草，除热于中；白术、附子，驱湿热于下；

而用生姜最多，以止呕降逆，为湿热外伤肢节，而复上冲心胃之治法也。——［清］尤在泾.金匮要略心典.北京:中国医药科技出版社,2014:35—36.

【医家临证思维】

焦树德认为：本方主治风寒湿三气杂至痹阻经络，气血不通而致的全身关节疼痛，久久难愈，而身体魁羸、脚肿如脱、头眩短气、温温欲吐等症。方中桂、麻、防风温散风寒，芍药、知母和阴防热燥，生姜、甘草调胃和中。白术配附子温经散寒，祛寒湿痹痛捷效。诸药共奏祛风寒湿、温经脉、止疼痛之效。书中所说"身体魁羸"即指关节肢体僵屈变形，不能自由活动，身作羸瘦衰弱，生活不能自理，几成废人而言。从仲景先师这一段精确简练的描述来看，本汤可用于治疗西医学中的类风湿性关节炎等关节肢体变形、骨质受损的疾病。自20世纪50年代后期，我即用本方随证加减，用于治疗类风湿性关节炎和强直性脊柱炎等病，常常取得理想的疗效。——焦树德.方剂心得十讲.北京:人民卫生出版社,1995:107—111.

裴正学认为：桂枝芍药知母汤之组成异常严谨，方名虽冠桂枝芍药知母，附子实为此方之主药也。附子（乌头）一物"益火之源以消阴翳"，此所谓"玉宇澄清万里埃"也。桂枝通阳，使阳气通达内外；白芍敛阴，致精微之气勿随阳气之通达而耗散；知母可防止乌附之辛热而损阳也。三者围绕乌附，各司其职，确保了乌附之扫翳荡埃，列冠方名之中，实有拱卫主帅，使其居于帷幄之中，而决胜于千里之外矣。麻黄开腠理而迎阳光；白术补中，干姜温中，甘草和中，三药之意均在于健脾和胃，确保乌附大军畅行无阻也。桂枝芍药知母汤意在祛风胜湿，散寒止痛，裴正学以此方治疗风湿性关节炎、类风湿关节炎、骨关节炎、强直性脊柱炎等均有良效。他常以川乌、草乌各15g替代附子，疗效骤增。川乌乃四川省主产之地道乌头，草乌乃人工栽培之外的乌头，二者之性味相同，作用相同，互相配合则相得益彰，功效更著。此二药中之有效成分为乌头碱，包括中乌头碱和次乌头碱等，有剧毒，但在高温 90℃以上 1 小时可使有毒成分完全破坏，而有效成分相对保留，鉴于此，川草乌各 15g 入药时务必先煎 1 小时。桂枝芍药知母汤中加细辛 20g，寓麻黄附子细辛汤之意，对川乌草乌之作用可明显加强，但细辛量大，亦必须先煎。盖细辛之成分中含大量黄樟醚，此物有毒，但在 90℃以上仍可破坏，因此细辛和川草乌一样也必须先煎 1 小时，方可安全使用。此方除治疗前述之关节炎有效外，鉴于《金匮》在其主证中有"头眩短气，温温欲吐，脚肿如脱"等论述，裴正学曾用此方治疗红斑性狼疮获效；尤其对长期服用激素之此病患者，对激素具有强大之依赖性，一时无法撤除，经用桂枝芍药知母汤后则可逐渐撤除激素，使患者之病痛得以进一步缓解。——何清湖.现代名医用方心得.太原：山西科学技术出版社，2013：152—158.

　　阎艳丽认为应用桂枝芍药知母汤方时，制附子用量应较一般方剂大。这与张仲景祛寒湿重用制附子的规律是一致的，诸如附子汤、桂枝附子汤、甘草附子汤。具体用量需视患者情况而定，一般用 9~15g。为服用安全，制附子一定要先煮 30 分钟为妥。关节掣痛，得热则减，重用制附子、麻黄；身体滞重，关节沉着肿胀，遇阴天加剧，倍用白术；疼痛部灼热时轻时重，湿已化热，重用白芍、知母。应用桂枝芍药知母汤方治疗类风湿关节炎、风湿性关节炎常随症状进行加减，如发热加生石膏；低热加秦艽、黄柏、忍冬藤；关节肿大加鹿衔草、白芷、鸡血藤；体肥而关节肿痛甚宜从痰论治，加白芥子、防己、制天南星；湿胜加萆薢、泽泻、防己；游走性疼痛从风论治，加全蝎、蜈蚣；剧痛从寒论治，加川乌头、细辛；久痛从瘀论治，加三七、土鳖虫、乳香、没药；气虚加生黄芪。服用桂枝芍药知母汤近治愈期再加黄芪，即黄芪桂枝五物汤与桂枝芍药知母汤的合方，可增强机体免疫力，以巩固疗效。桂枝芍药知母汤偏于温燥，以祛邪为主，若病已久，经久不愈，反复发作，而气血不足、肝肾两亏者，可适当加用滋养肝肾、活血通络之药。——何清湖.现代名医用方心得.太原:山西科学技术出版社,2013:152—158.

【典型病案】

病案一

杨某某，女性，40岁。3年前患者两手足麻木，喜热怕冷，每着风寒后两手足关节即疼痛，同时局部皮肤呈现青紫色，经数日后色渐消失，疼痛也随之缓解。2年来，虽经治疗，但未见显效。于1962年秋季发展为上下肢关节连续性剧痛。初诊（12月9日）：四肢大小关节剧烈疼痛，日轻夜重，阴雨天尤甚，局部肿胀灼热，汗出，两手足皮肤呈现青紫色，行步艰难，手指不能弯曲。经常头眩，恶心欲呕，胃纳不佳，二便正常。有时耳鸣心悸，日晡潮热，脉短细而数。处方：桂枝、芍药各15g，甘草、麻黄、淡附子各9g，白术、知母各24g，防风9g。上药为细末，分10日服完。二诊（12月21日）：服药后疼痛肿胀减轻十之五六，手指伸屈较前灵活，灼热、汗出皆止，头眩、恶心未发作，耳鸣、心悸、潮热皆减轻，手足部皮色仍呈青紫，胃纳仍不佳，原方再进（日服量稍增加）。三诊（1963年1月17日）：关节疼痛已减十之八九，其他症状完全消失，胃纳佳，手足部皮色好转，但和其他部分比较仍然有别，行走以及缝衣做饭灵活自如。仍予前方，再服1个月。共服药治疗2个月。

按：此案主证特点颇似类风湿性关节炎，即《金匮》所谓"历节病"。本病中、西医治疗都很棘手。本方治之有如此良效，值得效法。原方为汤剂，此案变通为散剂（宜煎煮数分钟），方便患者服用，切合实用。所谓正虚，为气血阴阳俱不足；所谓邪痹，为风寒湿热诸邪郁痹。杂合之病，则需杂合之方施治，故制桂枝芍药知母汤。临证应针对具体病机，灵活增减方药剂量，如治热痹甚者重用知母，可加石膏；治寒痹甚者重用桂、附等。此外，于本方中酌情加入几味虫类药入络搜邪能增加疗效。——赵明锐.用桂枝芍药知母汤加减治疗关节痛.上海中医药杂志,1965(1):30.

病案二

周某某，男，48岁，干部。右肩疼痛，活动受限1年余，起于肩部外伤，疼痛以夜间为重，夜间常痛醒，天气变化时尤甚。肩外展80°、前屈70°，患肢内旋后伸肘，拇指及骶部。舌淡胖，脉细弦。曾经推拿、理疗治疗，效不显，遂来求治。给予桂枝芍药知母汤加减：桂枝10g，淡附片9g，麻黄3g，黄芪10g，知母12g，白术10g，防风10g，生姜10g，赤白芍各10g，甘草9g，制川乌8g。并配合手法治疗每日1次。

5剂后疼痛减轻，夜寐转安，以原方随证加减，继进30剂，疼痛消失，肩活动功能明显改善，唯有时感觉酸楚。肩外展上举140°，前屈上举110°，内旋后伸肘拇指达第四腰椎棘突。——傅春梅.金匮通阳法在伤科临床的运用.江西中医药杂志.1991(4):30—31.

按： 肩周炎，本病俗称"肩凝""五十肩"，属中医痹证范畴，多发于中老年人。气虚血弱，肝肾不足为其内因；寒湿凝聚，阳气郁遏为其外因。本病起病缓慢，病程绵长，疼痛多昼轻夜重，后期常出现肩部肌肉萎缩。《金匮》桂枝芍药知母汤，仲景以之治"诸肢节疼痛"之"历节病"，临床上，援引本方加减治疗肩周炎极合本病病机，疗效较佳。

病案三

刘某，男，38岁，于1974年10月18日诊治。两手关节对称性肿胀、强直、疼痛已四年余。多处求治，均确诊为类风湿性关节炎，久治无效，疼痛日渐加重，屈伸不利，不能工作，住我院治疗，初投燥湿祛风之剂无效，后改用清热化湿之品合并西药激素类药物，病情时轻时重。停用激素病情如故，处方几经变化，病情仍无转机，于 10 月 18 日查房。症见：面色青黑，痛苦病容，舌质淡，苔白腻，四肢关节强直，肿胀疼痛，两手尤甚，得热痛减，遇寒加重，天阴疼痛更剧，脉沉细。此为风寒湿之邪流注经络，治当温阳散寒，祛风除湿，阅仲景《金匮·中风历节篇》中说"诸肢节疼痛，身体魁羸，脚肿如脱，头眩短气，温温欲吐，桂枝芍药知母汤主之"，试投此方，以观动静。方用：桂枝、白芍、知母各 18g，防风、苍术、黄柏、炮附子各 15g，麻黄、甘草各 9g，白术、生姜各 12g，薏仁、黄芪各 30g。上方服 4 剂后，疼痛减轻，病有转机，守前方继服 38 剂，疼痛消失，关节屈伸自如，肿胀消除，临床治愈出院，五年来随访没复发。

——唐祖宣，许保华，黄永奇，等. 桂枝芍药知母汤的临床运用. 云南中医中药杂志，1984，(5)：49.

按： 风寒湿之邪侵袭，流注关节经络，气血运行不畅，故关节拘急疼痛。本方温阳散寒，祛风除湿，加苍术、黄柏、薏仁加强除湿之力，黄芪尤有妙用，既能助桂枝温阳化气，又能配附子温阳固表，寒重于湿，应加大桂枝、附子用量，共奏温阳散寒，祛风除湿之功。

二、乌头汤证

【原文】

病历节不可屈伸，疼痛，乌头汤主之。

乌头汤方：治脚气疼痛，不可屈伸。

麻黄、芍药、黄芪各三两　甘草三两（炙）　川乌五枚（㕮咀，以蜜二升，煎取一升，即出乌头）

上五味，㕮咀四味，以水三升，煮取一升，去滓，内蜜煎中，更煎之，服七合。不知，尽服之。

【提要】

本条论述寒湿历节病的证治。

【现代临床运用】

运用本方辨证要点为寒湿之邪痹阻关节，致气血运行阻滞而关节疼痛剧烈，屈伸活动不利。用本方痛重者加制草乌、干姜；肿著者加薏苡仁或防己；病久体虚者加黄芪；病在上肢者，加桑枝、秦艽；病在下肢者，加桑寄生、牛膝；寒甚痛剧者，加草乌、桂枝；病久夹有瘀血者，加乳香、没药、全蝎、蜈蚣、乌梢蛇；兼气血两亏者，加人参、当归；寒阻痰凝，兼有麻木者，加半夏、桂枝、南星、防风；病久肝肾阴虚者，关节畸形，加当归、牛膝、枸杞子、熟地等；加白术、威灵仙、桂枝、桑寄生等治疗坐骨神经痛；加鸡血藤、地龙、当归等治疗小儿风湿舞蹈症；加桂枝、五加皮等治疗风湿性关节炎。

现代运用本方常用于风湿性关节炎、类风湿性关节炎、小儿风湿性舞蹈病、坐骨神经炎、椎管狭窄、腰腿痛等属上述证机者。用本方治疗变应性败血症，加减治疗阴缩、眩晕、体质性低血压、腓肠肌痉挛、偏头痛、阳虚外感、牙痛、肠梗阻均有一定的疗效。

乌头有毒，服后可能有不良反应，临证运用须适当。煎药时间宜长，或与蜂蜜同煎，以减其毒性。如服乌头汤后，唇舌肢体麻木，甚至昏眩吐泻，此时应加注意。若脉搏、呼吸、神志等方面无大的变化，则为"暝眩"反应，是有效之征。如服后见到呼吸、心跳加快，脉搏有间歇现象，甚至神志昏迷的，则为中毒反应，急当抢救。

【名家辑要】

尤在泾注：此治寒湿历节之正法也。寒湿之邪，非麻黄、乌头不能去，而病在筋节，又非如皮毛之邪，可一汗而散者。故以黄芪之补，白芍之收，甘草之缓，牵制二物，俾得深入而去留邪。——[清]尤在泾.金匮要略心典.北京：中国医药科技出版社，2014：36.

赵以德注：此汤既治历节不可屈伸疼痛，于方下又复言治脚气疼痛，必仲景书历节条下有方而无药石，见脚气中方名同而有药，集书者遂两出之，且二病皆因寒湿伤于筋，麻黄开玄府，通腠理，散寒邪，解气痹；芍药以理血痹；甘草通经脉而和药；黄芪益卫气，气壮则邪退；乌头善走，入肝筋逐风寒；蜜煎以缓其性，使之留连筋骨，以利其屈伸，且蜜之润，又可益血养筋，并治乌头燥热之毒也。——[明]赵以德衍义，[清]周杨俊补注. 金匮玉函经二注. 北京：人民卫生出版社，1990：88—91.

王泰林注：方中余四味用水煮，乌头用蜜煎，蜜煎则乌头之性出，而乌头之气不散，正取其气味俱全，而雄之势更壮，非徒以蜜能解乌头之毒之谓也，故以乌头名方。细剖其义，耆、芍、甘草牵制麻黄之表散，白蜜牵制乌头以温经，无非欲使寒湿之邪，从关节徐徐而解耳。——[清]王泰林. 王旭高医书六种. 上海：上海科学技术出版社，1965：24.

【医家临证思维】

应用本方治疗疾病初起，尚未入里，风寒湿邪较盛，用于风湿性关节炎、类风湿性关节炎、小儿风湿性舞蹈病、坐骨神经炎、椎管狭窄、腰腿痛等属上述证者。风邪偏盛者加防风；下肢痛者加独活；上肢痛者加姜黄；肿著者加薏苡仁或防己；病久体虚者加当归、党参；治疗坐骨神经痛加白术、威灵仙、桑寄生等；治疗小儿风湿舞蹈证加鸡血藤、地龙、当归等，均取得明显的效果。——王蕾. 名中医吉海旺教授学术思想荟萃. 西安：西安交通大学出版社，2013：36.

沈杰枫总结了名中医周福贻运用乌头汤的经验。《金匮要略》乌头汤功用温经祛寒，除湿止痛，临床用于寒湿痹阻经脉或关节诸症常有良效。周福贻在原方基础上加入威灵仙祛风，鸡血藤活血，取名加味乌头汤，为腰椎间盘突出症常见类型寒湿证而设。对于疼痛较剧且痛有定处、拒按偏瘀者上方可加活血药如制乳香、制大黄等，取"通则不痛"；甚者可加槟榔破气，取"气行则血亦行"之义，诸药合用，寒除络通，气血畅行，痹痛自止。沈杰枫随周福贻临证，以本方加减治疗寒湿痹痛诸症近百例，疗效满意。——高日阳．读经典学名方系列·风湿病名方．北京：中国医药科技出版社，2013：61.

蔡元龙等介绍了乌头汤治疗肩凝症的临床体会。蔡氏在临床中，经常遇到一些以剧烈的肩部疼痛为主诉的患者，部分患者疼痛向上臂放射式牵掣肩胛区疼痛，其中一少部分或有颈椎或肩关节病变的影像学特征，大部分患者骨质无异常，服用解热止痛药无效，转中医治疗，常选用乌头汤收效。——高日阳．读经典学名方系列·风湿病名方．北京：中国医药科技出版社，2013：61.

【典型病案】

病案一

马某，男，33岁，职员。2年前突然感到腰痛，诊为腰椎间盘突出症，经治疗后腰痛有所好转。约半年后发现左大腿外侧肌肉萎缩，服用中西药，仍不见好转。刻诊：L3~4疼痛而沉重，左侧大腿肌肉萎缩，且温度明显低于右侧大腿，恶寒，疲劳困倦，失眠，大小便正常，舌质淡，苔薄白，脉沉弱。辨为气虚寒湿痹证，治当益气散寒蠲痹，以乌头汤加味治疗，药物组成：麻黄9g，白芍9g，黄芪80g，炙甘草9g，生川乌（另包）10g，生草乌（另包）10g，当归12g，地龙12g，乳香9g，没药9g，川芎12g。12剂，每日1剂水煎服，分2次服。二诊：疼痛明显减轻，左侧大腿温度也明显好转，又按前方续服12剂。之后，累计服用前方90余剂，左侧大腿肌肉萎缩基本恢复正常，腰椎疼痛也得到有效控制，随访，未复发。

按：左侧大腿肌肉萎缩，从中医辨证，以恶寒与沉重则辨为寒湿，审疲劳困倦则为气虚，参合其他病证表现而辨证为乌头汤主治病证，以乌头汤温阳散寒，益气除湿，加当归、川芎以行血活血益血，乳香、没药以活血止痛，地龙以通络止痛。方药相互为用，以收其效。——晁利芹.王付教授运用乌头汤加减治疗痹证心得.中医学报,2014,29(1):38—39.

病案二

张某，男，59岁。患膝关节炎已3年，曾做CT等检查，诊断为慢性膝关节炎，近因病证加重而前来诊治。刻诊：膝关节肿胀困痛，下蹲困难，上下楼梯或受凉加重，休息后好转，口不渴，舌红边略紫，苔薄白，脉沉细弱。辨为气虚寒湿痹证。方用乌头汤加味治疗，药物组成：麻黄10g，白芍10g，黄芪10g，炙甘草10g，生川乌10g，生地黄15g，知母12g，乳香10g，没药12g，白术15g，地龙12g。6剂，1日1剂，第1次煎50min，第2次煎煮30min，水煎2次，合并，分3次服。二诊：疼痛减轻。效不更方，续服前方10剂。三诊：疼痛消失，按前方汤剂变散剂巩固治疗，每次6g，每日3次，治疗3个月。随访1年，未再复发。

按： 根据膝关节肿胀困痛、口不渴、受凉加重辨为寒湿，休息后好转辨为气虚，舌红边略紫辨为寒夹瘀热。权衡病变证机，以寒湿气虚为主，夹有瘀热为次。方中生川乌逐寒除湿，通利关节，温达经气，温通血脉；黄芪益气固表，补益营卫；麻黄宣发营卫，通理气机，驱散风寒，通利关节；白芍补血养血，缓急止痛；炙甘草益气补中，加生地黄、知母清退郁热兼防温药伤津，白术健脾燥湿制水，乳香、没药活血行气止痛，地龙通络利水。方药相互为用，以奏其功。——晁利芹.王付教授运用乌头汤加减治疗痹证心得.中医学报,2014,29(1):38—39.

病案三

白某，男，39岁，工人。5年前因腰背疼痛，经检查而诊断为强直性脊柱炎，几经住院及门诊治疗，并多次服用中西药，且未能有效控制疼痛，近2年来因胸背腰疼痛而影响正常行走，故前来诊治。刻诊：颈、背、胸、腰、胯疼痛沉重，恶风寒，口淡不欲饮水，大便溏，舌质淡红，苔薄略黄，脉沉。辨为寒湿阳虚夹热证，其治当温阳益气，逐寒止痛，给予乌头汤与桂枝附子汤合方加味，药物组成：麻黄10g，黄芪10g，生川乌6g，生草乌6g，桂枝12g，附子15g，生姜10g，石膏15g，生天南星12g，白芍24g，地龙12g，大枣12枚，炙甘草10g。12剂，第1次煎50min，第2次煎煮30min，每日1剂，分3次温服。二诊：疼痛略有减轻，效不更方，继服12剂。三诊：疼痛又较前有好转，又按前方继服12剂。之后，又按前方治疗50余剂，疼痛解除。复以前方变汤剂为散剂，每次6g，每日2次，以巩固治疗3个月。随访1年，疼痛未再复发。

按：根据病变部位在骨节，恶风寒，口淡不欲饮水，大便溏辨为阳虚，以颈、背、胸、腰、胯疼痛沉重变为有湿邪沉着，舌质淡红，苔薄略黄此为热象。用乌头汤与桂枝附子汤合方加味以温阳散寒，益气补血，通络止痛。——晁利芹.王付教授运用乌头汤加减治疗痹证心得.中医学报，2014，29（1）：38—39.

第九章　血痹病

血痹病的主要症状是肢体局部肌肤麻木，是由气血不足，加被微风所引起的。血痹与痹证是有所区别的，痹证以肢体筋骨关节疼痛为主证，是风寒湿三气杂感所致。因血痹病发病皆与阴阳气血亏虚有关，所以在治疗上应以扶正为主，兼以驱邪。

一、黄芪桂枝五物汤证

【原文】

血痹，阴阳俱微，寸口关上微，尺中小紧，外证身体不仁，如风痹状，黄芪桂枝五物汤主之。

黄芪桂枝五物汤方：

黄芪三两　芍药三两　桂枝三两　生姜六两　大枣十二枚

上五味，以水六升，煮取二升，温服七合，每日三服。（一方有人参）

【提要】

论述血痹病重证的证治。

【现代临床运用】

运用本方的辨证要点为肌肤麻木不仁、脉涩为主证。临床兼见舌质紫暗，脉沉细者加当归、川芎、红花；产后身痛可重用黄芪、桂枝；兼下肢疼痛加独活、牛膝、木瓜；兼上肢痛加防风、羌活；若腰痛重加杜仲、枸杞、肉桂。

现代运用本方可治疗颈椎病、雷诺病、风湿性关节炎、皮炎、末梢神经炎、中风后遗证、小儿麻痹症、周围神经损伤、重症肌无力等属于营卫不和、血液运行不畅者。

【名家辑要】

吴谦注：此条言阴阳寸口关上俱微，尺中亦小紧，合而观之，可知血痹脉浮沉、寸口、关上、尺中俱微、俱涩、俱小紧也。微者虚也，涩者滞也，小紧者邪也，故血痹应有如是之诊也。血痹外证，亦身体顽麻，不知痛痒，故曰：如风痹状。——李克光，张家礼.金匮要略译释.上海：上海科学技术出版社，2010，02：129.

周扬俊注：此条是由上条既痹之后，未能针引以愈，遂令寸口微者，今则阴阳俱微，且寸口俱微矣，且尺中小紧矣。夫小紧既见于尺，则邪之入也愈深，而愈不得出何也？正虚之处，便是容邪之处也。——中医研究院研究生班.金匮要略注评.北京：中国中医药出版社，2011，01：121.

尤怡注：阴阳俱微，该人迎、趺阳、太溪而言。寸口关上微，尺中小紧，即阳不足而阴为痹之象，不仁者，肌肤顽痹，痛痒不觉，如风痹状，而实非风也。黄芪桂枝五物，和营之滞，助卫之行，亦针引阳气之意。——李克光，张家礼.金匮要略译释.上海：上海科学技术出版社，2010，02：130.

【医家临证思维】

本证营卫气血俱虚，寸关脉浮、沉取皆微，尺脉稍见紧象，显属血痹重证。由于阳气痹阻，血行不畅，肌肤失于温养，所以感觉局部肌肤麻木不仁，或兼有轻微的疼痛感。与风痹病身体麻木相似，但后者以疼痛为主，所以说"如风痹状"。——李克光，张家礼.金匮要略译释.上海：上海科学技术出版社，2010，02：129.

本证感受风邪为重，是邪中较深的标志。由于风邪入于血分，风邪与营阴相搏，痹阻卫阳不能很好地温煦和敷布，构成了气虚血滞兼风证，所以临床特征是"身体不仁，如风痹状"。提示以肢体局部肌肉麻木不仁为主证，风邪较重者，可有酸痛感；

病久可兼见患处冷痛，喜温等症。——王雪华.轻轻松松学金匮.
北京:人民军医出版社,2014,01:96.

从感邪深浅来看，上条脉象为"寸口、关上小紧"，本条为
"尺中小紧"，说明邪更深入一步。从正虚程度来看，本条为阴阳
俱微，也较上条为重。——中医研究院研究生班.金匮要略注评.
北京:中国中医药出版社,2011:121.

【典型病案】

病案一

孙某，25 岁。1958 年 1 月 11 日诊。产后逾月，不慎受风，
四肢关节疼痛，肩肘尤甚，手指麻凉欠温，项强头痛，腰背畏
风，头昏乏力，面色少华，舌质偏淡、苔薄白腻，脉缓弱。证属
产后血虚，筋脉失养，复感外邪所致。治宜益气养血，祛风通
络。拟黄芪桂枝五物汤加减：黄芪、葛根、鸡血藤、威灵仙、蚕
沙各 15g，桂枝、白芍、秦艽、当归、羌活、生姜各 10g，大枣 5
枚。3 剂。药后关节疼痛缓减，诸症好转，惟乳汁近来不足，继
前方去蚕沙、羌活，加山海螺 30g，地龙 12 克。再服 5 剂即愈。

按：产后气血两虚，复感外邪，风寒趁虚侵袭，留居经络、
关节，筋脉失养，故关节疼痛，项强畏风。治宜益气以生血养
血，祛风以温通经络。方中黄芪、当归、白芍、鸡血藤、大枣益
气养血，以舒养筋脉；桂枝、生姜、秦艽、蚕沙、羌活、葛根、
威灵仙祛风舒筋通络以止疼痛。加山海螺、地龙益气通络以增加
乳汁。

病案二

梁某，男，71 岁，退休干部，2002 年 8 月 6 日初诊。主诉：
最近因双手呈现手套式麻木感，经黑龙江省著名西医院神经内科
诊断为末梢神经炎。每遇寒凉或劳累后症重，乏力神疲。既往
史：患有浅表型萎缩性胃炎数年，因胃酸缺乏，长期依赖服用低
浓度的稀盐酸以助消化。望诊：形体偏瘦，面色少华，双手外观

无异样改变。舌质淡暗，苔薄；切诊：脉沉细无力。方药：黄芪桂枝五物汤加味。黄芪 30g，桂枝 15g，赤芍、白芍各 15g，当归 20g，鸡血藤 30g，地龙 20g，木香 5g，砂仁 10g，紫苏梗 15g，鸡内金 15g，焦三仙各 30g，大枣 5 枚，生姜 10g。7 剂，水煎服，日分三次，温服。二诊，双手麻木感有减轻，身有力些，精神好转，舌脉同前。三诊，该患者告知有意外收获，每天可以不喝稀盐酸了，双手麻木感已不明显，胃中和，食纳可，大便基本正常，其舌脉较前好转。嘱守方制成蜜丸，丸重 10g，每次温水服用 1 丸，日服 2 次，以巩固疗效。

按：该患者双手呈现手套式麻木感，经西医诊断为末梢神经炎，且遇寒凉或劳累则症重，属血痹病较重证。其病因病机从体质因素分析不难看出，患有慢性萎缩性胃炎，属中医学痞满、胃脘痛等范畴，多因饮食不节、思虑劳倦所伤而致脾胃虚弱，升降失调，中焦郁滞，故见乏力神疲，舌质淡暗，苔薄，脉沉细无力。又脾主肌肉，脾主四肢，肢端为十二经脉阴阳衔接处，阳不布则血不行，故病人自觉双手麻木感。由此可知，他的末梢神经炎是由营养不良引起的。——王雪华. 轻轻松松学金匮. 北京：人民军医出版社,2014,01:96.

病案三

沈某，女，35 岁。产后半个月，先觉上肢麻木，后觉下肢麻木，有时酸楚。现有症状：上下肢常觉麻木不仁、酸楚、恶风怕冷；时已初夏，棉衣着而不能脱，多汗、面无华色、精神疲倦、头眩心慌、舌淡苔白、脉象虚大。病属气血亏虚风寒痹阻证，治宜益气养血，祛风散寒，调和营卫，方用黄芪桂枝五物汤加减。黄芪 12g，芍药 10g，桂枝 10g，生姜 3 片，大枣 3 枚，当归 10g。10 剂，水煎服。服药 10 剂后，肢体麻木，酸楚诸症乃除，说明风寒得祛，气血和调，遂告痊愈。

按：产后正值气血亏虚之时，肢体麻木不仁为痹证表现，而且患者棉衣不能脱，舌淡苔白，为寒象，故患者病属气血亏虚，风寒痹阻证。——张谷才. 从金匮方来谈痹证的治疗. 辽宁中医杂志,1980,09:20.

第十章　虚劳病

虚劳病是指劳伤所致的慢性衰弱性疾病的总称。虚劳病包括阴阳气血两虚，以及因虚而招邪、因虚而致瘀等。其证表现较为复杂，总以病势缠绵，诸虚不足为主要特点。治疗以补益脾肾为主。

一、桂枝加龙骨牡蛎汤证

【原文】

夫失精家，少腹弦急，阴头寒，目眩，发落，脉极虚芤迟，为清谷、亡血、失精。脉得诸芤动微紧，男子失精，女子梦交，桂枝加龙骨牡蛎汤主之。

桂枝加龙骨牡蛎汤方：

桂枝、芍药、生姜各三两，甘草二两，大枣十二枚，龙骨、牡蛎各三两。

上七味，以水七升，煮取三升，分温三服。

【提要】

本条论述虚劳失精梦交的证治。

【现代临床运用】

运用本方的辨证要点为男子失精、女子梦交；少腹弦急，外阴寒冷，目眩，发落，脉极虚芤迟，诸芤动微紧证，又具有桂枝汤证者。临床若兼腰痛怕冷者加肉桂、巴戟天、肉苁蓉、淫羊藿等；若兼不孕者加肉桂、巴戟天、淫羊藿、枸杞子、冬虫夏草等。

现代运用本方可治疗自汗、盗汗、偏汗、遗尿、乳泣、不射精、早泄、阳痿、脱发、神经官能症、冠心病、小儿夜啼、妇女带下、月经周期性精神病等辨证属阴阳俱虚，不能阳固阴守者。本方加减也可以用于治疗小儿肺炎后期。

【名家辑要】

尤怡注：脉极虚芤迟者，精失而虚及其气也。故少腹弦急。阴头寒目眩。脉得诸芤动微紧者，阴阳并乖而伤及其神与精也。故男子失精，女子梦交。沈氏所谓劳伤心气，火浮不敛，则为心肾不交，阳泛于上，精孤于下，火不摄水，不交自泄，故病失精。或精虚心相内浮，扰精而出，则成梦交者是也。——李克光，张家礼. 金匮要略译释. 上海：上海科学技术出版社，2010：135.

吴谦注：此条亡血失精之下等句，与上文义不属，当另作一条在后。失精家，谓肾阳不固精也；少腹弦急，虚而寒也；阴头寒，阳气衰也；目眩，精气亏也；发落，血本竭也。若诊其脉极虚而芤迟者，当知极虚为劳，芤为亡血，迟则为寒，故有清谷，亡血，失精之证也。脉得诸芤动微紧者，谓概虚劳诸脉而为言也，非芤动微紧仅主男子失精，而用桂枝加龙骨牡蛎汤者调阴阳和营卫，兼固涩精液也。——李克光，张家礼. 金匮要略译释. 上海：上海科学技术出版社，2010：135.

徐忠可注：桂枝芍药通阳固阴，甘草姜枣和中上焦之营卫，使阳能生阴，而以安肾宁心之龙骨牡蛎为辅阴之主，后世喜用胶麦而畏姜桂，岂知阴凝之气非阳不能化耶。——中医研究院研究生班. 金匮要略注评. 北京：中国中医药出版社，2011：130.

【医家临证思维】

本条所述之脉象，不一定同时俱见于一人。"极虚芤迟"之脉，或可为极虚之脉，或见芤脉，或见迟脉。"芤动微紧"脉亦是如此。对极虚芤迟脉所主之证，也并非一人数证悉俱。除主失精外，还主下利清谷，主亡血。总之，不可机械地去理解。——

中医研究院研究生班.金匮要略注评.北京:中国中医药出版社,2011,01:129.

"失精家"揭示本证属于阴虚及阳、阴阳两虚的虚劳遗精证。由于阴虚内热相火扰动,所以经常遗精,即有梦而精出;阴精亏耗日久,势必损及阳,便出现滑精,即无梦而精自出。肾阳亏虚,失于温煦,所以少腹弦急、阴头寒。精血损耗,所以目眩发落。脉极虚,指脉虚软无力,无精气不足之象;脉芤迟,是浮大中空无力而迟,亦为阴血虚而及阳,阴阳两虚之征。——李克光,张家礼.金匮要略译释.上海:上海科学技术出版社,2010:135.

本证为精血亏损,阴损及阳,阴阳两虚之候,故以桂枝加龙骨牡蛎汤调和阴阳,故滋阴潜阳,交通心肾。该方即桂枝汤加龙骨、牡蛎,以桂枝汤调和阴阳;龙骨、牡蛎潜镇固涩、宁心安神、交通心肾,使阳气能固摄,阴精不外泄,标本俱治。——张琦,赵天才.金匮要略.北京:中国医药科技出版社,2012:91.

【典型病案】

病案一

黄某,青年工人。不知爱身,恣意情欲,又因劳动不节,以致精神不固,心火妄动,夜不能寐,寐则梦遗,头晕身倦,气短息低,诊脉:尺寸皆虚,左关独弦细数,口苦心烦,潮热,小便黄。唯患者羸瘵如斯,为救眉急,先用金锁固精丸、安神丸合剂(改为汤剂),固精安神,滋阴清火,以治其标。3剂后烦热、口苦悉退,而夜梦尤多,遗无虚夕,再进固精丸(改汤),药用牡蛎、菟丝子、韭子、龙骨、五味子、桑螵蛸、白石脂、茯苓等。又二剂不寐未减少,而遗尤甚,因而用之无益也。改处清心饮:党参9g,当归9g,生地15g,甘草3g,茯神12g,枣仁12g,莲肉12g,远志5g,黄连2.4g。水煎服,日2剂。3日无寸效,精遗如故。此例患者寐则梦遗,遗无虚夕,遵照《内经》"急则治其标"之旨,先以金锁固精丸、安神丸、清心饮固精安神,滋阴清火，以治其标，取得一定效果。但仅治其标，未治其本，难取全效亦在意料之中。贵在医者细玩其证，乃遵仲景桂枝加龙骨牡蛎汤证之旨治疗，法取扶阴益阳，调和阴阳，以《金匮》桂枝加龙骨牡蛎汤治疗。方中桂枝、甘草、生姜、大枣辛甘养阳，芍药、甘草酸甘化阴，共奏扶阳益阴、调和阴阳之效；复加龙骨、牡蛎镇心安神，固摄阴液，医者复加茯神、辰砂镇降宁神为助。患者服药5剂，夜已梦少能睡，遗可相间，三数日不等。持续用药一月，遗精已失，神旺体健，沉疴已愈。

按： 患者正值青年，恣意情欲，房劳过度，不知节制，以致肾阴屡耗，相火妄动，精关不固；亦且上扰心神，故见夜不能寐，寐则梦遗，口苦心烦，潮热，小便短赤；阴损及阳，肾阳亦虚，又见头晕身倦，气短息低，身体羸屡。病属阴阳两虚，肾失封藏。前医先以金锁固精丸、安神丸、清心饮安神除烦以治其标，而该患病位在肾，病由肾阴亏虚，阴损及阳，精关不固所致，治宜调和阴阳，安神摄精，方选桂枝加龙骨牡蛎治疗。方中桂枝、生姜、甘草、大枣、甘温扶阳，芍药、甘草酸甘化阴，共奏扶阳益阴、安神摄精之效。药证相符，故用药一月，效如桴鼓，沉疴遂愈。——黄仰模，林昌松.金匮要略临床发挥.北京：科学出版社，2010：210.

病案二

青年遗精：患者林某某，16岁，为第五胎男孩。其父母体弱多病，以致其子先天不足，近二三个月来，学习中常感头眩，身体酸软体力不足，易于汗出，每周均可无梦而遗精二三次。有时睡眠较差，经用六味地黄、固精丸、安眠镇静药等治疗不效而来门诊求治。查其体质偏于瘦弱，面色萎黄，舌润，六脉虚大似芤，遂授以桂枝加龙骨牡蛎汤加味，桂枝10g，芍药12g，生姜10g，甘草6g，大枣12枚（去核），生龙骨30g，生牡蛎30g，合欢皮30g。每日煎服1剂，并以此方加减服12剂而愈。

按：患者先天不足为肾虚，遗精，脉虚大似芤均为虚证的表现，故用桂枝加龙骨牡蛎汤。——王占玺，张荣显，许华等. 张仲景药法研究[M]. 北京:科学技术文献出版社,1984:620.

病案三

项部自汗证：李某某，46岁，男性，予1972年6月11日就诊。患者颈部自汗，整日淋漓不止，频频作拭，颇感苦恼，要求治疗。诊其脉浮缓无力，汗自出，颈部是太阳经所主，长期汗出，系经气向上冲逆，持久不愈，必致虚弱。因投以张仲景之桂枝龙骨牡蛎汤和阳降逆，协调营卫，以歛浮越之气，先服4剂，自汗出消失。再服4剂，以巩固疗效。（摘自《岳美中医案集》）

按：颈部是太阳经所主，长期汗出，系经气向上冲逆，持久不愈，必致虚弱。因投以张仲景之桂枝龙骨牡蛎汤和阳降逆，协调营卫，以歛浮越之气。——王占玺，张荣显，许华等. 张仲景药法研究. 科学技术文献出版社,1984:620.

【原文】

天雄散方：

天雄三两（炮）　白术八两　桂枝六两　龙骨三两。

上四味，杵为散，酒服半钱匕，日三服，不知，稍增之。

【现代临床运用】

本方对于治疗男子肾阳虚衰而见阳痿、失精、腰膝冷等表现的患者有很好的效果。但方中天雄与桂枝均为辛热温散之品，因此非脾肾阳虚的患者，切勿轻易使用。

【名家辑要】

魏荔彤注：天雄散一方，纯以温补中阳为主，以收涩肾精为佐，想为下阳虚甚而上热较轻者设也。——李克光，张家礼. 金匮要略译释. 上海:上海科学技术出版社,2010:136.

陈元犀注：方中白术入脾以纳谷，以精生于谷也。桂枝入膀胱以化气，以精生于气也。龙骨……以精归于肾……深得《难经》所谓损其肾者益其精之旨。然天雄不可得，可以附子代之，断不可泥于小家天雄主上，附子主下之分。——李克光，张家礼.金匮要略译释.上海：上海科学技术出版社.2010：136.

徐忠可注：若天雄散，恐失精家有中焦阳虚，变上方而加天雄、白术，后世竟失此意，而一味滋阴，真仲景罪人乎。喻先生曰：天雄散治上焦阳虚。——赵以德，徐忠可，尤在泾.金匮要略三家注.北京：中国中医药出版社，2013：101.

【医家临证思维】

据《方药考》云："此为补阳摄阴之方，治男子失精，腰膝冷痛。"可知天雄散主治肾阳虚证候。本方主要适用于脾肾阳虚的虚劳失精证。全方有温补脾肾，固涩止遗之功，主治男子遗精，阳痿，早泄，腰膝冷痛，中气不足等。如有气血不足者，可加人参、五味子。——陈仁旭.金匮释要.北京：人民卫生出版社，2009，11：192.

天雄散出自《金匮要略·血痹虚劳病脉证并治第六》，有方无论。药用天雄、桂枝温阳，白术健脾，生龙骨育阴潜阳，共收肾脾双补，温阳添精之功。莫枚士谓此方乃阳虚失精之祖方。古谓失精，一是无梦失精，一为有梦失精。前者责之虚而挟寒，天雄散主之；后者缘于精神意志未宁。心藏神，损心者当和营卫，故宗桂枝汤调节之，并益龙牡以涩精。以今论之，失精可为滑精及精子失去功能之谓。方中天雄味辛，性热。功能祛寒壮阳，任以为君。今囿于药源所限，多以附子代之，药效尚可。然天雄、附子、乌头虽出一物，辨尚有别。较之乌头与天雄，则乌头其中空，以气为用；天雄其中实，以精为用。气主发散，故欲散寒者用乌头；精主敛藏，欲暖精、温肾、守藏者用天雄。临床用天雄散治精气清冷所致男子不育，常加味增用肉苁蓉、枸杞子、巴戟天、淫羊藿、冬虫夏草、党参、当归等，以宏填精补髓，益气养血之效。使用时尚需注意：①应持之以恒，长期服用。②加强营养，添食饵补益之功。③令患者心情舒畅，勿使情志抑郁、肝失条达。④房室有度，节欲有时，勿伤于劳。——吕志杰.伤寒杂病论研究大成.北京：中国医药科技出版社，2010：549.

该方有方无证，后世注家认为可能为宋人所附。又本方附于《金匮要略·血痹虚劳病脉证并治》桂枝龙骨牡蛎汤方后，可知与其有类似证治。又《外台秘要》载："范汪疗男子虚失精，三物天雄散，即本方无龙骨，云张仲景方存龙骨，文仲同，可知非宋人所附也。"又《千金要方》记载："天雄散，治五劳七伤，阴痿不起衰损方。"据药物分析，方中白术治湿痹；桂枝解表；龙骨敛津液。以药测证，当知本方适应于寒湿痹痛汗出多、或失精、或见头眩、气上冲、小便不利的少阴证。临床应用于慢性虚寒痹证汗出多、心悸、头晕、小便不利者。——冯世纶，张长恩.经方传真：胡希恕经方理论与实践：修订本.北京：中国中医药出版社，2008：303.

【典型病案】

病案一

李某，男，32岁，已婚，干部。1989年12月7日初诊。患者因房劳过度，反复遗精已2年余。近因出差过劳，病情加重。睡后无梦而遗，每周3~4次，严重时临厕努便也会滑出清稀的精液。伴有头昏乏力，腰酸膝软，形寒肢冷，腰及小腹、前阴不温，尿频尿清，舌质淡胖嫩，有齿痕，苔白滑，脉沉细弱，尺脉尤甚。此为肾阳虚损，精关不固。治宜温肾益气，涩精止遗。以天雄散加味：附片10g（先煎），白术15g，肉桂6g（后下），煅龙骨15g，补骨脂10g，覆盆子10g，淫羊藿10g，芡实20g。每日1剂，水煎服。服药10剂后，遗精基本控制，每周有1~2次，自觉头昏乏力，形寒消失，但仍感小腹冷，前阴不温。服药见效，继服7剂，病已痊愈，舌质淡胖已转正常，脉沉细见起，尺仍弱。原方进7剂，以资巩固，后随访未见复发。

按：《内经》云："肾者，封藏之本"，宜固密而不宜耗泻，又"肾司二阴"，现患者表现为睡后无梦而遗精，临厕努便则会滑出清稀精液，又且伴有腰酸膝软，形寒肢冷，腰及小腹、前阴不温，尿频尿清，脉沉细弱，尺脉尤甚。证属肾阳虚损，精关不固所致的遗精病。治疗自当以温肾扶阳，涩精止泻。治用天雄散。方中以附片、肉桂、淫羊藿温肾益气，龙骨、补骨脂、覆盆子、芡实补肾固涩，白术除湿益气，配肉桂温补下焦虚阳，吴萸暖肝益肾。诸药合用，共收温肾益气，涩精止遗之效。——黄仰模，林昌松.金匮要略临床发挥.北京：科学出版社，2010：214.

病案二

刘某，男，42岁。患头痛，遗精，腰痛，夜尿多，时有大便溏，舌质淡，苔白腻脉沉弦细，经中西药多方治疗无效，后诊为肾虚头痛，改用天雄散治疗。处方：炮附子18g，白术24g，桂枝18g，龙骨18g，煎水至八分，与米酒30g，同服3剂。复诊：头痛大减，喜甚，继服药23剂，头痛消失。

按：患者遗精，夜尿多均为肾气不固的表现，腰痛为肾虚的表现，而苔白腻为阳虚表现，综合来看患者为肾阳虚，故用天雄散方。——毛云海.成祖培医案.广东医学，1964：40.

病案三

郭某，男，22岁。自诉：近2年来经常耳鸣，尤其是情绪或学习紧张，则耳鸣加重，曾多次经中西医治疗，可耳鸣未能达到有效控制。刻诊：耳鸣，尤其是睡眠前耳鸣更甚，手足不温，遗精，全身恶寒，大便溏，舌质淡，苔薄白，脉沉略弱。辨证为肾阳虚失精证，其治当温暖肾阳固精，以天雄散加味：天雄6g，白术12g，桂枝9g，龙骨12g，龟板18g，巴戟天12g，山茱萸18g，磁石30g。10剂，1日1剂，水煎2次分3服，其中将4剂药研为粉状，加少许醋与酒，拌匀晾干，敷于肚脐上，用胶布固定，每天换药1次，内服药与外用药同时应用。二诊：用药第5天耳鸣有所减轻，复以前方继续治疗。之后，累计服用前方有 30 余剂，外用药连续用约 50 天左右，耳鸣消除。

按：耳鸣是临床中比较难治病证之一，审耳鸣病变证机一是肾阳虚不得上奉于耳，二是精气亏虚于下，三是寒气内盛，其治以天雄散温肾阳，散寒气，固精气，加龟板以潜阳安神，巴戟天，山茱萸以温补肾阳固精，磁石以滋肾潜阳。方中诸药相互为用，以奏其效。——王付.经方实践论.北京：中国医药科技出版社，2006，11：256.

二、小建中汤证

【原文】

虚劳里急，悸，衄，腹中痛，梦失精，四肢酸疼，手足烦热，咽干口燥，小建中汤主之。

小建中汤方：

桂枝三两（去皮）　甘草三两（炙）　大枣十二枚　芍药六两生姜三两　胶饴一升。

上六味，以水七升，煮取三升，去滓，内胶饴，更上微火消解，温服一升，日三服。

【提要】

本条论述脾胃阴阳两虚虚劳里急的证治。

【现代临床运用】

运用本方的辨证要点为胃脘痛、腹泻、便秘等虚寒性病证。临床若兼见脾气虚弱者加黄芪；气短胸满者加生姜；肺虚加半夏。

现代运用本方可治疗慢性胃炎、慢性肝炎、贫血、神经衰弱、心律失常、胃下垂、功能性发热等。

【名家辑要】

徐忠可注：上章所论证，概属阳虚。阳虚者气虚也。气虚之人，大概当助脾，故以小建中汤主之。谓虚劳者，元阳之气不能内统精血，则营枯而虚，里气用急，为悸，为衄，为腹中痛，梦失精；元阳之气不能外充四肢之因，则阳虚而燥，为四肢酸疼，为手足烦，为咽干口燥。假令胸中之大气一转，则燥热之病气自行，故以桂、芍、甘、姜、枣和其营卫，而加饴糖一味，以建中气，此后世补中益气之祖也。虽无升柴，而升清降浊之理，具于此方。——中医研究院研究生班.金匮要略注评.北京：中国中医药出版社，2011：137.

沈明宗注：此营卫两济之方也，虚劳病非伤先天，即伤后天营卫。若伤后天中气，则营卫不充于五脏，脏腑无赖，精血渐衰，则脏腑各自为病，变证百出也。因营血不灌于冲脉，则逆气里急；肾阴不能既济，心名火气内动，则悸衄，肝脾不和则腹中痛；相火妄动，扰于阴中，则梦失精；营气不充于四肢，则四肢酸疼，手足烦热，胃津不输于上，则咽干口燥。此因中气不充，故显以上诸症。所以建中汤之桂枝行阳，芍药收阴，一阴一阳，和调营卫；以甘草、胶饴一阴一阳，补和营卫；姜、枣一阴一阳，宣通营卫。俾营卫冲和，溉灌脏腑，而脏腑受济，则诸虚恢复也。盖营卫阴阳两建之方，欲补其血，则加归、芍之类；欲补其气，则加参、芪甘术之类；欲补其阴，则加地黄、知、柏之类；欲补其阳，则加桂、附之类。以此类推，变化无穷矣。——中医研究院研究生班.金匮要略注评.北京:中国中医药出版社,2011:137.

程林注：里急腹中痛，四肢酸疼，手足烦热，脾虚也；悸，心虚也；衄，肝虚也；失精，肾虚也；咽干口燥，肺虚也；此五脏皆虚，而土为万物之母，故先建其脾土。——中医研究院研究生班.金匮要略注评.北京:中国中医药出版社,2011,01:137.

【医家临证思维】

小建中汤证是阴阳两虚偏阳虚之证。以里急腹痛，喜温喜按脾胃虚寒为辨证要点；虽有咽干口燥，手足烦热等热象见证但病人不思饮冷，舌脉无热象可凭。——陈仁旭.金匮释要.北京:人民卫生出版社,2009:194.

对本条所列举的一系列虚劳证候,为什么要用小建中汤来治疗呢? 建中者,建中气之意。中指脾胃。脾胃为后天之本,生化之源。《素问·玉机真脏论》说:"脾脉者土也,孤脏以灌四旁者也。"脾胃健运,则水谷精微得以生化为气血。气血充足则内养脏腑,外充肌肉四肢,虚劳证候就会自然消失。——中医研究院研究生班.金匮要略注评.北京:中国中医药出版社,2011,01:136.

小建中汤是调营卫和阴阳之法。临床证候表现既有阴虚内热、衄血、手足烦热、咽干口燥等症,又有阳虚内寒,里急、腹中疼痛、四肢酸楚等阴阳两虚、寒热错杂证。建中者,建中焦脾胃之气也。即以甘温之极首建中气为原则,脾阳气振奋,则气血化源有继,中气立则阴阳相循,如环无端,趋于协调平衡而诸症悉除。后世宗此方证,立"甘温除热"一法,临床颇多奇功。——张琦,赵天才.金匮要略.北京:中国中医药科技出版社,2012:93.

【典型病案】

病案一

患者,女性,18岁。腹泻与便秘交替出现4年,伴下腹部疼痛、排便不尽感、便溏,每周腹泻四五日,每日3或4次。形体消瘦、表情抑郁,舌诊无苔,脉沉弱。腹诊:腹力差,腹壁拘急,有轻度心下痞硬。先予桂枝加芍药汤治疗,4周后排便异常改善,每日1次大便。但饭后仍有下腹痛,改予小建中汤,服药4周后腹痛消失。

按:患者腹泻与便秘交替出现4年,属于慢性结肠炎类病变。多见饮食不当,如饮食刺激性食物,如寒凉之物,则腹中急迫,腹痛腹泻。并见形休消瘦,表情抑郁,舌无苔,脉沉弱,俱为脾胃虚寒,饮食不化之症。观其舌无苔,表明无胃中食积、湿热或寒湿。治当温中益气,缓急止痛。小建中汤方中桂枝、生姜温中散寒,饴糖、甘草、大枣补益中气,芍药、甘草酸甘缓痛,故可恢复脾胃运化功能，使之运化复常，则疾病告愈。——黄仰模，林昌松.金匮要略临床发挥.北京:科学出版社,2010:210.

病案二

吴某，女，34岁。腹痛绵绵，喜温手按压，痛时感腹中冷气窜动，痛剧时每有欲呕感。脉弦，苔薄白。证为中阳不足，失于温养，寒凝拘急，肝木乘脾。本例病机正合专于温中缓急之小建中汤的临床主治。立即处以桂枝12g，白芍40g，炙甘草12g，生姜12g，大枣20g，饴糖100g（烊），葫芦巴20g，小茴香10g。先煎诸药3次，每次煎成一小碗，混匀，兑入烊化之饴糖，分3次一日服。服完3剂疼痛基本缓解，再服3剂疼痛完全得止，且后未再发。

按：患者腹痛绵绵，喜温喜按，苔薄白均为中焦阳气不足的表现，故用小建中汤。——刘方柏.刘方柏临证百方大解密.北京:中国医药出版社,2013:10.

病案三

倪某，男，7岁，1965年10月9日初诊。二三年来时有阵发性腹痛，近四十天来加剧，西医诊为胃溃疡、神经官能症，X线检查胃窦部稍见粗糙。曾用助消化、解痉、止痛、镇静等药无效。现日夜腹痛，吵闹不止，每餐拒食，仅喜热饮，彻夜难眠，精神疲惫，面色苍白，腹膨而软，脉沉细而数，舌苔薄白，证属中土虚寒，化源不足，阴阳相忤，治宜温建中土，平补阴阳，以小建中汤主之。处方：桂枝、煨姜各4.5g，白芍12g，红枣5g，炙甘草3g，饴糖（冲）30g。后药腹痛即除，知饥索食，初得夜眠，吵闹亦减，腹胀而软，二便通调，脉沉细，舌苔薄白腻。仍须温运调中，上方桂枝易桂心3g，加陈皮2.4g、沉香曲4.5g，4剂。服后诸症均和，胃纳大增，腹胀亦除，精神振作；但大便略带酸臭，夜眠汗出较多，脉沉细、舌淡苔薄腻。此缘脾运少力，卫阳尚弱。拟黄芪建中汤加味，药后汗止便调。再以六君加芪、芍、生姜调理而愈。

按：笔者说，本病为中土虚寒之证，其吵闹、拒食、彻夜难眠之证乃起于营阴亏少，即是营虚卫浮之候，予小建中汤温复中气、化营血、调和阴阳。药后痛除眠安，但腹胀未去，故加理气之品；且证情重心在里，故以桂枝易桂心。三诊时见汗出较多，为卫气尚虚，故加黄芪固表。——孙玉甫，黄玉玺，陈宋祁，等. 名方与临床[M]. 广州：广东科技出版社，1987：80.

三、黄芪建中汤证

【原文】

虚劳里急，诸不足，黄芪建中汤主之。于小建中汤内加黄芪一两半，余依上法。气短胸满者加生姜；腹满者去枣，加茯苓一两半，及疗肺虚损不足，补气加半夏三两。

【提要】

本条承上条论述脾气虚弱的证治。

【现代临床运用】

运用本方的辨证要点是腹中拘急证。临床若兼见肝胃不和之吐酸、嗳气、呕逆、胀满等加乌贼骨、煅瓦楞子、川楝子。

现代运用本方可治疗虚寒型溃疡病、十二指肠球部溃疡、慢性肝炎、肠梗阻、钩虫病等。

【名家辑要】

尤在泾注：里急者，急者缓之必以甘，不足者补之必以温，而充虚塞空，则黄芪尤有专长也。——王雪华. 轻轻松松学金匮. 北京：人民军医出版社，2014，01：107.

徐彬汪：小建中汤，本取化脾中之气，而肌肉乃脾之所生也，黄芪能走肌肉而实胃气，故加之补不足，则桂、芍所以补一身之阴阳，而黄芪、饴糖又所以补脾中之阴阳也。若气短胸满加生姜，谓饮气滞阳，故生姜以宜之。腹满去枣加茯苓，蠲饮而正脾气也。气不顺加半夏，去逆即所以补正也。——李克光，张家礼.金匮要略译释.上海：上海科学技术出版社，2010：141.

程林注：生姜泄逆气，故短气胸满者，加生姜。甘令中满，故去大枣。淡能渗泄，故加茯苓。茯苓能止咳逆，故疗肺虚不足，补加半夏未详。——中医研究院研究生班.金匮要略注评.北京：中国中医药出版社，2011：138.

【医家临证思维】

虚劳病，由于里气虚寒，故腹中拘急。里急者，以甘缓之。诸不足，应为阴阳气血俱不足。除上述建中汤证所列不足之证外，当较上调气虚为甚，可见少气、懒言、身倦肢重、自汗盗汗、恶风等症。"形不足者，温之以气"，所以在小建中汤的基础上，加黄芪以益气固表，补虚缓急。——中医研究院研究生班.金匮要略注评.北京：中国中医药出版社，2011：138.

笔者对黄芪建中汤辨治胃及十二指肠球部溃疡病的经验体会是：小建中汤常用于虚寒证，黄芪建中汤适应于脾气虚证。——王雪华.轻轻松松学金匮.北京：人民军医出版社，2014：108.

黄芪建中汤的补虚作用较小建中汤为强。——张琦，赵天才.金匮要略.北京：中国中医药出版社，2012：95.

【典型病案】

病案一

刘某，男，34岁，干部。1985年4月28日诊。四肢抽筋频发已3个月余，早起穿衣则手抽，穿袜子脚抽、腿抽，一日抽数10次，苦不堪言。诊其脉弦细而软，此阳气阴血皆虚，筋不得温煦濡养而拘挛，予黄芪建中汤，2剂抽止。（《相濡医集》：361）

按： 抽搐、转筋，皆筋之病也。经云，气主煦之，血主濡之。筋之柔，必赖阳气之温煦，阴血之濡润，二者缺一不可。此案脉弦细无力，细乃阴血不足，无力乃阳气虚弱，弦为筋脉拘急之象，故诊为阴阳两虚之转筋。黄芪建中汤，气血阴阳双补，建中州而益生化之源。3 个月之疾，竟 2 剂而愈，经方之奇，令人赞叹！本案四肢抽筋与第 13 条所述"四肢酸痛，手足烦热"皆四肢之病，症状不同而病机相类，故治病求本而获效。——吕志杰. 伤寒杂病论研究大成. 北京：中国医药科技出版社，2010：557.

病案二

某男，24 岁。患者自述上腹部疼痛，曾多次在当地服中西药物不显。胃脘部隐隐作痛，每遇劳累、空腹进冷饮后诱发或加重，喜温喜按，得热食则痛减，尚见神疲乏力、气短懒言、大便溏薄，舌质淡红、苔薄白、脉虚弱。胃镜显示幽门黏膜充血、糜烂，少量胆汁反流十二指肠球部溃疡，胃窦炎。方选黄芪建中汤加减：黄芪 30g，桂枝 10g，白芍 15g，炙甘草 6g，生姜 3 片，大枣 5 枚，煅瓦楞子 10g，蒲公英 20g，煅牡蛎 15g。每日 1 剂，水煎分 3 次温服，服是方 15 剂后胃脘部疼痛消失，以温胃舒颗粒善后治疗，余证皆除。3 个月后，复查胃镜示上消化道无异常发现。

按：胃脘部隐痛、进食冷饮后加重，得热则减，喜温喜按，同时伴有苔薄白，均为中焦阳气虚衰的证候，故选用黄芪建中汤加减。——宋锡民. 黄芪建中汤临床妙用. 中国中医急证，2009，18（8）：1360—1361.

病案三

张某，女，12 岁，初诊日期：2004 年 11 月 20 日。几日来脘痛牵引两胁，游走不定，或上或下，或左或右，痛则喜按，渴喜热饮，大便稀溏，一日两次，饱食则痛缓作胀，微饥则痛剧泛恶，苔白而滑，脉弦数无力。证属脾胃虚寒，中州不健，虚寒气滞则为痛，肝木来侮则为胀，且食后痛缓，亦为中虚之象。治当建中助运，以散虚寒，宗黄芪建中汤加减。处方：炙黄芪 10g，桂枝 5g，大白芍 12g，炙甘草 6g，淡干姜 1.5g，老木香 3g，砂仁米 3g（研），橘皮 5g，炒半夏 5g，大枣 5 枚，饴糖 30g。二诊：

药后脘痛已瘥，食欲亦佳，二便如常，苔白脉细。法宗原意，毋需更方。处方：炙黄芪 10g，白芍 12g，炙甘草 6g，淡干姜 2g，陈皮 5g，炒半夏 5g，大枣 5 枚，饴糖 30g，炒白术 10g，茯苓 10g，肉桂 3g。

按：证属脾胃虚寒，中焦不健，虚寒气滞则为痛，肝木来侮则为胀，食后痛缓，为中虚之象。苔白，喜温喜按属阳气虚，因此使用黄芪建中汤。——刘昌燕，陈继寅. 刘弼臣中医儿科经方应用心得. 北京：中国医药科技出版社，2013，07：14.

四、酸枣仁汤证

【原文】

虚劳虚烦不得眠，酸枣仁汤主之。

酸枣仁汤方：

酸枣仁二升　甘草一两　知母二两　茯苓二两　芎䓖二两

上五味，以水八升，煮酸枣仁，得六升，内诸药，煮取三升，分温三服。

【提要】

本条论述虚劳不寐的证治。

【现代临床运用】

运用本方的辨证要点为虚烦不寐症。临床若有阴虚甚者加百合、生地；火旺者加黄连；肝阴不足，大便燥结者，可与二至丸合用；烦躁多怒，睡眠不安，加牡蛎、杭芍、石决明；精神抑郁，喜悲伤者，可与甘麦大枣汤合用，并酌加夜交藤、合欢皮；素体痰盛，苔腻脉滑，本虚标实者，可与温胆汤合用。

现代运用本方可治疗神经衰弱症、室性早搏等疾病，具有镇静催眠、抗惊厥、镇痛、降温、降压等多种药理作用。

【名家辑要】

尤怡注：人寤则魂寓于目，寐则魂藏于肝。虚劳之人，肝气不荣，则魂不得藏，魂不得藏故不得眠。酸枣仁补肝敛气，宜以为君。而魂既不归，容必有浊痰燥火乘间而袭其舍者，烦之所由作也。故以知母、甘草清热滋燥；茯苓、川芎行气除痰，皆所以求肝之治，而宅其魂也。——李克光，张家礼．金匮要略译释．上海：上海科学技术出版社，2010：144.

徐彬注：虚劳虚矣，兼烦是挟火，不得眠是因火而气亦不顺也，其过当责心。然心火之盛，实由肝气郁而魂不安，则木能生火。故以酸枣仁之入肝安神最多为君；川芎以通肝气之郁为臣；知母凉肺胃之气，甘草泻心气之实，茯苓导气归下焦为佐。虽曰虚烦，实未尝补心也。——李克光，张家礼．金匮要略译释．上海：上海科学技术出版社，2010,02：144.

喻昌注：虚劳虚烦，为心肾不交之病，肾水不上交心火，心火无制，故烦而不得眠，不独夏月为然矣。方用酸枣仁为君，而兼知母之滋肾为佐，茯苓、甘草调和其间，芎入血分，而解心火之躁烦也。——中医研究院研究生班．金匮要略注评．北京：中国中医药出版社，2011：143.

【医家临证思维】

失眠为常见症状，临床辨证，必须分清寒热虚实及邪气的有无，如阳虚、阴虚、实热、痰湿、肝胆不和、脾胃不和等均可导致失眠，治法用方亦随证应变，谨守病机，治其根本，失眠自愈。——陈仁旭．金匮释要．北京：人民卫生出版社，2009：201.

所谓虚烦者是指此烦由虚热所致，并非里有实热。因肝阴虚，虚热内扰，故烦；心血不足，心神不安，故不得眠；以方测证，尚可见眩晕、惊悸、盗汗、舌红少苔、脉细数等，总由肝阴亏虚，心血不足，虚热内扰。——张琦，赵天才．金匮要略．北京：中国医药科技出版社，2012,07：98.

虚烦是指心中郁郁微烦,身不觉热;头痛,容易激动或发怒;口干咽燥而不渴;神魂不安,难以入眠,或多梦易醒,甚至彻夜不眠。舌质偏红,少苔,少津;脉多细弦微数等。——王雪华.轻轻松松学金匮.北京:人民军医出版社,2014:110.

【典型病案】

病案一

朱某,女,39 岁。1993 年 6 月 30 日初诊。主诉失眠 10 余日,日渐加重。患者初患高热半月,体温 38.5℃~40℃,经住院治疗,体温于昨日降至正常,但近十几日彻底不寐,干呕,四肢倦怠,纳差,二便正常。脉细数无力,舌暗少苔。本病例为热病后期,热邪伤阴,阴血虚弱所致。治宜养血除烦,宁心安神。方用酸枣仁汤为主,兼以降逆和胃。处方:炒枣仁 30g,川芎 6g,知母 10g,茯苓 15g,合欢皮 10g,夜交藤 30g,珍珠母 30g,紫菀 10g,甘草 6g。3 剂,水煎服。二诊:干呕已愈,睡眠转佳,每晚可睡 4~5 小时,四肢乏力。处方:炒枣仁 30g,川芎 6g,知母 10g,茯神 15g,合欢皮 10g,夜交藤 30g,珍珠母 30g,柏子仁 10g,紫菀 9g,甘草 6g。3 剂,水煎服,以巩固疗效。本方治用酸枣仁汤补养肝血,使肝血舍魂则夜寐自安,配以合欢皮、夜交藤、珍珠母养心安神,紫菀和胃降逆。全方标本同治,故获显效。

按:本病例起因为热病后期,热邪伤阴,阴血内热,上扰心神所致。由于肝不藏血,心失所主,神魂不宁,故而出现虚烦不寐;肝阴不足,心血亏虚,乃见脉象细数无力;四肢倦怠者,系因肝为"罢极之本",肝血亏虚,筋弱无力,则倦怠乏力。至于干呕、纳差,是因热病之后,胃阴匮乏,中气上逆而成。上述病机,虽系肝、心、脾、胃同病,但症状以虚烦失眠为主,主要病位在肝,故属肝血不足,化火扰心的虚劳不寐证。治用酸枣仁汤加减治疗。方中酸枣仁、合欢皮、夜交藤、珍珠母、茯神、柏子仁养血安神，知母清心除烦，川芎疏理肝气，合收清心除烦，养血安神之效，则失眠、心烦之症自愈。——黄仰模，林昌松. 金匮要略临床发挥. 北京：科学出版社，2010，06：206.

病案二

某三三，寐不成寐，食不甘味，尪羸，脉细数涩。阴液内耗，厥阳外越，化火化风，燔燥煽动。此属阴损，最不易治。姑与仲景酸枣仁汤。

按：本案患者证见体虚瘦弱，脉细数而涩，乃阴血内亏，虚热内扰之象，故以酸枣仁汤养血安神，清热除烦。——李冀. 方剂学（新世纪第三版）. 北京：中国中医药出版社，2012，12：166.

病案三

何某某，女，32岁。1936年仲冬，久患失眠，诸药不效。形容消瘦，神气衰减，心烦不寐，多梦纷纭，神魂不安，忽忽如有所失，头晕目眩，食欲不振，舌绛，脉象弦细，两颧微赤，此乃素禀阴虚，营血不足，营虚无以养心，血虚无以养肝，心虚神不内守，肝虚魂失依附，更加虚阳上升，热扰清官所致。宜用养心宁神法，以酸枣仁汤加入人参、珍珠母、百合花、白芍、夜交藤，水煎；另用老虎目睛五分研末冲服。连服13剂，便能酣卧，精神内守，诸症豁然。（《蒲园医案》）

按：失眠为内科常见症状，临床辨证，一要分辨虚实，二要分辨标本。因病痛而致失眠者，治其本病，自然安眠；因失眠而致诸症者，治其失眠，诸症自愈。上述医案，审因治本。用酸枣仁汤加味而取效。——傅延龄，李家庚，吕志杰. 张仲景方剂学. 北京：中国医药科技出版社，2012，01：230.

五、八味肾气丸证

【原文】

虚劳腰痛，少腹拘急，小便不利者，八味肾气丸主之。方见脚气中。

【提要】

本条论述肾气虚的虚劳腰痛证治。

【现代临床运用】

运用本方的辨证要点腰部酸痛，劳累时加重，休息可缓解，并伴有少腹拘急不适，小便不利等症。临床若兼见血虚者加当归；短气者加黄芪。

现代运用本方可治疗西医中的多种疾病，如肾病综合征、精少不育、女子不孕、慢性前列腺炎、尿频遗尿、慢性支气管哮喘、硬皮病等疾病。

【名家辑要】

尤怡注：下焦之分，少阴主之，少阴虽为阴脏，而中有元阳，所以通经脏，行阴阳，司开合者也。虚劳之人，损伤少阴肾气，是以腰痛，小腹拘急，小便不利。程氏所谓肾间动气已损者是矣。八味肾气丸补阴之虚，可以生气，助阳之弱，可以化水，乃补下治下之良剂也。——李克光，张家礼. 金匮要略译释. 上海：上海科学技术出版社，2010，02：142.

黄元御注：腰者肾之外候，肾虚则腰痛，肾与膀胱为表里，不得三焦之阳气以决渎，则小便不利，而少腹拘急，州都之官亦失其气化之职，水中真阳已亏，肾间动气已损，是方益肾间之气，气强则便溺行而小腹拘急亦愈矣。——李克光，张家礼. 金匮要略译释. 上海：上海科学技术出版社，2010，02：142.

徐忠可注：腰痛、少腹拘急，小便不利，皆肾家的证，然非失精等现证比，乃肾虚而痹，故以六味丸补其阴，乃须桂、附壮其元阳也。——中医研究院研究生班. 金匮要略注评. 北京：中国医药出版社，2011，01：140.

【医家临证思维】

肾气丸是补肾祖方、主方。凡肾脏之虚，如肾阴虚、肾阴阳两虚及肾虚累及他脏证候,皆应以肾气丸为主变通治之。——陈仁旭. 金匮释要. 北京:人民卫生出版社,2009,11:196.

本条论述阴阳失调所致虚劳腰痛的证治。肾精不足,骨髓不充,腰脊失养,经络不利,故腰脊酸软疼痛,腿膝无力,劳累后加重。肾气虚弱而失于温煦气化,故少腹部常感拘挛、急迫不适,小便不利,甚者水肿。此外尚可见畏寒怯冷,手足不温,舌淡脉沉细弱等。病起于肾之阴阳俱损而以肾阳虚为甚,故治用八味肾气丸,滋阴助阳,温化肾气。——张琦,赵天才. 金匮要略. 北京:中国医药科技出版社,2012,07:96.

虚劳病,证见腰痛少腹拘急、小便不利的属肾虚。腰为肾之外府,肾气虚,外不能温煦,故腰痛。肾主气化,司开阖,与膀胱相表里。膀胱的气化功能有赖肾阳的温煦。肾阳虚,则膀胱气化无权,不能化气行水,所以表现为少腹拘急、小便不利。肾虚者,用八味肾气丸补益肾气。——中医研究院研究生班. 金匮要略注评. 北京:中国中医药出版社,2011,01:139.

【典型病案】

病案一

李某,男,21岁。2003年10月29日初诊。患者近来小便次数明显增多,尤以夜间为甚,每夜尿次达10次之多。现症见:面色白,精神疲惫,四肢不温,腰膝酸冷,小便频数而清长,舌淡胖,苔薄白,脉沉细。中医辨证:肾阳虚衰。治法:温补肾阳。处方:熟地30g,山药20g,山萸肉20g,丹皮10g,泽泻6g,茯苓6g,乌药10g,益智仁10g,桂枝5g。水煎服,每日1剂,分2次服。1周后小便次数减半,续服1周,诸症明显好转。嘱继续服金匮肾气丸(浓缩型)半月,每日3次,每次10粒。

按: 患者小便频数而清长,每夜尿次达10次之多,如尿崩之证。非邪热迫阴,而为膀胱无力固闭。肾气丸既治小便不利,又治小便反多。肾之阴阳两虚,膀胱气化失常,开阖无力,故尿频。本案用肾气丸为主补肾而加强膀胱气化而取效。——黄仰模,林昌松.金匮要略临床发挥.北京:科学出版社,2010,06:211.

病案二

陈某某,女,47岁,干部。1974年12月8日就诊。1965年患肾盂肾炎,旋即治愈。今春以来经常出现全身浮肿,时起时退。尿检发现蛋白(++)、管型(+),经中西药治疗无明显进步。目前全身仍浮肿,腹皮增厚,腹胀,头晕,腰酸,食欲减退,小便频,量少,色深黄,口不干,脉细涩,舌体胖有齿印,质红苔白较厚。血压正常。予肾气丸加味。处方:熟地(砂仁杵)、淮山药各15g,茯苓、泽泻、牛膝各12g,枸杞、丹皮、附子、车前子(包)各9g,肉桂心(另冲)1.8g。连服30余剂。诸症基本解除,小便多次复检未见异常。

按:《内经》云:"诸湿肿满,皆属于脾。"本例腹胀食减,舌胖苔白,其为脾虚可证。然土衰必补其母,非命火不能生脾土。且肾为胃关,关门不利聚水,必得桂附之阳,蒸动肾气,所谓膀胱气化则能出也。但其舌质红,不仅命火衰微。肾阴亦受累,因取肾气丸加牛膝、车前子(济生肾气汤)滋阴和阳而助气化,益火生土而开胃关。——肖子曾,肖碧跃.现代名医用方心得.太原:山西科学技术出版社,2013,06:169.

病案三

陈某,女,26岁。产后3日,小便不通,经妇产科导尿,小便涓滴难下,伴少腹胀满,面色㿠白,腰痛如折,恶露较少,舌淡胖,脉迟。辨为肾气虚寒,气化不利。投肾气丸加味:熟地黄30g,山药30g,党参30g,白茯苓10g,泽泻10g,乌药10g,肉桂5g,熟附片10g。2剂后小便畅通。复诊时加当归、黄芪,5剂病愈。

按:肾气不充,膀胱气化失司,继因产后寒邪乘虚内侵,寒客下焦,水道为寒所凝,水满于胕中,膀胱不利而癃。肾气丸温阳散寒，补肾壮阳，非桂附不能直达州都，雪消春水来矣。——
肖子曾，肖碧跃. 现代名医用方心得[M]. 太原：山西科学技术出
版社，2013，06：169.

六、薯蓣丸证

【原文】

虚劳诸不足，风气百疾，薯蓣丸主之。

薯蓣丸方：

薯蓣三十分　当归、桂枝、曲、干地黄、豆黄卷各十分　甘
草二十八分　人参十分　芎䓖、芍药、白术、麦门冬、杏仁各六
分　柴胡、桔梗、茯苓各五分　阿胶七分　干姜三分　白敛二分
防风六分　大枣百枚（为膏）。

上二十一味，末之，炼蜜和丸，如弹子大，空腹酒服一丸，
一百丸为剂。

【提要】

本条论述虚劳风气百疾的证治。

【现代临床运用】

运用本方的辨证要点为虚劳诸不足，风气百疾。临床若兼见失
眠多梦者加酸枣仁、远志；若兼烦躁不安加朱砂、远志、神曲等。

现代运用本方可治疗因虚劳夹风导致的头眩、头痛、隐疹、
体痛或麻木等；也可以此治疗肺痨，能明显增强体质，促进空洞
愈合；还可用于治疗多种老年性疾病、胃溃疡病、脱肛、慢性肾
炎等。

【名家辑要】

徐忠可汪：此不专言里急，是内外皆见不足证，非独里急诸
不足也。然较黄芪建中证，前但云里急，故主建中，而此多风气
百疾，即以薯蓣丸主之，岂非此丸似专为风气乎？不知虚劳证，
多有兼风气者，正不可着意治风气，故仲景以四君、四物养其气

血，麦冬、阿胶、干姜、大枣补其肺胃，而以桔梗、杏仁开提肺气，桂枝行阳，防风运脾，神曲开郁，黄卷益胃，柴胡升少阳之气，白敛化入营之风，虽有风气，未尝专治之，谓正气运而风气自去也。然薯蓣最多，且以此为汤名，取其不寒不热，不燥不滑，脾肾兼宜，故以为君，则诸药皆相助为理耳。——中医研究院研究生班.金匮要略注评.北京：中国中医药出版社，2011：141.

陈修园注：此方虚劳内外皆见不足，不止上节所谓里急诸不足也。不足者补之。前有建中、黄芪建中等法，又合之桂枝加龙牡等法，似无剩义。然诸方补虚则有余，祛风则不足。凡人初患伤风，往往不以为意，久则邪气渐微，或自愈。第恐既愈之后，余邪未净，与正气混为一家，或偶有发热，偶有盗汗，偶有咳嗽等证。妇人经产之后，尤易招风。凡此皆为虚劳之根蒂。治者不可着意补虚，又不可着意去风。若补散兼用，亦驳杂而滋弊。唯此丸探其气味化合所以然之妙，故取效如神。——中医研究院研究生班.金匮要略注评.北京：中国中医药出版社，2011：141.

魏念庭注：盖人之元气在肺，元阳在肾。既剥削难以遽复矣，全赖后天之谷气资益其生。是营卫非脾胃不能通宣，而气血非饮食无由平复也。仲景故为虚劳诸不足而带风气百疾立此薯蓣丸之法。方中以薯蓣为主，专理脾胃，上损下损，至此可以撑持，以人参、白术、茯苓、干姜、豆黄卷、大枣、神曲、甘草助之，除湿益气，而中土之令得行矣。以当归、芎劳、芍药、地黄、麦冬、阿胶养血滋阴；以柴胡、桂枝、防风升邪散热，以杏仁、桂枝、白敛下气开郁。唯恐虚而有热之人，滋补之药，上拒不受，故为散其邪热，开其逆郁，而气血平顺，补益得纳，勿以其迂缓而舍之。——中医研究院研究生班.金匮要略注评.北京：中国中医药出版社，2011：141.

【医家临证思维】

本条揭示了中医治病的两大原则：一是，"虚劳诸不足"而脾胃虚弱者，应以调补脾胃为主，以资气血生化之源；二是，凡正虚邪恋之病情，皆应以扶正祛邪为大法。——陈仁旭.金匮释要.北京：人民卫生出版社，2009：199.

"虚劳诸不足"，泛指一切虚劳疾患，如五劳七伤等。虚劳病人，由于气血虚损，正气不足，易招致外邪侵袭，且外邪侵袭后，正虚邪恋，迁延不愈而增其虚。对于这种正虚夹风气的疾患，专补其虚则恋邪，专攻其邪则伤正，必须采用扶正祛邪之法，寓祛邪于扶正之中。（——中医研究院研究生班.金匮要略注评.北京：中国中医药出版社，2011，01：141.

"虚劳诸不足"，是指气血阴阳俱不足，"风气百疾"是指兼挟外邪。因为气血阴阳俱虚，则抵御外邪的能力减弱，容易遭受外邪的侵袭而发病。——李克光，张家礼.金匮要略译释.上海：上海科学技术出版社，2010，02：143.

【典型病案】

病案一

黄某，男，54岁，农民。1989年6月23日初诊。患肺结核16年，断服抗结核西药，病时重时轻。2个月前咳嗽加剧，咳痰带血，白睛黄染，尿黄，厌食，住某县医院传染科治疗。诊断为"肺结核空洞出血""急性黄疸型肝炎"。经中西药结合治疗，血止，黄疸消退，纳食稍增。因家贫未能住院继续治疗，于7日前自动出院。刻下症见咳嗽声怯，痰白量多，纳谷不香，便溏溲浊，面唇不华，形销骨立，舌淡暗，边齿印，苔白，脉细涩如丝。予薯蓣丸加百部、黄芩、鳖甲、丹参，嘱常服，并停用抗结核西药。患者于1991年8月7日复诊。自诉服此方3个疗程，临床症状消失，安谷长肌，劳作如昔，今来要求复检。胸片示：空洞消失，原结核病灶钙化，血沉检查正常。嘱原方续服半年，以资巩固。

按：患者患肺结核16年，又见咳痰带血，脉细涩如丝，此属肺阴已虚；咳嗽声怯，痰白量多，纳谷不香，便溏溲浊，面唇不华，形销骨立，舌淡暗，边齿印，苔白，当属肺脾气虚，化痰生湿，治宜补气养血（阴），化痰止咳，方用薯蓣丸。薯蓣丸方中薯蓣、人参、白术、茯苓、甘草、大枣补脾益气，地黄、当归、川芎、芍药、麦冬、阿胶养阴止血，杏仁、桔梗止咳化痰，又转虑患者久患肺结核，又有咯血病史，故加用百部、黄芩、鳖甲、丹参宜养阴清热，活血抗痨，药证相符，故可收取药到病减之效。——黄仰模，林昌松. 金匮要略临床发挥. 北京：科学出版社，2010，06：212.

病案二

贾某，女，63岁，陕西省府谷县墙头乡凳峁村农民。1988年8月13日初诊。自诉十余年来左侧膝盖酸麻疼痛且肿大，口渴，两尺脉细，右关虚大，舌光红无苔。此属脾肾不足，气阴两亏，兼挟风气。治拟补虚祛风，仿仲景薯蓣丸法。方用：山药18g，党参12g，白术6g，茯苓12g，炙甘草6g，当归6g，白芍12克，熟地12g，川芎6g，独活5g，桑寄生12g，怀牛膝12g，杜仲10g，麦冬15g，桂枝3g。

8日17日复诊。前方仅服4剂，左膝酸麻疼痛即大见好转，然膝仍肿大，口渴已不甚。两尺脉细，右关盛大，舌红少苔。效不更方，再予前方加阿胶6g，养血滋阴。嘱其多服，以善其后。

按：虚劳怯弱，风邪侵袭肢节、经络，故肢痛麻木，古称风痹。脾肾不足，气血两虚，故口渴，舌光红无苔，两尺脉细，右关虚大。虚劳不足，兼挟风气，既不能专事培补，以免留邪不去，亦不得一味祛风，反使重伤正气。必须以补虚为主，寓散于补，使正复而邪自去。故仿薯蓣丸法扶正祛邪，补虚祛风而效。——连建伟，李冀. 方剂学. 北京：科学出版社. 2007，1：121.

病案三

冯某，女，36 岁，教师。患心悸、失眠、头晕、目眩数年，耳鸣，潮热盗汗，心神恍惚，多悲善感，记忆锐减，食少纳呆，食不知味，食稍有不适，即肠鸣腹泻，有时大便燥结，精神倦怠，月经愆期，白带绵绵，且易外感，每感冒后即缠绵难愈。已经不能再坚持工作，病休在家。数年来治疗从未曾间断，经几处医院皆诊断为神经官能症。1963 年春天，患者病势日渐增重，且当时面色㿠白少华，消瘦憔悴，脉缓而无力，舌淡质胖，舌光无苔。综合以上的脉症，颇符合诸虚百损之虚劳证，投以薯蓣丸治疗 3 个月之久，共服 200 丸，诸症如失，健康完全恢复，一直正常工作。

按：本案患者心肝脾肾俱虚，气血阴阳皆损，故称"诸虚百损之虚劳证"。薯蓣丸中诸药配伍，有心肝脾肾同治，气血阴阳并补之功。由于虚损日久难求速效，故以小量缓图，服药百日而诸症皆愈。——连建伟,李冀.方剂学.北京:科学出版社,2007,1:121.

七、大黄䗪虫丸证

【原文】

五劳虚极羸瘦，腹满不能饮食，食伤、忧伤、饮伤、房室伤、饥伤、劳伤、经络营卫气伤，内有干血，肌肤甲错，两目黯黑。缓中补虚，大黄䗪虫主之。

大黄䗪虫丸方：

大黄十分（蒸）　黄芩二两　甘草三两　桃仁一升　杏仁一升　芍药四两　干地黄十两　干漆一两　虻虫一升　水蛭百枚　蛴螬一升　䗪虫半升

上十二味，末之，炼蜜和丸小豆大，酒饮服五丸，日三服。

【提要】

本条论述虚劳干血的证治。

【现代临床运用】

运用本方的辨证要点为肌肤甲错，两目黯黑证。临床若血瘀较甚则加丹皮、桃仁；兼阴虚者加阿胶。

现代运用本方可治疗良性肿瘤、子宫肌瘤、妇女瘀血经闭、结核性腹膜炎、腹部手术后之粘连疼痛、肝脾肿大、肝硬化、食管静脉曲张、冠心病、高脂血症、脑血栓、脂肪肝、脉管炎等有瘀血征象者。而且本方还具有改善微循环，增加心肌血流量，降低血液黏度，抑制血栓形成和血小板凝集，抗动脉粥样硬化，防止肠粘连，保护慢性肝损伤，促进体内淤血的吸收，减少血栓等药理作用。因为本方具有很强的破血逐瘀功效，临床也可以用其治疗血栓闭塞性脉管炎、静脉曲张综合征、下肢栓塞性深部静脉炎、四肢浅部静脉炎等周围血管疾病。

【名家辑要】

尤怡注：虚劳证有挟外邪者，如上所谓风气百疾是也。有挟瘀郁者，则此所谓五劳诸伤内有干血者是也。夫风气不去，则足以贼正气而生长不荣；干血不去，则足以留新血而渗灌不周，故去之不可不早也。此方润以濡其干，虫以动其瘀，通以去其闭，而仍以地黄、芍药、甘草和养其虚。攻血而不专注于血，一如薯蓣丸之去风而不着意于风也。喻氏曰：此世俗所称干血劳之良治也。血瘀于内，手足脉相失者宜之，兼入琼玉膏补润之剂尤妙。
——李克光，张家礼. 金匮要略译释. 上海：上海科学技术出版社，2010，02：146.

张璐注：夫五劳七伤，多缘劳动不节，气血凝滞，郁积生热，致伤其阴，世俗所称干血劳是也。所以仲景乘其元气未漓，先用大黄、䗪虫、水蛭、虻虫、蛴螬等蠕动噉血之物；佐以干漆、生地、桃、杏仁，行去其血，略兼甘草、芍药以缓中补虚；

黄芩以开通热瘀，酒服以行药势，待于血行尽，然后纯行缓中补虚收功。——李克光，张家礼. 金匮要略译释. 上海：上海科学技术出版社，2010：146.

程林注：此条单指内有干血而言。夫人或因七情，或因饮食，或因房劳，皆令正气内伤，血脉瘀阻，致有干血积于中，而虚羸见于外也。血积则不能以濡肌肤，故肌肤甲错，不能以营于目，则两目黯黑，与大黄䗪丸以下干血，干血去，则邪除正旺，是以谓之缓中补虚，非大黄䗪丸能缓中补虚也。——中医研究院研究生班. 金匮要略注评. 北京：中国中医药出版社，2011：144.

【医家临证思维】

对原文"两目黯黑"的理解，李克光《金匮要略译释》认为是指"两眼白珠呈青黯色"。此证在临床望诊有一定难度。从临床实际表现角度看，"两目黯黑"可理解为两眼睛眶出现紫黯，亦包括目睛昏暗无神的表现。此证多与睡眠不足，肝郁气滞，气血瘀郁相关，还应注意与先天性的眼睛眶黯黑相区别。——陈仁旭. 金匮释要. 北京：人民卫生出版社，2009，11：203.

由于五劳而致身体极度虚弱，肌肉消瘦而腹部胀满，不能吃东西，究其原因是由于饮食失节、忧伤过度、饮酒过量及房事、饥饿、疲劳过度等所引起。经络、营卫气血受到邪气损伤，致使瘀血内留，出现皮肤粗糙如鱼鳞状，两眼周围呈黯黑色等症状。治法宜缓消瘀血，调补体虚，用大黄䗪虫丸治疗。——黄志杰，姚昌绶，俞小平. 针灸甲乙经. 伤寒论金匮要略. 温病条辨精译. 北京：科学技术文献出版社，1999，09：553.

大䗪虫丸主治干血劳。虚劳病人，久虚必瘀，可形成干血，说明"干血"即是瘀血。——王雪华. 轻轻松松学金匮. 北京：人民军医出版社，2014.01：119.

【典型病案】

病案一

计某，男，55 岁。症见腹渐大胀满，下肢浮肿，纳差腹胀，右胁部刺痛，面色漆黑，神疲倦怠，小便色黄量少，大便先干后溏，脉缓，舌胖有齿痕，舌暗有瘀点，苔腻根稍黄。辨证属脾肾亏虚，气滞血瘀。治以补虚活血，行气清热，利湿退黄。方以茵陈五苓散合大黄䗪虫治疗：茵陈 30g，桂枝 6g，茯苓 20g，白术 15g，泽泻 15g，猪苓 10g。每日 1 剂，水煎后分 2 次服；大黄䗪虫丸，每次 6g，每日 2 次，30 日为 1 个疗程，一般治疗 2 个疗程。

按：肝硬化腹水，为疑难病证之一。从本证症状观之，病由"水""瘀""虚"合而致病。其中腹部胀满肿大，下肢浮肿，苔腻根稍黄，系水液外溢所致，右胁部刺痛，面色漆黑，舌暗有瘀点，则属瘀血内阻而成；而神疲倦怠，纳差腹胀，舌胖有齿痕，则属脾虚不足。故治应活血化瘀，补脾益气，利水消肿。方选茵陈五苓散合大黄䗪虫丸，旨在运用大黄䗪虫丸活血化瘀，茵陈五苓散利水消肿，白术、茯苓补脾益气，标本兼治，攻补兼施，使瘀消水去，脾运复常，正气恢复，而诸症乃愈。——黄仰模，林昌松. 金匮要略临床发挥. 北京：科学出版社，2010，06：206.

病案二

脉沉细数涩，血虚气郁，经事之不来宜也。夫五志郁极，皆从火化，饥而善食，小水澄脚如脓，三消之渐，匪伊朝夕，然胸痛吐酸，肝郁无疑。肝为风藏，郁甚则生虫，从风化也。姑拟一方，乎中见奇。川连 3g（吴萸炒），麦冬 9g（姜汁炒），蛤壳 15g，建兰叶 9g，鲜楝树根皮 30g（洗）。

治按：病属阴虚火旺。案中生虫一层，未免蛇足。

再诊：服药后，大便之坚且难者，化溏粪而易出，原属苦泄之功，然脉仍数涩，究属血虚而兼郁热。郁热日甚，藏阴日烁，舌红而碎，口渴消饮，所由来也。月事不至，血日干而火日炽，头眩目花带下，皆阴虚阳亢之见证。补藏阴为治本之缓图，清郁热乃救阴之先着。转辗思维，寓清泄于通补之中，其或有济耶。所虑病根深固，未易奏绩耳。川连、黄芩、黑栀、生地、当归、阿胶、川芎、白芍、建兰叶。另大黄䗪丸每早晚服五丸。（诒按：寓清于补，恰合病机。）

三诊：诸恙皆减。惟内热未退。带下未止。经事未通。仍以前方增损。川连、当归、洋参、白芍、女贞子、茯苓、生地、麦冬、丹参、沙苑。

四诊：经云"二阳之病发心脾，不得隐曲，女子不月，其传为风消。风消者，火盛而生风，渴饮而消水也。"先辈谓"三消为火疾，久而不已，必发痈疽。"余屡用凉血清火之药，职此故也。自六七月间，足跗生疽之后，所患消证，又稍加重，其阴愈伤，其火愈炽。今胸中如燔，牙痛齿落，阳明之火为剧。考阳明之气血两燔者，叶氏每用玉女煎，姑仿之。鲜生地、石膏、知母、元参、牛膝、川连、大生地、天冬、麦冬、茯苓、甘草、枇杷叶。（诒按：此亦消渴门中应有之证，不可不知。）（出自柳选四家医案·评选环溪草堂医案三卷）

按：五志过极皆从火化，火盛伤阴，则消渴。由于肝郁症状较为明显，所以滋阴清热的同时还需要疏肝理气；至于肝郁生虫纯属主观揣测。二诊时，大黄䗪虫丸每早晚服，可谓寓清于补，不但可治现在的主要症状，还可预防并发他病。疾病是一个不断变化的过程，郁火盛得不到有效控制，则可并发他证。足跗生疽之后，已经是郁火日盛，阴虚更甚的表现，所以改用玉女煎。

——王学华，汪少颖. 消渴病古今名家验案全析. 北京：科学技术文献出版社，2003，09：95.

病案三

杜某，男，31岁。2年前在腰肌左侧脂肪瘤做手术切除之后，在腰腹部皮下又有脂肪瘤30余处，大小不等，大的如红枣，小的如黄豆，不红不肿不痛，质地较硬。根据舌质略红，苔略黄，脉无变化而辨为痰瘀阻结证，给予大黄䗪虫丸加减：大黄6g，黄芩6g，甘草9g，桃仁12g，杏仁12g，白芍12g，生地黄24g，皂刺12g，虻虫6g，水蛭6g，蛴螬6g，䗪虫12g，桂枝12g，茯苓24g。6剂，1日1剂，水煎服。二诊：皮下脂肪瘤无变化，又以前方治疗30余剂。三诊：皮下脂肪瘤变小，复前方治疗40余剂，小脂肪瘤已触摸不到。之后，以前方变汤剂为丸剂，每次6g，每日分3服，连续治疗8个月，皮下脂肪瘤消失。

按：皮下脂肪瘤是比较难治病证之一。根据脂肪瘤质地较硬辨为瘀血，再根据舌质略红，苔薄黄辨为热，以此选用大黄䗪虫丸活血化瘀，加桂枝通结散瘀消肿，茯苓渗利痰湿。方药相互为用，以奏其效。（王付经方研究院:王付医案）

第十一章　肺痿病

肺痿是肺气痿弱不振，肺叶枯萎不用所致的一种慢性衰弱性疾病，以多唾浊沫、短气为主证，多继发于其他疾病或误治之后。分为虚热和虚寒两种证型。

一、麦门冬汤证

【原文】

火逆上气，咽喉不利，止逆下气者，麦门冬汤主之。

麦门冬汤方：

麦门冬七升　半夏一升　人参一两　甘草二两　粳米三合大枣十二枚

上六味，以水一斗二升，煮取六升，温服一升，日三夜一服。

【提要】

论述虚热肺痿的治疗。

【现代临床运用】

运用本方的辨证要点为咽喉干燥，喘咳，痰黏难咳证。临床若兼见水肿加白芍、茯苓；若兼见气短加黄芪。

现代运用本方可治疗慢性咽炎、慢性支气管炎、百日咳、肺结核、矽肺等。本方也可以用于治疗慢性胃炎、胃及十二指肠溃疡。还有报道用此方治疗鼻咽癌、肺癌、喉癌、食管癌放疗后出现的口干、咽干、舌红少津等毒副反应，效果良好。

【名家辑要】

喻昌曾注："此方为胃中津液枯燥，虚火上炎治本之良法"。

——陈仁旭.金匮释要.北京:人民卫生出版社,2009:215.

程林注:大逆则为喘为咳,咽喉为之不利。——中医研究院研究生班.金匮要略注评.中国中医药出版社,2011:144.

魏荔彤注:火逆上气,夹热气冲也;咽喉不利,肺燥津干也,主之以麦冬生津润燥,佐以半夏,开其结聚;人参、甘草、粳米、大枣,概施补益于胃土,以资肺金之助,是为肺虚有热津短者立法也。亦所以预救乎肺虚而有热之痿也。——李克光,张家礼.金匮要略译释.上海:上海科学技术出版社,2010:165.

【医家临证思维】

本方最大特点是敢于针对肺胃阴虚,虚火上炎,咽喉不利之证,于养阴药中用半夏,辛温燥湿之中于补中有消,寒中有温。——陈仁旭.金匮释要.北京:人民卫生出版社,2009:215.

本证由津液枯燥,虚火上炎所致。津枯则阴虚,阴虚则火旺,火旺必上炎。虚火灼肺,肺失清肃则喘咳;虚火灼津,咽喉失润故见咽喉干燥不利,痰液黏稠吐之不爽。本病虽证见于肺,而其源实本于胃,胃液不足则肺津不续,故治以麦门冬汤,清养肺胃,止逆下气。——李克光,张家礼.金匮要略译释.上海:上海科学技术出版社,2010:165.

麦门冬汤适应证:①凡属肺胃津亏、阴虚内热病机所致的虚劳咳嗽,久咳不愈的虚热肺痿,以及偏于虚火型喘咳者。②属于胃阴被伤的呕吐、呃逆、胃胀等病证,均可以本方为基础,加用养胃阴的药物,能促进食欲,是治疗胃病的好方。③凡大病后阴津被伤引起的咽干口燥,喜凉润者;咳嗽以早晚为重,痰少或咳痰不爽等证,以及放疗、化疗损伤所致虚热征象,均可以本方化裁应用。——王雪华.轻轻松松学金匮.北京:人民军医出版社,2014:125.

【典型病案】

病案一

唐某,女,45岁,1983年10月16日就诊。患者于1月前因发热、咳嗽、胸痛在某医院住院治疗，诊为"大叶性肺炎"。经西医治疗后，体温正常，胸痛控制。但干咳少痰，咽喉肿痛，饮食难下，声音嘶哑难出，形体渐瘦，近10余天常以静脉补液支持，神疲气短，舌质红少苔，脉细数。证属燥热伤津，咽喉不利。治宜滋阴润燥，清利咽喉，拟麦门冬汤加减：麦门冬15g，法半夏5g，明党参10g，粳米12g，玄参21g，桔梗8g，蝉蜕5g，甘草3g。服上方3剂，咽喉疼痛减轻，语音增大，继服10剂，痊愈，随访未见复发。

按：感受燥热之邪，伤及肺胃，津液亏耗，虚火上炎，故咽喉肿痛，久病气阴两虚，金破不鸣，声音嘶哑，故用麦门冬汤清热养阴，加桔梗、蝉蜕宣肺开音，标本兼治矣。——肖子曾，肖碧跃.现代名医用方心得.太原：山西科学技术出版社，2013：201.

病案二

田某，女，37岁，教师，1981年10月28日初诊。患者于10月15日因下痢新瘥即讲课，致声音欠扬，曾经某医投胖大海等中药罔效，昨日又连续上课，当晚即症状加重。现患者声音嘶哑，不能出声，咽燥口干，咳声低微，无痰，舌红无苔，脉细数。病属肺燥津伤。治以滋阴润肺。拟麦门冬汤进退：麦冬、粳米各15g，玄参、桔梗各10g，蝉蜕5g，法半夏、甘草各3g，大枣（剖）3枚。2剂。再诊：药后语能出声，但声音仍欠扬。续服原方3剂，讲话声音如常。

按：失音有外感、内伤之分，其病机亦有虚实之不同。田某系下痢后，精血阴液耗伤，复因语言过多，损伤肺气，气阴俱伤，咽喉失养，故致失音。投胖大海之属乃舍本逐末，故未能见效，宜清润养其气阴，用麦门冬汤加减。燥热清，阴液复，肺得滋润，胃得滋养，故收良效。——肖子曾，肖碧跃.现代名医用方心得.太原：山西科学技术出版社，2013：201.

病案三

成某，女，48 岁，1984 年 2 月 5 日初诊。胃脘痛 10 年，有肺结核病史。症见咳而咳痰不爽，咽喉不利，上腹饱胀，胃脘隐隐作痛，脘部烧灼，纳食不佳，口渴欲得凉润但不多饮，嗳气，大便干结。查面色苍黄，形体消瘦，舌质红，苔光剥，脉虚数。X 线钡餐检查胃窦部有激惹现象，胃窦大小弯呈锯齿状，痉挛性收缩，胃黏膜皱襞粗乱。胃镜检查：胃黏膜红白相间，以白为主，色泽变淡，黏膜变薄，皱襞变细，可透见黏膜下血管。诊断为萎缩性胃炎。证属胃阴不足，虚火犯肺。治宜养胃生津，润肺清热。方用麦门冬汤：麦门冬 20g，党参 15g，粳米 10g，姜半夏、甘草各 5g，大枣 10 枚。嘱其戒烟酒，调饮食。煎服 5 剂后，胃脘灼痛减轻，纳食增加，守方加减又服 50 剂，症状消失，食欲正常，胃镜复查提示胃黏膜组织学改变好转。随访 3 年，未见复发。

按：本例病机在于肺胃津液耗损，虚火上炎，津不上承，故咳而咽喉不利或咳痰不爽。胃阴不足，则胃脘疼痛隐隐，故治以麦门冬汤，清养肺胃，止上气。方中重用麦冬，润肺养胃，止逆下气，并清虚火；半夏用量很轻，且与大量清润药物配伍，化痰降逆而不燥；党参、甘草、粳米、大枣养胃益气，使胃得养而痛止津生，津液充肺，则虚火自敛，咳逆上气等症自可消失。——肖子曾，肖碧跃. 现代名医用方心得. 太原：山西科学技术出版社，2013：202.

二、甘草干姜汤证
【原文】

肺痿吐涎沫而不咳者，其人不渴，必遗尿，小便数，所以然者，以上虚不能制下故也。此为肺中冷，必眩，多涎唾，甘草干姜汤以温之。若服汤已渴者，属消渴。

甘草干姜汤方：

甘草四两（炙）　干姜二两（炮）

上咬咀，以水三升，煮取一升五合，去滓，分温再服。

【提要】

论述虚寒型肺痿的证治。

【现代临床运用】

运用本方的辨证要点为多涎唾，口淡不渴，小便数。临床若兼见咽燥而渴加生姜、大枣、人参。

现代运用本方可治疗眩晕、咳喘、胸背彻痛、胃痛、腹痛、呕吐、吐酸、肠鸣腹泻、经期腹痛等属寒证的疾病。

【名家辑要】

丹波元简注："此证虽说肺中冷，其源未尝不由胃阳虚乏"。——陈仁旭. 金匮释要. 北京：人民卫生出版社. 2009,11:218.

张介宾注："小水虽利于肾，而肾上连肺，若肾气无权则肾水终不能摄，故治水者，必治气，治肾者必治肺"。——陈仁旭. 金匮释要. 北京：人民卫生出版社,2009,11:218.

尤在泾注：此举肺痿之属虚冷者，以见病变之不同，以甘草干姜甘辛合用。为温肺复气之剂。服后病不去而加渴者，则属消渴，盖小便数而渴者为消。不渴者，非下虚即肺冷也。——中医研究院研究生班. 金匮要略注评. 北京：中国中医药出版社,2011,01:153.

【医家临证思维】

甘草干姜汤的适应证：①慢性咳喘属于虚寒者；②胃脘痛、呕吐、吞酸、腹胀疼痛等，属于肺胃虚寒者；③下焦虚寒性病变，如淋证、遗尿等。——王雪华. 轻轻松松学金匮. 北京：人民军医出版社,2014:123.

虚寒肺痿多源于本脏自病，可见于素体阳虚，或先天肺气不足，或由虚热肺痿迁延不愈阴损及阳演变而来。——张琦，赵天才.金匮要略. 北京：中国中医药科技出版社,2012:106.

肺痿之病，临床以虚热者多见。如果病人素体阳虚，或治疗失当，病程经久，亦可由阴损及阳而转变为虚寒肺痿。——李克光,张家礼.金匮要略译释.上海:上海科学技术出版社,2010:160.

【典型病案】

病案一

刘某，30 岁，小学教师。患遗尿症甚久，日则间有遗出，夜则数遗无间，良以为苦。医生认为肾气虚损，或温肾滋水而用桂附地黄汤，或补肾温涩而用固阴煎，或以脾胃虚寒而用黄芪建中汤、补中益气汤，其他鹿茸、紫河车、天生磺之类，均曾尝试，有有效，有不效，久则依然而无法治。吾见前服诸方，于证未尝不合，何以投之罔效？细诊其脉，右部寸关皆弱，舌白润无苔，口淡，不咳，唾涎，胃纳略减，小便清长，而且不时遗，夜为甚，大便溏薄。遂疏与甘草干姜汤，炙甘草24g，干姜（炮透）9g，每日 2 剂。3 日后，尿遗大减，涎沫亦稀，再服 5 日而诸症尽除。然以 8 日服药 16 剂，竟愈此难治之证，诚非始料所及。

按：审系。肾、脾、肺三脏之病。但补肾温脾之药，服之屡矣，所未服者肺经之药耳。复思消渴一证，肺为水之高源，水不从于气化，下注于肾，脾虚而不能约制，则关门洞开，是以治肺为首要，而本证亦何独不然。景岳有说："小水虽利于肾，而肾上连肺，若肺气无权，则肾水终不能摄，故治水者必先治气，治肾者必先治肺。"本证病缘于肾，因知有温肺以化水之治法。又甘草干姜汤原有治遗尿之说，更为借用有力之依据。——肖子曾，肖碧跃.现代名医用方心得.太原:山西科学技术出版社,2013:221.

病案二

袁某，女，46，干部。病史：9 月间，患伤寒证。患者平素有脾阳不足，消化不良之宿病。此次患伤寒后，前医屡用辛温疏表之剂，发汗多次，而病不解，嗣即精神不振，食欲显著减少，恶寒头痛，自汗出，心烦躁，蜷伏侧卧，重被觉寒，口干不渴，舌苔白腻，脉象豁大无神。从问诊中，知其平素阳虚，因误汗，阳气外越，而证见烦躁，四肢厥冷，知为亡阳之先兆，亟以大剂加味甘草干姜汤与之。证属：阴阳两虚。治宜：育阴扶阳。处方：甘草15g，干姜12g，白芍12g，附子10g。服药2剂，虚汗已敛，恶寒罢而躁烦宁。连服3剂，诸症消失，后以调理脾胃之剂，食欲渐展，恢复健康。若此时不知为阳气已虚，而仍用辛温疏解之剂，则一阵狂汗，阳气消亡，虽欲救之，已无及矣。故阳虚之人，发汗时，要时注意到大汗亡阳。

按：盖阳虚之人，最忌发汗，而阴虚之人，最忌攻下和利小便。以过汗则亡阳，误下则伤阴。伤寒证阳气不足，或妄汗误下，每致亡阳伤阴，轻病转重，重病致死。本证为虚寒陷于太阴，故用干姜以振脾阳，脾阳恢复，则厥愈足温。甘草能生津液而扶脾阴，脾阴一复，则咽湿润而烦躁宁，更兼甘草与干姜同用，能扶心阳，心气强则四肢厥逆和烦躁不宁之症，可以俱解。
——肖子曾，肖碧跃. 现代名医用方心得. 太原：山西科学技术出版社，2013：221.

病案三

小儿石珊，端午节伤于饮食，晚间又受风寒，翌日发热恶寒，腹疼泄泻，服发表消导药，表解而泻未止，以为虚复进温补药，泻得止，而腹胀且痛，又服泻药，遂泻而不止。诊其脉弱无力，口淡乏味，舌苔薄白，不干，腹鸣，日泻五六次，不胀不痛，神色饮食均佳，归纳分析病情，乃胃寒而未大虚，不宜参术之补，亦非肠热胃寒，不合泻心汤寒热杂进之药。……因拟温胃阳补脾虚之甘草干姜汤。药用炙甘草24g，干姜9g（不炮）温煎频服，1日2剂，泻减效著，连服2日，泻全止，用异功散调理而安。

按：此为湿寒脾泻。甘草炙用，侧重温补脾胃，干姜不炮，取辛热燥脾温以行水而止泻，是在临证时之辨证活用，于此可见经方运用之妙。——肖子曾，肖碧跃. 现代名医用方心得. 太原：山西科学技术出版社，2013：221.

第十二章　肺痈病

　　肺痈是指以发热寒战，咳嗽胸痛，咯吐腥臭脓痰或脓血为主要临床表现的一类病证。风邪入肺，郁而生热，风热二邪相搏为肺痈的病因病机。其病变部位在于肺，病变机理是风邪袭于肺，热邪伤及血络，肺与血络被风热二邪所侵，壅结不散，出现发热寒战，咳嗽胸痛，咯吐腥臭脓痰或脓血。关于肺痈病的治疗，该篇中条文记载仅桔梗汤及葶苈大枣泻肺汤二方，和后世增添的附方《千金》苇茎汤。在肺痈早期，采用清热解毒佐以化瘀期散结的治疗法则，而肺痈晚期，则以清热解毒佐以排脓为治疗法则。肺痈病在当时是一个病情严重，预后不良的疾病，在该篇中对肺痈病的预后下了"始萌可救，脓成则死"这样的结论，所以在肺痈早期病情要及时控制。

一、葶苈大枣泻肺汤证

【原文】

肺痈，喘不得卧，葶苈大枣泻肺汤主之。

葶苈大枣泻肺汤方：

葶苈（熬令黄色，捣丸如弹子大）　大枣十二枚

【提要】

本条主要论述肺痈初起的证治。

【现代临床运用】

本方以痰涎壅肺、咳喘胸满、气急浮肿、苔腻脉滑，为其辨证要点。治胸水、胸痛、咳喘、苔黄口渴等症，加栝楼壳、黄

芩、鱼腥草、杏仁、桑白皮；胸痛者，加川楝、郁金；胸水由结核所致者，加甘遂、百部、夏枯草、重楼。

现在临床多用于肺源性心脏病、肺炎、渗出性胸膜炎、非进行性血胸、渗出性胸膜炎、慢性肾功能衰竭合并心包积液、术后胸腔积液等证属实邪壅肺者。

【名家辑要】

王士雄注：《外台》用葶苈、杏仁各一升，大枣六十枚，合煎如膏，加蜜作丸桐子大。桑白皮汤下六七十丸，以大便通利为度。《本事方》无杏仁，有陈皮、桔梗，枣肉丸梧子大。每服五七丸，饮下，名枣膏丸。元戎于本方加麻黄、五味子，并治痰实饮闭而为喘胀者。余治虚弱人，患实痰哮喘者。用葶苈炒黄，煎汤去渣，以汤煮大枣食之。亦变峻剂为缓剂之法也。——王士雄.温热经纬.太原：山西科学技术出版社，2013：200.

陈修园注：治支饮阻隔气道，呼吸不利。——陈修园.陈修园医学全书.太原：山西科学技术出版社，2011：526.

庆云阁注：用水先熬大枣汤，丹煎葶苈一杯尝，肺中作病成痈后，下尽脓痰是妙方。——庆云阁.庆云阁医学摘粹.沈阳：辽宁科学技术出版社，2011：162.

张介宾注：肺证胸膈胀痛，上气喘急，或身面浮肿，鼻塞声重。——张介宾.景岳全书（下册）.上海：第二军医大学出版社，2006：1704.

尤怡注：肺痈喘不得卧，肺气被迫，亦已甚矣，故须峻药顿服，以逐其邪。葶苈苦寒，入肺泄气闭，加大枣甘温以和药力，亦犹皂荚丸之饮以枣膏也。——尤怡.金匮要略心典.太原：山西科学技术出版社，2008：53.

【医家临证思维】

王占玺认为本方既用于"支饮不得息"又用于"肺痈喘不得卧"，二者虽异，但治则相同，体现"异病同治"之原则。这是因为肺痈初期，风热塞肺，与痰涎结聚而为痈，导致气机闭阻，故"喘不得卧"；支饮迁延日久，痰涎壅塞，肺气不利，所以"不得息"，由于病机则一，故可异病同治。本方不仅用于支饮和肺痈脓未成者，凡肺中邪实，证见咳喘不得息者，皆可用之。——王占玺.金匮要略临床研究.北京：科学技术文献出版社，1994：352.

谭日强认为本条论述肺痈初起的证治。肺痈初起，痰涎壅塞，肺气阻滞，故喘不得卧。葶苈大枣泻肺汤：葶苈通利水道，泻肺平喘，大枣缓和刺激，兼顾胃气，故主治之。又治肺痈咳逆上气，胸部胀满，喘鸣塞迫，一身面目浮肿，亦是取其泻肺逐水之功。——谭日强.金匮要略浅述.北京：人民卫生出版社，1981：124.

陈素云认为肺痈病，胸部胀满，全身及颜面均浮肿，鼻部发堵而流清涕，闻不出香臭酸辣的气味，咳嗽气逆，喘促喉鸣，这是因为痰涎堵塞的缘故，可用葶苈大枣泻肺汤治疗。葶苈苦寒，开肺祛痰，逐水定喘，大枣甘温扶助正气，以缓和葶苈峻烈的药性。——陈素云.金匮要略选读.中国人民解放军第一军医大学，1980：24.

李克光认为葶苈大枣泻肺汤为泻肺峻剂，一般多用于肺痈初期，表证已解，酿脓脓未成时，或脓已成而病机属痰壅气闭，形气俱实者。如脓成转虚，本方即当禁用。另外，本方除治肺痈，还可用于治支饮不得息。凡证见咳嗽喘息不得卧，胸胁胀满，痰涎壅塞，形气俱实，不论肺痈或支饮，皆可使用。——李克光.金匮要略译释.上海：上海科学技术出版社，1993：188.

【典型病案】

病案一

李某，女，73岁。2001年12月4日就诊。诉：咳嗽已10余天，近3天来病势加重，咳嗽频作，唾吐白沫，间有黄色脓痰，气息急促，不能平卧，胸中隐痛，胃纳不进，仅时饮少许米汤。脉浮滑重按无力，右寸稍弦而独盛。舌质干枯、苔黄厚。此系太阴感受风寒，失于宣泄，郁久化热，痰热壅结气道，清肃无权，加之气津耗损，虚中挟实之候。治宜泻肺清热排痰以驱邪，补气生津以扶正。处方：葶苈 10g，大枣 10g，桑白皮 12g，苏子 9g，苇茎 15g，冬瓜仁 20g，桔梗 6g，川贝 6g（冲服），花粉 15g，北沙参 20g，党参 20g，甘草 6g。水煎服，日 3 次。服 1 剂证减，再服而喘息全定，能进饮食，尚微咳唾少许白沫，继处六君子汤加薏苡、杏仁、麦冬、枇杷叶，服 2 剂痊愈。

按： 葶苈大枣泻肺汤药仅两味，但在临床上若选用适宜，疗效甚著。一般适用于肺部痰热壅结，表现咳嗽喘甚而肿满者，无不应手取效。上述病例气津两虚而配用花粉、沙参、党参等。临床上不只局限于治疗肺痈（肺脓疡），笔者经验凡是肺部及气管病变，中医辨证属于痰浊、水湿、邪热壅阻于肺，导致肺失肃降者皆可选用随证情变化加减，疗效颇佳。——韩学鲲. 葶苈大枣泻肺汤临床应用举隅. 四川中医,2007,25（11）:123—124.

病案二

某男，34 岁，农民。1999 年 5 月 9 日初诊。1 周前因高热、胸痛、咳嗽在当地医院拟诊为结核性渗出性胸膜炎。经抗结核治疗，胸腔穿刺 4 次，抽出胸水 1600 毫升，胸痛缓解，但仍午后发热，咳嗽，咯唾大量腥臭脓痰 120 毫升/日，喘息不能平卧，遂来我院急诊。体温 38.9℃，脉搏 88 次/分，呼吸 20 次/分，浅表淋巴结未及，右肺呼吸音低，语颤消失，叩诊呈浊音，左肺可闻及痰鸣音。血白细胞计数 $16.8×10^9$/升，中性 0.86，X 线全胸片示右侧胸腔积液。为进一步治疗而收入急诊病区。予抗结核、抗感染、微孔胸腔闭塞引流术引出 500 毫升脓性分泌物，体温下降，但仍喘促不能平卧，咯唾大量腥臭脓痰。拟方葶苈大枣泻肺汤、桔梗汤出入。处方：葶苈子 15g，苏子 10g，桑白皮 10g，合欢皮 10g，桔梗 10g，生甘草 8g。颗粒剂，1 日 2 剂冲服。药后当夜，喘息渐平，已能高枕而卧，痰量减少。次日中午竟能平卧，痰色转白，无腥臭味。复查血常规白细胞计数 9.6×10⁹/升，中性 0.66。

　　按：《金匮要略》肺痈篇云："肺痈，喘不得卧，葶苈大枣泻肺汤主之……咳而胸满，振寒脉数……久久吐脓如米粥者，桔梗汤主之。"患者罹胸膜炎后因反复胸腔穿刺，合并脓胸，出现发热、喘息不得卧、咯唾大量脓腥臭痰。方中葶苈子泻肺平喘治肺痈；佐以苏子、桑白皮化痰泻热；桔梗开其肺气，载药上行，排脓涤痰；甘草清热解毒。二方合之，泻肺平喘，排脓涤痰。——奚肇庆.经方肺系急证实验录6则.江苏中医药,2004:31.

二、《千金》苇茎汤证

【原文】

《千金》苇茎汤：

治咳有微热、烦满、胸中甲错，是为肺痈。

苇茎二升　薏苡仁半升　桃仁五十枚　瓜瓣半升

【提要】

此方主要论述肺痈的证治。

【现代临床运用】

　　本方以咳喘，咳有微热，甚则咳吐臭痰脓血，胸中隐痛，烦满，苔黄腻，脉滑数为辨证要点。临床上若咳喘伴恶寒发热者，加麻黄、杏仁、石膏等；邪热炽盛者，加银花、黄芩等；咳吐黄痰者，加胆南星、栝楼壳、平地木等；咯血者，加白茅根、仙鹤草、栀子碳等；阴虚者，加沙参、麦冬、玉竹、百合等；便秘者加大黄、芦荟等。

　　现代主要用于慢性阻塞性肺疾病、大叶性肺炎、肺脓肿、肺结核、支气管扩张、慢性结肠炎、肝脓肿、慢性阑尾炎、慢性盆腔炎、产后便秘等属本方证者。

【名家辑要】

　　尤怡注：此方具下热散结通瘀之力，而重不伤峻，缓不伤懈，可补桔梗汤、桔梗白散二方之偏，亦良法也。——尤怡. 金匮要略心典. 太原：山西科学技术出版社，2008：56.

徐彬：此治肺痈之阳剂也。盖咳而有微热，是邪在阳分也，烦满则挟湿矣。至胸中甲错，是内之形体为病，故甲错独见于胸中，乃胸上之气血两病也。故以苇茎之轻浮而甘寒者，解阳分之气热，桃仁泻血分之结热，薏苡下肺中之湿，瓜瓣清结热而吐其败浊，所谓在上者越之耳。——徐忠可. 金匮要略论注. 北京：人民卫生出版社，1993：8.

王子接注：苇，芦之大者；茎，干也。是方也，推作者之意，病在膈上，越之使吐也。盖肺痈由于气血混一，营卫不分，以二味凉其气，二味行其血，分清营卫之气，因势涌越，诚为先着。其瓜瓣当用丝瓜者良。时珍曰：丝瓜经络贯串，能通脉络脏腑，消肿化痰，治诸血病，与桃仁有相须之理。薏仁下气，苇茎上升，一升一降，激而行其气血，则肉之未败者，不致成脓，痈之已溃者，能令吐出矣。今时用嫩苇根，性寒涤热，冬瓜瓣性急趋下，合之二仁，变成润下之方，借以治肺痈，其义颇盖。——王子接. 绛雪园古方选注. 上海：上海科学技术出版社，1982：62.

【医家临证思维】

刘渡舟认为千金苇茎汤证胸痛或咳有微热，脉弦细。如以细为阴虚，用滋润药则增其痛；如以弦为气滞，用辛香药则增其痛。何哉？以滋则助瘀，辛香助热故也。本方甘寒而润，苦而滑利，利血脉之瘀，清肺胃之热。使热与瘀同去，其病自解。临床每以芦根代苇茎，以冬瓜仁代瓜瓣，效亦可观（肝阴虚之胁痛禁用辛香，肺阴虚之胸痛亦然），如见咳嗽痰血，则加藕节、茅根、丹皮、仙鹤草；如属肺脓疡（肺痈）脓痰有味，则用鱼腥草30g 煎本方药末；如痰多黏滞，咯吐不利，加川贝、栝楼霜；如胸痛掣及两胁，脉弦细不变者，加夏枯草、功劳叶、川楝；如兼见不欲食，闻荤腥则泛恶欲吐，口干又不欲饮，可加鲜石斛、北沙

参、竹茹、橘络、梨汁、藕汁。——侯泽民,张蕴馥,张鲜.刘渡
舟伤寒临证带教笔记.北京:北京科学技术出版社,2012:105.

　　刘伟胜认为千金苇茎汤药味平淡,但其清热化痰、逐瘀之功
显著。方中苇茎甘寒清肺泄热;冬瓜仁清热祛痰;薏苡仁清热利
湿;桃仁活血祛瘀以散热结;加入苦杏仁、前胡、桔梗、紫菀、
桑白皮宣肺化痰止咳;太子参、五味子、麦冬益气养阴以生津
液。诸药合用,共奏清热化痰,宣肺利气,益气养阴之功。其妙
在于清热与益气、养阴并用,扶正祛邪两顾,补虚而不恋邪,邪
去正亦复,调整机体内环境,从而减轻放射性所致的损伤。本组
临床观察表明,千金苇茎汤加味对缓解放射性肺炎的症状有明确
效果,且无明显毒副作用,值得在临床推广。——邓铁涛.名师
与高徒·第二届著名中医药学家学术传承高层论坛选粹.北京:中
国中医药出版社,2007:227.

　　杨少山认为千金苇茎汤原方中重用的苇茎甘寒质轻而浮,有
宣透之性,善清肺热而疗痈,《本经逢源》谓其"专于利窍,善治
肺痈,吐脓血臭痰",为肺痈必用之品,故用以为君。瓜瓣、薏
苡仁利湿化痰排脓,桃仁行瘀。四药配伍,共奏清热化痰、逐瘀
排脓之效。或因热病流行,或因痰热素盛,肺痈常见,以苇茎汤
加减(常以芦根与冬瓜子代替苇茎、瓜瓣),屡试不爽,不论肺
痈将成抑或已成皆可使用。用于肺痈脓未成者,服之可使消散;
脓已成者,可使肺热清,痰瘀化,脓液外排,痈渐痊愈。——陈
坚翱,徐红.杨少山运用千金苇茎汤临证思路与验案3则.江西中
医药大学学报,2015,03:33—34+54.

【典型病案】

病案一

　　某男,45岁,教师。患者恶寒发热,头痛身倦,喉痒咳嗽10
余天,舌质红,苔薄白,脉浮数,按风热犯肺施治,投清热祛风,
宣肺解表之剂。服药3剂,恶寒虽止;余证有增无减。胸部疼痛,

咳吐腥臭脓痰，舌苔黄，脉滑数。X线胸透示肺脓疡。证属中医肺痈范畴，为热毒犯肺，瘀结而成，以《千金》苇茎汤加味：苇茎20g，冬瓜仁20g，桃仁9g，贝母15g，黄芩10g，薏苡仁20g，鱼腥草15g。水煎服，日2次。服药3剂，发热、胸痛明显减轻，仍咳痰不爽，守上方加桔梗10g。前后进药20剂，诸症悉除。

按：本案肺痈因热毒犯肺，瘀结而成，投苇茎汤加味，使月余之疾，得即痊愈。——王庆国.中医名著名篇临床导读方剂卷.北京：中国医药科技出版社，2010:514.

病案二

患者李某，女，75岁，于2014年8月4日初诊。患者因受凉感冒、咳嗽十余日，在家自行服用感冒、止咳药后，干咳少痰，咳痰不爽，咽部干痒，晨起尤甚，神疲乏力，偶有胸闷，胃纳欠佳，夜寐、二便尚可，舌红、苔薄腻，脉弦。处方：干芦根15g，冬瓜子15g，生甘草5g，浙贝母10g，水前胡10g，桑白皮15g，生薏苡仁30g，黄芩6g，炒谷、麦芽各15g，川石斛12g，炒苏子10g，炙款冬花10g，炙紫菀10g。7剂，水煎，日服2次。

复诊：患者咳嗽、痰咳不爽好转，胸闷已除，胃纳渐增。继予原方基础上加减。

按：该患者热病后干咳少痰、咳痰不爽，肺气失宣，当以宣肺化痰！杨老方用千金苇茎汤加减。方中干芦根、冬瓜子、生薏苡仁，启上闸，开支河，导湿下行；桑白皮助芦根升提肺气，清开浊降，与黄芩合奏清肺化痰养阴之功；浙贝母、水前胡、炒苏子、炙款冬花、炙紫菀，助干芦根、冬瓜子润肺止咳化痰，符合"治上焦如羽，非轻不举"之原则，服之咳痰顺畅，咳嗽自愈；川石斛益胃生津，滋阴清热，以治患者热病伤津之口咽干燥，亦与薏苡仁、炒谷麦芽合用，顾护脾胃，使胃阴不损，胃气安和，全方用药轻巧灵活，丝丝入扣。——陈坚翔，徐红.杨少山运用千金苇茎汤临证思路与验案3则.江西中医药大学学报，2015,03：

33—34+54.

病案三

庞某，女，32岁，1992年4月30日初诊。患者于2年前因发烧、咳嗽被某医院诊断为浸润型肺结核。一个月前突因发烧、大咯血入某院住院治疗。体温：39℃。听诊：双肺湿性啰音。X线：双上肺片状阴影，边缘模糊不清，提示：浸润型肺结核。胸片：右上肺见0.3×0.2cm空洞形成。痰结核菌检查阳性，血沉加快。经应用止血药、抗生素、抗结核病药，咯血已经止住，但发烧持续不退，患者出院转求中医治疗。现症：咳嗽痰多，黏稠色黄，咳引胸痛，颧红身热，五心烦热，盗汗，口渴，眠少，纳差，便干，月经不调，舌质红，苔黄、脉细数。处方：千金苇茎汤加味：药用苇茎100g，生薏仁、冬瓜子各50g，桃仁、丹皮、贝母、玄参、鳖甲各15g，百合、栝楼各35g，麦冬、地骨皮、桑皮各25g，生地20g，百部、知母各10g。水煎服，每日1剂，连服1周，身热渐退，咳轻痰少，饮食大增，药证相符，效不更方，又连服20余剂，患者感觉良好，体重增加，活动自如，又嘱其以自拟抗痨散长期服用，结合西药抗结核化疗，2个月1个疗程，3个疗程后，复查痰结核菌阴性，胸片提示：双肺钙化，随访至今未见复发。

按：千金苇茎汤载自唐·孙思邈《备急千金要方》卷十七中，由薏苡仁、苇茎、桃仁、冬瓜子（原方瓜瓣，即甜瓜子）4味组成，有清肺化痰，逐瘀排脓的功用。后来历代医家皆用此方治疗肺痈。笔者在临床实践中凡是肺系疾病属痰热瘀结者皆用此方加减治疗，每遇良效。上述病例经辨证该证属肺肾阴虚，刑火克金，痰热瘀阻，气津两伤。治宜滋阴润肺，降火化痰。——王丽英.千金苇茎汤治疗肺系疾病.实用中医内科杂志,1998,12(2)：44+48.

三、桔梗汤证

【原文】

咳而胸满，振寒脉数，咽干不渴，时出浊唾腥臭，久久吐脓如米粥者，为肺痈，桔梗汤主之。

桔梗汤方：亦治血痹。

桔梗一两　甘草二两

【提要】

本条是论述肺痈成脓的证治

【现代临床运用】

本方以咽喉肿痛、咳嗽痰多为辨证要点。若恶寒发热，加连翘、银花；咳痰黄稠，加桑白皮、贝母、黄芩；咽痛音哑，加薄荷、蝉蜕、牛蒡子；咽痛较剧，加山豆根、马勃、射干；肺痈，加芦根、冬瓜子、薏苡仁、鱼腥草。

现代常用于治疗咽喉炎、肺炎、扁桃体炎、肺脓疡、食道炎等属本方证者。

【名家辑要】

尤怡注：此条见证，具如前第二条所云，乃肺痈之证也。此病为风热所壅，故以苦梗开之；热聚则成毒，故以甘草解之。而甘倍于苦，其力似乎太缓，意者痈脓已成，正伤毒溃之时，有非峻剂所可排击者，故药不嫌轻耳。后附《外台》桔梗白散，治证与此正同。方中桔梗、贝母同用，而无甘草之甘缓，且有巴豆之毒热，似亦以毒攻毒之意，然非病盛气实，非峻药不能为功者，不可侥幸一试也。是在审其形之肥瘠与病之缓急而善其用焉。

——尤怡.金匮要略心典.太原:山西科学技术出版社,2008:54.

【医家临证思维】

赖天松认为本方证以咳吐黄痰脓血腥臭，胸满，苔黄腻，脉滑数为辨证要点。可用治肺脓疡早中期。可合千金苇茎汤再加银花、连翘、败酱草、鱼腥草等清热解毒排脓之药。——赖天松.

临床方剂手册.北京:人民卫生出版社,1992年,1:537.

谭日强认为附方《外台》桔梗白散,与本条桔梗汤主治相同,方中贝母散结化痰,为治痈脓之要药,但巴豆辛温峻烈,非体实证实者,未可轻试。编者曾用桔梗白散去巴豆,加赤小豆、甘草节,合千金苇茎汤治肺痈吐脓,疗效颇好,可供临床参考。
——谭日强.金匮要略浅述.北京:人民卫生出版社,1981:125.

陈素云认为桔梗具有祛痰排脓的作用,甘草解毒清热。服法的最后一句,"则吐脓血也",意思是服药后,当吐脓血,病即痊愈。桔梗汤虽为治肺痈已成脓的方剂,但临床上多与《千金》苇茎汤合用,故在该篇的附方中附有《千金》苇茎汤方。——陈素云.金匮要略选读.中国人民解放军第一军医大学,1980:25.

李克光认为从本条"久久吐脓如米粥"可知,肺痈成脓期病程较表证期和酿脓期要长。痈脓溃后,邪正相争趋于平缓,症状表现也不如前二期剧烈,病势逐渐转虚。因此,溃脓期用药应当从缓从轻,尤其是不可妄用攻泄之剂,以免引起它变。——李克光.金匮要略译释.上海科学技术出版社,1993:189.

【典型病案】

病案一

施某,男,17岁。憎寒发热1周,咳嗽胸闷不畅,吐少量白色黏痰。查血:白细胞和中性粒细胞偏高。X线报告左下肺脓疡。使用大量抗生素,发热不退,处方:桔梗60g,生甘草30g。服药1剂,咳嗽增剧,第二日吐出大量脓痰,夹有腥臭。原方继进2剂,排出多量脓痰,发热下降。上方减桔梗为20g,生甘草10g,加南沙参、金银花、鱼腥草、生薏苡仁、栝楼皮等,服至10余剂,脓尽热退,胸透复查,脓疡消散吸收,血常规正常。

按:本方证为肺痈脓成,即所谓"溃脓期或称肺痈后期",其病机为热伤营血,热孽脓溃,其病较为深重,正气难以驱邪外出。方中桔梗入肺,宣提肺气,消肿排脓;倍甘草生用,清热解毒，扶正以防痈脓再生。二者相伍，养阴利咽，宣气去腐，故服后促使脓血排出。——蒋健.金匮要略方药临床应用与研究.上海：上海科学技术出版社，2012：121.

病案二

王某，女，56岁，2007年3月27日就诊。主诉：去年患柯萨奇病毒性肝炎后易感冒，经常咽痛咽干，易感疲劳，舌偏红，苔薄黄腻，脉细弦。桔梗汤主之。桔梗10g，甘草10g，7剂。二诊（4月3日）服药后咽痛咽干霍然而愈。

按：病毒感染之后，体内余毒并未肃清，加之机体免疫功能下降，所以平常易感疲劳并反复感冒。对于这种状态，用西医抗病毒药物显然属于"杀鸡用牛刀"，用提高免疫功能药物或补药似又显得无此必要。虽是区区小疾，着实恼人。桔梗汤方药一小撮，价极便宜，效出意外。——蒋健.金匮要略方药临床应用与研究.上海：上海科学技术出版社，2012：121.

病案三

夏某，男，20岁。患慢性咽炎，最近几日咽喉部疼痛不适，有时发痒咳嗽，无痰，经服四环素等药无效。过去曾多次发病服用西药效果不满意。舌红苔少，脉弦细。方用桔梗汤加味。处方：桔梗3g，甘草3g，生地3g，玄参3g。泡水当茶饮，每日1剂。连服3剂后，咽痛消失而愈。

按：本方为邪热客于少阴，邪热上攻而致咽喉肿痛。少阴阴火上扰，客于经脉，而致咽干肿痛。故治以本方清热利咽，养阴解毒为法。方中桔梗宣肺开结，除寒热，疗咽喉；喉为肺之窍，治咽必以开肺利咽，加桔梗清热以消肿，而咽痛可愈。——蒋健.金匮要略方药临床应用与研究.上海：上海科学技术出版社，2012：121.

第十三章 咳嗽上气病

咳嗽上气病是以咳嗽气喘，胸满烦闷为主要临床表现的一类病证。外邪犯表，痰饮伏肺，肺失宣降而导致咳嗽上气病。外邪犯表，腠理闭郁，肺气失宣是咳嗽上气病的基本病因病机。《金匮要略》所论咳嗽上气病涉及现代所论的咳嗽、哮喘、肺胀等病证。三者在病因方面都与感受外邪，痰饮内停相关；病机上多有邪实气闭，宣降失常；症状表现上多有咳嗽气急，或喘逆不能平卧，或喉中有痰鸣声等；治法上均以宣降肺气，调畅气机为主；遣方用药方面也有许多相通之处。外邪袭卫，肺气失宣，则表现为咳嗽，咳嗽一般病情轻浅，预后较好，及时治疗多能短时间内治愈；若治疗失当，则易由实转虚，虚实夹杂，病位由肺及脾、肾，脾土失运，痰浊内生而病势缠绵难愈，肾不纳气而发为哮喘。痰浊内阻，气血不畅，病久甚至可损及心脏，最终导致肺、心、脾、肾诸脏皆虚，痰浊、水饮、气滞、瘀血互结而病情缠绵难愈，演变成为肺胀。

一、射干麻黄汤证

【原文】

咳而上气，喉中水鸡声，射干麻黄汤主之。

射干麻黄汤方：

射干十三枚　麻黄四两　生姜四两　细辛、紫菀、款冬花各三两　五味子半升　大枣七枚　半夏（大者，洗）八枚

上九味以水一斗二升，先煮麻黄两沸，去上沫，内诸药，煮

取三升，分温三服。

【提要】

本条主要论述外寒里饮致咳喘，喉中哮鸣如水鸡声的证治。

【现代临床运用】

运用本方的辨证要点为咳嗽，气喘，喉间痰鸣似水鸡声，脉浮紧或沉迟。临证中可加桂枝以温阳化饮；加茯苓、白术以健脾消痰；兼气虚者加党参；兼阳虚者加附子。

现代运用本方可治疗喘息性支气管炎、小儿支气管炎、急慢性支气管哮喘、咳嗽、慢性肺源性心脏病、肺气肿、急性支气管炎合并支原体感染等属外感风寒，痰饮停肺者。

【名家辑要】

巢元方注："肺病令人上气，兼胸膈痰满，气机壅滞，咳息不调，致咽喉有声，如水鸡之鸣也。"——巢元方.巢氏诸病源候总论.上海：上海人民出版社，2005：203.

周扬俊注：嘉言云：上气声如水鸡，明系痰阻其气尔，阻之务在去之，而仲景不专于去痰者，以肺受风寒，主气之司，已为邪困而不能自持，莫若主于发表，而佐以润燥下气开痰四法，聚于一方内，以分解其邪，不使之合，此因证定药之大法也。——周扬俊.金匮玉函经二注.北京：人民卫生出版社，1990：125.

王琦注：射干麻黄汤证病机为内有停饮，外感寒邪，属于寒饮咳喘证。因寒饮射肺，肺失肃降，故咳嗽上气，加之痰随气逆，阻滞气道，故喉中痰鸣如水鸡声。——王琦.经方应用.上海：上海人民出版社，2005：128.

【医家临证思维】

姜春华认为，本方用于哮喘，肺胀，痰稀作白沫状，夜间喉中做水鸡声，舌淡，苔白，脉滑。证属肺有寒饮，拟以射干麻黄汤加减。——姜春华.经方应用与研究.银川：宁夏人民出版社，1981：86.

胡希恕认为，气管炎咳逆痰多，咽中不利者，本方有良效。若口干或烦躁者宜更加石膏。——冯世纶，张长恩.经方传真:胡希恕经方理论与实践.北京:中国中医药出版社,2008:99.

王付认为，本方射干与麻黄的量比是 3:4，麻黄量大于射干，从而使射干易性，并从麻黄治饮邪在肺在喉之病证，因此在用射干、麻黄时，切不可将射干用量大于麻黄，若其用量大于麻黄，则不能达到治疗寒饮郁肺结喉证。——尚炽昌,王付.经方配伍用药指南.北京:中国中医药出版社,1998:85.

【典型病案】

病案一

林某，男，54 岁。2015 年 6 月 22 日初诊:心悸 10 余天，常失眠，2014 年底双股骨头转换术后，既往有哮喘史，近常咳喘，痰多，色白而黏，每日用气雾剂 2~3 次，习惯高枕卧，用药后可平卧，饮水多，汗出多，盗汗，不恶寒，纳差，大便不成形，苔白根腻，脉细数弦。处方:射干 10g，麻黄 10g，姜半夏 15g，五味子 15g，炙甘草 6g，细辛 6g，陈皮 30g，生石膏 45g，紫菀 10g，款冬花 10g，7 剂。

2015 年 7 月 3 日二诊::咳喘减，痰量减少，每日只用气雾剂一次，口干，大便不成形，饮水少。苔白根腻轻，脉细弦。上方增细辛至 10g，7 剂。

按:咳喘痰多纳差便溏为饮甚，痰色白而黏为寒不甚，饮水多有内热，自汗盗汗为表寒里热之证，辨六经为太阳阳明太阴合病，射干麻黄汤方证，加石膏清热，陈皮化痰。其虽有表证较小青龙汤轻，痰饮又较半夏厚朴汤重，虽无喉中水鸡声，亦可用之取效。——邓锐.冯世纶射干麻黄汤医案解析.中国中医药报.2016,6(22):004.

病案二

冯仕觉（7 月 21 日）自去年初冬始病咳逆倚息，吐涎沫，自以为痰饮。今诊得两脉浮弦而大，舌苔腻，喘息时胸部间作水鸣之声。肺气不得疏畅，当无可疑。昔人以麻黄为定喘要药，今拟用射干麻黄汤。处方：射干20g，净麻黄15g，款冬花9g，紫菀9g，北细辛6g，制半夏9g，五味子6g，生姜3片，红枣7枚，生远志12g，桔梗15g。

按： 本病为咳嗽上气病。患者咳逆吐涎沫，膺间水鸣声，是痰饮伏肺，气机不得宣通之象。麻黄为定喘要药，配伍肃肺舒机的射干，共奏降逆止咳之功。方以射干麻黄汤化痰止咳，宣肺平喘，佐以生远志化痰宁心，配之桔梗助肺气宣发。——曹颖甫.经方实验录.上海:上海科学技术出版社,1979:51.

病案三

仇某，女，56岁。2010年2月18日就诊。患者10余年前无明显诱因于冬季出现咳嗽，咳白黏痰，之后每年冬季发作，油烟刺激后加重，严重时呼吸困难，喉间痰声漉漉，曾在当地卫生所诊断为"慢性支气管炎"，予解痉、祛痰等治疗（药用氨茶碱、盐酸氨溴索）后咳喘痰鸣缓解不理想，寒冷、油烟刺激后频繁复发。近2月来因咳喘加重前来就诊，刻下症见：胸闷憋气，咳喘气急，咳白黏痰，咳声重浊憋闷，吸冷气、油烟、进食呛咳后明显加重，喉间痰鸣音较重，咳甚时头胀头痛，胃口、睡眠尚可，二便可，舌淡红，苔薄，脉沉。

因患者无鼻塞清涕，后背僵硬不适，故考虑头胀头痛为咳嗽剧烈所致，并非风寒束表证，从而排除小青龙汤证。患者呼吸困难，喉间痰声漉漉，咳嗽，咳白黏痰，冬季发作，油烟刺激后加重，这是典型的"咳而上气，喉中水鸡声"，因此断定为射干麻黄汤证。中医诊断：喘证（寒饮伏肺，肺气不降）。治以温肺散寒，化饮止咳。拟射干麻黄汤原方。处方：射干10g，生麻黄6g，半夏12g，紫菀10g，款冬花10g，细辛6g，五味子6g，生姜小鸡蛋大，红枣5枚（切开）。5剂，水煎服，日1剂。

2月21日二诊：患者服上方1剂后咳喘明显减轻，3剂服完咳喘、闷憋、痰鸣、头痛诸症悉除，疗效之迅速大出患者意料，遂停药。嘱咐患者自备数剂汤药于家中，病情复发后随即服用。之后寒冷、油烟刺激后也未再发，随访至今病情稳定。

按：患者多年顽咳，积饮停肺，阻碍气机，发为喘证。患者表现为与金匮原文"咳而上气，喉中水鸡声"一致的临床表现，以温肺散寒化饮立法，处以射干麻黄汤原方。"病痰饮者，当以温药和之"，饮非温不化，痰非气降不消。麻黄、细辛、半夏温肺化饮于内；射干、紫菀、款冬化痰平喘；五味子酸收，正气自敛；生姜辛开，和胃降逆；大枣甘补，健脾安中。全方共奏散寒解表，开痰平喘，温肺化饮，安中扶正之功。药能适证，效若桴鼓。——熊兴江．射干麻黄汤方证特征．中国中医药报．2010,7(23):004.

病案四

罗某，男，58岁，1979年10月8日来诊。素有慢性支气管炎，遇寒则作剧。近日途中遇风雨而形寒咳嗽，喘息不已，喉间痰声如拽锯，苔白脉浮，宜解表平喘。此案采用《金匮要略》射干麻黄汤全方。方药组成：射干9g，麻黄6g，北细辛3g，紫菀9g，款冬花9g，姜半夏9g，五味子4g，生姜3片，红枣5枚，3剂。药进1剂而形寒除，咳减，3剂尽而喘息平，复以原方加减而治愈。

按：原方系师小青龙汤而改温偏清，治痰饮复受表邪咳逆上气之证。麻黄、细辛、紫菀、款冬花、射干、五味子、半夏都是治咳逆上气常用之品，佐以生姜、红枣能走表达邪，半夏且有消痰饮下气之功。诸药得五味子之酸敛则表散不致太过，实为有制之师，故一般药后少见出汗，而入肺利水逐邪之功明显。——何任．金匮方临床医案．中医学报．2012,05:559—560.

二、越婢加半夏汤证

【原文】

咳而上气，此为肺胀。其人喘，目如脱状，脉浮大者，越婢加半夏汤主之。

越婢加半夏汤方：

麻黄六两　石膏半斤　生姜三两　大枣十五枚　甘草二两半夏半升

上六味，以水六升，先煮麻黄，去上沫，内诸药，煮取三升，分温三服。

【提要】

本条主要论述肺胀，目如脱状的证治。

【现代临床运用】

运用本方的辨证要点为咳喘，烦躁，两目胀突。热重痰稠可加海浮石、瓜蒌、海蛤壳等以清热化痰，津伤重者可加天花粉、知母、芦根等以生津润燥；表邪较重可加菊花、薄荷等以辛凉解表。

现代运用本方可治疗百日咳、慢性支气管炎、病毒性肺炎、支原体肺炎、肺气肿、慢性肾炎或急性发作、肾病综合征、风湿性心脏病、心脏病水肿、心肌缺血等属寒饮郁肺夹热者。

【名家辑要】

周扬俊注：咳而上气，则其气之有冲而不下可知矣，其咳之相连而不已可知矣，此皆属肺之胀使之也。邪入于肺则气壅，肺壅则欲不喘不可得，惟喘极故目如脱，所以状胀与喘之至也。脉浮邪也，兼大则邪实，而所以遗害于肺，正未有已。故必以辛热发之，亦兼以甘寒佐之，使久合之邪，涣然冰释，岂不快乎？然久蓄之饮，何由得泄？故特加半夏于越婢汤中，一定之法也。——周扬俊.金匮玉函经二注.北京：人民卫生出版社，1990：125.

尤在泾注：外邪内饮，填塞肺中，为胀为喘，为咳而上气。越婢汤散邪之力多，而蠲饮之力少，故以半夏辅其未逮，不用小青龙者，以脉浮且大，病属阳热，故利辛寒，不利辛热也。目如脱状者，目睛胀突，如欲脱落之状，壅气使然也。——尤怡. 金匮要略心典. 北京：中国中医药出版社，1992：51.

高学山注：此为肺胀，犹云此亦名为肺胀也。肺既无外发之路，胃又以太过之气乘之，两相鼓吹，胃土以母气乘肺子，与肾水以子气乘金母同义，故亦喘也。手阳明之经，终于鼻旁之迎香穴；足阳明之经，溜于目下之承泣穴，俱与目近，经腑之气交盛，故其目之外胀，有如欲脱之状也。——高学山. 高注金匮要略. 上海：上海卫生出版社，1956：95.

【医家临证思维】

尚炽昌总结本方见证：咳嗽，气喘，两目胀突，犹如脱出之状，烦躁，口渴，欲饮水而量不多，或面目浮肿，痰多或黄或白，苔白或黄或黄白相兼，脉滑或迟弦。——尚炽昌. 经方配伍用药指南. 北京：中国中医药出版社，1998：91.

胡希恕认为，肺胀为病名，"上气，喘而躁者，属肺胀"。可见肺胀即指上气咳逆、喘而急躁的证候。曾以本方用于咳逆喘急、目突如脱者，确实有验。——冯世纶，张长恩. 经方传真：胡希恕经方理论与实践. 北京：中国中医药出版社，2008：81.

金东明认为，本方主要治肺，尤适宜调节肺主治节功能，对肺气不宣之水肿有良效。本方最常用于治疗肾炎水肿，若为慢性肾炎水肿常加附子，另常用于咳喘等病治疗。——金东明. 经方新识新用. 吉林：吉林大学出版社，1995：376.

【典型病案】

病案一

张某，男，71岁，于2001年3月14日来诊。患慢性支气管炎、阻塞性肺气肿30余年，咳痰喘反复发作，经常应用抗生素治疗。今年春季又因外感而宿痰复发，咳喘不得平卧。西医给予头孢唑啉钠、氨茶碱等西药抗炎、平喘治疗半月，病情无缓解，症状如故，故转中医诊治。查体：咳嗽痰白质稠，喘促不得平卧，目如脱状，口干，口渴，便干，时有发热，微恶风寒，舌质红少津，苔黄腻，脉浮数而滑。辨证分析：该患者久患肺疾，肺气已虚，肺失宣降之职，津液不得输布，痰湿内生，蕴于肺内，久则成为宿痰，当时乃阳春三月，阳气上升，外感风温之邪，肺为华盖，首当其冲，内外合邪，引发宿痰，痰热上逆，而成本证，此乃痰热郁肺之肺胀。越脾加半夏汤加减：麻黄10g，生石膏40g，半夏10g，生姜6g，红枣4枚，甘草5g，另加海浮石25g。服1剂后，热退喘减，已能着枕，又连服5剂咳喘已消失，纳增，睡眠良好，大便亦正常。继服六君子汤加减培土生金以善其后。

按： 本文所述即为痰热郁肺所致肺胀的论治。方由麻黄、生石膏、生姜、甘草、大枣、半夏组成，其中麻黄、石膏辛凉配伍可以清热平喘，生姜、半夏散痰饮降逆，甘草、大枣安中以调和诸药。——蔡丽威，于殿宏，于敏，等.越婢加半夏汤治愈肺胀两则.吉林中医药.2002,05:55.

病案二

刘某某，女，35岁。因妊娠八月，全身浮肿，咳嗽气逆，用西药治疗7天，曾服双氢克尿塞、利尿素，又服中药五皮饮加味等，全身浮肿加剧，腹水增加，病情严重，考虑引产。邀会诊：患者眼睑及全身浮肿，恶风鼻衄，咳喘不已，呕逆不能食，大便尚通，小便短赤，舌淡白尖红，脉浮数有力，虽未见发热口渴等证，而肺经风水交冲挟有胃热之候显然可见。净麻黄4.5g，生石膏12g，法半夏6g，生甘草3g，生姜4.5g，红枣4枚，杏仁9g。连服6剂，虽汗出不多，而尿量增加，输出量大于输入量，每天高达2900毫升，全身浮肿消失，腹水亦除，体重由122市斤减至 92 市斤，心脏正常，咳喘见平，饮食、睡眠均恢复正常。

按：本案为风水之证，由风邪外袭，肺气失宣，不能通调水道，下输膀胱，以致风遏水阻，留溢于肌肤而发。治以越婢加半夏汤，此《内经》"开鬼门"之大法也。——杨志一．医案札记．江西医药．1963,09:29+18.

病案三

李中梓医案：社友孙其芳令爱，久嗽而喘，凡顺气化痰，清金降火之剂，几予遍尝，绝不取效。一日喘甚烦躁，余视其目则胀出，鼻则鼓煽，脉则浮而且大，肺胀无疑矣。遂以越婢加半夏汤投之，一剂而减，再剂而愈。

按：饮热壅肺，当清热、蠲饮并用。清热，当用辛寒之药，以清而兼散也；蠲饮，尤选辛温之品，以化而兼越也。不尔，徒用发越，或清降，必使奸邪以伏，病难彻愈，慎之！慎之！——李中梓．医宗必读．上海：上海卫生出版社,1957:357.

三、厚朴麻黄汤证

【原文】

咳而脉浮者，厚朴麻黄汤主之。

厚朴麻黄汤方：

厚朴五两　麻黄四两　石膏如鸡子大　杏仁半升　半夏半升干姜二两　细辛二两　小麦一升　五味子半升

上九味，以水一斗二升，先煮小麦熟，去滓，内诸药，煮取三升，温服一升，日三服。

【提要】

本条主要论述饮邪挟热，上迫于肺的证治。

【现代临床运用】

运用本方的辨证要点为咳嗽，气喘，口干欲饮，脉浮。临床若胸闷明显者，加紫苏、枳壳，以行气宽胸；若咳嗽明显者，加款冬花、紫菀，以宣降肺气止咳；若痰多者，加陈皮、贝母，以化痰止咳等。

现代运用本方可治疗支气管炎、支气管肺炎、支气管哮喘、肺气肿、肺源性心脏病等属饮邪挟热、上迫于肺者。

【名家辑要】

周扬俊注：嘉言云：若但咳而脉浮，则外邪居多，全以散邪为主，用法即于小青龙汤中去桂枝、芍药、甘草、加厚朴、石膏、小麦，仍从肺病起见。所以桂枝之热，芍药之收，甘草之缓，概示不用；而加厚朴以下其气，石膏以清热，小麦引入胃中，助其升发之气，一举而表解脉和，于以致力于本病，然后破竹之势可成尔。一经裁酌，直使小青龙载肺病腾空而去，神哉！——周扬俊.金匮玉函经二注.北京：人民卫生出版社,1990:121.

尤在泾注：此不详见证，而但以脉之浮沉为辨而异其治。厚朴麻黄汤与小青龙加石膏汤大同，则散邪蠲饮之力居多。而厚朴辛温，亦能助表，小麦甘平，则同五味敛安正气者也……脉浮者气多居表，故驱之使从外出为易。——尤怡.金匮要略心典.北京：中国中医药出版社,1992:49.

高学山注：此条之前证却又因心之膻中，肺之胸中，其阳气独虚，而胃肾之气两乘之之候也。夫胸中膻中，为上焦之地，中下之气上乘，故脉浮。脉浮，则知其单在气分，故以小麦为君而填之……其细辛、干姜、五味之安肾，半夏、麻黄、石膏之平胃，已见前注。至厚朴之开拓胸中，杏仁之疏通肺窍，明系夺射干之兵符印玺者也。又咳而上气，于脏为肺，于腑为胸中膻中，其证最高，证高则脉浮者理也。——高学山.高注金匮要略.上海：上海卫生出版社,1956:98.

【医家临证思维】

姜春华认为，本方辨证以胸满气逆为主，表证不显略有里热者。亦可用于感冒头痛者，心中清冷欲吐者，停痰宿饮咳唾清涎者。——姜春华.经方应用与研究.北京：中国中医药出版社，1994：82.

胡希恕认为，此述脉而无证，过于简略，临证应以外邪内饮、咳逆喘满者用之为妥。——冯世纶，张长恩.经方传真：胡希恕经方理论与实践.北京：中国中医药出版社，2008：100.

金东明认为，本方组成、功效、主治与小青龙加石膏汤大致相同。因内有热象故不用桂枝，有喘而胸满闷，不用芍药，加厚朴降逆化痰平喘，小麦和中养胃。——金东明.经方新识新用.吉林：吉林大学出版社，1995：229.

【典型病案】

病案一

杨某，女，60岁，患慢性喘息性支气管炎8年，冬季频发。2007年2月初诊，诉已咳喘半月，抗炎3天，仍胸闷、气短、咳嗽、痰稠量多，晨起咳黄痰、舌质淡、苔薄微黄、脉滑。证属痰浊内阻，郁而化热。治宜宣肺平喘，化痰。拟厚朴麻黄汤加减：厚朴15g，炙麻黄6g，干姜5g，细辛3g，五味子15g，浮小麦30g，法半夏15g，杏仁15g，川贝15g，生石膏18g，全栝楼15g，炙杷叶10g。连服7剂，诉胸闷已不明显，喘气已平，白天咳嗽次数较前减少，上方去干姜、细辛、生石膏，加紫菀、桔梗、冬花、麦冬善后。

按：患者痰浊郁结、气闭明显，急以麻黄、杏仁宣利肺道；干姜、细辛一能化痰，二能散结气、通肺道；生石膏、贝母、栝楼、杷叶化热痰；全方配伍寒热并用，使气行痰消而不偏温燥。——罗晓燕.厚朴麻黄汤治疗慢性喘息性肺病急性期3例.内蒙古中医药，2009，24：23.

病案二

张某，男，70岁，咳嗽20年，复发1月，在市一医院诊断为肺气肿并感染，未作治疗。来诊时症见：咳嗽、胸闷，痰多清稀，背心怕冷，夜间不能平卧，舌质黯淡，少白苔，脉沉细。证属痰瘀阻肺，急则治标，急开肺道，拟厚朴麻黄汤加味：厚朴15g，炙麻黄9g，干姜6g，细辛6g，五味子15g，法半夏15g，杏仁15g，浮小麦30g，生石膏6g，甜葶苈10g，大枣12枚。服10剂后来诊，诉上症减轻，夜间可以平卧，仍咳嗽有痰，上楼则气短，改以补脾润肺纳气定喘兼化痰去瘀为法，调理善后。

按：患者系老年，肺气屡为外邪所困，日久肺肾亏虚、痰浊不化、肺络瘀阻，一遇感触则气机愈闭，痰浊随气闭于胸中，此时急以开郁祛痰为法治疗，收效明显。——罗晓燕.厚朴麻黄汤治疗慢性喘息性肺病急性期3例.内蒙古中医药,2009,24:23.

病案三

患者，男，50岁，2012年1月20日诊。每年冬日必犯咳喘病，每病重时，用抗菌药物止咳平喘药治疗不效，近日因伤风后咳喘加重，胸闷憋喘，已服中药杏苏饮、麻杏石甘汤、三拗汤等，服后见小效，停服则病如服药前。刻诊：脉浮、舌苔白腻、舌边齿痕明显。问诊：睡眠时鼻塞加重，鼻流涕多，口淡无味、咳痰不爽、痰白黏，全身不适，自外感后咳喘无发热、身痛等症状。药用：厚朴12g，半夏6g，炒杏仁6g，麻黄8g，炒干姜3g，细辛3g，北五味6g，石膏30g，小麦30g。服1剂舒适，咳喘明显减轻，续服3剂而愈。

按：前方停药而病证如前，是药不适证。患者脉浮、鼻塞、流涕、咳痰不爽、痰白黏、全身不适为伤风寒证；口淡无味、舌边齿痕明显、舌苔白腻等为脾肾肺阳不足而不胜内湿之邪，表邪入里化热与内痰饮互结为病则咳喘加重，治法宜温痰化痰饮，清热疏表补肺平喘，厚朴麻黄汤主之。——王立志.厚朴麻黄汤的认识及其临床应用举隅.中国医药指南,2012,31:272—273.

四、泽漆汤证

【原文】

脉沉者，泽漆汤主之。

泽漆汤方：

半夏半升　紫参五两　泽漆三升（以东流水五斗，煮取一斗五升）　生姜五两　白前五两　甘草、黄芩、人参、桂枝各三两

上六味，以水九升，煮取三升，分温三服，取微汗。汗不出，食顷，热粥发之。

【提要】

本条主要论述水饮内停，喘咳身肿的证治。

【现代临床运用】

运用本方的辨证要点为咳嗽，哮喘，口干欲饮，脉沉滑。若痰多色黄者，加胆南星、栝楼仁，以清肺化痰；若咳喘甚者，加杏仁、五味子、款冬花，以止咳平喘；若咯血者，加白及、白茅根，以凉血止血等。

现代运用本方可治疗急性支气管炎、病毒性肺炎、大叶性肺炎、百日咳等属水饮内停迫肺者。

【名家辑要】

周扬俊注：浮为在表，沉为在里。表里二字，与伤寒之表里大殊。表者邪在卫，即肺之表也；里者邪在荣，即肺之里也。热过于荣，吸而不出，其血必结，血结则痰气必为外裹，故用泽漆之破血为君，加入开痰下气，清热和荣诸药，俾坚垒一空，元气不损，制方之妙若此。——周扬俊.金匮玉函经二注．北京：人民卫生出版社，1990：122.

尤在泾注：泽漆汤以泽漆为主，而以白前、黄芩、半夏佐之，则下趋之力较猛，虽生姜、桂枝之辛，亦只为下气降逆之用而已，不能发表也。……脉沉者气多居里，故驱之使从下出为易。——尤怡.金匮要略心典.北京：中国中医药出版社，1992：49.

高学山注：若其脉不浮而反沉，夫沉为阴象，阴病应水，阴分应血，则咳而上气。又因水寒沉伏血分，而上射其气于肺。肺性恶寒、恶湿之所致也，故以迅利逐水之泽漆为君，煮以东流者，取益其行性而不与伏水同滞也，又恐峻药多伤，故以补气之人参，行阳之桂枝，温胃之生姜，培土之甘草佐之者，不特以辛甘之性，赞其行水之功，且以群阳之恺悌仁人，参谋监制，使强兵悍将，不得纵好杀之手腕，而成王师堂正之旗矣。夫水寒之邪，虽伏根于下焦阴血中，而其气之已射于肺，致现咳逆者，非半夏之辛燥下降，不足以祛之，用以为臣，犹兵家后军之扫荡也，至于白前，味则辛甘，形则直长，辛甘走气，直长趋下，一气直行，下焦之大向导耳，紫参色紫入血，性疾逐瘀，又借白前而为下焦阴分之使，殆向导中之精细者乎。——高学山.高注金匮要略.上海：上海卫生出版社，1956：99.

【医家临证思维】

尚炽昌总结本方见证：咳嗽，哮喘，胸满，胸闷，气短，气少，痰鸣有声喘息不得卧，时有气息不足，心烦，或身躁，或大便干，或小便黄或赤，舌尖红，苔黄或腻，脉沉或沉滑。——尚炽昌.经方配伍用药指南.北京：中国中医药出版社，1998：88.

胡希恕认为，痰饮咳逆兼有外邪者，宜依证选用厚朴麻黄汤、射干麻黄汤、小青龙汤治之。若无外邪，寒多者，则宜苓甘五味姜辛夏辈。若多热者，宜本方。——冯世纶，张长恩.经方传真：胡希恕经方理论与实践.北京：中国中医药出版社，2008：225.

金东明认为，泽漆俗名猫眼草，善逐水祛湿，治大腹水肿及咳喘属热者；紫参即拳参，能消痰逐水，且活血化瘀。全方对现代肺心病表现为痰凝、气虚、水停、血瘀、夹热证型者，具有针对性，故用之效果佳。——金东明.经方新识新用.吉林：吉林大学出版社，1995：219.

【典型病案】

病案一

朱某某，病患咳嗽，恶寒头疼，胸闷气急，口燥烦渴，尿短色黄，脉浮而小弱。据证分析，其由邪侵肌表，寒袭肺经，肺与皮毛相表里，故恶寒而咳；浊痰上泛，冲激于肺，以致气机不利，失于宣化，故胸满气促；燥渴者，则为内有郁热，津液不布，因之饮水自救；又痰积中焦，水不运化，上下隔阻，三焦决渎无权，故小便黄短；脉浮则属外邪未解，小弱则因营血亏损，显示脏气之不足，如此寒热错杂内外合邪之候，宜合治不宜分治，要不出疏表利肺降浊升清之大法，因处以《金匮》厚朴麻黄汤。其方麻、石合用，不惟功擅辛凉解表，而且祛痰力巨；朴、杏宽中定喘，辅麻、石以成功；姜、辛、味温肺敛气，功具开阖；半夏降逆散气，调理中焦之湿痰；尤妙在小麦一味补正，斡旋其间，相辅相需，以促成健运升降诸作用。但不可因麻黄之辛，石膏之凉，干姜之温，小麦之补而混淆杂乱目之。药服3剂，喘满得平，外邪解，烦渴止。再2剂，诸恙如失。

按：本案辨证甚精，分析甚详，可谓入木三分，值得效法。
——赵守真.治验回忆录.北京：人民卫生出版社，1962:29—30.

病案二

张某某，女，72岁，1987年10月25日诊。患慢性支气管炎伴肺气肿10年，素日气短，劳则作喘。旬日前，贪食肥厚，复勉强作劳，遂扰动宿疾，咳痰肿满，气急息迫，某医院诊为肺源性心脏病，予西药治疗一周罔效。刻诊：面晦紫虚肿，咳逆气促，鼻张抬肩，膈膨胀，不能平卧，痰涎壅盛，咯吐不爽，心慌不宁，颈静脉怒张，肝肋沿下3cm伴明显压痛，剑突下上腹部动悸可见，下肢呈凹陷性水肿，小便不利，大便数日未行。唇青紫，口干不欲饮，舌质紫黯，苔白厚，脉沉有结象。辨属痰饮潴留，胸阳阻遏，气滞血瘀，肺病累心。治宜开结降逆，决壅逐水。拟泽漆汤原方：泽漆 30g，紫菀、白前、生姜各 15g，半夏、党参、桂枝、黄芩、炙甘草各 10g。5 剂，煎服。

二诊：药后诸症明显好转，泻下黏浊物甚多，脉转缓，续予原方 5 剂。

三诊：咳平喘宁，肿消痰却，肝大缩回，小便通利，纳谷馨，改拟金水六君煎调理，连进月余，病情稳定。经询访，年内未再反复。

按：本例虽年高气衰，然由内伤饮食，引动伏邪，浊饮迫肺，酿成邪实标急之候，故以泽漆汤首应其急。本方虽为逐水之剂，但实具敦土生金之妙。邪却后，以金水六君煎善后，俾土生金，金生水，肺脾肾三脏根本得固，故获长治久安之效。——海崇熙.泽漆汤治疗肺系急重病验案三则.国医论坛,1991,03:14—15.

病案三

陈某某，女，22 岁，工人，1984 年 1 月 16 日诊。有支气管哮喘史 12 年，常反复发作，冬令尤频。一周前，婆媳口角，火气浮动，宿痰暴涌，服解痉剂及激素类西药，证未缓解，故迎余往诊。履未及室，痰鸣呼吼声先入耳，俟入内诊察，见唇面青灰，额汗若洗，抬肩滚肚，胸廓膨隆，喘促气急，睛突口张，时而吹呼，时而咳唾，痛苦万状，舌质紫，苔滑白，脉中取滑而重按促。辨证为胸有壅塞之气，膈有潜蓄之痰，气痰相搏，聚结息道，酿成"痰栓"。此哮喘危急之候，不速治将成痰厥窒息。治当涤痰降逆，宣肺缓急。方拟泽漆汤倍半夏：泽漆 30g，姜半夏 20g，紫菀、白前、生姜各 15g，桂枝、黄芩、党参、炙甘草各 10g。3 剂，水煎服。

二诊：痰势衰退，喘促缓和，胸膈稍宽，夜能俯寐，效不更方，续进 3 剂。

三诊：痰喘诸症已缓，寝食如常，拟苏子降气汤加生晒参，嘱每周服 5 剂，连服 10 周。后随访 1 年，未再反复。

按：痰为百病之源，肺系疾患多与痰密切相关。本例痰浊内伏，留于肺俞，结为"宿根"，七情六淫，一有触犯，旋即发作。泽漆汤倍半夏，开结逐饮，温肺化痰，以磅礴之势直捣巢臼，故缓急之效立著。后以苏子降气汤加人参，燮理三焦气机，息道调顺，津液流通，气反其宅，脾肺肾三脏各司其要，故愈后不复发作。——海崇熙．泽漆汤治疗肺系急重病验案三则．国医论坛．199,03：14—15.

五、小青龙加石膏汤证

【原文】

肺胀，咳而上气，烦躁而喘，脉浮者，心下有水，小青龙加石膏汤主之。

小青龙加石膏汤方：

麻黄、芍药、桂枝、细辛、甘草、干姜各三两　五味子　半夏各半升　石膏二两

上六味，以水九升，煮取三升，分温三服，取微汗。汗不出，食顷，热粥发之。

【提要】

本条主要论述外寒里饮，饮郁化热的证治。

【现代临床运用】

运用本方的辨证要点为咳喘咯痰，烦躁。临床上，表寒重者，加桂枝、细辛；喘哮痰鸣气逆者，加射干、葶苈子、苏子；痰稠黄黏者，加黄芩、前胡、栝楼皮。

现代运用本方可治疗小儿肺炎、慢性支气管炎、咳嗽、慢性肺源性心脏病、肺气肿等属外寒里饮，饮郁化热者。

【名家辑要】

周扬俊注：此条证与上条无异，所异者加躁，脉但浮尔。然前条躁者欲作风水；此条躁者，心下有水，可见躁为阴躁，而水

为阴之至也。君主之地，水气上凌，岂细故耶？故前方于麻黄以杏仁易石膏，加姜、枣，发散之力微且缓；此于麻桂药中加石膏，其力转猛。然监以芍药、五味、干姜，其势下趋水道，不至过汗也。然后知小青龙亦能翻江倒海，引水潜藏，不若大青龙之腾云致雨也。夫越婢汤有石膏、无半夏；小青龙方有半夏，无石膏，观二方所加之意，全重此二物协力建功：石膏清热，藉辛温亦能豁痰；半夏豁痰，藉辛凉亦能清热，不然石膏可无虑，半夏不在所禁乎？仲景加减一味，已见因心化裁矣。——周扬俊.金匮玉函经二注.北京：人民卫生出版社，1990：126.

尤在泾注：此亦外邪内饮相搏之证，而兼烦躁，则挟有热邪。麻、桂药中，必用石膏，如大青龙之例也。由此条见证，与上条颇同，而心下寒饮则非温药不能开而去之，故不用越婢加半夏，而用小青龙加石膏。——尤怡.金匮要略心典.北京：中国中医药出版社，1992：51.

高学山注：咳而上气，烦躁而喘，为风水之全证，但此五证中，除却躁之一证，为肾中水寒之气上腾之应，其余四证，俱系肺受风邪，为肾湿所闭，于是不能分布水饮，肺气欲下而不得下，肾气欲上而不得上，两相挤靠之应也。夫聚水之脉宜沉，今验其脉又反浮，浮为心肺之应，心下有水气无疑矣。譬诸天地，地气已上而成雨，特悬于太空而未下耳，所以咳者，殷雷也，上气者，云蒸雾涌也；烦者，郁热也；躁者，础润阶潮也；喘者，气湿风滞，而不能鼓撼万物也。小青龙之轻风疏雨以泄之，有不云开气爽，而天地复还其高远乎哉！但本汤之主风水肺胀，比伤寒论中之治水，另是一番世界。盖桂芍甘草，透微汗以去风，已见伤寒注，加石膏者，因证中之带烦也。余皆肾家治水之药，其意以为肾中不寒，阴水之气，断不上升，故用干姜、细辛之辛温者，温之所以燥之也。然后以半夏降逆阴之上冲，五味敛黄泉之倒涌，其悬于肺肾之夹空，而已成雨形者，使麻黄一泄而旁散矣。肺胀而发汗则愈者，此其一也。——高学山.高注金匮要略.
上海：上海卫生出版社，1956：94.

【医家临证思维】

尚炽昌总结本方见证：咳嗽，气喘，胸胀闷塞，烦躁而喘，
咳痰量多而黏结或痰黄稠，呼吸不畅利，口干，大多不欲饮水，
舌淡，苔白滑或黄白相兼而燥，脉浮或沉紧。——尚炽昌.经方
配伍用药指南.北京：中国中医药出版社，1998：89.

胡希恕认为，由本条可知，所谓肺胀，是除外邪内饮还必兼
有热壅气逆的为患，以咳而上气且烦躁者为其特征。上气者，即
气冲逆上而不下之谓。——冯世纶，张长恩.经方传真：胡希恕经
方理论与实践.北京：中国中医药出版社，2008：98.

王付认为，方中用石膏非在反佐温热燥烈之药，而在清热，
因五味子、芍药即可达到反佐效应。肺中仅有轻微的郁热，因此
石膏量宜小，切不可太过。——尚炽昌，王付.经方配伍用药指南.
北京：中国中医药出版社，1998：89.

【典型病案】

病案一

徐某某，男，52岁，工人，1987年4月13日初诊。素有咳
喘宿疾20余载，反复发作，一周前因感冒咳喘发作住某院急诊
观察室，因青、链霉素及磺胺药过敏，曾用庆大霉素、氨茶碱、
激素等治疗效果不显而辗转来诊。顷诊：面色青灰，气短喘促，
张口抬肩（随身携带氧气急救包），动则自汗不已，咳嗽吐白色
泡沫痰，心烦，尿少，脚肿，舌质黯淡，苔薄白，脉浮细数。急
投小青龙加石膏汤。药用炙麻黄9g，桂枝9g，白芍12g，干姜
3g，细辛5g，法半夏9g，五味子9g，炙甘草6g，生石膏15g，
党参18g，2剂。

药讫气急喘促稍平，自觉大便畅快，每日2~3次，出汗减
少。惟感咳则胸闷胸痛，口微干，苔根腻罩黄，脉沉细滑。此乃

肺肾两虚，余饮未清，冲气上逆。投桂枝茯苓五味子甘草汤加味，药用茯苓 18g，桂枝 9g，五味子 9g，炙甘草 6g，干姜 6g，细辛 5g，法夏 9g，党参 15g，胡桃肉 15g，另黑锡丹 3 支，常规服。药后胸闷胸痛渐除，惟仍感气短，改以平喘固本汤增易，调理旬余而安。

按：本例患者平素肺肾两虚，用本方暂治其标，药后饮邪虽减，但气液已伤，下焦阳气被辛散浮动，肾气被动则冲气上逆，故胸闷胸痛，改投苓桂五味甘草汤以平冲气。因患者余邪未清，故加姜、辛、夏以温化水饮，党参、胡桃肉益肾平冲，驱邪外出。由于辨证准确，丝丝入扣，故能药进病退，效如桴鼓。——卜平.熊魁梧经方治疑难杂证经验鳞爪.国医论坛.1988,03:20—21.

病案二

冯某某，女，6 岁，1961 年 3 月 14 日会诊。腺病毒肺炎住院 3 周，发热咳嗽气喘，发憋，面青白，下痢，肺部啰音较多。舌淡苔灰黑，脉滑数，属内饮兼外感，治宜宣肺。麻黄 1.5g，干姜 1g，五味子（打）10 枚，法半夏 3g，桂枝 3g，生石膏 6g，炙甘草 1.5g，杏仁 10 枚，白芍 1.5g，大枣 2 枚。以水 300 毫升，煎 3 次，温服。

3 月 16 日复诊：身微热，面红润，咽间有痰，胃口好些，大便次数已减少，舌淡苔灰黑已减，脉滑微数。治以调和脾胃，理肺化痰。处方：法半夏 3g，橘红 2.4g，炙甘草 1.5g，紫菀 2.4g，五味子（打）10 枚，细辛 0.9g，苏子（炒）3g，前胡 1.5g，生姜 2 片，大枣 2 枚。3 月 17 日三诊：热退，喘憋减，精神转佳，食纳好，脉缓，舌淡苔减，继服前方而愈。

按：发热、咳喘、下痢，属外寒内饮，虽不烦躁，但脉来滑数，亦主饮郁化热，宜用小青龙加石膏治之。本案“下痢”一证，为水饮下趋于肠所致，为小青龙汤证之或然证，《伤寒论》小青龙汤证中即载有“或利”一证，当治水饮为先，饮去则痢自

止。——中医研究院. 蒲辅周医疗经验. 北京：人民卫生出版社，
1976：274.

病案三

孙某某，女，46岁。时值炎夏，夜开空调，当风取凉，因患咳嗽气喘甚剧。西医用进口抗肺炎之药，而不见效；又延中医治疗亦不能止。马君请刘老会诊：脉浮弦、按之则大，舌质红绛、苔则水滑，患者咳逆倚息，两眉紧锁，显有心烦之象。辨为风寒束肺，郁热在里，为外寒内饮，并有化热之渐。为疏：麻黄 4g，桂枝 6g，干姜 6g，细辛 3g，五味子 6g，白芍 6g，炙甘草 4g，半夏 12g，生石膏 20g。此方仅服 2 剂，则喘止人安，能伏枕而眠。

按：本方为《金匮》之"小青龙加石膏汤"，治疗"肺胀，咳而上气，烦躁而喘，脉浮者，心下有水"之证。原方石膏为二两，说明本方之石膏应为小剂量而不宜大也。刘老认为，本方具有寒热兼顾之能，燥而不伤之优。凡小青龙汤的寒饮内留，日久郁而化热，而见烦躁或其他热象，如脉滑口渴，或舌红苔水滑者，用之即效。——陈明. 刘渡舟验案精选. 北京：学苑出版社，2007：20.

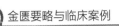
第十四章　奔豚气病

奔豚气病是一种发作性的病证，发作时患者自觉有气从少腹上冲胸咽，痛苦异常，气复还则如常人。因病发突然，气冲如豚之奔状，故名。奔豚病的发生原因，主要是从惊恐得之。但也有因发汗后复加烧针，汗出伤阳，外邪乘虚侵入，引动冲气而起；或者内有水气，重因误汗损伤阳气所致。该病的发生与肝、肾、心、冲脉密切相关，其主证为气从少腹上冲心胸或至咽喉。在治疗方面，如为肝郁气冲，可用奔豚汤疏解肝邪，以降其冲逆；如因外邪引起冲气，宜外灸核上以除邪，内服桂枝加桂汤助阳降逆；如因误汗阳气受伤，水饮有上冲之势的，治用茯苓桂枝甘草大枣汤通阳利水，以防冲逆。

一、奔豚汤证

【原文】

奔豚气上冲胸，腹痛，往来寒热，奔豚汤主之。

奔豚汤方：

甘草、芎䓖、当归各二两　半夏四两　黄芩二两　生葛五两芍药二两　生姜四两　甘李根白皮一升

上九味，以水二斗，煮取五升，温服一升，日三夜一服。

【提要】

本条主要论肝郁奔豚的证治。

【现代临床运用】

本方以腹痛、气上冲胸、往来寒热为辨证要点。如腹痛较

甚，加川楝子、沉香、青木香；心悸加茯苓，不眠加酸枣仁，头身痛加双钩藤，咽喉不利加木蝴蝶，肝胃热甚去生姜。

现代运用本方可治疗神经官能症、血卟啉病、胆囊炎、慢性肝炎、癔证、痢疾、心律失常等。

【名家辑要】

尤怡注：此奔豚气之发于肝邪者。往来寒热，肝脏有邪，而气通于少阳也，肝欲散，以姜、夏、生葛散之，肝苦急，以甘草缓之。芎、归、芍药理其血，黄芩、李根下其气。桂、苓为奔豚主药，而不用者，病不由肾发也。——尤怡. 金匮要略心典. 北京：中国中医药出版社，1992：55.

徐忠可注：此乃奔豚之气，与在表之外邪相当者也。故状如奔豚，而气上冲胸，虽未至咽喉，亦如惊发之奔豚矣。但兼腹痛，是客邪有在腹也，且往来寒热，是客邪有在半表里也。故合桂枝、小柴胡，去桂去柴，以太少合病治法，和其内相合之客邪，肝气不调，而加辛温之芎、归，内寒疼逆，而加甘温之生葛、李根，谓客邪去而肝气畅，则奔豚不治而自止也。桂为奔豚的药而不用，里急故也。——陈仁寿. 四库全书·金匮要略. 南京：江苏科学技术出版社，2008：88.

黄元御注：奔豚之生，相火升泄，肾水下寒，不能生木。风木郁冲，相火愈逆，故七窍皆热。少阳经气，被阴邪郁迫，故有往来寒热之证。芎、归疏肝而滋风木，芩、芍泻胆而清相火，奔豚既发，风热上隆，法应先清其上。——黄元御. 黄元御医籍经典·四圣心源·四圣悬枢. 太原：山西科学技术出版社，2011：86.

【医家临证思维】

胡希恕认为奔豚汤证需与柴胡汤证相鉴别。两者主证中均有"往来寒热"，均为少阳病范畴。"气上冲胸"，一直到咽喉，发作欲死，是奔豚汤证与柴胡汤证的主要区别之一，后者不主治奔豚气病，而前者主治该病证在于妙用甘李根白皮、葛根、当归、

金匮要略与临床案例

川芎等，没有用到柴胡。虽然如此，全方证也体现了柴胡汤证的精神。故奔豚汤主治半表半里有水饮而血虚热盛，也呈半表半里阳证者。——王阶,张允岭,何庆勇.经方名医实践录.北京:科学技术文献出版社,2009:224.

童舜华认为奔豚汤证乃下焦肝肾气结，化热夹痰上冲为患，冲逆之痰气、痰火上扰心神，可导致多种神志疾患，如腹型癫痫、精神分裂症、神经官能症等。诸疾虽然症状纷杂，但分析其症状，多有少腹、脐下气逆上冲，诸症蜂起的特点，抓住了气逆上冲，这一主证和病机，用奔豚汤加减，进行辨病与辨证结合论治，功效显著。如对精神分裂症狂躁型患者，虽未见有"奔豚病，从少腹上冲咽喉，发作欲死""奔豚气上冲胸，腹痛，往来寒热"等症，但据其临床表现和舌脉象分析，属于肝阳痰火上扰无疑，与奔豚病病机相合，遂用奔豚汤合张锡纯荡痰汤加减，佐以逐瘀之品，患者病实形盛，故投药峻猛，下不厌早，下不厌多，攻下药恒有多用不妨者，越是狂躁不安、多梦魇者，越要加强泻火通下之力。故重用代赭石凉血降火、重镇安神，并加用大剂生大黄、甘遂、芒硝顿挫火势，逐痰外出。狂证多瘀，重用柴胡、莪术、大黄推陈逐瘀，对疗效有促进作用。一经通下，痰火下泄，患者睡眠好转，情绪渐宁。对神经官能症由痰气上逆、心虚失养而致，奔豚汤加生龙牡、桂枝、丹参、炒枣仁、青龙齿等养心安神，亦属必要。——王阶,张允岭,何庆勇.经方名医实践录.北京:科学技术文献出版社,2009:224.

张树本认为，奔豚汤中李根白皮尤为重要。因李根白皮性大寒，以折其冲逆之气。《名医别录》记载"大寒，主消渴，止心烦逆，奔豚气"。《长沙药解》云"下肝气之奔冲，清风木之郁热"。故李根白皮配以生葛者，合肝木之性，二物根深能达，入厥阴之地也。——陈奎铭.张树本主任医师应用奔豚汤临床治验举隅.中国中医急证,2013,22(11):1902.

【典型病案】

病案一

冯某，男，62岁，于2015年1月19日初诊。患者有长期饮酒史，自诉行胃镜检查诊断为"慢性浅表性胃炎、胃食管反流病"10余年，平素偶有呃逆，返酸，胃脘部隐痛，服用"奥美拉唑"后上症可减轻。4天前于饮白酒后出现呃逆频作，3~5秒1次，偶有缓解，间隔约1小时复作，睡眠中仍可发作，时恶心欲吐，时感胸腹部疼痛，曾于当地诊所就诊，经针灸治疗后无效，遂求助于中药治疗。诊查见患者呃逆频作，呃声洪亮，自觉气上冲胸，表情淡漠，面色潮红，时恶心欲吐、反酸，口干苦，小便调，大便干，眠欠佳。舌红苔微黄腻，脉弦滑。四诊合参，考虑患者呃逆乃肝郁化火，气上冲逆之奔豚病所致，投奔豚汤以清肝滋血，下降冲逆。处方：川楝子20g（代李根白皮），葛根15g，半夏15g，当归10g，白芍10g，川芎10g，黄芩10g，白术10g，生姜10g，炙甘草3g。3剂，水煎服，每日1剂。患者诉服药后呃逆发作程度明显减轻，间隔时间延长，情绪好转。继续予原方3剂服用后未再发作呃逆。

按： 本例患者有多年胃病史，平素嗜酒，易激动，本次起病前曾饮酒，属血虚肝旺，肝热气逆，故投奔豚汤养血、平肝、泻火。奔豚汤方中李根白皮为主药，临床如无此药，可以用川楝子代替。本案中用川楝子代替李根白皮亦收到很好的效果。方中加白术，意在"见肝之病，知肝传脾，当先实脾"，补脾运，以防肝木克脾变生他证。——吴泉.奔豚汤治疗顽固性呃逆验案2则.云南中医中药杂志,2015,36(10):109.

病案二

任某某，女，28岁。患者两年来闲居在家，心情不好。近2月来，突然发作气自少腹上冲，直达咽喉，窒息难忍，仆倒在地，发作数分钟后自行缓解，竟如常人，每周发作数次，且伴有失眠，多梦，脱发。经各医院检查，未查出阳性病理体征，遂诊断为"癔证"。察舌红苔薄，脉弦细。疑为奔豚气，遵仲景奔豚汤原方治之：当归、法半夏各9g，生甘草、川芎、黄芩、白芍、生姜各6g，葛根、李根白皮各12g。水煎服。连进3剂后，其病顿失。随访4年，旧病未再发作。

按： 临床有关奔豚气病的个案报道不少。以奔豚汤原方或酌情加减治疗情志因素所致的奔豚气病，多能取得疗效。奔豚汤证后世称之为"肝气奔豚"，疼痛是本病的必具之证，而寒热往来是可有可无之证。奔豚汤中之李根白皮难得，据报道(《浙江中医杂志》，1984，3：109)：刘子云老中医常以大剂量川楝子代之，能取桴鼓之效。川楝子苦寒降泄，理气止痛，善引肝火下行，故可用以替代李根白皮。——傅延龄，李家庚. 张仲景方剂学. 北京：中国医药科技出版社，2012：34.

病案三

彭某，女，49岁，2001年3月1日诊。患者诉"发作性气上冲胸，且伴有慢性腹泻"数年，屡经治疗病情时好时坏。大便细菌培养无异常，胃肠全消化道X线检查，提示肠蠕动加快，结肠袋形加深。西医诊为"肠易激综合征"。服用调节神经药、消炎药及维生素类药，均未取得明显效果，近日病情加重前来就诊。刻诊：腹中有气上冲心胸，浊气冲出于口则舒，腹泻时发，发作或加重与情绪紧张有关，心烦、急躁、易怒，口干欲饮水，时有腹痛，舌质偏红、苔薄白，脉略弦。辨为肝郁化热上逆证。治当清肝降逆。方选奔豚汤加味。处方：炙甘草10g，川芎6g，当归12g，清半夏12g，黄芩6g，生葛根15g，白芍12g，生姜12g，桑白皮（以之代替甘李根白皮）24g，防风12g，白术15g，黄连9g，6剂。每日1剂，水煎，分2次服。服完上药后，患者腹中气上冲之症消除，腹泻明显减轻，续进前方10余剂，症状全消。

按：肠易激综合征腹泻兼有奔豚气，两者具有一定的内在联系。推测当以肠易激综合征为"因"，奔豚气为"果"。如是，用奔豚汤治疗以后，似并非抑制了奔豚气从而使腹泻减轻，而是相反。事实上，奔豚汤中葛根、黄芩加痛泻要方正可以治疗肠易激综合征之腹泻。——蒋健，朱抗美. 金匮要略方药临床应用与研究. 上海：上海科学技术出版社，2012：130.

二、桂枝加桂汤证

【原文】

发汗后，烧针令其汗，针处被寒，核起而赤者，必发奔豚，气从少腹上至心，灸其核上各一壮，与桂枝加桂汤主之。

桂枝加桂汤方：

桂枝五两　芍药三两　甘草二两（炙）　生姜三两　大枣十二枚

上五味，以水七升，微火煮取三升，去滓温服一升。

【提要】

本条论误汗而致奔豚的证治。

【现代临床运用】

本方以阵发性气从少腹上冲心，发作欲死，伴心悸，四肢欠温，舌质淡，苔白润，脉浮缓或沉迟为辨证要点。偏肾阳虚者，加附子；偏气虚者，加玄参、黄芪；心悸不安者，加龙骨、牡蛎；中焦虚寒者，加吴茱萸、小茴香；脾胃蕴热者，加生大黄、生石膏，胃肠气滞者，加槟榔、香附；伴咳嗽气喘者，加桑白皮、苦杏仁、麻黄；伴腰膝发冷者，加淫羊藿、仙茅。

现代运用本方可用于外感、充血性心力衰竭、高血压、房室传导阻滞、心脏神经症、梅尼埃病（曾称为美尼尔综合征）、血管神经性头痛、偏头痛、坐骨神经痛、眩晕、腹痛、奔豚气、头晕耳鸣、神经症以及膈肌痉挛等，辨证属于心阳虚者。

【名家辑要】

成无己注：烧针发汗，则损阴血，而惊动心气。针处被寒，气聚而成核。心气因惊而虚，肾气乘寒气而动，发为奔豚。《金匮要略》曰：病有奔豚，从惊发得之。肾气欲上乘心，故其气从少腹上冲心也。先灸核上，以散其寒，与桂枝加桂汤，以泄奔豚之气。——张仲景著；王叔和撰次；成无己注；汪济川校．注解伤寒论．北京：人民卫生出版社，1963：92—93.

章虚谷注：针处被寒，闭其经穴而核起，太阳之邪不得外泄，内遏肾脏水寒之气，必致上冲于心，如豚之奔突，以太阳经脉络肾，寒邪由表犯里也。先灸核上，通阳散寒，再服桂枝加桂汤，平肾邪而调营卫，则表里通和，邪解而愈。——虞舜，王旭光，张玉才．修续四库全书伤寒类医著集成·第4册．南京：江苏科学技术出版社，2010：106.

方有执注：与桂枝汤者，解其欲自解之肌也，加桂者，桂走阴而能伐肾邪，故用之以泄奔豚之气也。然则所加善，桂也，非枝也，方出增补，故有成五两云耳。——方有执．伤寒论条辨．北京：中国中医药出版社，2009：14.

【医家临证思维】

刘方柏认为桂枝加桂汤的临床使用指征，可以标示为：①气从少腹上冲心胸，发时痛苦不堪者；②各种不明原因心悸，唇淡而畏寒者；③各种原因导致的心功能不全，而见心悸、胸闷、胸痛、肢冷、唇微发绀者。本方切不可用于肝气横逆致气上撞心之厥阴证。另外，举凡阳明腑实、水热互结等导致气机阻逆之浊气上逆证，以及阴虚阳亢而悸者，皆严禁使用本方。——刘方柏．刘方柏临证百方大解密．北京：中国中医药出版社，2013：7.

韩世明认为桂枝加桂汤也是发散风寒之剂，风寒从针孔破损之处入内，血气受寒而发奔豚气，以桂枝加桂汤散血中寒邪，则奔豚不再发作。——韩世明．再传伤寒论．北京：科学技术文献出版社，2008:577.

　　王付认为，①以气从少腹上冲心胸或咽为基本要点；②以手足不温或口淡为审证要点；③以舌质淡、苔薄白滑、脉沉或迟为鉴别要点；④可能有心悸，或腰酸，或少腹不仁；⑤病变证机：肾阳虚弱，浊气上冲。以上5个方面，其中病变证机是辨证求机的必备条件，前3项中只要具备2项即可得出正确诊断结论，至于其他方面均为病变证机可能出现的症状表现，只可作为辨证中的参考，而不作为辨证中的必备条件，然后即可用桂枝加桂汤。

——王付.经方实践论.北京:中国医药科技出版社,2006:262.

【典型病案】

病案一

　　魏某，男，60岁，1991年1月4日诊。患者于4个月前下田劳动，当时天气炎热，入溪间洗澡，当晚即寒热交作，数天后寒热虽愈，但出现脐部及下腹部持续性隐痛，时或呈阵发性剧痛，每天发作5~6次。发作时自觉下腹部有物上冲胸及咽喉，旋即流出涎唾碗许，脐腹部可触及块状物拒按，痛后如常人。市某医院按神经性腹痛收住入院，治疗20多天未见好转而出院，遂求中医治疗。刻诊症状如前述，发作停止后腹部触诊：腹软，无固定压痛点。饮食及二便正常，舌质淡，苔白腻，脉弦紧。辨属奔豚病，投桂枝加桂汤：桂枝10g，白芍10g，甘草6g，肉桂6g（研末分2次冲服），半夏10g，生姜3片，红枣4枚，水煎服，日1剂。上方服2剂后，每天发作频次减至1~2次，继服3剂后，诸症消失，病获痊愈。

　　按：本案既用桂枝，又用肉桂。关于桂枝加桂汤，是加桂枝还是肉桂，医家看法不一。临床可根据具体证候的不同，灵活选用。——杨殿兴，傅元谋.中医四部经典解读·伤寒论读本.北京：化学工业出版社,2006:154.

病案二

崔某，女，50岁。其症颇奇，自觉有一股气流，先从两腿内踝开始，沿阴股往上滚动，至少腹则腹胀；到心胸则心悸不稳，头出冷汗，胸中憋气，精神极度紧张，有死的恐怖感。稍待一会儿，气往下行，症状随之减轻，每日发作三四次。兼见腰酸、白带较多，患者面色青黄不泽，舌胖质嫩，苔白而润，脉弦数无力。辨证：此病为"奔豚气"，气从内踝上冲（不从少腹）为仅见之证。凡犯上之气，必因上虚所致。今心阳虚而火不旺，肾之阴气得以上犯。夫阴来搏阳，虚阳被迫而与之争，故脉虽数而按则无力也。弦脉属阴，阴盛则上逆。舌质胖嫩。无非阳虚之象。阴来搏阳，凡阴气所过之处，则发胀、心憋、心悸不安等，亦勿怪其然。治当助心阳伐阴降冲。方药：桂枝25g，白芍9g，生姜9g，炙甘草6g，大枣7枚，另服"黑锡丹"6g。共服五帖，其病不发而愈。

按：本案以气上冲为特点，与原证所不同者，其气从两腿内踝开始，关于其证候病机及辨治思路，原案分析透彻，不再赘述。——卞华.伤寒杂病论.北京：中医古籍出版社,2012:66.

病案三

周右，住浦东，初诊。气从少腹上冲心，日四五度发，发则白津出，此作奔豚论。肉桂心一钱、川桂枝三钱、大白芍三钱、炙甘草二钱、生姜三片、大红枣八枚。

二诊：投桂枝加桂枝汤后，气上冲减为日三度发，白津之出亦渐稀，下得矢气，此为邪之去路，佳。肉桂心3g，川桂枝9g，大白芍9g，炙甘草9g，生姜3片，红枣十枚、厚朴15g、半夏9g。

按：本病案白津出（口流清稀涎沫），为辨证心阳虚、肾中水寒之气上逆的依据。因只有确诊为寒证，才可与桂枝加桂汤温通心阳，平冲降逆。——曹颖甫.经方实验录.北京：学苑出版社,

2008：185—186.

三、苓桂枣甘汤证

【原文】

发汗后，脐下悸者，欲作奔豚，茯苓桂枝甘草大枣汤主之。

茯苓桂枝甘草大枣汤方：

茯苓半斤　甘草二两（炙）　大枣十五枚　桂枝四两

上四味，以甘澜水一斗，先煮茯苓，减二升，内诸药，煮取三升，去滓，温服一升，日三服。甘澜水法：取水二斗，置大盆内，以杓扬之，水上有珠子五六千颗相逐，取用之。

【提要】

论发汗后欲作奔豚之证治。

【现代临床运用】

本方以脐下悸动、欲作奔豚、小便不利为辨证要点。痰饮眩晕者加夏枯草、钩藤；心悸失眠者加合欢皮、夜交藤；烦躁不安者加龙骨、牡蛎；寒饮较重者加肉桂、白术。

茯苓桂枝甘草大枣汤为温补心阳、化气行水之方，现代临床多用于神经性心悸、神经性腹泻、神经衰弱、慢性胃炎、神经官能症、假性痫证、胃酸过多、慢性肠狭窄等疾病而见本方证者。

【名家辑要】

成无己注：汗者，心之液。发汗后，脐下悸者，心气虚而肾气发动也。肾之积，名曰奔豚。发则从少腹上至心下，为肾气欲上凌心。今脐下悸为肾气发动，故云欲作奔豚。与茯苓桂枝甘草大枣汤，以降肾气。——成无己.注解伤寒论第2版.北京：人民卫生出版社，1963：72.

方有执注：脐下悸者，肾乘心汗后液虚，欲上凌心而克之，故动惕于脐下也。欲作，待作而未作之谓。——方有执.伤寒论条辨.北京：中国中医药出版社，2009：47.

陈修园注：以伤其肾气言之，发汗过多之后，肾阳虚则水邪挟水气而上冲，故其人脐下悸者，欲作奔豚。然犹欲作而尚未作也，当先其时以茯苓桂枝甘草大枣汤主之。——陈修园.陈修园医学全书.太原：山西科学技术出版社，2011:338.

【医家临证思维】

金卫红认为苓桂甘枣汤所主之证与左心收缩无力致后向性衰竭，发生肺淤血、肺水肿表现相似。因本方能扩张血管，改善循环，减轻心脏前负荷，消除肺淤血与水肿，故用之有效。——金卫红.伤寒论有关心衰的证治和立体动态强心假说.山东中医学院学报，1980,2:24.

胡希恕认为此于桂枝甘草汤中加大量茯苓和大枣，故治桂枝甘草汤证且小便不利而腹悸动者。——胡希恕，冯世纶.经方医学六经八纲读懂伤寒论.北京：中国中医药出版社，2014:70.

冯世纶认为本方证由桂枝汤证变化而来，即汗出不解传里为外邪内饮证，属太阳太阴合病证。——胡希恕，冯世纶.经方医学六经八纲读懂伤寒论.北京：中国中医药出版社，2014:70.

【典型病案】

病案一

郭某，男，56岁。患奔豚气证，发作时气从少腹往上冲逆，至心胸则悸烦不安、胸满憋气、呼吸不利、头身汗出。每日发作两三次。切其脉沉弦无力，视其舌质淡而苔水滑，问其小便则称甚少，而又有排尿不尽之感。治以茯苓30g，桂枝12g，大枣12枚，炙甘草6g。嘱患者以大盆贮水，以杓扬之，水面有珠子五六千颗相逐，用以煮药。患者服两剂，小便通畅而"奔豚"不作。转方又用桂枝10g，炙甘草6g，以扶心阳，其病得愈。

按：本案患者除有奔豚的典型症状外，并伴小便甚少，又有排尿不尽之感，是为水气下蓄，下焦气化不利。故治以茯苓桂枝甘草大枣汤温通心阳，化气利水，以防冲逆之再作，药证相应，是有速效。由此可见，苓桂甘枣汤不仅可治奔豚欲作者，亦可疗奔豚发作者，关键在于心阳不足、下焦水寒之气上逆之主机具备与否。对此案，刘渡舟说："考《伤寒论》治奔豚有两方，而小便不利者，则用本方为宜。"可供临证参考。——刘渡舟.伤寒论十四讲.天津：天津科学技术出版社，1985：75.

病案二

张某某，男，54岁。主诉脐下跳动不安，小便为难，有气从小腹上冲，至胸则心慌气闷，呼吸不利而精神恐怖，每日发作四五次，上午轻而下午重。切其脉沉弦略滑，舌质淡，苔白而滑。此证气从少腹上冲于胸，名曰"奔豚"，乃系心阳上虚，坐镇无权，而下焦水邪得以上犯。仲景治此证有二方：若气冲而小便利者，用桂枝加桂汤，气冲而小便不利者，则用茯苓桂枝甘草大枣汤。合脐下悸而又小便困难，乃水停下焦之苓桂枣甘汤证。处方：茯苓30g，桂枝10g，上肉桂6g，炙甘草6g，大枣15枚。用甘澜水煮药。仅服3剂，则小便畅通而病愈。

按：本病有气从小腹上冲至胸的奔豚证，遵仲景法当用桂枝加桂汤。但本证主诉脐下跳动、小便为难，为水停下焦所致，辨病机重在水气，故以茯苓利水为主治，仅服3剂而病愈。——李嘉璞，吴修符，姚秀琴.伤寒论临床辨略.济南：山东科学技术出版社，1995：53.

病案三

顾某某，男，63岁，理发师，1981年7月8日来诊。脐下动悸，其势下趋，时轻时剧，日夜不休，甚则影响入睡，如此已2月，精神疲惫，颇为叫苦。脉虚弦滑，舌苔淡黄边有齿印。此气血流行失畅，郁而求伸，因见脐下悸动不安之候。《伤寒论》说："发汗后，其人脐下悸者，欲作奔豚，茯苓桂枝甘草大枣汤主之。"此证近似。病不论发汗与否，欲作奔豚与否，其为脐下悸则一，有斯证而用斯药，乃进加味苓桂甘枣汤法以观其效。茯苓

15g，桂枝 6g，炒白术 10g，炙甘草 5g，大枣 15g，夜交藤 30g，紫丹参 15g，合欢皮 12g，龙牡各 30 g（先煎）。服药 3 剂，病愈十之二，脐下动悸渐好，惟其势由下趋转为向上移行。病机以下行为顺，因加重方中桂枝剂量，协术苓甘枣龙牡，另加百合、地黄、淮小麦以匡正祛邪，缓和急迫，通调气血而降冲逆。茯苓 18g，桂枝 9g，炒白术 10g，炙甘草 6g，大枣 20g，龙牡各 30g（先煎），淮小麦 30g，川百合 12g，生地 12g。3 剂而脐下动悸完全消失，安然入睡已三昼夜矣。讵知停药后，又见小有发作，遂于 7 月 18 日再次就诊。自诉药后病情已大有好转，但未能巩固。询之口不干，足见加味苓桂甘枣汤法为对证。方中桂枝尤不可少，且剂量宜重不宜轻。当诊得苔、脉均有起色，眠食尚好，效不更方，遂于原方中茯苓改 20g，炙甘草改 9g，桂枝仍用 9g。嘱服 5 剂而愈。一年后随访，告以先后按方服药 11 剂而脐下悸即获痊愈，迄今未发。

按：脐下悸，目前尚不能确指为何种疾患，临床实践中虽不多见，但往往有之，大抵为动脉血流失其常度，有人怀疑为动脉瘤之故，亦有人认为系胃肠神经官能症者，留待日后进一步验证。加味苓桂甘枣汤能健脾胃，缓急迫，降冲气，伐肾邪。尝用之治脐下悸有效者已十余例。最近于该方中新加活血化瘀药，疗效尤称满意。——陈伯涛. 加味苓桂甘枣汤治疗脐下悸经验. 辽宁中医杂志,1982,12:27.

第十五章　胸痹病

　　胸痹是以喘息短气、咳嗽、唾痰，胸膺部痞闷甚则疼痛为主证的一种疾病。"胸痹"在《灵枢·本脏》早有记载："肺大则多饮，善病胸痹。"其成因主要是上焦阳气虚，中焦或下焦痰饮水湿内盛，阴邪上乘阳位，痹阻胸阳，气机痞塞而成。本病的发生多系平素身体阳气偏虚，心阳不足，在正虚的情况下感受阴寒之邪。阴寒之邪，内犯胸阳，阳气受损，不能舒展，导致心脉闭阻，因此本病遇到寒邪侵袭，便卒然发生。或长期精神紧张，郁郁寡欢，终日闷闷不乐，静而少动，致使气机运行不畅，血行瘀而滞塞；或气郁湿聚，痰浊内生；或气郁化火，伤津耗液，灼津为痰等等，均可导致胸中阳气不宣，心脉运行受阻而引发心痛。针对胸痹阳虚阴盛、本虚标实的病机，临床治疗应根据病情权衡邪正盛衰的轻重缓急采用相应之法。阴盛主要指寒、痰、湿、饮等，寒邪痹阻胸阳，治法为通阳宣痹。因痰、湿、饮等易遏阻气机，故治疗胸痹心痛还注重调理气机。若阳气虚为主，治当补益阳气。本篇所出方药目前仍是治疗胸痹、心痛的经典方与常用药。治疗胸痹喘息咳嗽、胸背痛、短气的基础方为栝楼薤白白酒汤，若痰浊壅盛而见不得卧、心痛彻背，则加半夏而成栝楼薤白半夏汤，若在胸痹基础上又见"心中痞，胁下逆抢心"等证，属中焦阴寒痰浊上乘的，则加枳实、厚朴、桂枝而成枳实薤白桂枝汤，这充分体现了随证加减、灵活用药的治疗思路。此外，本篇治疗胸痹心痛的同时也注重脾胃的治疗。

一、栝楼薤白白酒汤证

【原文】

胸痹之病，喘息咳唾，胸背痛，短气，寸口脉沉而迟，关上小紧数，栝楼薤白白酒汤主之。

栝楼薤白白酒汤方：

栝楼实一枚（捣）　薤白半斤　白酒七升

上三味，同煮。取二升，分温再服。

【提要】

本条论胸痹病的主要脉证及主方。

【现代临床运用】

本方以胸痛，喘息短气，舌苔白腻，脉弦紧为证治要点。心慌者，加酸枣仁、龙骨、牡蛎养心安神；气虚者加人参、白术、黄芪；脉结代加附片、桂枝、炙甘草；肋间神经痛属肝气郁结，加柴胡、枳壳、木香，有瘀血加川芎、桃仁、红花、丹参等。

现代临床常用于治疗高血压、高脂血症、动脉粥样硬化、非化脓性肋骨炎、肋间神经痛、风心病、肺心病、冠心病心绞痛等病证而见上述证机者。

【名家辑要】

尤怡注：胸中，阳也，而反痹，则阳不用矣。阳不用，则气之上下不相顾接，前后不能贯通，而喘息、咳唾、胸痹痛、短气等症见矣。更审其脉，寸口亦阳也，而沉迟，则等于微矣。关上小紧，亦阴弦之意，而反数者，阳气失位，阴反得而主之。《易》所谓阴凝于阳，《书》所谓牝鸡司晨也。是当以通胸中之阳为主。薤白、白酒，以辛开痹，温以行阳。栝楼实者，以阳痹之处，必有痰浊阻其间耳。——［清］尤怡.金匮要略心典.沈阳：辽宁科学技术出版社 1997:20.

徐忠可注：人之胸中如天，阳气用事，故清肃时行，呼吸往还，不愆常度，津液上下，润养无壅。痹则虚而不克，其息乃不匀，而喘唾乃随咳而生。胸为前，背为后，其中气痹，则前后俱痛。上之气不能常下，则下之气不能时上而短矣。寸口主阳，因虚伏而不鼓，则沉而迟；关主阴，阴寒相搏，则小紧而数。数者，阴中挟燥火也。故以栝楼开胸中之燥痹为君，薤白之辛温以行痹着之气，白酒以通行营卫为佐。其意谓胸中之阳气布，则燥自润，痰自开，而诸症悉愈也。——［清］徐忠可．金匮要略论注．北京：人民卫生出版社，1993：123—124．

周扬俊注：寒浊之邪滞于上焦，则阻其上下往来之气，塞其前后阴阳之位，遂令为喘息、为咳唾、为痛、为短气也。阴寒凝泣，阳气不复自舒，故沉迟见于寸口，理自然也。乃小紧数复显于关上者何耶？邪之所聚，自见小紧，而阴寒所积，正足以遏抑阳气，故反形数。然阳遏则从而通之，栝楼实最足开结豁痰，得薤白、白酒佐之，既辛散而复下达，则所痹之阳自通矣。——［明］赵以德衍义，［清］周扬俊补注．金匮玉函经二注．北京：人民卫生出版社，1990：135．

【医家临证思维】

王付认为栝楼薤白白酒汤：①以胸痛、胸闷为基本要点；②以胸痛牵引肩背，或胸痛走窜不定等为审证要点；③以舌暗或紫或有瘀点，或苔薄，脉紧或弦为鉴别要点。④可能有气短不得一息，或有头晕头痛；⑤病变证机：气郁于胸，痰气阻结壅滞。以上5个方面，其中病变证机是辨证求因的必备条件，前3项中只要具备2项，即可得出正确诊断结论，至于其他方面均为病变证机可能出现的症状表现，只可作为辨证中的参考，而不作为辨证中的必备条件，然后即可用栝楼薤白白酒汤。随证变化用药根据病人具体病证表现，若瘀血明显者，加赤芍、桃仁，以活血化瘀；若气滞明显者，加枳实、香附，以行气导滞；若胸痛明显者，加川芎、丹参，以活血通络止痛；若胸中冷者，加川乌、蜀椒，以温阳止痛。——王付．经方实践论．北京：中国医药科技出版社,2006:106.

郝万山认为经方凡要求用酒者,依法用之则疗效好,不用则疗效差。用陈酿米酒最好,如陈者难得,新酿者亦勉强可用。亦有人用小量黄酒代替白酒与清酒,但断不当用白烧酒。——郝万山.经方中的白酒与清酒.中医杂志,1991,5:59.

周凤梧认为本方属于温开之剂,如阴虚肺痨胸痛,或肺热痰喘胸痛,不宜应用。方中白酒的用量,当视患者酒量而定,一般可用30~60g,用量不宜过多,如患者不善饮酒,亦可不用。临床加减:如遇寒痛增,可加附子、干姜以振奋胸阳;如痰浊较多,胸痛较剧,可加半夏以加强祛痰散结作用,名"栝楼薤白半夏汤";如胸痹兼有气从胁下上逆,胸中痞满者,可去白酒,加入枳实(或枳壳)、川朴、桂枝以加强通阳下气除满的作用,名"枳实薤白桂枝汤";如用治慢性支气管炎,可去白酒,加入半夏、陈皮、紫菀、冬花等化痰止咳之品;如用治心绞痛,可选加丹参、当归、桃仁、赤芍、生蒲黄、炒五灵脂、桂枝、田七末等活血止痛之类。——周凤梧.周凤梧方剂学.济南:山东科学技术出版社,2005:471.

【典型病案】

病案一

惟劳力伛偻之人,往往病胸痹,予向者在同仁辅元堂亲见之。病者但言胸背痛,脉之,沉而涩,尺至关上紧,虽无喘息咳吐,其为胸痹,则确然无疑。问其业,则为缝工。问其病因,则为寒夜伛偻制裘,裘成稍觉胸闷,久乃作痛。予即书栝楼薤白白酒汤授之。方用:栝楼15g,薤白9g,高粱酒一小杯。2剂而痛止。翌日,复有胸痛者求诊,右脉沉迟,左脉弦急,气短。问其业,则亦缝工。其业同,其病同,脉则大同而小异,予授以前方,亦2剂而瘥。盖伛偻则胸膈气凝,用力则背毛汗泄,阳气虚而阴气从之也。

按：胸背痛，系寒夜劳力伛偻所致。因耐夜则寒袭，劳力则伤阳，伛偻则胸膈气凝，阳虚则阴气乘之，胸痹作矣。故投栝楼薤白白酒汤原方，2剂而愈。方中白酒，据《千金》《外台》记载，即米酒之初熟者。近代医家有用高粱酒者，有用黄酒者，亦有用米醋者，均有通阳开痹之功。——曹颖甫.金匮发微.北京：学苑出版社，2008：75.

病案二

朱某某，患胸痛，以膻中周围为甚，波及乳上胸部憋闷，气短，脉象沉迟，苔白微腻。处方以栝楼、薤白、半夏、厚朴、枳实（麸炒）、砂仁、茯苓等，每剂加镇江米醋3匙同煎（前曾服该方4剂，因未加米醋无效）。连服5剂痛止。米醋味酸收敛温行，可敛其下焦之阴而温其上焦之阳，与病机亦甚合拍。

按：在栝楼薤白白酒汤宣痹通阳的基础上加味，治疗心胸部病变，只要病机、主症符合胸痹，皆可取效。——张立明.浙江中医杂志.1964，9：25.

病案三

黄某，男，47岁。咳喘多年，每逢秋末冬初病情加重，用西药消炎镇咳只能缓解，曾服中药效果不显。症见形寒畏冷，面容憔悴，晨起颜面浮肿，口唇发绀，呼吸困难，张口抬肩，夜不能平卧，咯吐白沫痰，舌质紫暗，苔淡白。两寸脉沉迟，关脉紧数两尺无力。投栝楼薤白白酒汤加味。全栝楼75g，薤白40g，干姜20g，细辛5g，五味子20g，白酒10ml。每剂水煎分两次温服，白酒后入。服药1次后即咯吐大量白痰，气短随之好转。按上方服14剂，如今咳喘均愈而参加劳动。

按：上案西医病名诊断不明。除咳喘外，或有肺心病或心衰，实事求是地分析，处方中干姜、细辛、五味子等小青龙汤"成员干将"对疗效也作出了重要贡献。非仅栝楼薤白白酒汤之功也。但其组方配伍干脆利落，恰到好处，十分精当。——蒋

健,朱抗美.金匮要略方药临床应用与研究.上海科学技术出版社,
2012:134.

二、栝楼薤白半夏汤证

【原文】

胸痹不得卧,心痛彻背者,栝楼薤白半夏汤主之。

栝楼薤白半夏汤方:

栝楼实一枚（捣）　薤白三两　半夏半升　白酒一斗

上四味,同煮取四升。温服一升,日三服。

【提要】

承上条论胸痹痰饮较盛的证治。

【现代临床运用】

本方以胸痛引背,胸闷,卧则胸闷更甚,痰多黏而白,舌质
紫暗或边有瘀点,苔薄或滑或腻,脉结或迟为辨证要点。兼血瘀
者,可加丹参、郁金；脾气虚弱者加党参、黄芪；血虚加当归、
白芍、鸡血藤；气郁烦躁者加青陈皮、栀子；失眠多梦者加钩
藤、远志、枣仁。

现代临床常用于治疗冠心病、风湿性心脏病、室性心动过
速、慢性阻塞性肺疾病、乳腺增生、慢性胆囊炎、肋间神经痛等
病证而见上述证机者。

【名家辑要】

徐忠可注：此贯以胸痹,是喘息等证或亦有之也。加以不得
卧,此支饮之兼证,又心痛彻背,支饮原不痛,饮由胸痹而痛气
应背,故即前方加半夏,以去饮下逆。此条若无心痛彻背,竟是
支饮矣。——[清]徐忠可.金匮要略论注.北京:人民卫生出版社,
1993:125.

陆渊雷注：此条不云喘息咳唾短气者,省文也。且栝楼薤白
半夏汤,即是前方加半夏一味,则前条之证,亦为此条所有。故

知不得卧者，喘息咳唾短气之甚也。心痛彻背者、胸背痛之甚也。——[清]陆渊雷．陆渊雷医书合集．天津：天津科学技术出版社，2010：716．

尤在泾注：胸痹不得卧，是肺气上而不下也；心痛彻背，是心气塞而不和也，其痹为尤甚矣。所以然者，有痰饮以为之援也，故于胸痹药中，加半夏以逐痰饮。——[清]尤怡．金匮要略心典．北京：中国中医药出版社，1992：57．

【医家临证思维】

刘汶认为，临床中胸痹患者大多有冠心病或心脏神经官能症。有心脑血管疾病高危因素，如高血压、高血糖、高血脂、肥胖等代谢综合征存在。长期饮酒会加重肝脏负担，导致酒精性肝病，从而加重脂代谢异常。另外饮酒过量也是心脑血管意外的一个独立因素，所以，临床上栝楼薤白半夏汤更适合于胸痹患者。另外，代谢综合征患者多有体胖，而肥人多痰湿，阳虚痰湿不化，故更适用本方。——刘汶．刘汶脾胃病临证心悟．北京：中国中医药出版社，2014：50．

王国三认为栝楼薤白半夏汤为治"胸痹不得卧，心痛彻背者"之良剂。盖心体阴而用阳，居于胸中；胸为清阳之腑，今痰湿居于胸中，痰为阴邪，必干扰心阳，阻塞心脉，故胸痹不得卧，心痛彻背。胸中阴邪既盛，其治疗所以用寒润之栝楼一枚为君，仲景剂量应用之妙，即在于此。栝楼性虽寒润，却有涤除胸膈痰湿之功效，该方臣使之药，均为辛温苦燥之品。辛热药与寒润药呈3:1。其中薤白辛通散滞逐寒，半夏苦温燥湿祛痰，白酒辛热通阳，又可助薤、夏之力三药相合，有监制栝楼性寒之功，其剂量应用之妙，堪为后世法。就栝楼而言，可谓扬其长而制其短之法也。——王国三．试论张仲景药物剂量应用的规律性．广西中医药，1984，7（3）：5．

刘方柏认为本方用薤白辛温通阳，散结宣痹，用栝楼苦寒滑利，豁痰下气，用半夏以逐痰开结。方中白酒即米酒，也可以普通白酒代，取其轻灵透达，温通阳气，并助薤白有效成分更好地溶解。共奏温通胸阳，豁痰散结，宣痹畅达之功。本方不仅是治疗胸痹轻中度患者不可取代之方，尤其在重证胸痹或真心痛时，酌情合用他方，或加用某些药物后，可以收到挽大厦于将倾的急救作用。——刘方柏.刘方柏临证百方大解密.北京：中国中医药出版社，2013：88.

【典型病案】

病案一

郑某某，男，35岁。1990年10月10日就诊。患者背部怕冷月余。1月前乘船受凉，始觉周身怕冷，并未介意，次日周身怕冷减轻，背部怕冷较著，伴有四肢酸痛，胸部憋闷，经西医检查无异常发现。服中药15剂无效。现背冷持续不减，夜间胸闷，下午低烧（37.4℃~37.7℃），四肢关节疼痛，不敢出门见风。脉沉滑有力，舌质红苔黄腻。系外感湿邪，湿邪入里化热，湿热阻遏上焦，阳气不能外达所致，给以栝楼薤白半夏汤加减：栝楼30g，薤白9g，半夏9g，黄连6g，木香15g，郁金9g，红花6g，甘草3g。3剂水煎服。服1剂后，背冷大减，服至6剂，舌苔尽退，诸症消失而愈。

按：对于背冷一症，仲景认为一是阳虚不能温煦之附子汤证；一为痰饮阻遏阳气之苓桂术甘汤证。由此可见背冷的病机是阳虚或阳阻。背为阳，阳虚或阳阻，都可导致背失温煦而背冷。本证为湿热阻遏胸阳不能达背所致，故以栝楼薤白半夏汤加黄连以宣通胸阳，清化湿热而愈。——纪立金.瓜蒌薤白半夏汤临床应用举隅.山东中医杂志，1992，11（4）：23.

病案二

程某，女，56岁，退休干部。因从要职退下，顿感失落，郁郁不乐，恶食，足不出户，原本肥胖之躯更甚，今以"胃痛"自服药无效而就诊，现面色虚浮，唇舌青紫而汗出，神情痛苦，以手捣胸，谓之憋闷疼痛，虽已 3 月阳春，但患者仍以冬装裹身、羊毛围巾缠颈。诊得心率 62 次/min，心律不齐。心电图提示：缺血性 S-T 改变，舌胖大有齿痕，苔白腻，脉滑涩、结代。西医诊断：冠心病心绞痛。中医辨证：胸痹。气郁水湿内停则为痰，痰湿内阻阳气不能布达，心脉阻滞不通则痛发。急当涤痰除湿。全栝楼 60g，薤白 6g，清半夏 30g，煎汁 150ml，加白酒 30ml 频服。痛即渐缓，连用 3 剂，病瘥。后又守方减量加炙甘草 30g，连服 10d，病告霍然。复查心电图：大致正常。又以心理疏导，半年后随访未见其，家属告知舞剑去矣。

按：此例患者主要表现为肥胖，面色虚浮，舌胖大有齿痕，苔白腻，脉滑涩。证属痰浊内阻，导致胸阳不展，胸阳郁而不展则会憋闷疼痛，阳气不达四肢则畏寒而蜷卧，故应以涤痰除湿为第一要务，痰祛湿除则胸阳自展而胸痛自瘥。——蒋健，朱抗美.金匮要略方药临床应用与研究.上海：上海科学技术出版社,2012:135.

病案三

李某，女，57 岁，干部。冠心病心绞痛五六年，心前区疼痛每日二三次，伴胸闷气短，心中痞塞，疲乏，脉弦细，苔白质淡，边有齿痕。此系胸痹之病，乃心阳虚，胃不和，遂致气机不畅，血脉闭阻。拟通阳宣痹，心胃同治。仿栝楼薤白半夏汤合橘枳姜汤化裁。处方：栝楼 30g，薤白 12g，半夏 15g，枳壳 10g，橘皮 15g，生姜 6g，党参 30g，生黄芪 30g，桂枝 12g，香附 12g。服上方 2 个月后，心前区痛偶见，胸闷气憋减轻，脉弦细，苔薄。心电图 T 波 V4-V6 由倒置转低平，或双向，ST 段 V4-V6 由下降 0.1mV 转前回升 0.05mV。

按：气短、疲乏，舌淡苔白有齿痕，阳虚之征；胸闷、心中痞塞，乃胃气不和，影响及心，故以心胃同治之法。以栝楼薤白半夏汤祛痰通阳宣痹，合橘枳姜汤温中下气和胃，又以参、芪、桂、附之品理气扶正。遣方用药，<u>丝丝入扣</u>，守方久服，而获佳效。——赵锡武，张问渠. 对《金匮·胸痹篇》的讲述与临床运用.中医杂志. 1981（3）:45.

三、枳实薤白桂枝汤证

【原文】

胸痹心中痞，留气结在胸，胸满，胁下逆抢心，枳实薤白桂枝汤主之，人参汤亦主之。

枳实薤白桂枝汤方：

枳实四枚　厚朴四两　薤白半斤　桂枝一两　栝楼实一枚（捣）

上五味，以水五升，先煮枳实、厚朴，取二升，去滓，内诸药，煮数沸，分温三服。

【提要】

本条论胸痹须分正虚邪实的治疗方法。

【现代临床运用】

本方以胸闷如窒、短气、胸痛、舌苔白腻、脉沉弦或紧为辨证要点。如见胸部刺痛、舌呈紫暗色者，加檀香、丹参、川芎、桃仁、当归等；心痛彻背，加附子、乌头、赤石脂等；心悸盗汗，加麦冬、太子参、五味子等。

现临床常用于冠状动脉粥样硬化性心脏病、心绞痛、肺源性心脏病、风湿性心脏病、肋间神经痛、非化脓性肋软骨炎、神经性头痛、支气管炎、支气管哮喘、肺气肿等，证属胸阳不振、痰阻气滞者。

【名家辑要】

尤怡注：心中痞气，气痹而成痞也。胁下逆抢心，气逆不降，将为心中之害也。是宜急通其痞结之气，否则束缚其不振之阳。盖去邪之实，即以安正。养阳之虚，即以逐阴，是在审其病之久暂，与气之虚实而决之。——［清］尤怡.金匮要略心典.北京：中国中医药出版社，1992：57.

魏荔彤注：胸痹自是阳微阴盛矣，心中痞气，气结在胸，正胸痹之病状也。再连胁下之气，俱逆而抢心，则痰饮水气俱乘阴寒之邪动而上逆，胸胃之阳气全难支拒矣，故用枳实薤白桂枝汤行阳开郁，温中降逆，犹先后煮制以融其气味，俾缓缓荡除其结聚之邪也。再或寒已甚，无敢恣为开破者，故人参汤亦主之，以温补其阳，使正气旺而邪气自消，又治胸痹从本治之一法也。——［元］丹波元坚.伤寒论辑义.北京：人民卫生出版社，1983：114~115.

吴谦注：心中即心下也，胸痹病心下痞气，闷而不通者，虚也。若不在心下而气结在胸，胸满连胁下，气逆撞心者，实也。实者用枳实薤白桂枝汤主之，倍用枳朴者，是以破气降逆为主也。虚者用人参汤主之，即理中汤，是以温中补气为主也。由此可知痛有补法，塞因塞用之义也。——［清］吴谦等.御纂医宗金鉴.太原：山西科学技术出版社，2011：211.

【医家临证思维】

刘汶认为枳实薤白桂枝汤针对胸痹邪实而设，病位在胃脘部，以心下痞满不通为主症。如功能性消化不良、慢性萎缩性胃炎、胆汁反流性胃炎等脾胃疾病，或更年期综合征、抑郁症，如果是胸胃阳虚、寒饮羁留，症见心中痞胸满、胁下逆抢心等，均可用此方治疗。——刘汶.刘汶脾胃病临证心悟.北京：中国中医药出版社，2014：51.

曾学文认为使用本方，应详审病之久暂，与气之虚实而决定，治疗心痛以阳药及通药廓清阴邪，不可过多掺杂阴柔滋敛之品；视其病情，可先通后补，通补兼施：通法以活血化瘀，行气豁痰，体壮者宜早用，体弱者酌减；补法以益气扶阳，养血和营，适加养心宁神之品为治疗大法。必要时可将栝楼、薤白用量

20～30g，效果尤佳。——宋峻，宋晓龙，袁婷婷，等.曾学文运用经方治疗心系疾病.河南中医,2016,36(1):13—16.

王付认为枳实薤白桂枝汤中用枳实、厚朴行气，降浊；桂枝通经，理血，散瘀；薤白通阳，行气，理血；栝楼实行气，涤痰，兼润。方药虽有其各自作用的特殊性，但组方合用更具有聚合作用，其聚合作用以行气为主，兼以理血涤痰，针对病变证机是郁、瘀、痰，病证表现是痞塞、疼痛和满闷，病变部位可在心，又可在肺，更可在胸膜，以此认识、理解和运用枳实薤白桂枝汤。——王付.枳实薤白桂枝汤方证探索与实践.中医杂志.2013,54(7):1160—1162.

【典型病案】

病案一

白某某，女，40岁，2004年2月15日初诊。2年前曾因右上腹疼痛住院治疗，当时经B超等检查确诊为"胆囊炎"，输液后症状消失出院。近日因食生冷油腻，疼痛又发。右上腹疼胀不舒，并窜至右肩胛部，墨菲氏征阳性，心烦欲呕，食欲差，口不渴，肠鸣便溏，小便清，舌淡苔白滑，脉弦。辨证属胆郁胃逆，食滞湿阻。治宜利胆和胃，消滞理气。药用枳实、薤白各12g，栝楼、郁金、赤芍各15g，半夏、厚朴、木香、鸡内金各10g，桂枝3g。3剂，日1剂，水煎服。服药后痛胀大减，心烦欲呕消除。续用3剂，痛胀消失，肠鸣等症状悉除，食欲转佳。改用香砂六君子丸合保和丸善后。

按：《灵枢·胀论》载："胆胀者，胁下痛胀，口中苦，善太息。"《灵枢·四时气》云："善呕，呕有苦，邪在胆，逆在胃。"患者痛胀、呕逆及舌脉所见显属胆腑郁滞，气结湿阻之患。枳实薤白桂枝汤通阳散结、宽胸理气，加郁金、赤芍、木香活血行气止痛，加半夏、鸡内金燥湿降逆消积。——郑好贞，尚学瑞.枳实薤白桂枝汤应用体会.实用中医药杂志,2008,24(1):50.

病案二

张某，男，60岁，2002年12月17日初诊。患慢性支气管炎3年，每逢受凉而复发，冬季加重。本次发作已10天，咳喘阵阵，不得平卧，痰多，足肿。到某院诊治，胸片示肋间隙增宽，两肺透光度增强，右室肥大。西医诊为"肺气肿并发慢性肺心病"。症见咳喘倚息，痰多色白，胸闷胀痛，心悸，腹满尿少，唇紫，口不渴，下肢浮肿，舌淡苔白腻，脉滑。辨证属水饮凌肺，肺失宣肃。治宜温阳逐饮，宣肺降逆。药用枳实、栝楼各12g，葶苈子、茯苓各20g，麻黄、桂枝、薤白、杏仁、泽泻各10g。3剂，日1剂，水煎服。服药后尿多，咳喘大减，胸闷胀痛及腹满已除，浮肿消退。上方加半夏、砂仁各10g，续服3剂而安。嘱其常服金匮肾气丸合人参健脾丸以固本。

按：《金匮要略·痰饮咳嗽病篇》云："咳逆倚息，气短不得卧，其形如肿，谓之支饮。"患者正属水气上逆，肺失宣肃，水停气滞之支饮证。气滞血瘀，肺病及心，故喘促、心悸、肿胀诸症丛生。枳实薤白桂枝汤通阳散结，宽胸理气。加葶苈子、茯苓、泽泻行水利湿，加麻黄、杏仁平喘，诸药合用使喘悸定，肿胀消，诸症悉愈。后以温肾健脾之剂培其根本，以减少复发。
——郑好贞，尚学瑞.枳实薤白桂枝汤应用体会.实用中医药杂志，2008，24（1）：50.

病案三

郑某，女，62岁。2000年10月21日初诊。患冠心病2年，近1个月来由于天气骤然转凉，再加上饮食不节，心前区疼痛又发，刻下胸闷胸痛，脘闷纳呆，肋痛气塞。舌质正常苔薄白而腻，脉沉细。辨证：胸阳不振，痰浊中阻，再加上寒邪凝滞，闭阻气机，痞塞不通。治法：温阳散结，祛痰降气。处方：枳实薤白桂枝汤加减。枳实10g，薤白头10g，栝楼仁10g，桂枝10g，丹参30g，川芎10g，砂仁（后下）6g，檀香（后下）6g，香附

10g，陈皮 6g，茯苓 15g，姜竹茹 10g，生山楂 30g，5 剂。服药后，上症好转，原方加川朴 10g。继服 5 剂。

按：患者素有胸阳不振，复感寒邪，更伤阳气，阳虚则水液不归正化而为痰浊，故在温阳散结同时，应祛痰利气。——蒋健,朱抗美.金匮要略方药临床应用与研究.上海:上海科学技术出版社,2012:138.

四、人参汤证
【原文】

胸痹心中痞，留气结在胸，胸满，胁下逆抢心，枳实薤白桂枝汤主之；人参汤亦主之。

人参汤方：

人参、甘草、干姜、白术各三两

上四味，以水八升，煮取三升，温服一升，日三服。

【提要】

本条论胸痹须分正虚邪实的治疗方法。

【现代临床运用】

本方以胸闷胸痛，脘痞，倦怠乏力，四肢不温，舌淡、脉迟弱无力为辨证要点。气虚甚者，人参改用人参粉（冲服），重用黄芪；胸痛甚者，加肉桂、丹参、三七粉、延胡索；兼有阴虚之象者，酌加玉竹、麦冬；夹痰浊甚者，加栝楼、薤白、半夏、石菖蒲；脘腹痞胀、气结难消者，加砂仁、煨木香、制香附；胸脘气滞、痞硬阻结者，加枳实；胸胁胀甚者，加青皮、陈皮。

现代临证：本方常用于符合上述证机之冠心病、胃及十二指肠溃疡、慢性胃炎、慢性肠炎，小可用于溃疡性结肠炎、肠易激综合征、溶血性贫血、复发性口疮、崩漏等病证而见本方证机者。

【名家辑要】

尤怡注：心中痞气，气痹而成痞也，胁下逆抢心，气逆不降，将为中之害也。是宜急通其痞结之气，否则速复其不振之阳。盖去邪之实，即以安正；养阳之虚，即以逐阴。是在审其病之久暂，与气之虚实而决之。——［清］尤在泾.金匮要略心典.北京：中国医药科技出版社，2014；126—127.

唐宗海注：用药之法，全凭乎证，添一证则添一药，易一证则易一药，观仲景此节用药，便知义例严密，不得含糊也。……故但解胸痛，则用栝楼薤白白酒；下节添出不得卧，是添出水饮上冲也，则添用半夏一味以降水饮；再下一节又添出胸痞满，则加枳实以泄胸中之气；胁下之气亦逆抢心，则加厚朴以泄胁下之气。仲景凡胸满均加枳实，凡腹满均加厚朴。此条有胸满，胁下逆抢心证，故加此二味，与上两方又不同矣。其人参汤又与此方一攻一补，为塞因塞用之变法。……读者细心考求，则仲景用药之通则，乃可识矣。——［清］唐宗海.金匮要略浅注补正.天津：天津科学技术出版社，2010：380.

【医家临证思维】

何绍奇认为人参汤方即理中汤，用于此证，不能无疑。心阳虚衰，阴霾充塞，理中汤恐难以胜任。当是《伤寒论》太阳篇163条之桂枝人参汤（桂枝200g、炙甘草200g、白术150g、人参150g、干姜150g），用桂枝温通心阳，以人参、甘草益气，白术、干姜健脾温中为继，于理当可通。其错似出在人参汤前遗漏"桂枝"二字。——何绍奇.绍奇谈医（十）—《金匮要略》札记.中医药通报，2006，5（05）：15.

李小可、王阶认为人参汤既然与理中汤药味相同，其方证主治必然重叠。临床上见证心中痞硬，胸满腹胀，心慌悸动不安，病久体虚，即是人参汤证。若兼见呕吐下利，腹中冷痛，喜温喜按，不欲饮水等，更不必迟疑，用人参汤即是方证相应。在此方证基础上，再行药症加减。若见精神萎靡，语低乏力，畏寒肢冷，大便溏泄，腹满腹痛，或有浮肿等症，即为附子证；若见心下痞硬，亡血，虚弱，心动悸不安等，即为人参证；若心动悸更重，脉沉微、结代，四肢逆冷，大汗淋漓，即当考虑四逆汤证，治以回阳救逆为先；若脐上筑，心下悸，气上冲，则为桂枝证。

——李小可，王阶.人参汤方证病机释微.北京中医药大学学报，2011，34（12）：809.

王绵之认为人参汤以人参为君，首要大补元气，再用干姜温中散寒，这样心脾之阳气都能充足，方能通痹止痛，才能平逆。若理中汤加减，温中则人参可易为党参。但人参汤重在鼓舞宗气，人参不能去且当重用。——王绵之.王绵之方剂学讲稿.北京：人民卫生出版社，2005：229.

【典型病案】

病案一

张某，男，40岁。1975年患脑血栓轻度半身不遂，1979年在当地县医院针灸过程中，忽然出现剧烈胸痛气短，后送西安某医院诊断为"心肌梗死"，住院4个月病情好转出院。出院后每日清晨天将明时，仍出现心绞痛，端坐呼吸必须含化一片硝酸甘油片。1979年12月邀余诊治，其脉沉涩无力，有时结止，形寒肢冷，每早从胃脘痛起，引至左胸胁，平日气短神怯，乃中阳不运，气虚血瘀而致。拟《金匮》人参汤加味：红丽参10g，土白术10g，川红花10g，甘草5g，干姜10g，桃仁10g，丹参10g，降香10g，延胡索10g，川楝子10g，枳实10g。2剂药后，黎明时心绞痛即未出现，又以此方加减服药两个多月，近半年来很少出现心绞痛。

按：胸痹证是阳微阴弦，上焦阳气亏虚，临床如果遇到阳虚伴痰湿，以邪实为主者，枳实薤白桂枝汤主之，如果阳虚无痰湿，以正气虚为主者，人参汤主之。——蒋健，朱抗美.金匮要略方药临床应用与研究.上海：上海科学技术出版社,2012:141.

病案二

王某，男，54 岁，1974 年 7 月 15 日初诊。主诉：反复心前区疼痛 10 天。现病史：半月前，突觉胸口闷胀，并伴压榨性疼痛，约历时 2min，疼痛逐渐缓解，但仍觉闷胀，周身乏力，饮食量减。隔天疼痛又作，时间略长。再隔天夜间刚入睡不久，心前区剧痛，面色苍白，出冷汗，左侧肩部、前臂内侧均有疼痛感，胸闷难当，送医院急诊，经某医院检查诊断为心绞痛。住院治疗 10 天，绞痛愈来愈频，医生嘱服中药，特来求治。诊查：患者表情焦虑，不愿活动，时或间歇，手足厥冷，痛必冷汗出，汗出则寒栗不禁，自觉心悸难安，气短，身乏。舌质胖嫩无苔，脉沉细而弦。辨证：阳气衰竭，心失温煦。治法：宜温补心阳。处方：《金匮》人参汤加味，白人参 25g，炙甘草 25g，干姜 9g，炒白术 15g，川附片 9g，五灵脂 9g，山楂 9g，乳香 3g，降香 9g，药煎成，去滓，冲入米醋一羹匙，趁热服。

二诊（1974 年 7 月 19 日）：上方连服 3 剂，绞痛未发，面色较红润，表情亦很活泼，与 3 天前迥若两人。自诉除胸闷、身乏力之外，无其他异常。脉虽仍沉细，已不间歇，舌质淡，食欲仍差，两手已不凉，唯两膝以下尚觉冷。心阳已渐恢复，脾肾之阳犹待温补。处方：白人参 25g，炙甘草 25g，干姜 9g，炒白术 15g，川附片 9g，肉桂 3g，全当归 9g，山楂 9g，陈皮 6g，赤芍 12g，浓煎服，10 剂。上药服完后，心绞痛痊愈。

按：初诊用药，白人参、炙甘草、干姜、炒白术，是人参汤原方，有温补心阳的作用。但据患者脉沉细而间歇，汗出厥冷的临床表现来看，犹嫌其药力不足，因加川附片三钱，使之寓《伤寒论》治少阴病手足厥冷、脉微欲绝的四逆汤在其中。同时附片与人参相伍，是《世医得效方》治阳气暴脱的有效方剂；附片与白术、炙甘草相配，又是《金匮要略》所引治卒暴心痛、脉微气弱、身寒自汗的"近效术附汤"。三方配合，用以急救心胸之阳。本病患者"标本俱急"，故须标本两图，于急救心阳的基础上，再配以独圣散（山楂，《医宗金鉴》方）、失笑散诸方药，急止其痛。两方都是活血定痛之效验方。乳香、降香通行十二经，具有活血伸筋作用，与五灵脂、山楂配合，能迅速止痛。复诊用药是人参汤加桂、附以补心脾肾之阳，再用当归、赤芍、山楂以和其营血。——杨殿兴等.四川名家经方实验录.北京：化学工业出版社,2006:10.

病案三

1994年12月28日初诊：上月初因感冒引起咳喘、心悸。即经本市某某省级医院住院检查而确诊为"风湿性二尖瓣关闭不全合并上呼吸道感染"，治疗月余，在上呼吸道感染控制后即带药出院，迄今一直服用强的松，每次25mg，每日3次，经人介绍而延余诊治。刻下脸呈满月状，自诉疲乏无力，头昏气短，胸闷心慌，小便清，大便溏，易感冒，半月脸。咽部较红，舌质淡红，苔薄白，脉沉细；辨证为中阳虚衰，脾运失健。外邪末尽，寒湿滞胸，治从标本兼顾，主方用人参汤合防己黄芪汤加味：红参（另炖，对服），附片（先煎）各4g，干姜6g，炙黄芪、茯神各12g，远志、汉防己、焦白术、炙甘草各10g，5剂。水煎取汁，早晚分服；配方用野菊花、青稞、胖大海各5g。5剂，泡水代茶。1995年1月2日二诊：咽红除，余症减，苔脉如前，停用泡茶中药，煎服方改炙芪为生芪各10g，加丹参10g，7剂，如前煎服。嘱此后每周减强的松5mg，力避感冒。连治三月余，除感冒临时改方外，一直守方而治，一个月余后停用强的松，两个月后脸型复原，诸症悉除。4月6日患者至本市某某医院复做有关检查称心脏基本正常，停服中药，随访3年余无反复。

按：从本例风湿性二尖瓣关闭不全的脉证来看，虽不属于胸痹病，但又不出痰饮兼瘀的范围，只因较长时间的服用大剂量强的松而掩盖了某些原有症状，纵然如此，仍可断其证为中阳虚衰，阴寒挟饮滞胸为患，于是坚持使用人参汤合防己黄芪汤加味而获著效，而较长时间的服用大剂量强的松不仅未出现阴虚火旺之类副反应之表现，而且反被长时间服用辛热温阳之剂所取替，这都与既往报道相悖，究其原因，或可能与其病本以及某些中药所具调整免疫功能的作用有关。——张笑平.金匮要略临床新解.合肥:安徽科学技术出版社,2001:215.

五、茯苓杏仁甘草汤证

【原文】

胸痹，胸中气塞短气，茯苓杏仁甘草汤主之，橘枳姜汤亦主之。

茯苓杏仁甘草汤方：

茯苓三两　杏仁五十个　甘草一两

上三味，以水一斗，煮取五升，温服一升，日三服。不瘥，更服。

【提要】

本条论胸痹轻证的证治。

【现代临床运用】

本方以胸中气塞、短气、咳嗽气逆、吐涎沫、小便不利为辨证要点。偏风寒者，加麻黄、半夏、紫苏叶、白芥子；偏风热者，加黄芩、白果、桑白皮、桔梗；胸闷明显者，加薤白，枳实；痰阻者，加半夏、陈皮；心悸者，加人参、龙眼肉；眩晕、小便不利者，加泽泻、猪苓；吐涎沫、脘部冷痛者，加干姜、吴萸、肉桂。

现代临证：本方常用于治疗冠心病、肺心病、风湿性心脏病、心律失常、支气管炎、支气管哮喘、肋间神经痛、肾病综合征、膀胱炎等病证而见本方证机者。

【名家辑要】

唐容川注：短气者谓胸中先有积水停滞，而气不得通，肺主通调水道，而司气之入，水道不通则碍其呼吸之路，故短气也，当以利水气为主，水行则气通，故主苓杏以利水。——[清]唐宗海.金匮要略浅注补正.天津：天津科学技术出版社，2010：135—136.

吴谦注：胸痹，胸中急痛，胸痛之重者也；胸中气塞，胸痹之轻者也。胸为气海，一有其隙，若阳邪干之则化火，火性气开不病痹也。若阴邪干之则化水，水性气圖，故令胸中气塞短气，不足以息，则为胸痹也。水盛气者，则息促，主以茯苓杏仁甘草汤，以利其水，水利则气顺矣。——[清]吴谦.医宗金鉴.北京：中医古籍出版社，1995：244.

徐彬注：胸痹而尤觉气塞短气，是较喘息更有闭塞不通之象，气有余之甚也。知下之壅滞多矣。故以杏仁利肺气，而加茯苓以导饮，甘草以补中。——[清]徐忠可.金匮要略论注.北京：人民卫生出版社，1993：126—127.

【医家临证思维】

刘汶认为，这两个方除可用于胸痹，对于痞满、胃胀证属饮阻气滞者更佳。临床上常见心胃病如功能性消化不良，其胸脘痞闷、气短不舒，其舌苔白腻、脉弦者可用这两方治疗。如苔白腻较重则适用茯苓杏仁甘草汤，胁肋不适善太息、心情抑郁不舒者可选用橘枳姜汤，如病邪属饮邪、气滞各半时，可将二方合用加减治疗。——刘汶.刘汶脾胃病临证心悟.北京：中国中医药出版社，2014：52.

武艳慧认为对于茯苓杏仁甘草汤的应用，应当首先掌握其基本的主治，即饮停胸胁所导致的胸闷气塞等症，在此基础上加以发挥，只要病机相同，即可使用，有时就算有一个或是两个症状具备亦可使用，如仲景所说：但见一证便是，不必悉俱。——武艳慧.茯苓杏仁甘草汤治疗胸痹探析.河南中医，2011，31（6）：588.

张智龙认为肺的生理功能不外乎宣发和肃降，病理变化不过气机紊乱和水液代谢失调，提出治肺之关键在于治"气"与"水"。本方用药虽少，但配伍得当，茯苓善利水，杏仁善降气，二者一利一降，相使为用，恢复肺金之宣降功能；为防其沉降太过，特用甘草一味以调和药性，且有承托之义。诸药配伍，以达调气利水之举，为本方之妙用耳，故立此方为治肺调肺的基础方。——张萍.张智龙教授应用茯苓杏仁甘草汤临床经验举隅.四川中医，2008，26（4）：1.

【典型病案】

病案一

富某某，女，56岁，干部，1985年4月5日就诊。症见：心动悸，脉结代。心电图示频发室性早搏，经中西药（中药如炙甘草汤等，西药如氯化钾，乙氨碘呋酮等）治疗不效。伴胸闷窒塞、短气、脘闷、纳呆、恶心欲吐，一日中之大半倚卧床榻，动之稍剧即短气动悸不已。观其体丰、面白、舌略胖、苔薄白润。拟茯苓杏仁甘草汤加味：茯苓30g，杏仁10g，炙甘草10g，枳壳10g，水煎，日1剂。1剂，短气窒塞大减，3剂毕，早搏消失，脉缓匀齐，纳增，追访至今未再发。

按：先投炙甘草汤不效，是因其非由阴阳俱损所致。实为阳气不足，中焦痰饮上泛心胸，阻痹胸阳所致。改用茯苓杏仁甘草汤以祛湿通阳，又加枳壳以逐痰宽胸。由于方药切中病机，故立功见效。——陈明.金匮名医验案精选.北京：学苑出版社，1999：287.

病案二

左某，女，58岁，1996年12月19日诊。患慢性支气管炎6年，发现冠心病3年。近半月来出现下肢水肿。西医诊断：慢性支气管炎、冠心病、心功能不全。经服速尿、双氢克尿噻等药，水肿未消。曾服用中药20余剂，水肿也未明显减轻。刻诊：水肿以下肢为甚，胸痛，胸闷，咳嗽，短气，心慌，时有气喘，舌淡，苔薄白略腻，脉沉。辨证：心阳不足，饮阻胸痹，水气外溢。治疗当通阳化饮，宣畅气机，利水消肿。处方以茯苓杏仁甘草汤加味：茯苓18g，杏仁、桂枝、猪苓、白术、丹参各12g，甘草6g，人参9g，益母草24g，陈皮10g。5剂，水煎2次合并煎液后分3次服。

二诊：下肢水肿明显减轻，胸痛、胸闷、咳嗽均有所好转。又以前方加减再服10剂，水肿消退。继服20剂左右，胸痛、胸闷等症悉除。

按：患者素有冠心病、慢性支气管炎，根据其临床表现辨证为心阳不足，饮阻胸痹，水气外溢。治以茯苓杏仁甘草汤通阳化饮；加桂枝温阳通脉，化气行水；人参补益心气，使心阳得复以气化水饮；猪苓、益母草利水通利小便，使水从下去；白术益气健脾，使水有所制；丹参活血通络，陈皮理气宽胸。诸药相伍，不仅利水消肿，更可肃降肺气，调理心脉，从而达到愈疾之目的。——王阶，张允岭，何庆勇.经方名医实践录.北京:科学技术文献出版社,2009:277.

病案三

关某，女51岁，新疆尼勒人。心悸胸闷，自觉胸满，气呼尚舒，喉中痰鸣作声，痰涎清白而淡，颈脉动严重，劳则更甚，动则汗出加剧，关节复发性疼痛，遇寒加重。足背浮肿至膝，行走不便，喘促不能平卧，畏寒肢冷，纳差喜呕，脉沉细结代，舌苔薄白。经中西医多方治疗7年未愈。诊断为心痹证。心肾阳虚，水饮内停，心脉络瘀阻，治以温阳化气利水，方用茯苓、杏仁、甘草，加附片，7剂而愈。

按：胸部即是心肺两脏所居之处，又是宗气所聚之地，心血肺气，相互调和，循环不息，也互相影响其功能，在病因上是胸阳不足、阴邪逆胸导致的心痹病，与西医所说的冠心病颇有相似之处。笔者以茯苓杏仁甘草汤宣肺化饮，配附子温经散寒回阳。
——王阶，张允岭，何庆勇. 经方名医实践录. 北京：科学技术文献
出版社，2009:278.

六、橘枳姜汤证

【原文】

胸痹，胸中气塞，短气，茯苓杏仁甘草汤主之，橘枳姜汤亦
主之。

橘枳姜汤方：

橘皮一斤　　枳实三两　　生姜半斤

上三味，以水五升，煮取二升，分温再服。

【提要】

本条论胸痹轻证的证治。

【现代临床运用】

本方以胸中气塞、短气、心下痞满、呕吐气逆为辨证要点。
若呕逆较重，酌加半夏、旋覆花以降逆止呕；停饮胸满，加茯
苓、泽泻；气滞胸满，加木香、砂仁。

现代运用本方可治疗冠心病、心绞痛、风湿性心脏病、肺心
病、支气管哮喘、呼吸窘迫综合征、慢性咽炎、慢性支气管炎、
慢性肠胃炎等见本方证机者，均可用橘枳姜汤加减治疗。

【名家辑要】

周扬俊注：一属足阳明胃，胃中实，故君橘皮以理气，枳实
以消满，且使积滞去而机窍通也；更加生姜之辛，无处不宣，靡
有遏抑，庶邪去而正自快。此同一实证中，而又有脏腑之别也。
——[明]赵以德衍义，[清]周扬俊补注. 金匮玉函经二注. 北京：人
民卫生出版社，1990:138.

徐彬注：胸痹而尤觉气塞短气，是较喘息更有闭塞不通之
象，气有余之甚也。知下之壅滞多矣。不则恐挟微寒，橘枳以利

中上焦气，而加生姜以宣之。——徐忠可. 金匮要略论注. 北京: 人民卫生出版社, 1993:126—127.

吴谦注: 胸痹, 胸中急痛, 胸痛之重者也; 胸中气塞, 胸痹之轻者也。胸为气海, 一有其隙, 若阳邪干之则化火, 火性气开不病痹也。若阴邪干之则化水, 水性气阖, 故令胸中气塞短气, 不足以息, 则为胸痹也。气盛水者则痞塞, 主以橘皮枳实生姜汤, 以开其气, 气开则痹通矣。——[清] 吴谦. 医宗金鉴. 北京: 中医古籍出版社, 1995:244.

【医家临证思维】

奚肇庆认为《金匮要略》橘枳姜汤治疗因饮邪上逆而致的喘息咳嗽, 胸中气塞, 短气难续, 呼吸不畅的胸痹证, 与现代医学成人呼吸窘迫综合征的临床表现有相似, 用本方治疗1例术后突发呼吸窘迫综合征, 疗效良好。——奚肇庆. 金匮要略. 胸痹方在呼吸系统疾病中的应用. 南京中医药大学学报, 1998,14(1):39—40.

姚国鑫认为本方有辛温通达之力, 并有下气之功; 加茯苓、半夏、桂枝、薤白、栝楼、甘草等以化痰、逐饮、温胃之品, 肺胃并治, 遂获良效。须注意者, 橘皮要重用。——姚国鑫等. 橘枳姜汤治疗胸痹的体会. 中医杂志, 1964,6:22.

王付认为方中橘皮量大功专, 旨在宣畅胸中气机, 化胸中痰邪, 诸药相合为用, 功效彰著, 尤其方药剂量调配最为重要。若不得仲景设方用药剂量调配, 则影响主治疗效。——尚炽昌, 王付. 经方配伍用药指南. 北京: 中国中医药出版社, 1998:122.

【典型病案】

病案一

何某某, 男, 34岁, 主诉: 咳嗽已5年, 经中西医久治未愈。西医拟诊为支气管炎, 屡用棕色合剂、青霉素等药, 中医认为"久嗽", 常用半夏露、麦金杏仁糖浆等, 皆不效。细询咳虽久而并不剧, 痰亦不多。其主要症状为入夜胸中似有气上冲至咽喉，呼呼作声，短气，胃脘胸胁及背部均隐隐作痛，畏寒，纳减，脉迟而细，苔薄白。颇似《金匮》"胸痹，胸中气塞，短气"证，乃以橘枳姜汤加味治之。处方：橘皮 12g，麸枳实 9g，生姜 15g，姜半夏 12g，茯苓 12g。

二诊：服药 3 剂后，诸症消退，胁背部痛亦止；唯胃脘尚有隐痛，再拟原方出入。处方：橘皮 12g，麸枳实 9g，生姜 12g，桂枝 6g，陈薤白 9g，全栝楼 12g。

三诊：5 年宿疾，基本痊愈，痛亦缓解，再拟上方去薤白、栝楼、桂枝，加半夏、茯苓、甘草以善其后。

按：此例师仲景治胸痹之法，以橘枳姜汤为主方，根据病机，适当加味，以对证为要。——姚国鑫等.橘枳生姜汤治疗胸痹的体会.中医杂志,1964,6:22.

病案二

张某某，26 岁，2005 年 7 月 20 日初诊。停经 54 天，恶心 4 天，无呕吐，偶有中下腹隐痛，今日 B 超检查提示：宫内见 3.3cm×1.0cm×2.0cm 妊囊回声，胎心管搏动规则。7 月 18 日检测血 β-HCG 50889IU/L，孕酮 124nmol/L。舌淡红，苔薄白，脉细。治法：调气温中降逆。方用橘枳姜汤加味。陈皮 9g，枳壳 3g，干姜 5g，党参 12g，炒白术 10g，炙甘草 5g，5 剂。

二诊（2005 年 7 月 25 日）恶心消失，腹痛除，口微苦，舌脉如上。治法：健脾调气，温中清热。方剂：香砂六君子汤加川黄连 3g，4 剂而愈。

按：橘枳姜汤是《金匮要略》治疗"胸痹，胸中气塞，短气"的方剂，药有橘皮、枳实、生姜 3 味，有理气宽胸化痰之功。虽此方原非治疗妊娠恶阻，但根据该方具备温中行气，散饮降逆的功效，以此方治疗胃寒气逆，痰饮互阻，药证相得，和其他方剂合用，可以提高临床疗效。——蒋健,朱抗美.金匮要略方药临床应用与研究.上海:上海科学技术出版社,2012:144.

病案三

吴某，26岁，妊娠67天，喜食酸物，连续多啖杨梅10天，出现饥不欲食，口淡多唾，嗳气频繁，胃脘烧灼感，肠鸣，大便溏软2天。舌稍红，苔薄白，脉细。治法：温中行气，清肝和胃。方剂：橘枳姜汤合附子粳米汤加味。陈皮10克，枳壳5克，生姜6片，淡附片5克，炒粳米30克，半夏12克，炙甘草5克，大枣5个，炒川连5克，煅瓦楞子30克，3剂。

二诊：胃脘烧灼感已经消除，腰痛，纳可，嗳气减少；口淡好转，大便软。舌淡红，苔薄白，脉细滑。治法：健脾和胃益肾。参苓白术散（《和剂局方》）加杜仲12g，5剂。

按：前方偏于调气，后方偏于温中，合而用之，多于恶阻合拍，加川连者，仿附子泻心汤意，可消热痞，佐瓦楞子以抑酸。
——马大正.马大正中医妇科医论医案集.北京：中医古籍出版社，2006：165.

七、薏苡附子散证

【原文】

胸痹缓急者，薏苡附子散主之。

薏苡附子散方：

薏苡仁十五两　大附子十枚，炮

上二味，杵为散，服方寸匕，日三服。

【提要】

本条论胸痹急性发作的救治方法。

【现代临床运用】

本方以喘息咳嗽，胸前疼痛剧烈，或心痛彻背，筋脉拘挛，舌淡或淡胖，苔白腻，脉沉弱为辨证要点。伴胸背刺痛、唇舌紫暗或有瘀点瘀斑者，加川芎、丹参；胁痛、叹息、烦躁易怒者，加柴胡、白芍；胸脘痞闷、呕恶、痰多、食少、舌苔厚腻者，加苍术、半夏；气短、乏力、纳差、便溏者，加茯苓、白术；面色无华、头晕、心悸、烦热、失眠、多梦者，加生地黄、麦冬，酌减附子用量。

现代本方常用于肋间神经痛、胸部神经痛、肋软骨炎或冠心病、心绞痛、脾肾寒湿之急性或慢性胃炎等而见本方证者。

【名家辑要】

周扬俊注：胸痹缓急者，痹之急证也。寒饮上聚心膈，使阳气不达。危急为何如乎？故取薏苡逐水为君，附子之辛热为佐，驱除寒结，袭卷而下，又焉能不胜任而愉快耶。——[明]赵以德衍义，[清]周扬俊补注.金匮玉函经二注.北京：人民卫生出版社，1990:139.

尤在泾注：阳气者，精则养神，柔则养筋。阳痹不用，则筋欠养而或缓或急，所谓大筋软短，小筋弛长者是也。故以薏苡仁舒筋脉，附子通阳痹。——[清]尤怡.金匮要略心典.北京：中国中医药出版社，1992:58.

徐忠可注：缓急是肢节之筋，有缓有急，乃胸痹之邪淫及于筋也。肝主筋，乙癸同源，明是龙雷之火不足，故得以痹胸之气，移而痹筋，以舒筋之薏苡，合附子以温起下元，则阳回而痹自去，用散者，欲其渐解之也。——[清]徐忠可.金匮要略论注.北京：人民卫生出版社，1993:127.

【医家临证思维】

刘汶认为在临床上见阴寒大盛，阳气极虚，寒湿痹阻经脉而致胸痹或关节痛者，皆可应用薏苡附子散，此方意在急则治其标，急回阳救逆、祛寒除湿、温通经脉。临床应用不必拘泥于胸痹，风湿痹证、痛风等均可应用。——刘汶.刘汶脾胃病临证心悟.北京：中国中医药出版社，2014:53.

程广里认为用薏苡附子散合芍药甘草汤加味治疗坐骨神经痛可获得良效。薏苡附子散能祛寒湿以宣痹止痛，芍药甘草汤可养阴血以柔筋止痛。两者刚柔相济，动静结合，相辅相成。可使正气充，寒湿去，筋脉舒。——程广里.薏苡附子散合芍药甘草汤加味治疗坐骨神经痛23例.中医杂志，1982，7：45.

何庆勇认为薏苡附子散的方证是：胸痛、胸闷，遇寒遇湿（阴雨天）加重。薏苡附子散中薏苡仁除湿，附子温阳，二药配合，可除寒湿之痹。且薏苡仁甘而微寒，恐有助寒之弊，附子辛温可制薏苡仁之寒，二药合用，温凉相配，辛甘相化，共奏扶阳通痹之功。——杨韬，钟小雪.何庆勇副教授应用薏苡附子散治疗胸痹心痛的思想初探.中国中医急证，2016，25（5）：821—822.

【典型病案】

病案一

胡某，男，55岁，1993年6月诊。患胸背痛，时轻时重1周余，伴有胃脘不适，时时欲呕，口吐唾沫，脉沉紧，苔略腻。治以仲景薏苡附子散合吴茱萸汤加减。薏苡仁15g，制附子6g，吴茱萸4.5g，党参9g，干姜3g，大枣15枚，良姜6g，厚朴6g。服4剂后，干呕吐涎沫已止，胸背痛缓解，但仍时而急迫，脉沉，苔略腻。药已中病，再进前药4剂。服后胸痹即愈，随访半年未见复发。

按：薏苡附子散适用于寒湿之邪壅塞上焦，胸阳被遏，邪正搏结的胸痹缓急者。方中薏苡仁主利肺气，渗脾湿，炮附子温元阳，二药相须，温阳开痹止痛。患者同时又见胃脘不适，时时欲吐，呕涎沫，故合吴茱萸汤加良姜、厚朴行气散寒除湿。——王桐萍.薏苡附子散与薏苡附子败酱散临床应用举隅.北京中医药大学学报，1994，17（6）：61.

病案二

吴某某，女，49岁，干部。患冠心病心绞痛已近2年，常感胸膺痞闷，憋气，甚则不能平卧，服栝楼薤白半夏汤加丹参、鸡血藤、降香等多剂，证情已趋和缓，但今日突然心胸疼痛，痛连脊背，呻吟不已，口唇青紫，手足冰冷，额汗如珠，家属急来邀诊，舌暗水滑，脉弦迟极沉。询其原因系由洗头劳累受凉所致。此属寒甚而阳衰，痹甚而血阻，若疼痛不解，阳将脱散，生命难保，故急以大剂薏苡附子散合独参汤加味救治：薏苡仁 90g，熟附子 30g，人参 30g，三七 24g。先煎参、附，后纳苡仁、三七，浓煎频服。只 2 剂，疼痛即缓解，厥回肢温，额汗顿止。

按：本例患者证候，为典型的胸痹病栝楼薤白半夏汤证。突然加重的四诊表现，则为典型的"真心痛"，即冠心病心绞痛发展至"心肌梗死"的特点。患者"舌暗水滑"，为痰饮水湿上泛，血脉瘀滞之象；"脉弦迟极沉"，为阳虚寒甚，心阳衰微，不能鼓动心脉之象。诊脉、望舌是中医学的两大特色。此案舌脉合参，即可明确其"寒甚而阳衰，痹甚而血阻"之病机。其"洗头劳累受凉"只是突然加重的诱因。薏苡附子散本为散剂，每次"服方寸匕"，有 6~9g，剂量较少。此案改为汤剂，剂量可谓大也。大剂则温阳通痹止痛的功效更著，且加人参并重用以大补元气，加三七并重用以"通脉行瘀"（《玉楸药解》）而"定痛"（《本草纲目》）。重剂"浓煎频服"，使药效持续。加味得法，方药切合病机，使危重之病，有惊无险，转危为安！——吕志杰. 伤寒杂病论研究大成. 北京：中国医药科技出版社，2010：612.

病案三

陈某某，男，50 岁，1995 年 12 月 12 日初诊。胸闷、胸痛、咳嗽阵作 8 年，时而痰中夹血丝、舌质淡紫，苔薄黄，脉细弦，拟为甲状腺癌，转移性肺癌。X 线胸片及胸部 CT 检查，左中、右下肺各见 2cm ×2cm 圆形肿块，经化疗 6 个疗程后，肿块既无增大，亦未缩小，遂来我院就诊。辨证为正虚邪痹，瘀毒交结，治宜扶正解毒，除痹止痛，在原来治疗的基础上，复入薏苡仁 20g，蛇舌草 15g，熟附片 6g，制川草乌各 6g，川椒 6g，炮姜炭 6g，赤石脂 15g，疼痛可缓，肿块缩小。

按：薏苡附子散为"胸痹缓急者"用之，乌头赤石脂丸则见"心痛彻背，背痛彻心"，两方均以疼痛为主症。故将两方应用于肺癌胸背疼痛者，或咯唾痰血，时而疼痛急迫欲绝，收效甚好。方中薏苡仁缓解拘挛，除痹止痛，附子、乌头温经镇痛，溃坚祛腐，干姜温里散邪，止血止痛，川椒止痛祛喘，赤石脂止血。

——奚肇庆.金匮要略 胸痹方在呼吸系统疾病中的应用.南京中医药大学报(自然科学版),1998,14(1):40.

第十六章　心痛病

心痛是心前区痛和胃脘痛的统称，是以病位和症状命名，既包括心绞痛，也包括胃、胆等病导致的胃脘、腹部疼痛等，前者为心之本脏自病，病情大多较重，如《灵枢·厥病》云："真心痛，手足青至节，心痛甚，旦发夕死，夕发旦死。"此类病变可归属于胸痹范畴，后者是指正当心窝部疼痛而言，亦称作胃心痛、心痛。心痛病机与胸痹合论，皆为阳虚阴盛、本虚标实，但更强调阴寒邪盛，临床以疼痛为主症，甚则心痛彻背、背痛彻心。胸痹心痛病是以"阳微阴弦"，本虚标实、虚实夹杂为其病机特点，故治疗以扶正祛邪，"急则治其标，缓则治其本"为总则。当病未发作，或证候极轻极微时，重在从缓治本，以扶阳气之虚，发作之后，则重在从急治标，以祛阴邪之盛。扶正以温阳益气为主，祛邪以通阳宣痹为主。

一、桂枝生姜枳实汤证

【原文】

心中痞，诸逆，心悬痛，桂枝生姜枳实汤主之。

桂枝生姜枳实汤方：

桂枝、生姜各三两　枳实五枚

上三味，以水六升，煮取三升，分温三服。

【提要】

本条论寒饮上逆心痛的证治。

【现代临床运用】

本方以心中痞硬，心胸疼痛，牵引背部肩部，胸中浊气上逆，舌淡，苔白或滑，脉弦或细为辨证要点。若呕吐者，加半夏，甚者酌加大黄；痛甚者，加香附、木香、元胡；眩晕者，加白术、茯苓、泽泻；嗳气者，酌加旋覆花、代赭石、陈皮；虚寒较甚心下牵急懊痛者，《肘后方》用本方加白术补中，加胶饴甘温建中。

现代本方常用于慢性胃炎、功能性消化不良、胃下垂；或用于痰饮所致、心胃阳气不足之冠心病、心绞痛、肺源性心脏病、风湿性心脏病、肋间神经痛、胸膜炎而见上述症状者。

【名家辑要】

尤怡注：诸逆，该痰饮、客气而言；心悬痛，谓如悬物动摇而痛，逆气使然也。桂枝、枳实、生姜，辛以散逆，苦以泄痞，温以祛寒也。——［清］尤怡.金匮要略心典.北京：中国中医药出版社，1992：59.

徐忠可注：此已下，不言胸痹，是不必有胸痹的证矣。但心中痞是阴邪凝结之象也，非因初时气逆不至此，然至心痛如悬，是前因逆而邪痞心中，后乃邪结心中，而下反如空矣，故以桂枝去邪，生姜、枳实宣散而下其气也。——［清］徐忠可.金匮要略论注.北京：人民卫生出版社，1993：128.

吴谦注：心中痞，即上条心中痞气也。诸逆，诸气上逆也。上条之逆，不过撞心而不痛；此条之逆，则心悬而空痛，如空中悬物动摇而痛也。用桂枝生姜枳实汤，通阳气破逆气，痛止痞开矣。——［清］吴谦等.御纂医宗金鉴.太原：山西科学技术出版社，2011：211.

【医家临证思维】

尚炽昌认为桂枝生姜枳实汤与橘枳姜汤同疗痰气阻胸痹证，主治病理均是气与痰，以气的病理为主要矛盾方面，但不同的是：桂枝生姜枳实汤主气的病理变化，主要是气逆胸中而上冲，症以胸中逆满、气上冲为主；而橘枳姜汤主气的病理，主要是气郁胸中而滞塞，症以胸满闷为主，可见桂枝生姜枳实汤治气重在平冲降逆，橘枳姜汤治气重在理气开结，是其别也。——尚炽昌，王付.经方配伍用药指南.北京：中国中医药出版社，1998：123.

王付认为本条论痰阻气逆胸痹证的证治。其证候特征是"心中痞，诸逆心悬痛"，其审证要点是自觉心中痞塞不通，浊气上冲。其证机是痰阻胸中，浊气不降而逆乱于胸中；其治以桂枝生姜枳实汤，通阳化痰，平冲开结。——王付，石昕昕.仲景方临床应用指导.北京：人民卫生出版社，2001：238.

尚坦之认为条文所述之症状，为胃脘痛所常见，而桂枝生姜枳实汤确为治疗胃病常用之方，多可用于慢性胃炎一类病。但证之临床，心胸痞闷，亦为冠心病心绞痛常见的症状，此方加减可用于治疗冠心病。——尚坦之，毛翼楷等.西医学习中医试用教材·金匮要略释义.兰州：甘肃人民出版社，1980：137.

【典型病案】

病案一

王某某，男，45岁，2011年12月25日初诊，门诊号：0386432。建筑工人，有胃病多年，近3个月加重，多家医院检查、中西医治疗，无效。其主要表现为胃部不适，稍微干点重活如搬动几块红砖就感觉上腹部疼痛，自述胃好像被什么东西拉着的感觉，且疼痛剧时还有恶心呕吐感，不能回工地上班。从外观看患者没有什么异常，稍微有些偏瘦，舌淡苔白，脉偏弦，多次胃镜检查为浅表性胃炎或糜烂，上消化道钡透有轻度下垂，血糖、血压等均正常。开始用健脾益气，或补中益气，或健脾化饮等方，如补中益气汤、苓桂术甘汤等等常用方剂化裁均无效。温习经典，当读到"心中痞，诸逆心悬痛，桂枝生姜枳实汤主之"条文时，会心一笑，当即电话约诊。果然，用药3剂症状就完全消失，继以苓桂术甘汤调理后很快恢复工作。

按： 本例患者长期室外工作，饱受风寒，又饮食冷暖饥饱不一，寒饮停于胃脘，劳动用力时，寒饮可随外力上冲，故感觉心中悬痛，痞闷。桂枝生姜枳实汤方中重用枳实行气消痞，以桂枝通阳降逆，以生姜散寒化饮，三药相合，使气行则痞消，阳盛则饮化，气畅饮消则诸逆痞痛自愈。即本方具有通阳散寒、开结下气的功效，主治寒邪或水饮停留于胃，向上冲逆，心下痞闷，并向上牵引疼痛者。——段富津，李飞，康广盛.金匮要略方义.哈尔滨:黑龙江科学技术出版社,1984:85.

病案二

吴某，男，45岁。近年来自觉胸中郁闷，常欲太息，胃中嘈杂，时有涎唾。最近胸前压痛感，如悬如摆，短气不足以息，闻声则惊，稍动则悸，心烦失眠，精神困倦，食纳尚可，口干不欲饮，小便频而短，体质肥胖，素贪甘脂。舌胖苔白，脉弦而数。此属脾失健运，痰饮上凌，以致心阳被遏，肺气郁滞而病胸痹。治宜驱逐痰饮为主，兼运脾胃，主用桂枝生姜枳实汤加味：嫩桂枝 5g，生姜 5g，炒枳实 6g，法半夏 9g，鲜竹茹 10g，云茯苓 10g，广陈皮 6g，全栝楼 9g，薤白头 9g，炙甘草 5g。服 5 剂后数脉转缓，苔呈薄腻，胸满略舒，心痛已止，但惊悸仍影响睡眠。仍遵上方去生姜、竹茹，加白术 9g，九节菖蒲 3g，服至 20 余剂，诸症若失。

按： 此案"脾失健运，胃失和降"为病之本，"心阳被遏，肺气郁滞"为病之标。脾阳不足，饮停于中而上泛，故"胃中嘈杂，时有涎唾"；痰饮上凌心肺，肺气不利则"胸中郁闷，常欲太息"及"短气不足以息"；心阳被遏则见"胸前压痛感，如悬如摆"及惊、悸、心烦、失眠等症。治法采用标本兼治，中焦与上焦并调。处方以桂枝生姜枳实汤通阳化饮，下气降逆，合用温胆汤以增强化痰饮，调中气之功，并用栝楼、薤白宽胸通阳。全方师经方之法，变通加味，使之更加切合病情，疗效自佳。——
吕志杰.伤寒杂病论研究大成.北京：中国医药科技出版社,2010：
612—613.

病案三

金某，27岁，2005年9月13日初诊。妊娠43天，9月8日
曾经出现阴道少量出血，当天出血即止。嘈杂，恶心，口不渴，
纳欠，二便正常。舌淡红，苔薄白，脉细。治法：温中和胃降
逆，方用桂枝生姜枳实汤加味：桂枝6g，生姜5片，枳实5g，
半夏12g，茯苓10g，3剂。2005年9月16日2诊。恶阻好转，
纳可，嗳气，舌脉如上。上方加砂仁（冲）5g，3剂。2005年9
月23日3诊。恶阻继续减轻，嗳气已除，纳可，多涎唾，二便
正常。舌略红，苔薄白，脉细。治法：温中健脾降逆。方用桂枝
人参汤加味：桂枝6g，党参12g，炒白术10g，干姜5g，炙甘草
6g，半夏15g，茯苓10g，生姜6片。3剂。2005年10月5日4
诊，恶阻消失，口燥，纳欠，大便疏，舌脉如上。治法：健脾助
运。参苓白术散加鸡内金6g、炒谷芽10g、炒麦芽各10g，5剂
而愈。

按此方仅桂枝、生姜、枳实3味，列于《金匮要略·胸痹心
痛短气病脉证治》之下，不言胸痹而言"心中痞"，唐容川曰：
"痹与痞轻重之间耳。痞言其塞，痹言其闭也。"可见虽称为痞，
也不过是痹之轻者也。方中枳实以泄痞，桂枝以下逆，生姜以散
寒气。其实，此方何尝不是一首温中降逆，化饮又利气的方剂
呢！正因如此，该方可以治疗中寒饮停气阻的妊娠恶阻。——马
大正.运用仲景小方治疗妊娠恶阻验案六则.甘肃中医,2006,19
（12）:7—8.

二、乌头赤石脂丸证

【原文】

心痛彻背，背痛彻心，乌头赤石脂丸主之。

乌头赤石脂丸方：

蜀椒一两　乌头一分（炮）　附子半两（炮）　干姜一两　赤石脂一两

上五味，末之，蜜丸如桐子大，先食服一丸，日三服。不知，稍加服。

【提要】

本条论阳微寒甚真心痛的证治。

【现代临床运用】

本方以心痛彻背，背痛彻心，痛势剧烈，痛无休止，四肢厥冷，冷汗出，面色青白，舌淡暗苔白，脉沉紧或微细欲绝为辨证要点。若兼有痰湿者加栝楼、薤白、半夏、陈皮等开胸豁痰；若胸闷者，加全栝楼、薤白、枳实，以通阳行气化痰；若胸痛者，加五灵脂、蒲黄、丹参，以活血化瘀止痛；兼气滞较明显者可加郁金、枳壳、降香等理气止痛，或兼用苏合香丸芳香温通；若心烦者，加茯苓、远志，以开窍安神；若心悸者，加当归、白芍，以养血止痛。

现代运用本方常用于治疗冠心病心绞痛、心肌梗死先兆、心源性休克、风湿性心脏病、心律不齐以及心力衰竭、休克等出现心痛彻背，背痛彻心，形寒怕冷，四肢厥逆者；另外对胃脘痛出现胃脘冷痛，畏寒喜热者，寒痹出现关节疼痛剧烈，屈伸不利等症状亦有较好疗效。

【名家辑要】

尤怡注：心背彻痛，阴寒之气，遍满阳位，故前后牵引作痛。沈氏云：邪感心包，气应外俞，则心痛彻背；邪袭背俞，气从内走，则背痛彻心。俞脏相通，内外之气相引，则心痛彻背，背痛彻心，即经所谓寒气客于背俞之脉。其俞注于心，故相引而痛是也。乌、附、椒、姜同力协济，以振阳气而逐阴邪，取赤石脂者，所以安心气也。——［清］尤怡.金匮要略心典.北京：中国中医药出版社，1992:59.

徐忠可注：心背本属两面中之空窍，乃正气所贮以通上下者，今心痛则通彻于背，背痛则通彻于心，明是正气不足，而寒邪搏结于中。故以乌、附、姜、椒温下其气，而以赤石脂入心而养血，且镇坠辑浮以安其中，邪去而胸中之正气自复，则痛止矣。——［清］徐忠可.金匮要略论注.北京：人民卫生出版社，1993:128.

吴谦注：上条心痛彻背，尚有休止之时，故以栝楼薤白白酒加半夏汤平剂治之，此条心痛彻痛，背痛彻心，是连连痛而不休，则为阴寒邪甚，浸浸乎阳光欲熄，非薤白白酒之所能治也，故以乌头赤石脂丸主之。方中乌、附、椒、姜，一派大辛大热，别无他顾，峻逐阴邪而已。——［清］吴谦.医宗金鉴.北京：中医古籍出版社，1995:243.

【医家临证思维】

王付认为以下7点：①以心胸疼痛剧烈为基本要点；②以在夜间或遇凉加重为审证要点；③以舌淡、苔白、脉沉或紧为鉴别要点；④可能有手足不温，心胸恶寒；⑤可能有心痛彻背，背痛彻心；⑥可能有形寒肢冷，或短气，或心悸；⑦病变证机：阳气虚弱，阴寒凝结，脉络不通。其中病变证机是辨证求因的必备条件，前3项中只要具备2项，即可得出正确诊断结论，至于其他方面均为病变证机可能出现的症状表现，只可作为辨证中的参考，而不作为辨证中的必备条件，然后即可用乌头赤石脂丸。——王付.经方实践论.北京：中国医药科技出版社，2006:114.

刘汶认为本证阴寒凝重，痼结日久，当有四肢厥冷、脉象沉紧、筋脉拘急、手足挛缩、面色苍白等寒阻经脉、阳气不能温达四末之象。临床上可加用温通经脉、舒筋活络、活血化瘀之品，如桃仁、红花、路路通、鸡血藤等，还可加虫类药如水蛭、全蝎、蜈蚣、僵蚕、地龙等，以助温通经脉。——刘汶.刘汶脾胃病临证心悟.北京：中国中医药出版社，2014：53.

陈慧认为乌头赤石脂丸大辛大热，燥烈走窜之品，临床运用本方须辨证精当，谨守"阴寒痼结"之病机。阴虚体质，虚火偏亢者禁用；真热假寒者禁用；无明显寒象或寒象轻者不宜久用。各种先天性心脏病或心脏病已成器质性病变者，须在严密观察下使用。治疗寒湿疼痛，草乌、川乌疗效独厚，但其均含乌头碱，药性剧烈有毒，生用宜切成蚕豆大小为度，切不可打成粉末作煎剂，以免中毒。先煎半小时可减少毒性而不影响疗效。只要辨证得当，可用大剂量（10~20g）入煎剂，收效显著，切不可畏其毒而废用。如服10剂无效者，不必多服。——陈慧.乌头赤石脂丸治痛证临床运用体会.中国中医基础医学杂志，1998，8（4）：207.

【典型病案】

病案一

刘某，女，37岁，1998年4月8日初诊。产后感受风寒致头痛8年，迭进抗炎、解痉、安神、镇痛等中西药治疗无效，脑血流图、脑CT检查正常。现头痛反复发作已半月，受寒或天气变化时则痛如锥刺，头部畏寒，面色苍白，手足不温，舌紫暗苔白，脉沉。血压120/75mmHg。诊为寒瘀头痛。用通窍活血汤，水煎服，每日1剂，服3剂后诸症有所好转，但续服则无效。改投乌头赤石脂丸加减。制川乌（先煎30min）10g，制草乌（先煎30min）10g，熟附片（先煎30min）10g，干姜10g，赤石脂30g，葛根30g，川芎15g，蜈蚣（研吞）2条，每日1剂，水煎，分2次服。服3剂后诸症明显好转，续服7剂头痛消失。后改用地黄饮子合八珍汤加减，调服1个月而痊愈，半年后随访未复发。

按：患者头痛系产后气血亏虚，感受风寒所致。久病入络，寒凝为本，瘀滞为标，非力猛之药难拔其根。乌头赤石脂丸加减方中制川乌、制草乌、附子、干姜均为大辛大热之品，逐寒止痛之力极强。配赤石脂温涩调中、收敛阳气，加川芎上行头顶、通络活血，蜈蚣搜风通络，葛根镇静且可扩张脑血管。诸药合用，共奏温经祛寒止痛之功，标本同治，故头痛止。——蒋健.金匮要略方药临床应用与研究.上海：上海科学技术出版社，2012：146.

病案二

赵某，男，51岁。自诉：在3年前，在冬季某一天夜间坐拖拉机露行约2小时，之后，即发现心前区剧烈疼痛，经住院治疗1个月余，后又经中西医治疗，可心前区疼痛没有被解除，每天必须服用止痛药，才能缓解病情。刻诊：心前区疼痛，遇冷加剧，短气不足以息，下肢冰凉，头痛，饮食不佳，舌质淡，苔白略腻，脉沉紧。辨证为阳虚寒凝脉阻证，其治当温阳散寒通脉，以乌头赤石脂丸加味：蜀椒6g，生川乌3g，生附子3g，干姜6g，赤石脂15g，薤白12g，栝楼实18g，桂枝10g，白芍10g。6剂，1日1剂，水煎2次分2次服。

二诊：下肢冰凉消失，心痛有减轻，又在前方基础上将生川乌改为7g，生附子改为7g，6剂，煎法同前。

三诊：心痛解除，为了巩固疗效，复以前方6剂。1年后其儿子转告，其父一切尚好。

按： 诊心前区疼痛，因其心痛遇寒加剧，下肢冰凉故将其诊为阳虚寒凝脉阻证，以乌头赤石脂丸以温阳散寒通脉，加薤白以宽胸通阳下气，栝楼实以理气宽胸化痰，桂枝以温阳通经散瘀，白芍以益心血缓急止痛。方药相互为用，以建其功。——王付.经方实践论.北京：中国医药科技出版社，2006：116.

病案三

赵某，男，45岁，1996年11月7日诊。一年前淋雨受凉后，出现左腰臀及下肢疼痛，疼痛时轻时重，曾四处求医，均诊为"坐骨神经痛",但治疗效果不佳,近来因受凉疼痛加剧。体查:左下肢沿坐骨神经走向之臀点、腘点、腓肠肌点压痛(++)。直腿抬高试验阳性。实验室检查:血沉 20mm/ h,抗 O:560。确诊为"坐骨神经痛",西医予口服芬必得、芬布芬、消炎痛等药及穴位封闭治疗,取效甚微。刻下:舌淡苔白,脉沉紧而弦。脉证合参,此系阳气虚弱,风寒湿乘虚侵袭,气血运行不畅,不通则痛所致。治宜温阳散寒,祛风除湿,活血止痛。方用乌头赤石脂丸加减方加当归、鸡血藤各 15g。煎服 7 剂,疼痛减轻。守上法,继续用药半月余而告愈,随访 3 年无复发。

按:本病的形成主要是阳气不足,风寒湿乘虚侵袭,气血运行不畅,不通则痛所致。方用制川乌、制草乌、川椒、干姜、附子、细辛温阳散寒止痛;防风、薏苡仁祛风除湿,乌梢蛇活血止痛。诸药合用,扶正祛邪,又标本兼顾,故而效佳。——董恒星,吕长青.金匮乌头赤石脂丸治疗坐骨神经痛 60 例.四川中医,2001,19(9):31.

第十七章　腹满病

腹满是以腹部胀满为主症的一类疾病。多从阳明胃肠和太阴脾论治。阳明多实多热，太阴多虚多寒，所谓"阳道实，阴道虚"(《素问·太阴阳明论》)，治疗上阳明以通为主，太阴以补为主。

一、厚朴七物汤证

【原文】

病腹满，发热十日，脉浮而数，饮食如故，厚朴七物汤主之。

厚朴七物汤方：

厚朴半斤　甘草三两　大黄三两　大枣十枚　枳实五枚　桂枝二两　生姜五两

上七味，以水一斗，煮取四升，温服八合，日三服。呕者加半夏五合；下利去大黄；寒多者加生姜至半斤。

【提要】

腹满里实兼太阳表证的证治。

【现代临床运用】

厚朴七物汤辨证要点为腹满兼有表证，且表里并重。临床若兼见呕者，加半夏；便溏者，去大黄；寒重者，重用生姜；气虚者，加党参；腹胀甚者，加香苏散；泛酸者，加左金丸；夹瘀者，加失笑散。

厚朴七物汤常用于治疗寒湿内结与寒热错杂性腹满，同时还用于治疗胃肠型感冒、急性肠炎、痢疾初起、肠梗阻等疾病，症见发热，微恶寒，脘腹胀满或痛，拒按，大便秘结，舌边尖红，苔薄黄，脉浮数等辨证为里实兼太阳表证者。

【名家辑要】

尤在泾注：腹满，里有实也。发热，脉浮数，表有邪也。而饮食如故，则当乘其胃气未病而攻之，枳、朴、大黄所以攻里，桂枝、生姜所以攻表，甘草、大枣则以其内外并攻，故以安脏气，抑以和药气也。——[清]尤怡.金匮要略心典.北京：中国中医药出版社，2009：74.

张璐注：腹满者，邪气入于里也。发热者，阳气达于外也。虽病经十日而脉浮数，邪犹未全入里，况能食以证胃气之有权，故用小承气合桂枝去芍药汤，两解表里之法，较之桂枝加大黄汤多枳朴而少芍药，以枳朴专泄壅滞之气，故用之；芍药专收耗散之阴，此腹但满而不痛，与阴血无预，故去之。——[清]张璐.张氏医通.北京：人民卫生出版社，2008：105—106.

徐忠可注：此有表复有里，但里夹表邪，故小承气汤为主，而合桂、甘、姜、枣以和其表。盖腹之满，初虽因微寒，乃胃素强，故表寒不入，而饮食如故，但腹满发热，且脉浮数相持十日，此表里相病.故两解之耳。若寒多，加生姜至半斤，谓表寒多也；若呕，则停饮上逆矣，故加半夏；若下利，则表里气本虚寒去大黄。——[清]徐忠可.金匮要略论注.北京：人民卫生出版社，1993：133.

【医家临证思维】

张谷才认为该方实由桂枝汤去芍药合厚朴三物汤组成，为表里双解之剂，适用于表邪未解而里渐成实之证。其师古而不泥古，认为该方尚有温胃降逆、通腑导滞的作用，并将该方应用于幽门梗阻和肠梗阻等病证，取得了满意的疗效，扩大了该方的适用范围。如兼呕吐者，可加半夏、代赭石以降逆止呕，如夹瘀，舌色紫，可加桃仁、赤芍以活血化瘀。——王兴华，张前德，范建民.张谷才运用经方治疗胃病经验.河北中医，1986，05：25—27.

厚朴七物汤方之妙，并不单纯治疗腹满而兼有表证者，除此以外，并可治疗由多种原因造成的腹部胀满，只要药物加减适宜，辨证准确，治疗的范围甚为广泛。因桂枝汤除有解表的作用以外，尚有温中、通阳、祛寒之功，佐厚朴三物汤行气荡积而不伤阳，如再加大桂枝的剂量，可使较为寒凉的泻下剂，改变成温性的、除实行气的泻下剂。造成腹部胀满的原因很多，可因实热之邪积于肠中，致燥粪聚结，成为阳明腑实证的腹部胀满；也可因水湿之邪积于腹中，再因阳热不足，中气虚寒，产生浑浊之气而发生腹部胀满，还可以因于肠气虚弱，传导无权，推便迟慢，肠中腐败物残留，使气机不利，即腑气不利，而发生腹部胀满。厚朴七物汤除泄热、荡实、行气外，再加大桂枝、生姜剂量，还可以温中祛寒、行气而消胀满。故凡因寒、热、湿滞，粪便排出不畅，肠中积气所造成的腹部胀满，皆可治疗。——赵明锐.经方发挥.太原:山西人民出版社,1982:105.

【典型病案】

病案一

吴某某，男15岁，住玉门市玉门镇公社东渠五队。门诊号：10759。住院号：819670。主诉：发烧、腹疼一月余。现病史：患者发烧发冷，自汗、盗汗，午后较重，现已十多天。患者精神差，神志清，面色灰黄，体质较瘦，营养欠佳。检查：头颅五官未发现异常，颈对称，气管居中，甲状腺不肿大，颈静脉不怒张，胸廓对称扁平。双肺呼吸音粗糙，两肺下野呼吸音减弱。心律齐，120次/分，各瓣膜未闻及杂音。腹尚平软，脐周有明显压疼，肝脾未扪及，肠鸣音无增减。四肢、脊椎未发现异常。体温：39.8℃。血压：104/60mmHg。脉搏：120次/分。血常规：血红蛋白：110g/L，白细胞：4750/立方毫米，嗜中性粒细胞：70%，淋巴细胞：30%，血沉：2mm/小时。入院第二天发现颈稍强，张口时，口及舌向左歪斜。巴宾斯基征：(±) 克氏征：(±)。考虑结核性脑膜炎，曾做腰穿。脑脊液检查结果：液体透明、无色。李瓦氏实验：阴性。葡萄糖：40~50mg%。白细胞：2个/每立方毫米。胸透：肺门结核。胸部拍片：肺结核（浸润型、未注左右）。

诊断：1.肺结核（浸润型、未明左右）。2.腹疼待查（外科会诊建议进一步观察），病程观察期间曾疑有血型播散型结核或结核性中毒证。3.结核性腹膜炎等症。治疗：长期用青霉素、链霉素、氢化可的松、维生素 B6、10%葡萄糖加对氨基水杨酸钠。（静滴）。还临时用过卡那霉素、解热止痛片、黄连素、鲁米那等。患者发烧约计 35 天，常在 35℃~40.2℃之间波动，兼恶风寒。发烧约于八月中旬某日在沼泽中洗澡后开始发病，周身不适，继而内外交炽，病邪蜂拥，但饮食而反消谷善饥，大便稀黏不利，1~2 次/日，小便赤少，舌质隐红，苔白薄但密，根深欠润，脉浮大鼓指。辨证：邪入阳明，耗液伤正。治疗：甘寒清热、益气生津。方用：白虎人参汤（改党参 15g）两服。

二诊：药后无效，见证同前，笔者从望色、闻声、问症、切脉，凝神定志，谨察推敲以下几个方面：大热、形寒又肢缩？汗虽多又恶风？虽饮水、又非大渴？绕脐拒按、便稀质黏不利且频？脉虽大而鼓指、未离浮象？点点滴滴，固悉未尽白虎证候，脉证鉴明，既有表又有里，虚实交织，证候错杂。笔者心领神会经教：《金匮·腹满寒病宿食脉证治第十篇》说："病腹满，发热十日，脉浮而数，饮食如故，厚朴七物汤主之。"上述脉证吻合，病机一致、遂拟原方两剂，药后症状大减，体温下降，但脐周仍皮肤紧张拒按。此表解里未和、宿疾盘结病久的原因，故遵原方加味如下：桂枝 10g，白芍 15g，生姜 10g，芒硝 10g（后下），枳实 6g，厚朴 10g，大黄 10g（后下）。药后大便量多，水液挟有粪块、频下畅通，患者感到腹部空爽柔软，疼止神怡，同时体温下降正常。血常规化验：白细胞：4820/立方毫米，嗜中性粒细胞：52%，淋巴细胞：16%。另外给调胃之剂以善其后，并嘱三个月后复查。一年多随访，患者发育良好，身高1.69米。面色红润。家长说：上半年学校普查再未发现肺上病变，从病好之后也再没有害过病，并能参加劳动。

按： 本病例中患者一贯饮食失常，经常腹疼，夜间发烧，缠绵日久，此属宿食，适挟外邪，表里同病，肇祸贻害，此病因病机之可能。正如程云来先生说："腹满者，里有实热也，十日脉浮而数，浮者为表，表热邪未已，故发热。数为在里、里热能消谷，故饮食如故，与此方涤腹满而除表热。"——汪存仁.厚朴七物汤治营卫失调挟里实热一例.中医药学报,1983,04:40—41.

病案二

赵某某，男51岁。1985年9月23日9时突然腹部绞痛难忍，无呕吐，略有畏寒，先后稀软便2次，在原单位注射654-2（10 mg）无效。既往无腹痛史及手术史。24日晨4时来我院外科急诊。当时检查急性病容，心肺阴性，腹部平坦，未见胃肠蠕动波。上腹部有明显压痛，未见移动性浊音。腹透结果：腹中下部有两个气液面，大者超过3厘米直径，结肠区及降结肠有胀气，膈下无游离气体。X线诊断：小肠远端单纯性肠梗阻。病人不同意手术。当时白细胞计数10.2×10⁹/L，中性81%，单核3%，淋巴15%，嗜酸性1%。心电图正常。外科给予胃肠减压，石蜡油100毫升胃管注入以及输液、庆大霉素治疗，症状未见好转。9月25日中医会诊（下午2时）：病人23日后未排便，体检腹部压痛明显，肠鸣音不明显，舌红，两脉浮数。证属表证未罢，又有里实。表里同治，厚朴七物汤主之：厚朴9g，甘草9g，桂枝9g，大黄9g，大枣5枚，枳实15g，生姜9g。1剂，分2次口服。是日下午5时服头煎，晚10时服第二煎。当日晚10点半水样便3次，第一次排便后腹痛便止。26日X线腹透：原来的两个液平面消失，结肠区及降结肠胀气亦消失。病愈出院。4天后随访，完全康复。

按：厚朴七物汤即桂枝汤去芍药合厚朴三物汤，前者主表，后者除里满。然厚朴三物汤与小承气两药物组成相同，而前者厚朴行气为主，后者以大黄下实热为主。本病例以气滞为主，故用厚朴三物汤，加上病人脉浮，表证未解，于是用厚朴七物汤主之，结果1剂而愈。——刘俊士.急证用经方举隅.上海中医药杂志，1988，09：13—14.

病案三

蒋某某，男，12岁，1958年10月10日诊。前天下午在学校剧烈运动后，急饮凉汽水二瓶，不久即觉身冷，腹胀，痞满，口淡不欲食。刻诊：脘腹胀满，胀痛，偶得矢气后痛稍减，纳呆、泄泻、畏寒、手足不温，舌淡有瘀点，苔薄白腻，脉沉细略滑。证属寒邪内阻，气滞食积。治宜表里双解，温中散寒，消食导滞，行气止痛。方用厚朴七物汤加减：厚朴、枳实、焦三仙各15g，桂枝、木香、砂仁各9g，大枣10g，生姜3g，甘草6g，鸡内金30g。药后2小时左右，即大量矢气，腹胀痛减轻，次日早起脘腹舒畅，知饥欲食。服完2剂，诸症痊愈。

按：本例患者因剧烈运动身热汗出之后，饮冷过急，伐伤胃气，外受寒侵，毛窍闭塞，寒为阴邪，其性收引，寒束肌表，阳气不达四末，故畏寒肢冷；寒邪内阻，阳气不运，不得舒展，气血被阻，致中焦气机升降失常，气机郁滞故脘腹胀满疼痛；寒邪内侵，脾胃受伐，食滞中阻，运化无权，故纳呆腹痛而泻，舌淡有瘀点，苔薄白腻，脉沉滑均为寒盛食滞气血郁阻之象。

运用厚朴七物汤加减，取其表里双解而为治。方中重用厚朴、枳实、焦三仙、鸡内金，清痞除满、行气导滞为君药；臣以木香、砂仁行气止痛，温胃和中；佐以桂枝、生姜、大枣解表散寒，调和营卫；甘草调和诸药为使。全方共奏表里双解、消痞除满、行气止痛之功而获速效。——余祥贵.厚朴七物汤加减治疗脘腹胀满疼痛.四川中医，1989，11：29—30.

二、大柴胡汤证

【原文】

按之心下满痛者，此为实也，当下之，宜大柴胡汤。

大柴胡汤方：柴胡半斤 黄芩三两 芍药三两 半夏半升（洗）枳实四枚（炙）大黄二两 大枣十二枚 生姜五两

上八味，以水一斗二升，煮取六升，去滓，再煎，温服一升，日三服。

【提要】

腹满里实兼少阳证的证治。

【现代临床运用】

大柴胡汤辨证要点为"按之心下满痛"同时兼有往来寒热、胸胁苦满、心烦喜呕、苔黄、脉弦等少阳证而属少阳阳明合病者。临床若兼见连日不大便，热盛烦躁，舌焦口渴，渴欲饮水，面赤，脉洪实者，加芒硝；心下实痛连及两胁，大便实者，加郁金、栝楼、青皮；发黄者，加茵陈、栀子、黄柏；呕不止者，加左金丸、竹茹；胆结石者，加金钱草、海金沙、鸡内金。

大柴胡汤广泛用于内、外、妇、儿、眼、皮肤等科疾病，尤以消化系统疾患为多，如胆囊炎、胆石症、急性胰腺炎、病毒性肝炎、麻痹性肠梗阻、脂肪肝、胆汁返流性胃炎等属为少阳阳明同病者。

【名家辑要】

曹颖甫注：太阳病，汗、下、利小便亡其津液，则转属阳明，汗出不彻者，亦转属阳明。一为寒水发泄太尽，一为标热下陷。故心下支结，外证未去者，柴胡桂枝汤主之；发热汗出，心下痞硬，呕吐下利者，大柴胡汤主之。可见太阳将传阳明，其病必见于心下矣。此心下满痛，所以宜大柴胡汤，亦尤心下痞硬、呕吐，下利者宜大柴胡汤，皆为标热下陷而设，初不关于少阳也。——[清]曹颖甫.金匮发微.北京:学苑出版社,2008:82—83.

魏荔彤注：伤寒十余日，热结在里者，与大柴胡汤主之。宜下之而不用大承气，乃用大柴胡者，正与《伤寒论》篇中所言相符也。盖太阳表证未罢，里热总盛，必兼升散之义，以为下恐碍表寒也。胀病寒厥在下，里热总盛，亦必兼升散之义，以为下恐碍下寒也。于邪实有热，法宜下之者，其斟酌用法又如此，概可混言下之乎？推此则治胀病乃不得已而为下也。——［清］魏荔彤.金匮要略方论本义.北京：人民卫生出版社，1997：131.

吴谦注：按之心下满痛，有潮热者，此为表里俱实，当下之，宜大柴胡汤两解之。——［清］吴谦.医宗金鉴（上）.北京：人民卫生出版社，2009：444.

【医家临证思维】

祝谌予：根据条文分析，在临床实践中凡见胆囊炎、胆石症、肝炎、胃炎，有心下痞满、大便秘结者均可用大柴胡汤。我在临床扩大使用范围，凡见高热腑实（特别是腑实便难）就用大柴胡汤。①急性腮腺炎加蒲公英、银花、连翘；②荨麻疹加防风、荆芥、丹皮、生地；③脑出血、高热、昏迷、便结加牛膝、水牛角。此外还治无发热之腑实证；④习惯性便秘加麻仁、当归；⑤手术后腹胀便秘加当归；⑥高血压兼有便秘加珍珠母、牛膝、钩藤。——祝谌予.若干古方之今用（续二）.中级医刊，1980，01：38—39.

谢海洲：以全身性的肌肉紧张（加癫痫）和胸胁紧张症状及紧张感，或以心下部的自觉他觉紧张症状为基础，并兼具便秘，呕吐，下利，喘等证候，本方具有消炎退热、疏通胆汁排泄、调整肠胃道功能以及镇痛止呕作用。——王琦，盛增秀.经方应用.银川：宁夏人民出版社，1981：319.

陈清泉：本方现代主要用于治疗消化系统的急腹症，基本指征是：上腹部（心下）疼痛，胀满，腹肌紧张，拒按，伴胸胁胀痛不适，规律性发热，恶寒，恶心，呕吐，烦躁不安，大便秘结，或热结旁流，舌苔黄厚，脉弦有力。临床应用于急性胰腺炎、胆囊炎、肺脓肿、溃疡病穿孔等。——陈清泉，陈庆全．大柴胡汤新解．新医学，1982，05：263—264.

【典型病案】

病案一

姬某，男性，年33岁。患慢性肝炎，经某某医院治疗，已一年余，仍有轻度黄疸不退，谷丙酶高达1570单位，于1971年6月15日会诊。切其脉左关浮弦，右脉滑大，望其舌中部有干黄苔。自诉胁微痛，心下痞满。综合脉舌证候，是少阳阳明并病而阳明证重。选用大柴胡汤，治少阳蕴热之黄疸与阳明痞结之胀满，更辅以涤热散结专开心下苦闷之小陷胸汤。处方：柴胡9g，枳实6g，白芍9g，川军6g，清半夏9g，黄芩9g，生姜12g，大枣4枚（擘），糖栝楼30g，川黄连3g，水煎服，7剂。6月22日：复诊，弦滑脉见减，舌黄苔见退，残余黄疸消失，痞满稍舒，谷丙酶降至428，是方药已对证，续进10剂，谷丙酶正常，出院。

按： 大柴胡汤为治"少阳证少，阳明证多"者，能消除严重性胸胁心下郁窒感，舌多干燥有黄苔，易便秘，腹肌紧张。因少阳证阳明证多，故去小柴胡中之参草，以免助阳窒胃。大黄与芍药配合使用，可以治腹中实痛；枳实芍药配合使用，可以治腹痛烦满不得已。本方有解热、泻实、除烦、缓痛诸作用。

关于小陷胸汤，程知云："以半夏之辛散之，黄连之苦泻之，栝楼之寒润涤之，皆所以除热散结于胸中也。"何廉臣谓："此汤是苦辛开泄法，治伏火熏蒸津液，液郁为痰者。此法与苦寒清泄有别，清泄是直降，一意肃清伏火；开泄是横开，兼能清化痰浊，分际最宜斟酌。叶天士所谓舌白不燥，或黄白相间，或灰白不渴，慎不可乱投苦泄，虽有脘中痞痛，宜从苦辛开泄是也。"

这一病例，按中医辨证，左脉浮弦为柴胡汤证，右脉滑大为陷胸汤证，因之取大柴胡汤小陷胸汤合剂治之，残余黄疸很快消失，自觉脘满亦基本解除，同时谷丙酶亦随之下降至正常。由此见到经方若能用之得当，确能取到如鼓应桴的捷效。——中医研究院.岳美中医案集.北京:人民卫生出版社,1978:59.

病案二

刘某某，男，82岁，省棉麻烟茧公司某经理之父，1981年12月30日就诊。患者因12月28日中午多食油荤，下午即感上腹部隐痛不适。次日早晨四点钟开始，上腹部持续刀割样疼痛，阵发加剧，疼痛向左腰背部放射，伴恶心呕吐，始吐胃内酸腐食物残渣，继则呕吐黄绿苦水。经长沙某医院检查：白细胞15×10⁹/升，中性粒细胞88%，血清淀粉酶512单位（正常值80~180单位），诊断为急性胰腺炎。患者不愿住院治疗，其儿子特来恳请先父出诊，以求万一。

刻下，捧腹蜷曲而卧，痛苦面容，呻吟不止。两天来，未食，未大便。察其舌质红绛，舌苔黄黑，诊脉弦数。证属饮食不节，损伤脾胃，致邪热宿食积滞于中，肝失疏泄，脾胃升降失调，腑气不通，胰液横溢。治宜清热解毒，通腑泄浊，佐以理气止痛，扶正祛邪。处方：柴胡12g，黄芩10g，大黄10g，黄连9g，银花12g，枳实10g，厚朴10g，半夏10g，白芍10g，红参6g（另煎服），甘草6g，3剂，每日1剂，煎服。

二诊：腹痛大减，大便通畅，呕止，并能进食少量稀饭。唯上腹部仍间发隐痛。原方减大黄、黄连各为6g，续服3剂。

三诊：腹痛基本好转，唯倦怠乏力，脘腹胀满，不思饮食。舌苔转薄白微黄，诊脉弦濡。宗前法，佐以和中消食之品。处方：柴胡12g，黄芩10g，半夏10g，党参12g，白芍10g，黄连5g，枳壳10g，山楂10g，麦芽12g，甘草6g，生姜10g，红枣5枚，5剂，每日1剂，煎服。服药后食欲增加，精神转佳，复查血常规及血清淀粉酶均在正常范围。遂停药调养。观察3年，未复发。

按：急性胰腺炎是临床常见的一种急腹症。祖国医学对本病的记载散见于"脾心痛""胃脘痛""结胸"等论述中。本病病位在胰（祖国医学称胰腺为脺脏与肝胆脾胃密切相关）。本例缘由邪热宿食逆乱于中，致枢机不利，升降失调，腑气不通，胰液横溢。"六腑以通为用"，治当通其腑气以泄热毒，方拟大柴胡汤加减。方中黄连、黄芩、银花清热解毒；大黄、枳实、厚朴通腑泄浊；柴胡疏肝理气；半夏降逆止呕；白芍、甘草缓急止痛；红参扶正益气。患者年逾八旬，真元早衰，若一任攻邪，犹恐正随邪脱。在大量解毒祛邪药中加红参一味，大补元气，实为邪正兼顾、两全之计。——刘珊之.刘季文医论医案集.长沙：湖南科学技术出版社，1993：93—95.

病案三

郑某某，女，24 岁，农民，门诊号 10145。诉间断高烧半年余，开始为"感冒"，发热恶寒，继转高热（39℃~40℃），持续 20 多天，曾在他处检查心肺及血象均正常，服大量抗生素及解热剂无效，乃转另院，查心肺（-），血象：血红蛋白 135g/升，白细胞 5600/立方毫米，中性 75%，淋巴 25%；血沉 47 毫米/1 小时，给服激素，一周后体温下降，波动在 37℃~38℃，持续二月，其中并反复数次高热。再复诊，发现左颈部有三个肿大淋巴结，改服雷米封和注射链霉素两个月，高热仍间断发作。乃来津治疗。当时症见：每天午后高烧 39℃~40℃，无汗，每发作前先冷后烧，伴口苦咽干，脘腹满闷，大便干，成球状，小便黄赤。检查：发育正常，精神尚可，心肺（-），白细胞 9550/立方毫米。舌红苔黄而燥。脉弦实有力。辨证为少阳、阳明同病。应和解于少阳，清热于阳明。乃予大柴胡汤 2 剂，处方：柴胡 16g，黄芩 10g，白芍 10g，半夏 10g，大黄 10g，枳实 10g，生姜 3 片，大枣 5 枚，2剂，复诊时烧退证除，未再给药，3 个月后随访未复发。

按：虽高热但症见每烧前先发冷，此为恶寒，表证未解，并伴口苦咽干，胸胁苦满，说明患者体质健，虽病程很长，但正未至虚，尚有一定抵抗力驱邪于外，长期逗留于半表半里少阳经，往来寒热即为正邪交争之兆，"实则阳明，虚则太阴"，邪于少阳长期不解的情况下，又出现胃满，大便干成球状，舌红苔黄而燥，脉弦实有力等，可见阳明热结已形成，阳明热结可见日晡潮热，再并于少阳，二阳合并则热愈甚，在邪久客少阳不解，而阳明热结形成的情况下，投以大柴胡汤，外和解于少阳，内清热于阳明，为表里双解，故郁热可清，表热可除。——张俊杰.大柴胡汤治疗长期高热两例.天津医药,1978,02:73.

病案四

杨某某，女，32岁，兰州市七里河区镜框社营业员。1975年6月24日就诊。患者右上腹疼痛，牵引胸胁，致使躯干不能屈伸，伴有出汗，呕吐黄色苦水，局部疼痛拒按，舌红苔黄，脉弦有力。西医诊断为急性胆囊炎。本证属少阳实证，故用本方以外解少阳表邪、内泄热结。方药：柴胡24g，黄芩9g，枳实12g，白芍9g，大黄6g（另包，后下），半夏9g，生姜15g，大枣4枚。水煎分2次服。3剂。服上药3剂后，诸症自愈，至今再未发作。

按：本方为治少阳实证之专方，因少阳属胆。急性胆囊炎为胆腑之病，吐黄色苦水为胆所藏之精汁。今胆气被热熏蒸而上逆，汁随气逆而上溢为吐，拒按，脉弦有力，为实证之象。故用本方治之，收到满意的疗效。——权依经.古方新用.兰州:甘肃人民出版社,1981:77—78.

三、厚朴三物汤证

【原文】

痛而闭者，厚朴三物汤主之。

厚朴三物汤方：厚朴八两　大黄四两　枳实五枚

上三味，以水一斗二升，先煮二味，取五升，内大黄，煮取三升，温服一升，以利为度。

【提要】

腹满里实胀重于积的证治。

【现代临床运用】

厚朴三物汤辨证要点为脐腹痞满胀痛、便秘为主症者。临床若兼见气滞血瘀者，加桃仁、丹参、赤芍；热结阳明者，加芒硝；寒凝肠腑者，加附片、细辛；蛔虫梗阻肠道者，加槟榔、川楝子、花椒；食滞肠胃者，加山楂、麦芽、莱菔子。

厚朴三物汤常用于治疗肠梗阻、肠麻痹、胃扭转、十二指肠壅积症、急性肠炎等症见腹部胀满疼痛，以胀痛为特点，拒按，恶心呕吐，大便秘结，舌红苔黄，脉弦有力等，辨证为实热内积、气滞不行者。

【名家辑要】

周扬俊：此又言痛之实证也。闭者气已滞也、塞也。经曰：通因塞用，此之谓也。于是以小承气通之。乃易其名为三物汤者，盖小承气君大黄以一倍，三物汤君厚朴以一倍者，知承气之行，行在中下也，三物之行，因其闭在中上也，绎此可启悟于无穷矣。——[明]赵以德，[清]周扬俊.金匮玉函经二注.北京:人民卫生出版社,1990:148—149.

高学山：此及下条，当从上文作一节。盖腹中寒气之证治，上文已完。此又因上文之证，旁及风寒入腹而化热者，与下卷十六篇吐蛔门病人面无血色一条同例。金匮之省笔，多用此法，细读前后三条之文气自见。言下利里虚，固宜大温大补如彼。若雷鸣等证全具，其人痛而便闭者，则又以气不下通，而实热之邪势由上逆，故见种种急切之候也。厚朴降气，枳实泻气，大黄下气，则闭者下通，而诸症自息，岂止痛止云乎哉。——[清]高学山.高注金匮要略.上海:上海卫生出版社,1956:119.

陈修园:以上厚朴七物汤,以其发热,尚有表邪也;今腹痛而不发热,止是大便闭者,为内实气滞之证也。通则不痛,以厚朴三物汤主之。——[清]陈修园.金匮要略浅注.上海:上海科学技术出版社,1958:77.

【医家临证思维】

张谷才:"痛而闭者,厚朴三物汤主之。"腹部胀满疼痛,大便闭结不通,是因积滞内阻,气机不通所致。治疗当用泻下积滞法。故用厚朴三物汤。方中重用厚朴、枳实行气除满,用大黄通便导滞,使病邪从下而解除。本法主要用于积滞内停,气机不利,导致胃失和降,肠失传导。症见脘闷腹满,腹痛拒按,或呕吐嗳腐,大便不通,舌苔厚浊,或黄燥。治疗用厚朴三物汤为主,如食积者加莱菔子、槟榔、牵牛消食导滞,如水饮内停加芫花、甘遂攻下水饮。随证变化,灵活应用。——张谷才.从《金匮要略》.谈泻下法在临床上的运用.浙江中医学院学报,1981,05:31~34.

仝小林:厚朴三物汤临床辨证要点:腹胀为主,或伴有腹痛、恶心、呕吐,便秘甚则大便不通,苔厚或腻。其病机关键为肠道气滞,腑气不通兼有血瘀,故此方配伍上行气与消积合用,并配以活血化瘀,共奏气通积消瘀散。临床运用特点:腹胀为此方运用的主症;不仅可以用于实证,亦可以用于虚证,有是证用是药,关键在于配伍;此方的病位在胃肠,又尤以肠道为主。——彭智平,张琳琳,赵锡艳,等.仝小林应用厚朴三物汤验案举隅.辽宁中医杂志,2013,05:1014—1015.

【典型病案】

病案一

王某,男,21岁,教员,1984年12月28日初诊。12月26日上午8时许,突觉胃部不适,逐渐全腹疼痛,无呕吐。以急性胃炎收住院。随即全身起疙瘩,烦躁不宁,抓痒。查体:体温

37℃，脉搏 80 次/分，血压 110/70mmHg，呈急性病容，表情痛苦，神清，皮肤略潮红，全身遍布风团疹。心肺（－），腹平坦，腹肌略紧张，压痛（＋），叩诊呈鼓音，肠鸣音减弱（既往亦经常痛，服药缓解），肝脾未触及。诊断：荨麻疹（胃肠型）。下午至夜间呕吐数次，腹痛加剧，排便排气停，全身风团疹消失。次日腹透，左侧横膈升高 2~3cm，胃、小肠、大肠均大量胀气，未见明显液平面。诊断：麻痹性肠梗阻。经输液、胃肠减压、灌肠等方法治疗两天均未见好转，而转请中医治疗。刻诊：除上述症状外，腹胀如鼓，叩之空然，疼痛难忍，按之尤呕吐频作，大便 3 日未解，舌苔薄白，脉弦紧。证属内实气滞，升降失调，不通则痛。余宗仲景："腹痛而闭者，厚朴三物汤主之"之义而处方用药：川朴 15g，枳壳 15g，大黄 10g，2 剂水煎。嘱当日趁热徐徐服完。1 剂后，肠音略有增强，服完 2 剂，矢气频频，解大便 1 次，便后矢气持续 10 分钟左右，胀痛顿消，饥饿欲食，一夜安静入睡，翌日又大便 1 次。腹透：仅见降结肠远端少量胀气，余无明显改变，痊愈出院。为巩固疗效，又服 3 剂健脾胃、理气机、调升降之品，随访 1 年，一切正常。

按：肠梗阻相当于中医"肠结"一证，以腹痛、腹胀、便秘、呕吐为主要临床表现，治疗常以通里攻下，通气化瘀，通气散结等法为原则。本例患者以气滞内阻，腹满胀痛，气机升降失常为其主要临床表现，故治疗以理气散结宽中行滞为法。方选厚朴三物汤原方，虽该方只有三味药，然厚朴能理气除胀，宽中消痞，对气胀兼有大便秘结者尤为适宜；枳实易枳壳，亦取其行气宽中、消除胀满之力；大黄泄实通便。——陈立富.厚朴三物汤治愈麻痹性肠梗阻.吉林中医药,1990,01:28.

病案二

陈某某，男，43 岁，干部，1974 年 5 月 3 日就诊。胃脘剧痛，腹胀便秘，拒按，口苦，口渴，舌质红，苔黄厚，脉沉数。

证属邪热积滞，胃腑不通，法当宣滞通便，仿厚朴三物汤法。厚朴18g，枳实12g，大黄6g（后下），青木香6g，沉香3g。服一剂，大便稀泻二次，其痛大减，脘腹有拘急感，胀满纳差，口微苦，舌苔黄，脉弦略数。改用芍药甘草汤加佛手、化橘皮、山栀、麦芽，服3剂病愈。

按： 本案为实热内积、胃腑不通，阻碍气机，因而胃痛便秘。《金匮》说："痛而闭者，厚朴三物汤主之。"取厚朴三物汤之行气通便以除里实，加之沉香、青木香调中止痛，故一剂便通滞行。再以芍药甘草汤益脾和中，加山栀泄热，佛手、化橘皮、麦芽畅中开胃，故获速效。——彭述宪.胃痛治验六则.辽宁中医，1978，04：39—41.

病案三

某男性，57岁，1993年3月20日就诊。有胃痛史20余年，间歇性发作，伴烧心泛酸，有时大便呈黑色。4天前突然发热恶寒、头身疼痛，2天后寒热渐平，但腹痛胀满，呈阵发性加剧，呕吐频作，每因进食或饮水而诱发，呕吐物初为食物和黏液，后为黄绿色液体。服中西药物效果不显，3月20日来我院外科就诊，经X线腹部透视，发现肠腔内有大量气体和液平面。诊断：完全性单纯性肠梗阻。建议立即手术治疗，病人惧怕手术，遂请中医诊治。症见：患者烦躁不安，腹胀、疼痛，自觉有气体在腹内冲动，达右上腹时疼痛剧烈，大便2天未行，亦无矢气，小便量少色赤。切诊腹痛拒按，听诊肠蠕动音高亢。舌质略赤，苔黄燥，脉沉滑。辨证：初为寒邪袭表，入里化热，与胃肠郁热搏结，致使肠道燥屎内结而腑气不通。《金匮要略》云："痛而闭者，厚朴三物汤主之。"急用厚朴三物汤通腑下气、泻热导滞。处方：厚朴100g，枳实30g，大黄15g（后下），水煎分2次服。1剂后腹中矢气频频，随后泻下燥屎及黏液。

按： 厚朴三物汤是仲景为治大便闭结不通、腹满痛而设。从药物组成看，此方以厚朴为主药，以行气除满为主，现常用以治疗腑气不通之急腹症。治疗急腹症时剂量要大，《金匮要略》原方厚朴用量为八两，按一两约等于现代 13.9g 计，约 110g。取近似量为 100g，相当于常用量的 6 倍。再者大黄一定要后入，配合厚朴、枳实行气泻下气。——张宗圣．厚朴三物汤验案三例．山东中医杂志,1997,08:39.

四、附子粳米汤证

【原文】

腹中寒气，雷鸣切痛，胸胁逆满，呕吐，附子粳米汤主之。

附子粳米汤方：

附子一枚（炮）　半夏半斤　甘草一两　大枣十枚　粳米半升

上五味，以水八升，煮米熟，汤成，去滓，温服一升，日三服。

【提要】

论述脾胃虚寒，水湿内停的腹满证治。

【现代临床运用】

附子粳米汤辨证要点为腹痛、肠鸣、呕吐。临床若兼见寒盛痛甚者，加干姜、肉桂、蜀椒等；呕甚者，加吴茱萸、竹茹等；夹食滞者，加神曲、鸡内金；腹痛延及心胸者，与大建中汤合用；服药后仍呕者，加砂仁、丁香。

附子粳米汤可用于治疗消化系统疾病（包括胃痉挛、肠疝痛、幽门狭窄、消化性溃疡、胆石症、胰腺炎、腹膜炎等）症见腹满冷痛，痛势较甚，喜热喜按，雷鸣切痛，胸胁逆满，呕吐痰涎或不消化食物，四肢厥冷，小便清长，脉细而迟，舌苔白滑等辨证为脾胃阳虚，水湿内停，寒饮上逆者。

【名家辑要】

王子接：附子粳米汤，温胃通阳于肾之剂。本论云：腹中寒气，雷鸣切痛，胸胁逆满，呕吐，是邪高痛下矣，岂非肾虚寒动于下，胃阳为寒凝窒乎？即首节所云：趺阳脉微弦，虚寒从下上也，治以附子之温，半夏之辛，佐以粳米之甘，使甘草、大枣缓而行之，上可去寒止呕，下可温经定痛。——［清］王子接.绛雪园古方选注.北京：中国中医药出版社，1993：77—78.

曹颖甫：附子粳米汤，用炮附子一枚以回肾阳，用粳米、甘草、大枣以扶中气，复加半夏以降冲逆。肾阳复则虚寒之上逆者息矣，中气实则雷鸣切痛止矣，冲逆降则胸胁逆满呕吐平矣。或谓腹中雷鸣为有水，故纳生半夏以去水，寒气在腹故切痛，故用附子以定痛，说殊有理，并存之。——曹颖甫.金匮发微.北京：学苑出版社，2008：82—83.

尤怡：下焦浊阴之气，不特肆于阴部，而且逆于阳位，中土虚而堤防撤矣。故以附子辅阳驱阴，半夏降逆止呕，而尤赖粳米、甘、枣，培令土厚，而使敛阴气也。——［清］尤怡.金匮要略心典.北京：中国中医药出版社，2009：75.

【医家临证思维】

金寿山：附子粳米汤，是言本证之治。其腹痛虽剧烈，多时痛时止，喜按喜热熨，其呕吐物多是清冷之温水，或清冷食物。本证是寒，寒者热之，非附子之热，不足以阳祛寒。甘草大枣粳米之甘以缓之，逆满呕吐，非半夏之辛，不足以开之降之。方中附子性悍，独任为难，必得大甘之品，方足以为用，故配甘草、大枣、粳米，以温阳化阴而筑堤防，使阳复寒化而诸症可平。——王廷富.金匮要略指难.成都：四川科学技术出版社，1986：198.

张家礼：附子粳米汤常用于治疗消化系统疾病，如胃痉挛、胃扭转、蛔虫性肠梗阻、肠疝痛、幽门狭窄、消化性溃疡、胆石症、胰腺炎、腹膜炎以及寒疝等见本方证机者；本方还可用于属脾肾阳虚的产后腹痛、妊娠呕吐、经行腹泻、带下，以及霍乱、泄泻、久痢等。临证加减：①腹痛延及心胸，可与大建中汤合用。②本方可用生附子，亦可用生半夏，煎煮1~2小时，能提高疗效，且未发现中毒反应。临床未发现制川乌与法半夏配伍后能产生毒性反应或副作用。附子和半夏配伍治虚寒性胃脘痛，效果更好。③若寒盛痛甚，可加干姜、肉桂。④呕甚者，加吴茱萸、竹茹。——张家礼. 金匮要略读本. 北京:化学工业出版社,2006:189.

【典型病案】

病案一

彭君德初夜半来谓："家母晚食后腹内痛，呕吐不止。煎服姜艾汤，呕痛未少减，且加剧焉，请处方治之，吾思年老腹痛而呕，多属虚寒所致，处以砂半理中汤。黎明彭君仓促入，谓服药痛呕如故，四肢且厥，势甚危迫，恳速往。同诣其家，见伊母呻吟第床，辗转不宁，呕吐时作，痰涎遍地，唇白面惨，四肢微厥，神疲懒言，舌质白胖，按脉沉而紧。伊谓："腹中雷鸣剧痛，胸膈逆满，呕吐不止，尿清长。"凭证而论，则为腹中寒气奔迫，上攻胸胁，胃中停水，逆而作呕，阴盛阳衰之候。予以附子粳米汤加干姜、茯苓，两帖痛呕均减，再二帖痊愈。改给姜附六君子汤从事温补脾肾，调养十余日，即复健如初。

按：《内经》五邪篇有云："邪在脾胃……阳气不足，阴气有余，则寒中肠鸣腹痛。"又《金匮》叙列证治更切，"腹中寒气，雷鸣切痛，胸胁逆满呕吐，附子粳米汤主之。"尤在泾对此亦有精辟之论述："下焦浊阴之气，不特肆于阴部，而且逆于阳位，中虚而堤防撤矣。故以附子补阳驱阴，半夏降逆止呕，而尤赖粳米、甘草培令土厚而使敛阴气也。"其阐明病理，绎释方药，更令人有明确之认识。彭母之恰切附子粳米汤，可以无疑矣！但尚恐该汤力过薄弱，再加干姜、茯苓之温中利水以宏其用。——赵守真. 治验回忆录. 北京:人民卫生出版社,1962:48—49.

病案二

王某某，女，45岁。1981年10月27日诊，两天前凌晨五时，突然脐腹鸣响疼痛，痛势剧烈，全身畏寒特甚，须紧束其裤带，加以重被，疼痛畏寒稍减，持续一小时许，天明则疼痛畏寒全无，白天一如常人。病者初不介意，但于翌日凌晨五时疼痛又作，症状和疼痛时间同前，白天亦无不适。诊其脉沉细无力，视其舌苔，舌质淡，苔薄白，饮食二便正常，据此脉证诊断为《金匮要略》之"寒疝"腹痛，证属肠胃虚寒，阳气势微，阴寒内盛。即书以附子粳米汤全方加细辛。药用：制附片30g（先煎2小时），法半夏15g，大枣20g，炙甘草10g，细辛5g，粳米50g。当天服药3次，凌晨腹鸣疼痛，畏寒大减。次日仍进原方1剂，日三服，患者诸症全瘥，2年后随访未见复发。

按： 本例病者之证机正与本条相合，笔者在辨证时着重抓住了脐腹雷鸣疼痛，痛时全身畏寒特甚，并且疼痛的时间在凌晨五时至六时，这说明本证属肠胃虚寒，阳气势微，故采用附子温阳以治寒气之本，法半夏降逆和胃，炙甘草、大枣、粳米缓中补虚，扶助胃气，加细辛以驱逐阴寒，诸药同用共奏温阳散寒，缓中补虚之效。——吴远定.附子粳米汤治验.四川中医,1987,10:5—6.

病案三

喻某某，男，37岁，农民，1976年9月2日初诊。素有脘腹疼痛顽疾，每次发作必痛势剧烈，难以忍受。来诊时已发病三日，曾服四逆散、金铃子散等疏肝理气止痛之剂无效。主症：剧烈腹痛，呈持续性，兼阵发性加剧，剧痛时犹如刀割，主要疼痛部位在上脘，下延至脐。伴见腹中雷鸣，辘辘有声，呕吐清涎甚多。面色苍白，舌淡，苔白，脉沉弦。辨证为胃肠虚冷，寒饮凝滞胃脘，攻冲上逆，经用附子粳米汤：生附片12g，法半夏12g，甘草6g，大枣10g，粳米30g。原方药味未曾加减，药价仅一角玖分。次日复诊，痛势已平息。自述服药过程：一服痛即减，须臾痛复作，又服痛再止，半日内将药煎服四次，痛势逐次递减，至药服完，痛势已趋平息，是夜安宁。仍用前方，减附片为10g，半夏为 10g，再一剂，病势稳定，然二日未大便，腹中微胀，遂改用温通并用之大黄附子汤，一剂后大便畅通，余症悉除。

按：本方所治究为何病？临床观察，多见于西医诊断的急性胃炎、慢性胃炎急性发作，胃肠功能紊乱、痉挛等病，亦散见于胃肠溃疡病发作。中医辨证则多属于阴寒饮逆腹痛，仲景将其列为寒疝一病……本证患者多有长期反复发作的病史和受寒饮冷等诱因，说明胃阳不足乃本证的内因，而不慎感受寒饮或伤及寒冷饮食，则为本病爆发的外因。内外合邪，故一发则成猖獗之势。

——张延浒．临床应用附子粳米汤的体会．成都中医学院学报，1984，03：23—24．

五、大建中汤证

【原文】

心胸中大寒痛，呕不能饮食，腹中寒，上冲皮起，出见有头足，上下痛而不可触近，大建中汤主之。

大建中汤方：

蜀椒二合（炒，去汗）　干姜四两　人参二两

上三味，以水四升，煮取二升，去滓，内胶饴一升，微火煎取一升半，分温再服，如一炊顷，可饮粥二升，后更服，当一日食糜，温覆之。

【提要】

脾胃虚寒性腹满痛的证治。

【现代临床运用】

大建中汤辨证要点为腹痛点不固定，腹满时减，兼手足逆冷，舌苔薄白，脉沉伏。临床若兼见寒中夹热者，当佐以通利之品，加承气汤类；寒甚者，加吴茱萸、细辛；寒夹气滞者，加理气之品，如良附丸、檀香等；胆道蛔虫病者，加乌梅、苦楝皮、槟榔、黄连。

本方常用于治疗虚寒性吐利、疝瘕以及慢性胃炎、胃痉挛、消化性溃疡、内脏下垂、多发性大动脉炎等病证。也可用于蛔虫症，以及由蛔虫引起的肠梗阻、胃炎、溃疡病、胃痉挛等疾病，症见心胸中大寒痛，上冲皮起，出现有头足，上下痛不可触近，呕吐剧烈，不能饮食，手足逆冷，舌淡苔白滑，脉沉伏而迟等，辨证为脾胃阳虚，阴寒内盛者。

【名家辑要】

吴谦：心胸大寒痛，谓腹中上连心胸大痛也。而名大寒痛者，以有厥逆脉伏等大寒证之意也。呕逆不能饮食者，是寒甚格拒于中也。上冲皮起出见有头足者，是寒甚格拒于外也。上下痛不可触近，是内而脏腑，外而经络，痛之甚，亦由寒之甚也。蜀椒、干姜大散寒邪，人参、饴糖大建中虚。服后温覆令有微汗，则寒去而痛止，此治心胸中之寒法也。——［清］吴谦.医宗金鉴（上）.北京：人民卫生出版社，2009：442.

费伯雄：非人参不能大补心脾，非姜椒不能大祛寒气，故名大建中。又有饴糖之甘缓，以杀姜椒之辛燥，非圣于医者不辨有此。——［清］费伯雄.医方论.北京：中医古籍出版社，1987：56.

魏荔彤：此所谓实寒之证，故首言不当下而当温也。况虚热乎？况虚寒乎？此证历举其实邪，上逆痛呕，阻格饮食，冲起之物，有形有质，至于痛不可触，按之愈不可奈矣，若以实邪按之痛，即为可下，未有不大误者！仲景为出大建中汤一法，主以蜀椒，佐以甘草，使以人参，实寒之治理昭然，除温补之外，更无除寒泄实之别法。更且食糜温覆，极尽其内外，扶阳益正之意，则温中正所以除寒，而补气之所以泄胀也。以视候下而虚者益虚，寒者易寒，工拙何等乎。——［清］魏荔彤.金匮要略方论本义［M］.北京：人民卫生出版社，1997：131.

【医家临证思维】

仝小林：腹痛胀满，兼见呕不能食，四肢逆冷，苔薄白，脉沉弱。"痛不可触近""呕不能食"为至虚之候，病机为中阳虚衰，阴寒内盛。临床常用于蛔厥（胆道蛔虫症），及虚寒性胃肠疾病，如慢性胃炎、胃下垂、胃痉挛、消化性溃疡、溃疡性结肠炎等。在临床上借用大建中汤建中阳、除寒痹之功，针对寒凝滞之肠梗阻化裁运用，切合其真虚假实之病机，采用塞因塞用之法。——周强，赵锡艳，逢冰，等.全小林教授治疗不完全性肠梗阻经验举隅.中国中医急证，2012，11：1750，1807.

史载祥：临床上应用大建中汤时，要抓住病机的关键是中焦阳虚，阴寒内盛。而识证尤为重要，需抓住如下的证候特点：一是腹痛的程度比较重，而且涉及部位广泛，"心胸中大寒痛，上下痛而不可触近"，说明疼痛部位可以上及心胸，下连脘腹，而且痛不可触；二是可表现为游走性疼痛，部位不固定；三是疼痛呈发作性，时发时止；四是阳微阴盛的表现，如形寒，怕冷，手足厥冷，嗜卧懒言，脉象沉微等；五是中气已伤的表现，如不能饮食、恶心、呕吐、腹泻等。临证时上述证候不必悉具，只要符合中焦阳虚阴盛的病机，便可放胆应用。临床上常随证加减，如寒甚者，加附子、细辛；合并胸痛者，加栝楼、薤白；夹瘀血者，多合用活血效灵丹或失笑散。另外饴糖不易求，用大剂甘草百合代替，甘草性味甘平，归心、肺、脾、胃经，功用补脾益气、润肺止咳、缓急止痛，多用至 8~12g，百合性味甘微寒，归肺、心经，功用润肺止咳、清心安神，多用至 30g；经过临床验证，大剂甘草合百合确能起到饴糖一样温补中气之效。——李春岩.史载祥教授应用大建中汤治疗寒性腹痛经验.中国中医急证，2013，02：244—245.

藤平健：本方证临床表现多端，但较一致的是自觉易疲劳、腹部无力，还有作为本方证主要指征之一的肠蠕动亢进。若仔细询问都能发现这一点。特别值得注意的是，本方证的舌象以干燥而厚的舌苔多见，虽然原则上本方证的舌象应当是无苔而湿润的，但是在实际中有百分之八十与此不符，因此辨证时不要过分的拘泥于局部证候而造成大建中汤证的漏诊。——张再良. 藤平健先生运用仲景方经验举隅. 国医论坛,1991,04:47—48.

【典型病案】

病案一

陈某，女，37 岁，素体虚寒，常喜热饮。一日食后，不慎受凉。大腹急痛如刀割，痛觉放射至肩胛部，痛楚甚剧，时而前俯后仰，或弯腰按腹；时而辗转反侧，伴有恶心，呕吐苦汁，并吐出蛔虫一条。触诊右上腹近心窝处剧痛拒按，四肢发冷。察其舌淡，苔薄白，脉象沉弦。诊断为蛔厥，即胆道蛔虫症。治拟温中散寒，安蛔止痛，予大建中汤：川椒 3g，干姜 6g，党参 9g，红糖 1 匙，先煎前三味，去滓，纳红糖，微火调炼，趁热小口顿服。服后随即痛止，安然入寐，熟睡一夜，次日下床，一如常态。嘱其节冷慎生冷，擅自调理，至今 17 年，追访未再发。

按：前人谓蛔虫"得热则安，得寒则乱""闻辛则伏，闻甘则缓"。方中以蜀椒、干姜之大辛大热，温中安蛔。而蜀椒又有麻痹虫体、杀虫驱蛔的作用。党参、胶饴性味甘温，以补虚建中，缓急止痛，笔者临证每以红糖代胶饴，药效亦殊佳。盖红糖系甘蔗汁煎炼而成，性温味甘，功能与胶饴相近。——王锦槐. 大建中汤治疗蛔厥. 浙江中医杂志,1981,5:210.

病案二

（刘天鉴医案）尹某，女性，32 岁。患胃脘痛反复发作已 3 年多，每因劳累、受凉或饮食不节而发。在县人民医院多次照片检查为：胆囊炎，胆石症。患者不同意手术，经中西药治疗，时缓时剧，1965 年三月间，其痛大发作，上中脘部疼痛，牵引胸背，持续钝痛，阵发性加剧，呕吐食物残渣及涎沫，呕吐后，其痛不减，抬来我处诊治。患者锁眉焦急，面带暗晦，时时哀号，声音壮厉，舌苔薄白，质淡红而润，按其腹部上中脘痛甚，上脘偏右按之痛更剧，小溲清长，大便灰白色而不畅，诊其脉弦紧，此系寒气滞结，阴邪凝聚为患。法以辛热，散其寒积，以温通逐其阴凝，拟用熟附、细辛、大黄、川椒、制川乌，服 3 剂。服后疼痛顿除，呕吐平复。越日复诊：其脉紧象未除，继服原方 2 剂，以清除寒凝之陈积，半载后，病不复发。

按： 此证类似胆囊炎，中年妇女较为多见，一般大都主张手术，然手术后，亦有复发者，中医认为，此证乃湿热蕴结而成。用清热利湿行气散瘀之品，名曰利胆。胆何不利？非独湿热也。胃脘痛原因虽多，大多由饥饱失度，寒温不时，损及脾阳，饮食精微，不得运化，被寒气凝聚变为瘀积而停结成疾，发则疼痛呕吐，牵引背部。所拟之方，乃《金匮》之法，是由大建中汤，大黄附子汤、乌头赤石脂丸化裁而来，用治斯疾，累见功效。然斯疾，有痛数天而发黄疸者，是郁久化热也于用当归芦荟丸，取效颇捷。——湖南省中医药研究所.湖南省老中医医案选（第一辑）.长沙：湖南科学技术出版社，1980：25—26.

病案三

李某某，男，59 岁，1991 年仲夏就诊。患者腹痛有年，常因感寒而诱发，自服红糖水或姜汤得以暂缓。近因过食生冷而腹痛加重，每晚 6 时许脘腹胀满，攻冲作痛，上冲皮起，痛而拒按。兼见纳呆倦怠，大便干结。服保和丸及西药解痉止疼辈罔效。刻见：面色㿠白，语言低微，舌质淡嫩，脉象沉弦。此属虚寒腹痛，法当建中补虚，温中散寒。方用《金匮》大建中汤。川椒 15g，党参 12g，干姜 10g，饴糖 30g（烊化）。服药 3 剂，腹疼已止，脘胀消失，大便如常，纳食有增。守方继服 3 剂，再未复发。

按： 此案有两个疑似点，一为腹痛拒按。《金匮》云："病者腹满，按之不痛为虚，痛者为实，可下之。"据此本证当为实证，治宜攻下。然医者贵在知常达变。此痛上下走动而无定处，时痛时止；又每于阴盛阳衰之傍晚而发，说明是虚寒而非实热证。二为大便干结。《金匮》云："趺阳脉微弦，法当腹满，不满者必便难，两胠疼痛，此虚寒从下上也，当与温药服之。"说明此便秘属阳气虚弱，温润失常，而非实热积滞。故方用大辛大热之椒、姜温中散寒，振奋中阳；党参、饴糖建中补虚，缓急止疼。由于药证相当，故数年沉疴，不数剂而瘥。——曹茂林. 经方治验 4 则. 山西中医，1993，02：48—49.

六、大黄附子汤证

【原文】

胁下偏痛，发热，其脉紧弦，此寒也，以温药下之，宜大黄附子汤。

大黄附子汤方：

大黄三两　附子三枚（炮）　细辛二两

上三味，以水五升，煮取二升，分温三服；若强人，煮取二升半，分温三服。服后如人行四五里，进一服。

【提要】

寒实内结腹满痛的证治。

【现代临床运用】

大黄附子汤的辨证要点为胁腹痛，大便不通。临床若兼见便秘重者，加枳实；腹痛、里急后重者，加白芍、延胡索、木香；腹泻者，大黄改后下为久煎，加炒白术、五倍子；食欲不振者，加神曲、山楂；偏湿热者，重用大黄加黄连、白头翁；偏寒者，重用附片加干姜、小茴香；便血者，加炒地榆、藕节。

本方用于治疗寒疝胸腹绞痛、脐痛拘挛急迫等症，如消化系统疾病肠梗阻、胆囊炎、胆石症、消化道溃疡、慢性溃疡性结肠炎等，症见脘腹及两胁疼痛，拒按，大便不通，发热，恶寒肢冷，舌苔白黏腻，脉紧弦等，辨证为寒实内结者。

【名家辑要】

徐忠可：此较前条同是寒，但偏痛为实邪，况脉紧弦，虽发热其内则寒，正《内经》所谓"感于寒者，皆为热病也。"但内寒多，故以温药下之，附子细辛与大黄合用，并行不悖。此即《伤寒论》大黄附子泻心汤之法也。——［清］徐忠可.金匮要略论注.北京：人民卫生出版社，1993：136.

沈明宗：此邪入肝经，为偏胁痛也。胁下乃肝胆经络所过之地。寒客厥阴经之一边，营血不利，则胁下偏痛。然肝气逆而胆气亦逆，则痛而发热。脉紧为寒，弦属厥阴寒实，故用附子、细辛，正阳而散风寒，盖肝胆乃无出入。此用大黄乃使厥阴之邪，借从胃腑而出，则偏痛立止，虽以寒热并行，是不相悖也。——［清］沈自南.中国医学大成·沈注金匮要略·卷十.上海：上海科学技术出版社，1990：9.

唐宗海：当温者不可下，当下者不可温，上数一方一寒一热，反观互证，所以明其有别也。然又有当温复当下，当下复当温者，是又宜温下并行，不可执著。故特出大黄附子细辛汤之证治，以见温之与下，或分或合，总随证为转移，而不可拘泥也。此是总结上文，皆论腹满之证，自是以下，乃单论寒疝，须知仲景书，皆是比较法，腹满、寒疝、宿食，其腹皆能为痛，恐人误认，故合为一篇，使人比较而辨其毫厘也。至三证之中，又各有别，节节互较，又各分三段，使人区别而知其门类也。——［清］唐容川.金匮要略浅注补正.太原：山西科学技术出版社，2013：90—91.

【医家临证思维】

李克绍：大黄附子汤，方见《金匮要略·腹满寒疝宿食篇》，主治"胁下偏痛发热，其脉紧弦，此寒也，以温药下之，宜大黄附子汤。"因原文有"胁下""偏痛""发热"等字样，使学者受到一定的限制，所以用者不多。其实不论是痛在胁下或在腹部，也不论偏痛或者不偏，发热或不发热，只要脉象沉弦或沉

紧，按之有力，大便秘结，其人不呕，确诊是寒而且实者，便可
放手使用。大黄、附子，一般用量即可，而细辛则必须少则 6g，
多则 9g。不能拘守"细辛不过钱"之说。因为病理是寒结，寒不
去则结不开，结不开则大黄无用武之地。附子走而不守，回阳散
寒，细辛能深入至阴之分，通阳散寒，且有"辛以润之"的作
用。二药合用，使寒散结开，大黄才能通地道推陈出新。药物虽
然简单，但配伍巧妙，所以效果显著。余临床试用于寒实便结的
腹痛症，其效果远胜于孙思邈之温脾汤。且温脾汤只适用于寒实
腹痛，局限于胃肠道疾患，而大黄附子汤则不论是腹痛，或是胁
痛，用之得当，都有显效。——李克绍.大黄附子汤治验.浙江
中医学院学报,1988,01:29.

邱志济：仿朱良春大师之法，广用"大黄附子汤"或大黄附
子细辛散，治疗胃脘久痛、顽固便秘、急腹症、肾绞痛、高年便
秘、肿瘤便秘等，颇有廉便验之优。大黄附子汤按仲景《金匮要
略·腹满寒疝宿食篇》原文，如囿于只能治寒邪引发的胁下偏痛
发热，确未领略方意。此方温下，开后人无限法门，变承气之
法，不用枳朴而用细辛，取细辛之宣通之力胜于枳朴之意，以减
承气中枳厚降破之忧，合附子启肾家之真阳，温宜而从内解，
故一方兼具有护正止痛、消瘀止痛、解热止痛、祛寒止痛、消食
导滞止痛等功。大黄、附子、细辛 3 药用的灵活变化，亦不受脉
象必须沉弦或沉紧之囿，只要见大便秘结，其人不呕（呕是病机
向上），便可灵活使用。确诊是寒者，附子用量 10~15g，细辛用
量 6~9g（要久煎），大黄用量 3~5g；寒热夹杂久痛不愈者，附子
用 3~6g，细辛用 1~2g，大黄用 3~5g；偏于热者重用大黄 6~9g。
此方在用量上做文章，即使是术后、产后虚人，或重病体虚甚
者，大便不通，或胃腹急痛均可大胆放手使用，多收药到痛除或
药到便通之效。胃痛久治不愈者多有瘀滞，临床所遇久痛不愈者
用大黄附子汤后，泻下烂肉状物、黑色粒状物，泻下白冻状或燥

屎块，即痛随泻止，即是明证。这些瘀滞物，实际是胃肠炎症或溃疡面渗出物的积存，或运化功能受湿、积、瘀所阻，使胃未降之残渣与渗出液混合积久而成。胃肠道瘀滞形成之后，不但胃痛加剧，而且因胃蠕动迟缓，运转失时，大便干结故多便秘，或嗳气、食少、腹痛。——邱志济,邱江东,邱江峰.朱良春治疗胃脘痛的廉验效方临床运用.江西中医药,2004,07:9—10.

朱进忠：①大黄附子汤为温中散寒导滞的有效方剂，凡见脉弦紧之胁痛、胃脘痛之寒实证，均可用之。②应用大黄附子汤的关键是寒、实俱见，其中既有急、慢性炎症，又有其他。因此，临证时，绝对不可因其是炎症而误过使用大黄附子汤的良好机会。③由于大黄附子汤中的附子能温里通阳，细辛暖水脏散寒湿之邪，大黄苦降以通腑，三药合用，苦辛相合，能降能通，故邪居厥阴。表里俱急或肝胆经络为寒湿所搏者，用之均效。——朱进忠.大黄附子汤的临床应用.山西医药杂志,1983,06:372—373.

【典型病案】

病案一

钟某某，腹痛有年，理中四逆辈皆已服之，间或可止，但痛发不常，或一月数发，或两月一发，每痛多为饮食寒冷所诱。常以胡椒末用姜汤冲服，病得暂解，诊之脉沉而弦紧，舌白润无苔，按其腹有微痛，痛时常及腰胁，大便间日一次，少而不畅，小便如常。处方：大黄12g，乌附9g，细辛4.5g，服2剂即愈。

按：此系阴寒积聚，非温不能已其寒，非下不能荡其积，是宜温下并行，煎服理中辈无效者，仅祛寒而不逐积耳，即与大黄附子汤。——赵守真.治验回忆录.北京:人民卫生出版社,1962:50.

病案二

康某某，女，35岁，农民，1993年12月14日就诊。3年前不明原因脐腹冷痛，小腹尤剧，一痛数日不止，大便量少不畅，虽服中西药物，其痛难停，但过后不治也渐自行缓解。每遇冷水、吃冷食疼痛加重。夏轻冬剧，3年未愈。曾以"肠炎""阑尾炎""附件炎"治疗，鲜有疗效。刻诊：察其舌苔薄白，舌质淡红，脉象紧弦小数。诊为寒邪深伏厥阴脉络，经气壅结闭阻所致，予大黄附子汤3剂，服后疼痛不增不减，舌脉同前。嘱其原方连服一周后，腹痛次数明显减少，日仅一次，大便通利，原方加量，附子18g，细辛8g，大黄21g，再进3剂而愈，追访1年，未见发作。

按：仲景此方原治寒实壅结胁下偏痛之证。胁下乃少阳所司，本例病在脐下小腹，为厥阴统管，而厥阴、少阳是表里关系，寒实深伏厥阴，本方用之亦当有效。以其经络相关，药证融洽，果然立收殊功。故《皇汉医学》论："此方实能治偏痛，然不特偏痛已也，亦能治寒疝，胸腹绞痛"，诚然。——邵桂珍，王延周.大黄附子汤运用举隅.河北中医,1987,03:29.

病案三

周某，男，20岁，本校学生。1984年9月诊。诊前10小时突然胸胁疼痛，自以为"肋间神经痛"，未予重视。1小时后，痛移右胁下，呈阵发性绞痛，痛引肩背。经会诊，诊断为"胆道蛔虫症"。遂饮食醋二两，疼痛缓解片刻，继而复作。延余诊时，症见病者抱腹屈膝，号呼不止，冷汗淋漓，四肢厥冷，不呕不渴，大便两日未解，舌质胖淡苔白，脉沉紧。此乃寒实内结挟虫、阳虚厥逆之证。急拟大黄附子汤加味：大黄10g，黑附片30g（先煎），北细辛5g，乌梅40g，槟榔片30g，1剂，水煎300ml，顿服。药后疼痛霍然而解，肢体转温，安然入睡，次日恢复正常。

按：本案虽是胆道蛔虫症，其临床表现则与《金匮·腹满寒疝宿食病篇》所载"胁下偏痛"之证合拍。厥逆证候具备，可知阳气大伤。故宗大黄附子汤法，重用附片温散寒邪，助阳救逆；与大黄同用，去凝结之寒，乃行滞之能；配细辛之辛以散凝结之寒。乌梅、榔片量大味厚，致力驱蛔；大黄与诸药同煎，意在缓下急破。药仅五味，功专力宏，故恰中病机。——胡共和.大黄附子汤治疗胁下偏痛厥逆案.四川中医,1986,05:15.

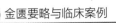
第十八章　寒疝病

寒疝病，是一种阴寒性腹中疼痛症，以病性和症状特征命名。《说文解字》曰："疝，腹痛也"。本病因阳虚阴寒内盛，寒气攻冲而肚脐周围剧痛，按其腹部高突不平，有如山陵之起伏状，故名曰寒疝。寒疝本属一种阴寒内盛而致的腹中急痛症，因寒而起，以痛为主症。前人认为凡寒气攻冲作痛的，概称为寒疝，与后世所说的疝气不同。寒疝发作时，以绕脐疼痛为特点。

一、大乌头煎证

【原文】

腹痛，脉弦而紧，弦则卫气不行，即恶寒，紧则不欲食，邪正相搏，即为寒疝。绕脐痛，若发则白汗出，手足厥冷，其脉沉弦者，大乌头煎主之。

乌头煎方：

乌头（大者）五枚（熬，去皮，不㕮咀）

上以水三升，煮取一升，去滓，内蜜二升，煎令水气尽，取二升，强人服七合，弱人服五合。不差，明日更服，不可一日再服。

【提要】

阴寒痼结的寒疝证治。

【现代临床运用】

大乌头煎的辨证要点为阵发性绕脐剧痛。

本方可用于治疗消化系统疾病所致的腹痛（如胃肠神经官能

症、胃肠痉挛、消化道肿瘤等），症见腹部胀满，绕脐疼痛，发作有时，痛有休止，恶寒，不能饮食，剧时出冷汗，手足厥冷，甚或唇青面白，脉紧或沉紧等，辨证为阳虚寒盛，寒气内结于腹部者。

【名家辑要】

尤怡：大乌头煎大辛大热，为复阳散阴之峻剂，故云不可一日更服。——［清］尤怡.金匮要略心典.北京：中国中医药出版社，2009：78.

曹颖甫：仲师卒毅然用此者，正以危急之证，非此不能救死也。夫寒疝所由成，大率表阳不达而阴寒内乘，阳衰于外，故恶寒而脉弦，阴乘于内，故不欲食而脉紧，表寒与里寒并居；然后绕脐急痛，发为寒疝。阴寒内迫，至于白津下泄……设非大破阴寒，此证将成不救，此予所以苦口相告，愿天下有心人，奉仲师为瓣香者也。——［清］曹颖甫.金匮发微.北京：学苑出版社，2008：85.

周扬俊：寒入既深，则阳气闷而为痛，阴气内凝，无冲和之度，使卫外者不同而不耐寒，中藏者既虚而不欲食，于是邪正两不服，搏结于脐之偏旁而为疝也……又必手足厥冷者何也？寒邪中阴，则必至于厥逆，谓阴气内深，遏其阳也。况痛并绕脐，则脾属四肢，而真阳大衰矣。非用大热大力，何以建驱除之功，于是思天下之热且雄猛者，莫过乌头，更非多用不可也，佐以蜜者，热则必燥，益之以润也。——［明］赵以德，［清］周扬俊.金匮玉函经二注.北京：人民卫生出版社，1990：153—154.

【医家临证思维】

王渭川：寒疝发作时，有绕脐腹痛，自汗出，手足厥冷等症状。仲景处方大乌头煎，乌头大热攻积散寒，白蜜解毒，缓和疼痛，并缓解乌头猛烈毒性。本方药性峻烈，用之宜慎。——王渭川.金匮心释.成都：四川人民出版社，1982：101.

冉雪峰：此方为温寒散结之剧方。乌头乃系附子母，系隔年种子长成,乌头之长者为天雄,尖者为乌喙,乌头旁侧附生之子为附子,附子之小者为侧兰,再小者为漏兰。各种以乌头乌喙天雄为力大,医林称为三健,三者常用为乌头。乌头大温大毒,野生草乌尤甚,猎人煎汁以毒禽兽,名曰射罔。左传,骊姬毒申生;汗史,霍显使淳于衍毒太后,均系此物。本方久煎,则其性较缓,又纳蜜再煎,即矫其味,复化其烈,但药力仍大。非下焦阴寒之地,阴凝成疝之疴,未可轻用,附注曰不可一日再服,古人用此,盖已兢兢矣。学者所当领其旨趣也。——舟小峰. 历代名医良方注释. 北京:科学技术文献出版社,1983:168.

【典型病案】

病案一

1973年6月间,沈某,年50余岁,有多年宿恙,为阵发性腹痛,因旧病复发,自外地来城住我院。1959年曾在我院做阑尾手术,术后并无异常,此次诊为"胃肠神经官能症"。自述每发皆与寒冷疲劳有关。其症,腹痛频作,痛无定位,惟多在绕脐周围一带,喜温可按,痛甚以至汗大出。查舌质淡,苔薄腻而滑,脉沉弦。诊系寒气内结,阳气不通,寒则凝泣,热则流通。寒者热之,是为正治。曾投理中汤,药力尚轻,若不胜病,非大乌头煎不可。故先小其量以消息之,乌头用4.5g,以药房蜜煎不便,盖蜜煎者缓其毒也,权以黑豆、甘草以代之。二剂后,腹痛未作,汗亦未出,知药证相符,乌头加至9g。四剂后复诊,腹痛已止,只腹部微有不适而已。第见腻苔已化,舌转嫩红,弦脉缓和,知沉寒痼冷得乌头大热之品,涣然冰释矣。病者月余痊愈出院。

按:乌头大毒,须辨证准确方可使用,从小剂量开始,煎煮时间一定充分以解乌头之毒。——魏龙骧. 续医话四则. 新医药学杂志,1978,12:14—16.

二、当归生姜羊肉汤证

【原文】

寒疝腹中痛，及胁痛里急者，当归生姜羊肉汤主之。

当归生姜羊肉汤方：

当归三两　生姜五两　羊肉一斤

上三味，以水八升，煮取三升，温服七合，日三服。若寒多者，加生姜成一斤；痛多而呕者，加橘皮 100g、白术 50g。加生姜者，亦加水五升，煮取三升二合，服之。

【提要】

血虚寒疝证治。

【现代临床运用】

当归生姜羊肉汤辨证要点为腹痛，喜按、喜热、喜蜷伏。临床若兼见寒邪偏盛者，重用生姜；呕吐者，加白术、陈皮；产后血虚气弱，汗多不止者，与玉屏风散合用，或减生姜，加生黄芪；若恶露不尽者，加桂枝或肉桂；若气虚运血无力者，加黄芪、党参以补气运血。

本方常用作食疗强身，尤其是产后及失血后的调养（如血虚内寒性产褥热、产后恶露不尽等）、十二指肠球部溃疡以及久泻等，症见腹及两胁作痛、拘急，痛势较缓以及产后腹中拘急，绵绵作痛，喜温喜按，舌淡，苔润，脉虚缓或沉细等，辨证为血虚内寒者。

【名家辑要】

徐忠可：寒疝至腹痛胁亦痛，是腹胁皆寒气做主，无复界限；更加里急是荣血不足，致阴气不能相荣，而敛急不舒。故以当归、羊肉，兼补兼温；而以生姜宣散其寒；然不用参而用羊肉，所谓形不足者，补之以味也。痛多而呕，加橘、术，胃虚多也。——［清］徐忠可.金匮要略论注.北京：人民卫生出版社，1993：138—139.

吴谦：寒疝腹中痛及胁痛里急，脉见沉紧，较之绕脐苦痛轻矣。且无恶寒汗出，手足厥冷，故不用乌头煎之大温大散，而用当归生姜羊肉汤，养正为本，散寒为次，此治寒疝之和剂也。服乌头煎病势退者，亦当与之。——[清]吴谦.医宗金鉴(上).北京：人民卫生出版社，2009：445.

陈修园：方中当归行血分之滞而定痛，生姜宣气分之滞而定痛，亦人所共晓也。妙在羊肉之多，羊肉为气血有情之物，气味腥猶浓厚，入咽之后即与浊阴混为一家，旋而得当归之活血而血中之滞通，生姜之利气而气中之滞通，通则不痛。而寒气无有潜藏之地，所谓先诱之而后攻之者也。——[清]陈修园.金匮方歌括.福州：福建科学技术出版社，1987：66.

【医家临证思维】

王伯章：此汤可用全当归60g，生姜（打爆）150g，羊肉500g。产妇见失血较多，气血虚损，郁冒头晕，大便难，或恶露不净，腹中痛，乳汁不畅，均宜服用。一般1~3天服1次，可连服5~7次。寒重加生姜，血热减少当归，津液亏加甘蔗150g，并能去羊肉之臊气味。烹制时可先将当归切片，生姜用清水洗净打爆，羊肉剔去羊脂与筋膜，清水洗净。然后取铁锅置火中烧红，加少许食油，将羊肉放入锅中稍炒，再加水与当归及生姜共煮加盖。煲至羊肉熟烂、汤成。调味即可饮汤。羊肉可取出切成小块点酱油吃。——王伯章.产后调养最宜当归生姜羊肉汤.上海中医药杂志，1991，12：17.

谢正东：产后血虚内寒，其证多为腹中拘挛隐痛绵绵，喜温喜按，亦可突然胀痛，手不可犯，但须臾可自行缓解。伴有气喘、乏力、自汗、怯冷、舌淡，苔薄白，脉多沉弦而细。虚者当补，寒者宜温，治宜养血补虚，散寒止痛。当归生姜羊肉汤为常用之方，以当归补血，生姜散寒；羊肉，孙思邈有"止痛利产妇"之说，属血肉有情之品，故用以补气。此方即《素问·阴阳应象大论》"形不足者，温之以气，精不足者，补之以味"之旨义。凡血虚内寒之腹痛皆可用之，不必拘于产后。——谢正东，岳建平.金匮要略.妇科腹痛证治法探析.国医论坛,1995,05:4—6.

【典型病案】

病案一

李某，男，55 岁，1988 年 2 月 12 日诊。胃脘疼痛 4 年，遇寒或空腹加重，得温得食则减，痛甚时口吐清涎，自觉胃脘部发凉如有一团冷气结聚不散，曾在某医院检查确诊为十二指肠球部溃疡。久服西药及中药理中、建中之剂，进药则缓，停药则发，终未得除。西医曾劝其手术治疗，因其畏惧而未从。舌淡胖嫩，边有齿痕，脉细弱。辨证为中阳不足，气血虚寒。因观温胃散寒之品前医皆用，遂书当归生姜羊肉汤原方：当归 10g，生姜 60g，羊肉 60g。1 剂进，患者自觉腹中温暖舒适，服至 10 剂，胃部冷感基本消除。后改方中生姜为 30g，又续服 40 余剂，诸症得平，停药至今，未见复发。

按： 本案胃脘痛缘于脾胃阳虚，寒凝胃府，故方用生姜独重以温胃散寒，当归活血以通胃中血络寒凝之涩，羊肉温胃以滋化源之本。阳虚得温，寒凝得散，故疼痛消失。——宋传荣.当归生姜羊肉汤治验.实用中医内科杂志,1990,03:31.

病案二

刘某，男，36 岁，干部。形体素盛，因应酬频繁，不善摄生，偶患咳嗽吐血来诊。余视其面色微赤，脉数而疢，经透视及化验检查后，考虑为支气管炎，给以抗菌药物及止血药物静脉输液治疗 7 天，血已得止，但仍时有咳嗽，病未痊愈便执意不再治疗。3 月后咳嗽严重来诊，望其身形清瘦，神气支离，咳嗽微喘，常咳清痰，四肢清冷，里急不舒，饮食日减，面色㿠白，小便清长，畏寒，脉象沉细迟缓，舌质淡，苔白。断为失血后未善慎养，迁延日久致气血虚寒，将近损怯之候，遂用温中益气，润肺止咳之剂数投，并辅以抗菌消炎、能量支持等西药并用，竟无显效。余终日思寻，遍翻诸医籍，见《金匮》当归生姜羊肉汤条云"并治虚劳不足"，茅塞顿开。待其再诊时问其愿食羊肉否？对曰"能"，遂出一方。当归60g、生姜片30g、羊肉500g，文火炖烂服之。次日告曰，此方较前诸方获效最大，精神体力似觉大振，身体亦感清爽。又嘱再进数服，咳嗽畏冷里急诸症步步消退，至十数服，竟获痊愈。

按：方中当归养血补虚，生姜温中散寒，羊肉乃血肉有情之品，功能补虚，综观全方共奏补虚养血散寒之功效。该患者不善摄生，本有咳嗽，日久迁延而成虚劳之象。本方以散寒补虚以治其本，而咳嗽之标证亦随之而除。由此启发，以后每遇气血虚寒者，辄以此方投之，屡见功效。——高大硕.当归生姜羊肉汤治疗虚寒咳嗽举隅.时珍国药研究,1997,01:93.

病案三

朱某，32岁，1976年1月21日诊。产后十余日，少腹拘急，绵绵作痛，时或痛甚，喜得温按，恶露量少，伴有干呕，短气乏力，面色㿠白，四肢清冷。脉象细迟，舌淡苔少。辨为产后气血亏虚之腹痛。疏《金匮》当归生姜羊肉汤治之，方用当归（布包）100g，桂枝10g（布包），生姜50g，鲜羊肉250g，文火炖烂，加酱油、胡椒粉适量，吃肉喝汤，一日2剂。服完6剂，诸恙遂已。

按：本案属于产时耗气损血过多，冲任空虚，血少气弱，运行无力而致腹中隐痛。治以当归生姜羊肉汤养血补虚，温中散寒止痛。——潘涢民.仲景方妇科临证札记.四川中医,1989,10:54.

病案四

冯某某，女，27岁，已婚，务农，1985年11月初诊。主诉：冬季月经不潮4年。患者14岁时月经初潮，1969年10月结婚。1980年元月下旬，因跌仆堕胎大出血而昏厥，经某某卫生院抢救而脱险。自 1981 年，每到冬季则月经不潮，曾多次服中西药治疗罔效。诊见：面色少华，面目微浮，头晕乏力，浑身酸楚，小腹绵绵作痛持续不断，大便不实，白带量多，舌淡苔白，脉沉紧。证属血虚经寒，治宜补血通经，温经散寒。方用当归生姜羊肉汤：当归 60g，生姜 90g，羊肉 250g。用法：上三味，加水 2500 毫升。煎取 1000 毫升，每次温服 250 毫升，日服两次。服药 14 天，面色已华，无头晕、乏力之感，身酸楚及小腹疼痛见轻，白带量少。又服 4 天，月经来潮，其余诸症随之而消。嘱其月经净后 20 天，服此药 6 天以巩固疗效。1987 年 11 月，患者陪其夫前来就诊，言自 1985 年 12 月月经一直正常，且生一男婴已足月。

按：大失血后面色少华、头晕乏力、舌色淡则血虚易见，腹痛绵绵、大便不实、白带量多、脉沉紧则阳虚可知。系血虚阳虚之体，冬季天寒地坼，阳虚之体，极易为寒邪侵袭，遂成血虚经寒之证。血虚则经无物可行，寒凝则经涩滞不通，故月经闭止而不潮。方取当归生姜羊肉汤，可使血充滞通，月经自潮。药证合拍，故获良效。——刘爱国.当归生姜羊肉汤治愈冬季闭经二例.国医论坛,1989,02:49.

三、乌头桂枝汤证
【原文】

寒疝腹中痛，逆冷，手足不仁，若身疼痛，灸刺诸药不能治，抵当乌头桂枝汤主之。

乌头桂枝汤方：

乌头

上一味，以蜜二斤，煎减半，去滓。以桂枝汤五合解之，得一升后，初服二合；不知，即服三合，又不知，复加至五合。其知者，如醉状，得吐者，为中病。

桂枝汤方：

桂枝三两（去皮）　芍药三两　甘草二两（炙）　生姜三两

大枣十二枚

上五味，剉，以水七升，微火煮取三升，去滓。

【提要】

寒疝兼表证的证治。

【现代临床运用】

乌头桂枝汤辨证要点为腹中剧痛、四肢厥逆，或手足麻木不仁、身体疼痛，或头痛、恶寒发热等。临床若兼见寒邪内阻腹痛甚者，可加高良姜、木香、元胡；若腹中攻痛不解者，加吴茱萸、川椒、乌药；若寒凝血滞，经脉壅塞，可合人参养荣汤。治疗风寒湿痹，风邪偏重者，加川芎；湿邪偏重者，加苍术或薏苡仁、鸡血藤；上肢痛者，加姜黄或羌活；腰腿痛者，加川断、狗脊；血瘀者，加穿山甲、五灵脂；游走性疼痛者，加海风藤、鸡血藤。

本方常用于治疗骨关节疾病（包括痛风、坐骨神经痛、风湿及类风湿性关节炎等），症见腹中疼痛，手足逆冷，冷甚则手足麻木不仁，身体疼痛，或恶寒，头痛，舌淡，苔白润，脉沉细等，辨证属表里俱寒者。

【名家辑要】

曹颖甫：《伤寒论》：凡身疼痛而无里证者，用麻黄汤以解表；兼里证而欲使之外达者，用桂枝汤以解肌。乌头桂枝汤，用乌头煎以回里阳，复加桂枝汤以救表阳，以蜜二升煎减半者，煎去蜜之半而止，复减其半，而取桂枝汤之半数相加，合得一升，而仅服五合。不知，更服三合。又不知，更服五合，岂不慎之又慎。最后却云：其知者如醉状，得吐者为中病，此非亲验不能言。盖乌头性同附子，麻醉甚于附子，服后遗身麻木，欲言不得。欲坐不得，欲卧不得，胸中跳荡不宁，神智沉冥，如中酒状，顷之，寒痰从口一涌而出，胸膈便舒，手足温而手痛止矣。服生附子者，往往有此景象。——［清］曹颖甫.金匮发微.北京：学苑出版社，2008：86.

黄树曾：逆冷手足不仁，较前仅手足厥冷者为重，乃阳之大痹者也。此际几全为阴用事，而阳不能与之争矣。且有身疼痛之表证，为表里俱病，兼之营卫不能相将，若徒攻其里或外，自不能愈，唯有用除阳痹之乌头除腹中寒痛，用桂枝汤以伸其阳而和营卫，因桂枝汤为缓剂，缓则无事更缓，故不用蜜以变乌头锋锐之历，但令与桂枝另煎合服，以收相合而不相争之功，此用乌头之妙谛也。方名抵当乌头桂枝汤者，因他药及灸刺诸法，皆不能愈此证，唯有乌头桂枝汤堪当此大任故也。——黄树曾.金匮要略释义.北京：人民卫生出版社，1956：117.

尤怡：腹中痛，逆冷，阳绝于里也。手足不仁，或身疼痛，阳痹于外也，此为寒邪兼伤表里，故当表里并治。乌头温里，桂枝解外也。——［清］尤怡.金匮要略心典.北京：中国中医药出版社，2009：79.

【医家临证思维】

王廷富：本方即桂枝汤加乌头蜂蜜（即蜂蜜和乌头另煎）组成。单从桂枝汤来讲，前人认为其功效是用于外解肌而和营卫，用于内化气而调阴阳。笔者常以之用于外通阳而宣痹，用于内和脾胃而温运中阳……通过温运脾胃之阳而达到和营卫或通阳宣痹的目的。方中乌头大辛大热，祛散沉寒而振复里阳，它与桂枝汤同伍，于是外而经络，内而脏腑，无处不达，确为表里俱寒，阳气痹塞的重证而设之方。——王廷富.对乌头桂枝汤治验三例的认识.成都中医学院学报，1978，02：53—56.

【典型病案】

病案一

杨某某，男，32岁，1965年3月10日诊治。因寒冬涉水，兼以房事不节，诱发睾丸剧痛，多方诊治无效而就诊。症见：面色青黑，神采困惫，舌白多津，喜暖畏寒，睾丸肿硬剧烈疼痛，牵引少腹，发作则小便带白，左睾丸偏大，肿硬下垂，少腹常冷，阴囊汗多，四肢厥冷，脉象沉弦，此乃阴寒凝聚，治宜温经散寒。处方：炮附子（先煎）、白芍、桂枝、炙甘草、生姜各30g，黄芪60g，大枣12枚。12剂。兼服：当归120g，生姜250g，羊肉1000g。上方服后，阳回痛止，参加工作。

按：涉水受寒，寒湿凝滞，聚于三阴，加之房事不节，伤及肾阳，内外相因，发为寒疝。仿《金匮》抵当乌头桂枝汤治之，方用附子以治沉寒痼冷，桂枝汤以补营疏肝。辅用当归生姜羊肉汤以温血散寒，补益气血，使阳旺血充，经脉舒畅。由于病深寒重，不用重剂，难起沉疴，嘱其大剂频服，短兵相接，故获良效。——周连三，唐祖宣. 寒疝、鼓胀、大汗亡阳案. 新医药学杂志，1978，12：17.

病案二

欧某，男56岁。于1987年4月28日，因腹部剧烈绞痛而住院。确诊为"过敏性结肠炎"，经治疗效果不显，而邀中医诊治。初诊：腹中痛，痛则欲便，自汗出，泻后痛缓，稀便挟黏液，日三四次。常头昏倦怠，夜寐不安。舌淡红、苔白而润，脉弦缓。据《内经》"中气不足，便是寒"论，相继以健脾益气，缓中止痛，温阳助运，散寒止泻等法治之。

次诊：患者素耐温补，适逢痛泻，上法服之本应合拍，反改无效何以故？张锡纯有云：温中止泻不效者，当虑腹泻日久，元阳亏损，宜《加味四神丸》，以法治之。其中以四神丸补命门之火，加天生黄、山药、小茴、罂粟壳、炒诃子皮、赤石脂、炙甘草补虚收涩；公丁、川椒、肉桂温中止痛；再以乌梅增强止泻作用。再诊：病根不除，服上方虽见小效，不料又于某晚腹中骤然绞痛，冷汗出，呕吐清水，四肢厥冷，手足不仁，当即稀便数次，舌质青，苔以白做底，上浮有淡黄而润，脉弦紧。统观病情，仔细斟酌，此属阳气虚衰，阴寒内结。非辛热通阳之剂难以破其沉寒痼冷，消其阴翳。遵仲景法，投《金匮》乌头桂枝汤。乌头30g（与白蜜60g同煮），桂枝10g，杭白芍12g，炙甘草10g，白术15g，茯苓15g，广木香6g，公丁香6g，生姜五片，大枣五枚（劈）。末诊：服上方后，诸恙俱减，病趋好转，寒积渐散，随加葛根10g以升清阳，助阳外运；干姜易生姜重在温中回阳；肉蔻意在温中止泻，酸枣仁以养心安神。仅服5剂，竟获治愈。随访年余，患者安然无恙。

按：本案为过敏性结肠炎，以痛泻为主证，属中医之"寒疝"。其病机恰与仲景《金匮要略》中"寒疝"相吻合。凡寒疝寒偏盛者，皆以乌头与白蜜同煮。视其病势程度不同，有大乌头煎（或汤）和乌头桂枝汤的区别，本案则选择后者。加白术、茯苓以助脾运湿；木香、公丁香以增强温通止痛之效；更加葛根宣畅、升发阳气。诸药相伍，共奏温通破散之功，病乃告愈，此即阳胜而阴自化之理也。——刘兴志.乌头桂枝汤治疗过敏性结肠炎一则.云南中医杂志,1983,06:55.

病案三

马某某，男，36岁，1994年8月6日初诊。患者平素怕冷，暑季席地而卧，醒来腰部剧痛，丝毫不得动弹，由家人抬来就诊。诊见腰部被动体位，不能活动，疼痛难忍，冷汗出，舌淡红、苔薄白，脉沉细。此为阳虚寒侵，阳气不运，寒阻经脉。以乌头桂枝汤治疗：制川乌12g（另包，生姜水先煎），桂枝10g，炒白芍10g，大枣10枚，炙甘草5g。上药煎服2剂，仅存腰部微痛，活动自利。继服2剂痊愈。

按：本例患者素体阳虚，阳虚则生内寒，复受外寒侵袭，留滞经脉，不通则痛。证属表里俱寒，阳气痹塞，故以乌头桂枝汤治之。方中乌头大辛大热，祛寒止痛；桂枝汤调和营卫以散表寒。——王建伟，马勇，沈杰枫.金匮要略方临证新用举隅.山西中医,1997,06:46.

第十九章　脾约病

脾约病，因胃热气盛，耗伤脾阴所致，以大便干结或数日不大便，但腹无所苦，小便频数为特征，主以麻子仁丸泄热润燥通便。

一、麻子仁丸证

【原文】

趺阳脉浮而涩，浮则胃气强，涩则小便数，浮涩相搏，大便则坚，其脾为约，麻子仁丸主之。

麻子仁丸方：麻子仁二升　芍药半斤　枳实一斤　大黄一斤　厚朴一尺　杏仁一升

上六味，末之，炼蜜和丸梧子大，饮服十丸，日三，以知为度。

【提要】

论述脾约的病机和证治。

【现代临床运用】

麻子仁丸的辨证要点为大便干结，小便频数，食欲旺盛。临床若兼见痔疮便血者，加荆芥炭、槐花、地榆；燥热伤津甚者，加柏子仁、栝楼仁、生地；热结甚，苔黄脉数者，重用大黄，加芒硝；体虚弱者，宜去大黄，或酌加郁李仁、番泻叶；老年或虚人，由于血不润肠而致便秘者，加当归。

本方多用于习惯性便秘、老年性便秘、腹部及肛门手术后便秘、糖尿病伴有排便困难、尿频等。

【名家辑要】

魏荔彤：浮盛之胃热与涩虚之脾阴相搏，则津液日耗，大便必难，其脾燥而不能运遂约省所出，渐至于无，此仲景主之以麻仁丸，以润燥和脾为义也。主以麻仁润燥滑肠，杏仁、厚朴下气宽中，芍药收阴行血，枳实破实，大黄推积，无非为胃家泄其盛实之邪，则脾家之真阴可存，不致立竭而已。——［清］魏荔彤.金匮要略方论本义.北京：人民卫生出版社，1997：150.

周扬俊：然则脾正为胃行津液者也，藏清而不能约束水津，则留于胃者甚少，而胃自失所润，然则胃之不润，脾为之也，故曰为约。于是以大黄、枳实去实，先以麻仁润燥，芍药养阴，且用厚朴佐杏仁以利肺气，兼补益阴气之用，斯得之矣。——［明］赵以德，［清］周扬俊.金匮玉函经二注.北京：人民卫生出版社，1990：148—149.

徐忠可：脾中素有燥热，外邪入之益甚，甚则增气，故脉浮，浮者阳气强也，涩则阴气无余，故小便数大便坚，而以麻仁润之，内芍药养阴，大黄下热，枳实逐有形，厚朴助结气，杏仁利大肠。加之以蜜，则气凉血亦凉，而燥热如失矣。然用丸不作汤，取缓以开结，不欲骤伤其元气也。要知人至脾约，皆因元气不充所致耳，但不用参芪，恐气得补而增热也。——［清］徐忠可.金匮要略论注.北京：人民卫生出版社，1993：152—154.

【医家临证思维】

高桦林：凡邪在肠胃，津液不足引起的烦躁、失眠，由大便干燥、浊气不降所致的高血压病、咳喘、小便频数之消渴、便秘等症，皆可以此方加减施治，辨证要点为肠燥便秘。抓其要领，不受中西医各种病名之限，投之能收异病同治之效。唐老尝谓：麻仁丸乃属缓下之剂，凡津枯便秘，邪郁肠胃者用此方多能取效，尤对年老体弱患者，本方既可祛其邪之有余，又可补其津之不足，于祛邪之中兼扶正之义。临床中，我们常改丸为汤，其效更捷。掌握药物的煎服，是提高疗效的关键，麻仁、杏仁质润多脂，不宜久煎，大黄以后下为宜，蜂蜜兑于药物内混匀频服，才能收到预期的效果。——高桦林，彭勃，唐祖宣.唐祖宣运用麻子仁丸治疗疑难杂证举隅.湖南中医杂志，2010，04：84，88.

王彩凤：原方中，麻子仁润肠通便为主药，杏仁滋燥润肠为辅药，白芍养阴和血，枳实破结，厚朴除满，大黄通下为佐药，以蜂蜜润燥滑肠为使药，组方严谨精炼。在临床运用中，注意便秘、舌红少津为其辨证要点，或伴有纳差、腹痛、腹胀等症，多见于牛奶为主喂养史的儿童，若伤津不明显者，用原方改为汤剂服用5~7剂即可；伤津明显，伴有口渴喜饮，手足心热者，可以原方合增液汤同用，以加强润肠通便的效果；纳差腹胀明显者，可加益阴开胃行气之品，如木香、木瓜、生山楂、鸡内金等，以加强原方中的药力；对于体质壮实的儿童患便秘严重者，还可于主方中，加入三棱、莪术等，以增强破结通下的效果。——王彩凤.麻子仁丸治疗小儿习惯性便秘的体会.中国中医药信息杂志，1998，04：36.

【典型病案】

病案一

邓某某，女，45岁，患口腔溃疡2年余，曾服中西药不效，自用黄连一味泡水代茶饮，日数次，初感心里清凉，后愈饮则口舌溃烂愈甚，又加大黄连之量，数日后出现腹胀，大便不通，于1982年6月上旬就诊，症见口舌生疮，口干喜饮，腹胀不敢食，大便七日未行，小便频数，脉弦稍数，舌质红，薄黄苔，此脾约证也。投麻子仁丸（煎剂）：麻仁20g，白芍10g，枳实10g，生军10g，厚朴10g，杏仁10g，2剂。

二诊：大便通，解出燥屎数枚，腹胀全消，小便正常，舌溃烂亦有好转，脉细，舌红、薄白苔。拟生脉散加味收功，药尽症除。

按：此脾约证之形成，实与过服黄连有关，黄连味苦，苦味属火，火能燥土，脾气失于濡养，不能为胃行其津液，致胃强脾弱。故《素问·生气通天论》曰："味过于苦，脾气不濡，胃气乃厚"，正言此证也。——周锦友.脾约证治验一例.湖南中医学院学报，1983，02：41.

病案二

翁某，男，42岁，工人，脱发年余，屡经医治，终难获效。症见头皮全秃，胡须纤细稀疏，触之可掉，形体壮实，面色潮红，牙龈肿痛，口中臭秽之气熏人，大便秘结，溲黄，舌苔薄黄干燥，脉沉细而滑，此乃一派胃肠积热，津液耗伤之象，治当清热润下，方拟麻子仁丸加减：火麻仁10g，大黄10g，白芍10g，枳实10g，厚朴10g，杏仁10g，金银花10g，蒲公英24g。服5剂后，大便二日一行，口臭龈肿见消。因近期外出服汤剂不便，遂改服成药麻子仁丸，半月后患者诉头皮瘙痒，隐隐可见茸发新生，大便已一日一行，但仍干结。盖发乃血之余，脱发日久，毛窍必瘀，瘀热不去，新发难生。遂改服猪膏发煎，嘱患者每日取近猪皮处之脂膏四两，健康人头发一两，混合煎煮，发消药成。越旬日，患者诉大便畅通无所苦，唯小便频多，头已满布新发，遂予何首乌生熟各50克，每日煎汤代茶饮，以善后调治。

按：此案脱发，病位系于上（头皮）。究其因乃在下之胃肠积热，腑气不畅，瘀热互阻。仿上病下取之气反治法。初用麻子仁丸以清热润下，冀腑气通顺，浊热下降；俾清气上升，发得其养。尔后改为猪膏发煎，取猪膏润燥通便清热，用乱发消瘀，于是瘀热得清，新发而生，其病告愈。——彭正炎."气反"治验二则.湖北中医杂志，1992，01：40.

病案三

王某，女，35岁。主诉：失眠8年余。每夜辗转反侧不得寐，后半夜稍寐即醒烦躁不安。服舒乐安定片后可入睡5小时，近来病情加重。1996 年 9 月 17 日就诊。失眠，伴烦躁，头晕、乏力，神疲胸闷，纳差消瘦，大便稍干结，小便正常。查舌质红、苔白干，脉弦。诊断：不寐，神经衰弱。中医辨证：浊气上扰，神不守舍。治以通腑降气安神之法。处方以麻子仁丸加味：火麻仁 15g，酸枣仁 15g，白芍 15g，杏仁 10g，厚朴 12g，枳实 6g，大黄 6g，日 1 剂，每晚睡前服 1 次。服 6 剂后，患者告曰：睡眠质量较前好转，守方再服 6 剂，不服安定片亦可入睡，且精神好转，纳谷亦香，后又调服 10 余剂，患者夜寐如常人，精神清爽。随访 1 年，一切正常。

按： 本患者之不寐，主要乃因腑气不畅，浊气上扰于心神而致，因此治疗时应考虑通腑降浊为主，浊气降则神自安。小肠主泌清浊，大肠司传导，然若浊气不降，传导失司，则气机不畅，心神被扰则不寐。方用杏仁、火麻仁润肠通浊，酸枣仁、白芍安神，厚朴、枳实、大黄通腑理气，浊气有出路则心神得安，失眠自愈。——牛学恩.麻子仁丸临床活用.陕西中医,1999,04:189.

病案四

朱某，女性，40 岁，1998 年 10 月 16 日初诊。患者因阴中矢气 2 个月，迁延不愈而就医。前阴矢气，后阴不出，声响正喧无臭味，伴大便燥结，排便困难，时觉腹胀不适，并自觉口干唇燥，饮水不解，饮食如常，小便自利。查：腹部稍膨隆，叩诊呈鼓音，左下腹可扪及肠型包块，按之无痛；舌质红，苔微黄，略厚而干，脉浮而略涩。拟润肠泄热，理气通降为法，方选麻子仁丸加减：麻子仁 15g，白芍 15g，乌梅 10g，柏子仁 15g，枳实 6g，厚朴 6g，大黄 10g，杏仁 10g，生甘草 6g，水煎 2 次，取 400ml 分 3 次服。进药 2 剂后便秘腹胀明显改善，阴中矢气自解，唯有口干唇燥未愈。续去枳实、厚朴、大黄，取调脾益胃养阴而愈。

按： 《金匮要略》云："胃气下泄，阴吹而正喧，此谷气之实也，膏发煎导之。"此为润降之法。本例因阴虚脾约，肠腑燥热结滞，腑气不通，矢气阴吹。所用方中以麻子仁、杏仁、柏子仁、白芍润肠通便益脾阴；大黄通腑泻下去燥热；枳实、厚朴通降腑气助大黄泄热通便，顺其谷道；乌梅既养脾阴又可固涩，制约大黄恐泄下太过；生甘草调和药性。全方合用，达润肠泻热，理气通降而获良效。——王勇. 阴吹证治验 2 例. 中国民间疗法，2001，01：7—8.

第二十章　肝着病

肝着病，因肝经气血郁滞而得名，以"其人常欲蹈其胸上"为特征，病位在肝之经络。

一、旋覆花汤证

【原文】

肝著，其人常欲蹈其胸上，先未苦时，但欲饮热，旋覆花汤主之。

旋覆花汤方：

旋覆花三两　葱十四茎　新绛少许

上三味，以水三升，煮取一升，顿服之。

【提要】

肝著的证治。

【现代临床运用】

运用本方的辨证要点为胸胁痞闷或胀痛、刺痛。临床若兼见寒饮呕吐者，可加吴茱萸、生姜汁、半夏、薤白，降逆化饮，散寒开结；气郁化热而见舌赤，发热，胁痛者，可加丹参、丹皮、青皮、金铃子散，调气活血，泄热止痛；吐血者，加仙鹤草、阿胶、三七、白及；胸痛甚者，加瓜壳、鱼腥草开胸散结；少腹胀痛者，加台乌、橘络以行气止痛；瘀滞较为明显，症见胸胁刺痛，病程较久，舌质偏黯，脉涩不利者，加郁金、丹参、归尾等，有时也可配以少量虫类药如土鳖虫、穿山甲等。

本方可用于胸胁疼痛、肋间神经痛、肋软骨炎、胸腹壁血栓性静脉炎、慢性胃炎、慢性肝胆疾患、肝炎、肝硬化、肝癌、肝囊肿、冠心病、肺心病、梅核气、急慢性咽炎、月经不调、产后瘀血漏下、瘀血性咳嗽等有较好疗效。

【名家辑要】

王子接：旋覆花汤，通剂也。治半产漏下，乃通因通用法。仲景云：妇人三十六病，千变万端。无不因虚、积冷、结气三者而成。故用旋覆花散结气，通血脉，全用葱之青白，开积冷，安胎气，佐以茧丝补脾气。绛乃红蓝花染就，并得乌梅、黄柏之监制，则通血脉之中，仍有收摄之妙。余因其义，采用新绛和血，青葱管利气，再复理气血之品，配合成方，移治郁结伤中，胸胁疼痛等症，屡有殊功，并识之。——[清]王子接.绛雪园古方选注.北京:中国中医药出版社,1993:144.

唐容川：盖肝主血，肝著即是血黏着而不散也。血生于心而归于肝，由胸前之膜膈以下入胞室，今著于胸前膜膈中，故欲人踏其胸以通之也。故用葱白，以通胸中之气，如胸痹而用薤白之例。用旋覆以降胸中之气，如胸满噫气而用旋覆之例也。唯新绛乃茜草所染，用以破血，正是治肝经血著之要药，通窍活血汤，恰合此意，故用之有效。——[清]唐容川.金匮要略浅注补正.太原:山西科学技术出版社,2013:98—99.

尤怡：旋覆花咸温下气散结，新绛和其血，葱叶通其阳，结散阳通，气血以和，而肝著愈，肝愈而肺亦和矣。——[清]尤怡.金匮要略心典.北京:中国中医药出版社,2009:84.

【医家临证思维】

印会河：本方适应于冠心病、心绞痛、心肌梗死、胸膜炎等。临床加减：失眠严重者加琥珀末 1.5g，睡前吞服；痰湿壅盛，胸闷窒痛，气短喘促，便秘不爽，苔腻脉滑者，加入栝楼薤白半夏汤通阳泄浊，化痰祛湿；寒凝气滞，胸痛彻背，四肢厥冷，恶寒且口不渴，苔白脉沉者，则合枳实薤白桂枝汤或橘枳姜汤，以温阳散寒；如系湿郁化热，湿热郁阻而胸痛烦闷，渴欲饮冷，舌红苔黄，则配以茯苓杏苡甘汤，取其利温通痹，以泄其热；若属心阳暴脱大汗淋漓，四肢厥逆，心悸气短，脉沉微欲绝，当用薏苡附子散，甚则加真武汤合苓桂术甘汤以回阳救逆固脱，重用附子可达30克，一般不少于15g，且宜久煎。——陈庆平,王诗雅,徐蒙.名中医印会河教授临床抓主证经验集萃(十六).中国乡村医药,2002,01:35.

何若苹：旋覆花汤临床应用注意化裁。如肝脏气血郁滞，证情较轻，病人体质较弱的，投用原方即可。倘瘀滞较为明显，症见胸胁刺痛，病程较久，舌质偏黯，脉涩不利者，则应加强祛瘀之力，可加入郁金、丹参、归尾等；也可配以少量虫类药如蟅虫、山甲等；"藉虫蚁血中按逐，以攻通邪结。"若是风寒入侵肝经，阳气郁滞之肝着应选用《圣济总录》蹈胸汤宣通行气。此外，肝着乃是气血郁滞于肝脏，叶天士云："初为气结在经，久则血伤入络。"因而在治疗时，还应注意通络，如加入丝瓜络、橘络等，以增强葱的引络、通络作用。瘀血内阻往往可以导致内燥证的发生，出现肌肤甲错，大便干燥等，又可加入白芍、栝楼仁、柏子仁润之。——何若苹.浅谈旋覆花汤的临床应用.浙江中医杂志,1989,24(5):222—223.

袁世清：临床治疗肝着病当首重疏通肝络，再根据气滞血瘀的程度，选用适宜的行气活血化瘀药，如鸡血藤、当归须、郁金、苏木之属，再兼顾调畅肺胃气机和发散邪气。用药宜芳香轻灵，因病在肝之络脉，病位表浅，芳香之品既可走窜通络又可辟秽。——袁世清,夏丽娜.试探肝着病因病机、辨证要点及临床论治.中医药导报,2010,01:16—17.

【典型病案】

病案一

卢某某，男，50岁。主诉：顽固的胃痛已18年。西医中医都请教过，西医诊断：慢性胃炎。因身瘦体弱，饮食减少而来求治。一诊：胸胁作痛，喜按，喜热饮，历时18年之久，肝著之候也。处方：旋覆花（布包）30g、茜草6g、火葱十四茎整用（四川葱子较小者名火葱）。初次煎好，分二次服之。

二诊：服上方胸痛喜按之症轻减，仍喜热饮，大便曾畅解数次，肾囊微觉冷湿，照前方加味治之。处方：旋覆花（布包）18g，茜草5g，干姜12，云苓12，炒枳实（打）6g，火葱七茎整用，服2剂。

三诊：服上方仍渴喜热饮，胸痛喜按，较前轻减，腹部仍胀，不思食，肝郁乘脾也。处方：沙参12g，云苓12g，扁豆12g，橘络9g，京半夏12g，砂仁6g，甘草9g，服2剂。

四诊：服上方食量佳，腹痛喜按之症较轻减，冷饮则胁仍痛，肝郁乘脾也。处方：沙参12g，云苓12g，陈皮12g，京半夏12g，砂仁（打）6g，青皮9g，牡蛎9g，台乌9g，甘草6g，服2剂。

五诊：服上方左胁之痛已减，胸部仍觉不畅，再拟外台茯苓饮合旋覆花汤。炒枳实（打）6g，沙参12g，云苓12g，陈皮12g，旋覆花9g，茜草3g，生姜9g，火葱7剂。

六诊：昨服上方胸胁之痛已较轻减，微觉胸部恶寒，心阳不宣也。处方：桂枝9g，炒枳实9g，旋覆花（布包）9g，茜草5g，生姜9g，火葱七茎。

七诊：胸腹恶寒较前减轻。初服微觉哕逆，痛亦轻减，饮水稍多则微痛，中虚不运膈气不舒也。处方：炒枳实6g，沙参9g，云苓12g，陈皮12g，焦白术9g，京半夏12g，旋覆花（布包）9g，茜草3g，火葱七茎，生姜9g，服2剂。

八诊：服上方胸胁胀痛已大减，恶寒已罢，时而腹微鸣，中虚不运，浊湿不化也。处方：炒枳实（打）9g，沙参12g，云苓12g，焦白术12g，广皮9g，白蔻6g，檀香木6g，旋覆花（布包）

6g，茜草 3g，火葱七茎，服 2 剂。

九诊：服上方胸胁之痛已未再见，腹鸣已轻减，食冷物左胁又觉微痛，再拟栝楼薤白白酒汤加减以通之。炒枳实（打）9g、栝楼壳12g、桂枝 9g、厚朴 18g、旋覆花（布包）6g、茜草 3g、火葱七茎、大薤白头 5 枚。

十诊：速服上方 2 剂，胁痛大减，食量增加，目视力不足，夜卧微觉不宁，肝有所损也。山药 24g、白蔹 6g、茯神 12g、沙参 12g、川芎 9g、焦白术 9g、豆黄卷 12g、神曲 9g、桂枝 6g、炒枳实 3g、生姜 9g。

十一诊：服上药 2 剂，胁痛已瘥，胸部微觉不畅，膈气不舒也。处方：炒枳实（打）9g、沙参 12g、云苓 12g、陈皮 12g、栝楼壳 12g、川芎 9g、蔻壳 6g、生姜 6g，服 2 剂。

按：主以旋覆花汤、六君子汤、桂姜枳实合旋覆花汤、枳术丸合六君旋覆花汤、栝楼薤白合旋覆花汤、外台茯苓饮合旋覆花汤等方加减。患者初诊时每餐只能食一中碗，轻用旋覆花汤治疗后病况轻减，饭量恢复到每餐能食三中碗。——吴櫂仙. 医案二则. 中医杂志，1964，06：29—30.

病案二

患者，男，64 岁，2013 年 6 月 5 日初诊。患者 2012 年 11 月因情绪激动出现心前区紧缩样疼痛，在本院查冠脉造影示"左冠状动脉前降支近段狭窄约 80%"，服用血塞通、通心络治疗，效果不明显。20 天前，患者因劳累后出现心前区疼痛加重，口服速效救心丸后缓解不明显。刻诊：每于活动后（如快走 30min）或情绪激动后发作心前区紧缩样疼痛，喜用手捶打心前区方舒服，伴胸闷，每次发作持续 3~5min，能自行缓解，偶有心悸，自汗，急躁易怒，下肢发沉，纳可，眠差，多梦，大便偏干，小便调，舌体胖大，舌质黯红，苔黄腻，舌下络脉紫黯，脉弦细。西医诊断：冠状动脉粥样硬化性心脏病，不稳定型心绞痛，心功能

2级；中医诊断：心痛，证属肝络凝瘀，阳虚痹阻。治以疏肝活血通络、通阳宣痹。方用旋覆花汤合栝楼薤白半夏汤加减：旋覆花10g，茜草10g，薤白6g，当归10g，桃仁10g，柏子仁10g，泽兰10g，郁金10g，桂枝6g，白芍10g，栝楼10g，清半夏10g。每日1剂，水煎，分早晚2次服。用2剂后，患者诉活动后或情绪激动后无心前区疼痛，诸症若失。

按：旋覆花汤方中的葱，笔者临证喜用薤白代替，新绛因药房无备，故用茜草10~15g代替。关于旋覆花汤，清代吴鞠通说："古人金用新绛旋覆花汤，横走络者也；后人多用逍遥散，竖走经者也，故多不见效，况久病必治络乎？"因"肝主血，络亦主血，同类相从，顺其势而利导之，莫如宣络。"故吴鞠通认为，旋覆花汤是治疗肝郁胁痛，脉络瘀阻之良方。叶天士称旋覆花汤为辛润通络法，并用旋覆花汤治疗肝络凝瘀一证，加当归、桃仁、柏子仁。笔者在本案中应用了叶氏的经验。本案患者心前区呈紧缩样疼痛，喜用手捶打心前区方舒服，急躁易怒，舌下络脉紫黯，脉弦细，乃肝络凝瘀之象。故以叶氏旋覆花汤疏肝行气活血通络止痛，另合栝楼薤白半夏汤以通阳散结宣痹。——何庆勇.古方治验举隅.中国中医药信息杂志,2014,06:109—110.

病案三

王某，女，26岁，1999年11月12日初诊。咳嗽1月，每天凌晨3~5时发作。曾服清气化痰中药、急支糖浆及罗红霉素治疗不效，痰少质黏，气急，胸闷，便秘，常欲人捶其后背稍缓解，舌暗红，苔薄腻，脉细。诊为咳嗽，证属气虚痰阻，余邪入络。治宜益气化痰，和血止咳。处方：旋覆花、葱茎各5g，当归、茜草各15g，海浮石10g，紫菀30g，黄芪20g。水煎服，每天1剂。服3剂，自感胸中舒畅，气急，胸闷好转，仍咳嗽无痰，予上方加百部15g，连服9剂，症状消失。1年后随访未复发。

按：咳嗽多从气分论治。本例咳嗽迁延不愈，余邪久恋，久病入络伤血，血不和则气逆而咳，故单用清气化痰法不效。《名医别录》曰："旋覆花消上胸痰结，唾如胶漆……利大肠，通血脉"。可见旋覆花兼有涤痰、和血、通腑之功，乃以此方治之。又患者每于凌晨 3~5 时发作，此时为肺经气血流注，正邪相争则咳，肺气已见虚象，故佐以补肺益气而取效。——李波,邢红梅,江立军.旋覆花汤新用.新中医,2002,12:60.

第二十一章　肾着病

肾着病，因寒湿痹着于肾之外府之腰而得名，腰以下冷痛而重着为其特征，病位在腰部的经络肌肉之间，而不在肾之本脏，故用甘姜苓术汤散寒除湿，温行阳气。

一、甘姜苓术汤证

【原文】

肾著之病，其人身体重，腰中冷，如坐水中，形如水状，反不渴，小便自利，饮食如故，病属下焦，身劳汗出，衣一作表里冷湿，久久得之，腰以下冷痛，腹重如带五千钱，甘姜苓术汤主之。

甘草干姜茯苓白术汤方：

甘草、白术各二两　　干姜、茯苓各四两

上四味，以水五升，煮取三升，分温三服，腰中即温。

【提要】

肾著的证治。

【现代临床运用】

本方用于胃炎呕吐腹泻、冠心病以及胃肠功能紊乱、老年人小便失禁、阳痿、眩晕、男女遗尿、脱肛、闭塞性静脉炎、鼻衄、妊娠下肢浮肿、半身汗出、妇女腰冷带下、流涎、风湿性关节炎、腰肌劳损、坐骨神经痛、椎管狭窄、舌痛、慢性盆腔炎、慢性附件炎、输卵管不通等属寒湿的病证。

【名家辑要】

曹颖甫：师主以甘草干姜茯苓白术汤者，作用只在温脾去湿，盖以腹为足太阴部分，腹部之寒湿去，不待生附走水，而腰部当温也。——［清］曹颖甫.金匮发微.北京：学苑出版社，2008：94.

周扬俊：然论病固下焦证也，而立方皆中焦药，岂无故哉？人之阳气，原于下而盛于中，今因中州无恙之时，再一厚培脾土，使土旺可以制湿，阳壮足以发越，故取干姜之辛热，茯苓之淡渗，加于补中味内，三服可令腰温，全不及下焦药者，恐补肾则反助水益火，无由去湿也。仲景明言下焦，药反出中焦者，不令人想见微旨耶。——［明］赵以德，［清］周扬俊.金匮玉函经二注.北京：人民卫生出版社，1990：169—170.

吴谦：以甘姜苓术汤补土以制水，散寒以渗湿也。——［清］吴谦.医宗金鉴（上）.北京：人民卫生出版社，2009：452.

【医家临证思维】

王付：①辨治肌肉关节疾病，如肌肉风湿、风湿性关节炎、骨质增生等病在其演变过程中出现骨节重痛，舌质淡，苔白腻且符合甘姜苓术汤辨治要点；②辨治妇科疾病，如慢性盆腔炎、慢性阴道炎、慢性附件炎、慢性子宫内膜炎等病在其演变过程中出现少腹坠胀，带下色白，舌质淡，苔白腻且符合甘姜苓术汤辨治要点；③辨治脾胃病，如慢性胃炎、慢性肠炎、慢性肝炎、慢性胆囊炎等病在其演变过程中出现脘腹胀满，不思饮食，舌质淡，苔白腻且符合甘姜苓术汤辨治要点；④辨治肾膀胱病，如慢性肾小球肾炎、慢性肾盂肾炎、肾病综合征等病在其演变过程中出现腰痛，腰困，水肿，小便不利，舌质淡，苔白腻且符合甘姜苓术汤辨治要点。——王付.甘姜苓术汤方证探索与实践.中华中医药杂志，2016，02：535—538.

黄煌：本方证多见于体型肥胖及久居阴冷潮湿环境的患者，平素身困体重，关节肌肉易于酸重，易浮肿便溏，舌苔白，湿性

体质。一旦发病，多有眩晕、腰痛体痛、腹泻腹满、浮肿、动悸
等症。故本方临床除用于治疗寒湿腰痛以外，还治疗浮肿、关节
痛、腹泻等症。——黄煌.中医十大类方.南京：江苏科学技术出
版社，2007：167.

金东明：阳虚寒湿为患是肾着病病机关键，而阳虚寒湿机制
可见于多种疾病之中，故本方常入与此机制有关疾病治疗复方
中，能收良效。如用治呕吐腹泻，妊娠下肢浮肿，老年人尿失
禁，男女遗尿，妇女腰冷带下，胃中虚冷疼痛，肺阳虚咳嗽，痰
稀有沫等等。——金东明.经方新识新用.长春：吉林大学出版社，
1995：96.

【典型病案】

病案一

张某某，男，45岁，干部。1965年1月8日初诊：觉腰凉
腿冷，身体沉重，当时未加介意。返沈以后，又不慎着凉，腰部
酸痛，似难忍受，躬身及转侧大为不利。腹部坠胀，胃痛隐隐，
尿频，便溏，舌淡苔白，脉沉细。此为脾肾阳虚，寒湿相搏之
证，治以温脾肾，祛寒湿。干姜10g，茯苓15g，白术10g，甘草
5g，狗脊20g，川断15g，六剂水煎服。

1月18日二诊：腰腿寒凉如初，余症均见好转，以原方加熟
附子15g，温化寒湿，续服6剂。

1月28日三诊：诸症大减，驱兵再进3剂。2月2日四诊：
腰痛、胃痛及腹胀皆止，二便正常，尚觉腰酸，活动不灵，仍以
原方出入：干姜5g，茯苓15g，白术10g，甘草5g，狗脊20g，
川断15g，桑寄生20g，独活7.5g，6剂水煎服。上药进后，函告
痊愈。

按：《金匮要略》云：肾着之病，其人身体重，腰中冷，如
坐水中，形如水状，反不渴，小便自利，饮水如故，病属下焦，
身劳汗出，衣里冷湿，久久得之，腰以下冷痛，腹重如带五千

钱，甘姜苓术汤主之。本案论治，实师此意。为加补肾强腰之品，实为扶正祛邪。——张英远，孙继先.孙允中临证实践录.沈阳:辽宁人民出版社,1981:70—71.

病案二

杜某，男，40岁，温江县委干部。一周前参加劳动，反复出汗，后又淋暴雨，衣服浸湿未换，继续劳动。午后休息，觉腰部重滞，辗转困难。无恶寒发热，饮食二便正常。前医认为是脾虚风湿所致，用五味异功散加羌活、秦艽之类，服3剂其病若故。于1976年8月16邀余诊治。症如上述，舌质淡，苔薄津润，脉沉细而缓。此为寒湿凝滞于腰，督脉阳气痹塞之肾着证。拟用温土胜湿、通阳宣痹之甘姜苓术汤加味主治：干姜12g，白术12g，茯苓15g，独活12g，桂枝10g，甘草3g，嘱服2~4剂。于9月2日随访：患者上方服2剂后，症大减，腰重明显减轻，能下床行走，坐立仍觉困难，又服两剂而痊愈。

按：本例体质属阳虚，病因系劳动出汗，汗湿其衣未换，寒湿之邪附着于腰部肌肉，督脉之阳气阻滞所致。病程稍久，感邪较重，寒湿更甚，若只加独活则力弱，再加桂枝与独活同伍，温通督脉之阳更强，所以4剂方收效。独活不仅有祛风除湿之效，更重要的是温通督脉之阳，故本方加独活而效更佳。——王廷富.金匮要略指难.成都:四川科学技术出版社,1986: 233.

病案三

田某，男，45岁，农民，1969年7月就诊。半月前参加抗洪抢险，淋雨涉水。十余天来腰部冷痛如坐水中，不能转侧。腹胀，身重乏力，大便稀溏，小便清长，舌淡胖，苔白腻，脉象沉濡。此由腠理不密加以涉水冒雨，水寒之邪乘虚而入，袭于肾腑，着而不去，致阳气痹而不行。乃湿伤肾腑之肾着，仿《金匮》肾着汤加减。处方：桂枝9g，茯苓15g，白术12g，细辛6g，干姜6g，杜仲9g，5剂，每日1剂，煎服。药后腰部冷痛大为减轻，腹胀便溏好转，肢体较前轻快，原方续服 5 剂，诸症消失而愈。

按：肾着以肾受寒湿着而不去，故名。临床表现以"身体重，腰中冷，如坐水中"为特征。仲景以肾着汤治肾着，不用温肾助阳之品，但以甘草、干姜、茯苓、白术温脾利湿，乃肾病治脾之法也。本例在原方基础上，去甘草之甘缓而加桂枝、细辛以温经通阳，宣痹止痛，增杜仲以壮腰健肾扶正祛邪。运用经方，当师其法，而不泥其方，临证方能会通而化裁之。——刘珊之.刘季文医论医案集.长沙：湖南科学技术出版社，1993：99—100.

病案四

某男性，43 岁，1992 年 7 月 3 日初诊，患者每在安静状态下，右半身体（以鼻脐为正中线）自头至足出汗，活动及精神高度集中时感觉不明显。入冬及夏天吹风扇时感觉右半身凉冷，但覆被反汗出，如接触凉水右半身冷感明显加强，夏天都用温水沐浴。曾经用谷维素及维生素类等治疗少效。病历 4 年余。刻诊：周身汗出，但右半身汗冷，肤冷，不敢以右侧身体正对风扇，口不渴，二便正常，舌淡胖，苔白，脉濡细，证属中阳不足，寒湿内困，阳气不布，治拟温中散寒，甘姜苓术汤加味：炙甘草 15g，炮姜 15g，焦白术 15g，生白术 15g，茯苓 10g，肉桂末 5g（冲）。7 剂。

二诊（7 月 11 日）：述右半身仍稍有汗出，被覆时汗出仍明显，但吹风扇不觉凉冷。上方加炙黄芪 15g，防风 10g，7 剂。并予吴茱萸 3g 研细末于睡前合生姜捣泥外敷右涌泉穴。

三诊（7 月 20 日）：述全身无明显不适，吹风扇及洗冷水澡皆如常。随访 6 年余无复发。

按：汗为阴液，由阳气之宣发而充身泽毛。生理之汗是阴平阳秘、五脏安和之象。身之半侧汗出乃病理现象。《素问·生气通天论》云："汗出偏沮，使人偏枯。"对其治疗，多以益气养阴、温阳固卫的十全大补汤治之，或以桂枝汤调和营卫论治。本例汗出偏颇，半身冷凉，恶风喜暖，但口不渴，饮食二便如常，考虑系寒湿袭虚，病不在里也，亦非营卫不和。其治不在温肾散寒，而在燠土以胜水，亦无须养血益阴，故不取芍药之酸甘敛汗。二诊加炙黄芪、防风以振卫气，实肌表，防寒湿再袭，除邪务尽，故收效满意。——徐永红.甘姜苓术汤的临床运用心得.江西中医药,2001,06:30.

第二十二章　痰饮病

痰饮是指体内水液输布异常，停积在身体某一部位的一类疾病。其含义有狭义和广义之分，广义的痰饮是指诸饮的总称，狭义的痰饮则是诸饮中饮留肠胃的一个类型。病源三焦气化失宣，致使肺、脾、肾三脏功能失调，精微不得输布转运，停聚而为患。气化失宣，脏腑功能失调，津液停聚是痰饮的基本病因病机。根据饮停的部位不同，将痰饮分为四类：即饮停肠胃名痰饮（狭义）；外溢肢体名溢饮；支撑胸肺名支饮；水流胁下名悬饮。饮邪也可内犯五脏，水饮凌心，可出现心下满闷痞坚，动悸不宁，恶水不欲饮等；水饮射肺，可出现咳吐涎沫，不欲饮水等；水饮困脾，可出现少气懒言，身体沉重等；水饮侵肝，可出现胁下支撑胀满，喷嚏时牵引胁下部位作痛；水饮犯肾，可出现脐下动悸不宁。依据饮邪停留在体内的形式，可分留饮与伏饮，长期留而不去称为留饮，伏而时发称为伏饮，两者仍属四饮范围。痰饮病当以"温药和之"为治疗原则，在温运温化治本的同时，根据病情需要可采取行气、消痰、开阳、导饮等法治标。对于痰饮病人的预后判断，需根据四诊合参。若病人脉弦数，乃寒饮夹热所致，冬夏皆难治。久咳病者若脉见实大而数，为正虚邪盛，此病难治。

一、苓桂术甘汤证
【原文】
心下有痰饮，胸胁支满，目眩，苓桂术甘汤主之。

夫短气有微饮，当从小便去之，苓桂术甘汤主之。

苓桂术甘汤方：

茯苓四两　桂枝三两　白术三两　甘草二两

上四味，以水六升，煮取三升，分温三服，小便则利。

【提要】

本条主要论述痰饮停留心下的证治。

【现代临床运用】

运用本方的辨证要点为胸胁支满、目眩心悸。临床若兼见呕吐痰涎甚者加陈皮、半夏；兼见小便不利者加猪苓、泽泻；阳虚甚者加干姜、附子；兼见胸脘胀满者加木香、砂仁等。

现代运用本方可治疗梅尼埃病、高血压、颈性眩晕、心包积液、急慢性支气管炎、慢性肠炎等属脾阳不足，痰饮内停者。

【名家辑要】

赵以德注：心胞络脉循胁出胸下。《灵枢》曰：心胞络之脉动则胸胁支满。此痰饮积其处而为病也。目者，心之使。心有痰水，精不上注于目，故眩。《本草》：茯苓能治痰水，伐肾邪。痰，水类也，治水必自小便出之。然其水淡渗，手太阴引入膀胱，故用为君；桂枝乃手少阴经药，能调阳气，开经络，况痰水得温则行，用之为臣；白术除风眩，燥痰水，除胀满，以佐茯苓；然中满者勿食甘，用甘草何也？盖桂枝之辛，得甘则佐其发散，和其热而使不僭也；复益土以制水。甘草有茯苓则不支满而反渗泄。《本草》曰：甘草能下气，除烦满是也。——［清］赵以德.金匮方论衍义.北京：中国古籍出版社，2012：108.

尤在泾注：痰饮阴邪也，为有形，以形碍虚则满，以阴冒阳则眩。苓桂术甘温中去湿，治痰饮之良剂，是即所谓温药也。盖痰饮为结邪，温则易散，内属脾胃，温则能运耳。——［清］尤在泾.金匮要略心典.北京：中国医药科技出版社，2014：78.

高学山注：此言诸饮，除溢饮之外，俱以苓桂术甘汤为主方。盖痰饮是其总名，心下及胸支满，为支饮之证；胁下支满，为悬饮之证。目眩者，饮高而水载木气以浮也。以淡渗去饮之茯苓为君，佐辛甘之桂枝以行阳，甘温之白术以培土，然后用甘浮平缓之甘草为使，所以高托诸药，而令其徐徐下渗之意。此苓桂术甘为诸饮之要剂也。——［清］高学山.高注金匮要略.北京：中医古籍出版社，2013：184—185.

【医家临证思维】

刘渡舟认为苓桂术甘汤证辨证要点：水气上冲之候，病人自觉有气从心下上冲胸咽；胸满，夜间尤甚，遇寒加重，多伴有咽喉不利，如物梗阻；心悸，多发于晨起、夜卧、饮食之后，或伴有左侧颈部血脉胀痛；短气，表现为动则胸闷发憋，呼吸不利，甚则冷汗自出。——陈明.刘渡舟验案精选.北京：学苑出版社，2007：31.

龚志贤认为应用苓桂术甘汤要针对患者所表现的症状进行辨析，其对临床表现的症状胸胁支满、目眩之痰饮有不同的见解。他认为是饮邪初发，脾阳不运，以致水饮停聚，阳明经脉走胸，少阳经脉走胁，两经经气既虚，水饮停聚，影响经气输注，所以胸胁支满，饮邪上冒则目眩。本证可能还有气上冲胸之证，为饮病之初，正气未衰，与饮邪冲激所致，短气为水饮停留，气化不利所致，其发病有属脾属肾之不同，故益脾阳以化水，气化利则饮从小便而出。——龚志贤.龚志贤临床经验集.北京：人民卫生出版社，1984：104—105.

陈宝田认为本方证为脾阳不运，以致水饮停聚于中而逆攻于上，故见心下逆满，气上冲胸。脾虚水停，胃失和降，故呕吐清水痰涎。水饮阻中，清阳不升，故见头目昏眩。水气上凌，影响于心则心悸，影响于肺则短气，治宜健脾利水。若误用辛温发汗，可致肾阳衰微，出现筋脉动惕、身体震颤动摇等变证。本方证应与心阳虚欲作奔豚证区别，两者虽均为水停于内，但彼为心阳不足而肾水上逆，故脐下筑筑然跳动，欲作奔豚，病变的重点在于下焦。此为脾阳不运而致水停中焦，故有心下逆满、呕吐、头目昏眩等症，病变的关键在于中焦。——陈宝田.陈宝田教授经方临床应用 第3版.广州：广东科技出版社，2014:43—44.

【典型病案】

病案一

陆某，男，42岁。形体肥胖，因冠心病、心肌梗死而住院，抢救治疗两月余，未见功效。现症：心胸疼痛，心悸气短，多在夜晚发作。每当发作之时，自觉有气上冲咽喉，顿感气息窒塞，有时憋气而周身出冷汗，有死亡来临之感。颈旁之血脉又随气上冲，心悸而胀痛不休。视其舌水滑欲滴，切其脉沉弦，偶见结象。刘老辨为水气凌心，心阳受阻，血脉不利之水心病。处方：茯苓30g，桂枝12g，白术10g，炙甘草10g。此方服3剂，气冲得平，心神得安，心悸、胸痛及颈脉胀痛诸症明显减轻。但脉仍带结，犹显露出畏寒肢冷等阳虚见证。乃于上方加附子9g、肉桂6g，以复心肾阳气。服3剂手足转温而不恶寒，然心悸气短犹未全瘳。再于上方中加党参、五味子各10g，以补心肺脉络之气。连服6剂，诸症皆瘳。

按：本方《伤寒论》用治"心下逆满，气上冲胸，起则头眩，脉沉紧"。《金匮要略》用治"心下有痰饮，胸胁支满，目眩"等水气凌心射肺的病证。苓桂术甘汤有两大作用：一、温阳下气而治心悸、胸满；二、利小便以消水阴，而治痰饮咳逆。方中茯苓作用有四：一是甘淡利水；二是养心安神；三是助肺之治节之令；四是补脾厚土，为本方之主药。桂枝作用有三：一是温复心阳；二是下气降冲；三是通阳消阴，亦为本方之主药。桂枝与茯苓相配，则温阳之中以制水阴，利水之中以复心阳。二者相得益彰，缺一不可。白术补脾，助茯苓以制水；炙甘草温中助桂枝以扶心阳。药仅四味，配伍精当，大有千军万马之声势，临床

疗效惊人。——陈明.刘渡舟验案精选.北京:学苑出版社,2007:
30—32.

病案二

曹某,女,45岁,已婚。初诊:1968年7月27日。主诉及
病史:自觉心跳不安,曾找中医诊过,皆以血虚治之。用远志、
枣仁、柏子仁、合欢等药,皆不理想,后服天王补心丹数瓶,也
不见好转,病人肥胖,自觉身体沉重,不渴,小便少,大便稀,
舌苔薄白,舌质胖嫩,脉滑,按之有指印,微浮肿,手足不温。
辨证:脾虚湿盛,水气凌心。治法:健脾利湿。处方:茯苓25g,
桂枝5g,白术15g,甘草10g,4剂。

二诊:8月2日。服药后,小便多,自觉身体沉重感减轻,
心跳亦好转。处方:原方加陈皮3g,姜半夏5g以化痰,4剂。

三诊:8月8日。服药后,诸症皆好转,心跳很少感觉到,
嘱服香砂六君子,每日早晚各服6g。

按:此证为脾虚湿困,水气凌心而悸。过去医生以血虚补心
药治之均不见效,今改用温脾阳以化湿,如姜半夏以除痰饮,痰
饮去,而心悸止。——王永炎,陶光正.中国现代名中医医案精粹
第5集.北京:人民卫生出版社,2010:377—388.

病案三

张某,女,17岁。痰饮宿恙,业已7年,举发无定,刻因气
候骤变,宿疾又发,症见咳嗽气喘,吐痰清稀,夹以泡沫,伴有
心跳动悸,四肢倦怠无力,饮食无味,睡眠二便尚可。脉来沉
弦,舌苔水滑。脾主四肢,职司运化。脾阳不足,则健运无权,
水湿凝聚,化为痰饮,上激娇脏则咳嗽气喘,水气凌心则心跳动
悸,运化失司则纳呆肢怠。《金匮要略·痰饮咳嗽病脉证并治第
十二》云:"病痰饮者,当以温药和之。"理宜苓桂术甘汤加味。
处方茯苓10g,桂枝10g,炒白术10g,炙甘草6g,陈皮10g,半
夏10g,淡干姜2g,五味子6g,细辛1.5g。

按：刘老认为，痰与饮，本同而标异。清稀者为饮，稠厚者为痰。体内阴气凝聚则痰可化饮，阳气煎熬饮亦可成痰，故痰与饮可以转化，临床时应辨证施治。此案吐痰质稀有泡，加以饮食无味，四肢无力，脉沉而弦，虽有咳嗽，实为水饮射肺所致。故宗仲景治饮不治咳之例，投以温化饮邪之品。药后吐出大量痰涎，咳喘减轻，病去大半，连进6剂而愈。——刘昌燕、陈继寅.刘弼臣中医儿科经方应用心得.北京：中国医药科技出版社，2013：10.

二、五苓散证

【原文】

假令瘦人脐下有悸，吐涎沫而癫眩，此水也，五苓散主之。

五苓散方：

泽泻一两一分　猪苓三分（去皮）　茯苓三分　白术三分
桂枝二分（去皮）

上五味，为末，白饮服方寸匕，日三服，多饮暖水，汗出愈。

【提要】

本条论述中下焦水饮上逆的证治。

【现代临床运用】

运用本方辨证要点为太阳太阴合病，脐下筑筑悸动、吐涎沫或头目眩晕者。本方具有化气行水，解肌散邪，故外有表证，内有蓄水可用本方加减治疗。临床兼颈项痛者加葛根；兼小便疼痛者加连翘、瞿麦；兼汗多乏力者加黄芪；大便溏稀者加木香、葛根等。

现代运用本方治疗水肿、脑积水、梅尼埃病、过敏性鼻炎、急性吐泻、多尿症、妊娠呕吐、多汗症等属太阳蓄水证者。

【名家辑要】

尤在泾注：瘦人不应有水，而脐下悸，则水动于下矣。吐涎沫则水逆于中矣，甚而颠眩，则水且犯于上矣。形体虽瘦，而病实为水，乃病机之变也。颠眩即头眩。苓、术、猪、泽，甘淡渗泄，使肠间之水从小便出；用桂者，下焦水气非阳不化也。曰多服暖水汗出者，盖欲使表里分消其水，非挟有表邪而欲两解之谓。——[清]尤在泾.金匮要略心典.北京：中国医药科技出版社，2014：82.

高学山注：脐下悸与上文之惊悸及他处之虚悸，俱不同。殆指脐下之左右，如弹指跳动之状。盖因胸膈之气上虚，而少腹之气，将奔迫赴之，故其动机如此。与奔豚同候。癫，当做巅，巅眩，言巅顶上眩也。盖谓瘦人阳常有余，阴常不足者，理也。阳有余，则脐下不应动悸，巅顶不应上眩矣。阴不足，则津液不应上泛而吐涎沫矣。今其人脐下有悸，则知其气虚于胸膈。而有以招之上逆者。吐涎沫而巅眩，则知其邪实于肠间，而有以抬之上浮者。夫上虚而致脐下动悸，其不能运饮可知。下实而致涎上泛，且致巅眩。其已经积饮又可知，故曰此水也。五苓散方意，详《伤寒》本汤。以之主此条之证，另有奥义。盖去水固其本治。至去水必泻膀胱，而少腹不得以有余者上乘胸膈。其治脐下之悸者，一也；水去而无饮气上射，则涎沫下摄者，二也；水去而浮鼓之气下伏，则巅眩可除者，三也；且苓、术、桂枝，又能填在天之清气，以御脐下之上乘，四也；多服暖水以取汗，既恐肠间之水，溢于经络，复恐浮鼓之气，未得尽平，而以微汗散之者，五也。长沙之诊法方意，入微入妙，大率如斯。——[清]高学山.高注金匮要略.北京：中医古籍出版社，2013：194—195.

曹颖甫注：语云："肥人多痰"，瘦人似不当有痰，为其肌肉皮毛中所含水分少也。水分多者，心下有水，则心下悸。水分少者，水在脐下，则脐下亦悸。水气微薄，虽不至卒然呕吐，然引动上焦，亦必吐涎沫而头目眩晕。此可见仲师出五苓散方治，正所以泄在下之水以顺而导之也。此上下之辨也。——[清]曹颖甫.金匮要略发微.北京：中国医药科技出版社，2014：98.

【医家临证思维】

裴永清认为五苓散专以化气利水，故临床见小便不利，水饮内停，寒热之象不明显者，皆可选用，如水癫、水泻、水眩、水逆、水痞等症。其临床辨证要点在于小便不利，舌滑脉弦，非寒非热，非虚非实，总以气化不利而水停为其病因。——裴永清.伤寒论临床应用五十论.北京:学苑出版社,2005:90.

赵清理认为五苓散原为外有表证，内有蓄水，小便不利而设。赵老从数十年临床实践中体会到，本方配伍甚是严谨、精当。猪苓、泽泻淡渗利水于下，白术、茯苓健脾利湿于中，尤其妙在桂枝一味，在外可解肌和营，解除表证，在里可助刚化气以促进水液代谢，其有利尿消肿之效。故凡肾阳不足，膀胱之气不化，水湿停聚之小便不利，或见水肿、或见腹水者，皆可用本方治疗。如前列腺增生之尿潴留，肝病、心脏疾患所致的水肿等，用五苓散加味治疗，每获佳效。——赵清理.活用经方经验拾零.河南中医,1998,18(2):4

王廷富认为本方以眩晕、吐涎沫和脐下有悸为辨证的依据，甚者动则吐水，舌淡苔白润，脉缓滑或浮缓等，为本方所宜。茯苓桂枝甘草大枣汤证也有脐下悸，是因发汗后，损伤阳气，欲作奔豚，用温阳化气利饮以防冲逆。本方证为水饮在下而上逆，故用五苓散以化气利水。方中二苓泽泻利水，白术培土以制水，桂枝温阳化气以行水，确为脾阳虚，气化不利之利水剂。——王廷富.金匮要略指难.四川:四川科学技术出版社,1986:268.

【典型病案】

病案一

吴某，女，13岁，学生。患孩尿床多年，每晚必尿1~2次，且量多。用各种方法唤其起床小解，从下午即控制饮水，依然无效。查体:小儿发育良好，体形偏胖，智力发育正常，偏于内向，少言寡语。除有尿床疾苦，其他体征无据可凭。小便常规正常，尿相对密度（比重）正常。脉缓而有力，舌苔薄白而润。拟以五苓散加味：白术 10g，桂枝、泽泻、猪苓各 6g，茯苓 12g，远志 10g，水煎每日 1 剂分 2 次服。嘱服 3 剂，以观动静。服 1 剂后，当晚小孩自行起床解尿，未尿床，次日小孩表情欢快，精神振作。服完 3 剂，小便不自遗。半年后，又出现遗尿几次，自觉疲乏，肢体笨重，脉缓有力，舌苔白润。小便常规正常。仍守原方加菖蒲 6g，嘱服 5 剂，遗尿自止，病告痊愈，随访 3 年未再复发。

按：五苓散的"化气利水"的作用可以说是"对因治疗"的双向调节的结果。本案例初诊时在原方中远志一味，取其与桂枝相伍，温通心阳，一则宁心开窍，一则化气利水。二诊时原方加菖蒲旨在与桂枝相配，取得相得益彰的效果。——张光荣.陈瑞春学术经验集.北京:科学出版社,2015:126.

病案二

金某某，女，52 岁，1992 年 1 月 15 日就诊。主诉下肢水肿，按之凹陷不起，时轻时重。小便不利，色如浓茶，排尿时见足跟麻木。口渴，胸闷，气上冲咽，腰酸，困倦无力，时发头晕。舌体胖大，苔白，脉弦无力。刘老辨为气虚受湿，膀胱气化不利，水湿内蓄之证。治应补气通阳，化湿利水。拟春泽汤：茯苓 30g，猪苓 20g，白术 10g，泽泻 20g，桂枝 12g，党参 12g。服 3 剂，小便畅利，下肢之水肿随之消退，口渴与上冲之证皆愈。转方党参加至 15g，又服 5 剂，肿消溲利，诸症若失。

按：《素问·灵兰秘典论》曰："膀胱者，州都之官，津液藏焉，气化则能出矣。"气化不及，水蓄于州都，则上不能润而口渴，下不能通而小便不利。水气内蓄，代谢不利，导致下肢水肿。春泽汤转载于《医方集解》，为"气虚伤湿，渴而小便不利"设。方用五苓散洁净府以通足太阳之气，渗利水湿从小便而出。加党参者，补益脾肺之气，复振气化之机，佐桂枝之温通，则水能化气，输布津液于周身。——陈明.刘渡舟验案精选.北京：学苑出版社，2007：113.

病案三

王某某，男，58岁。患者突然于最近头晕眼花，不思饮食，口中干燥，但饮水即吐，小便不利。西医诊为梅尼埃病。诊得脉象濡软乏力，舌质淡，上有白腻苔。形体消瘦，少气懒言，结合舌淡脉软，知其素禀阳气不足。时当盛夏，暑邪更伤元气，以致中阳不振，脾神困顿，使水谷难以运化。水饮停滞中焦，脾胃升降失常，故不思饮食，饮水即吐。今阳气不振，气化失司，不但小便不利，且使津液不能上承发生口干现象，其头晕眼花为水饮上逆所致。故以五苓散通阳化气行水为主，加藿香芳香醒脾以止吐，加厚朴以降逆，甘草以和中。处方：桂枝9g，白术9g，茯苓9g，猪苓9g，泽泻9g，厚朴9g，藿香9g，甘草3g。2剂后诸症均减，小便通利。晨起时有如戴帽感，饮食未完全恢复，手足乏力，脉象软弱，舌上白腻。拟通阳行水，兼补气和胃：桂枝9g，白术9g，茯苓9g，猪苓9g，泽泻9g，厚朴9g，藿香9g，党参9g，神曲9g，甘草3g。上方2剂后完全康复。后随访未复发。

按： 此例患者属阳气不足，水饮上泛，治以温化水饮。方中白术健脾；桂枝温阳行水；茯苓、猪苓、泽泻利水渗湿；厚朴行气，气行则水行；藿香芳香化浊；甘草调和诸药。二诊方中续加党参益气，神曲健脾，故效如桴鼓。——李斯炽.李斯炽医案 第二辑.四川：四川科学技术出版社，1983：46—47.

三、小半夏加茯苓汤证

【原文】

卒呕吐，心下痞，膈间有水，眩悸者，小半夏加茯苓汤主之。

小半夏加茯苓汤方：

半夏一升　生姜半斤　茯苓四两

上三味，以水七升，煮取一升五合，分温再服。

【提要】

本条论述停饮上逆呕吐的证治。

【现代临床运用】

运用本方的辨证要点为心下痞、呕吐、眩晕或心悸者。本方为治呕吐之效方，临床若兼见心下胀满，无大热，头汗出者加葶苈子、红枣；兼饮食不入者加苍术、桔梗、陈皮；兼妊娠恶阻者加伏龙肝等。

现代运用本方可治疗反流性食管炎、膈肌痉挛、内耳眩晕症、高血压、咳嗽、胃脘痛、妊娠恶阻、小儿秋季性腹泻等属支饮呕吐之证者。

【名家辑要】

赵以德注：心下痞，膈间有水，胀吐者，阳气必不宣散也。经云：以辛散之。半夏、生姜皆味辛。《本草》：半夏可治膈上痰，心下坚，呕逆者；眩亦上焦阳气虚，不能升发，所以半夏、生姜并治之；悸，则心受水凌，非半夏可独治，必加茯苓去水、下肾逆以安神，神安则悸愈也。——[明]赵以德. 金匮方论衍义. 北京：中国古籍出版社，2012：116.

尤在泾注：饮气逆于胃则呕吐，滞于气则心下痞，凌于心则悸，蔽于阳则眩。半夏、生姜，止呕降逆，加茯苓其水也。——[清]尤在泾. 金匮要略心典. 北京：中国医药科技出版社，2014：82.

曹颖甫注：痰饮之未成者，始于水。水因寒而停，则为饮；水与膏液混杂，则为痰。水盛则痰浮而上阻胸膈，胆胃被郁，与水冲激则猝然呕吐。痰在膈间，则心下痞痛。水气冲脑则眩，水气凌心则悸。生半夏能去至高之水，生姜能散膈上之寒，加茯苓能决排水道，此可知仲师出小半夏加茯苓方治，正所以抑在上之水，以逆而折之也。——[清]曹颖甫. 金匮要略发微. 北京：中国医药科技出版社，2014：98.

【医家临证思维】

刘渡舟认为半夏、生姜温化寒凝，行水散饮，降逆止呕；茯苓健脾益气，渗利水湿，导水下行，降浊升清。刘老用小半夏加茯苓汤，一般半夏、生姜剂量均在15g以上，茯苓用30g，量少则难以取效。刘老在治疗过程中非常强调生姜的作用，认为生姜能温中散饮，使药力停留在胃脘部。——舒友廉.刘渡舟教授应用小半夏加茯苓汤经验.中国医药科技出版社,2014:20(3):49.

陈宝田认为小半夏加茯苓汤证是以恶心呕吐为基础兼有心下痞、心悸或眩晕为辨证要点。临床上需与小半夏汤证、生姜半夏汤证、半夏干姜散症、干姜人参半夏丸证相鉴别。小半夏汤证无心悸、眩晕等证；生姜半夏汤证属寒饮内停、阳气中阻，似喘非喘、似呕非呕、似哕非哕；半夏干姜散证属脾胃虚寒，干呕、吐涎沫；干姜人参半夏丸属胃虚寒饮之妊娠恶阻，突出补气化饮。——谢炜等.陈宝田教授经方临床应用(第3版).广州:广东科技出版社,2014:461.

何任认为本方治水饮上逆致呕。因渴而饮水过多，水停心下成为新饮，水饮不能下行反而上逆则出现呕吐。故治疗可用降逆止呕，引水下行的小半夏加茯苓汤。小半夏汤蠲饮降逆，加茯苓以增强利水之力，使旧饮去而新饮生，则渴呕自止。"水逆"证也是渴欲饮水，水入即吐，与本证相同。但水逆证表现虽在上，其本乃是水停下焦，故当有小便不利症状；本证为水停心下，在中焦，故无小便不利症状，两者宜加鉴别。——何任.金匮要略临证发微.上海:上海科学技术出版社,2008:318.

【典型病案】

病案一

何某，女，28岁。闭经4个月即开始恶心，呕吐，纳差，厌食。近日来胃疼，觉有热气上冲。舌质红而少苔，脉滑数。西医诊断为妊娠恶阻，中医辨证为肝热气逆，胎气上逆，拟清热疏肝，和胃止呕。以小半夏加茯苓汤与橘皮竹茹汤加减：半夏 9g，茯苓 9g，生姜 3 片，橘皮 9g，竹茹 9g，黄连 3g，吴茱萸 1.5g，大枣 7 枚，方 5 剂。药后恶心、呕吐止，食纳增，痊愈。

按：本例为妊娠呕吐，以小半夏加茯苓汤加橘皮、竹茹，和胃降逆止呕；左金丸用以清肝热，方药对证，故其病速愈。——姜春华等. 经方应用与研究. 北京：中国中医药出版社，1994：333—334.

病案二

袁某，男，37 岁。患高血压病，头目眩晕，呕吐时发，心悸，脘部作痞，脉弦滑，舌苔白滑。辨证：呕吐悸眩痞俱见，此乃膈间水饮也。处方：半夏 15g，茯苓 30g，生姜 15g。服 6 剂痊愈。

按：见头晕、高血压便多以肝阳上亢辨证，取用平肝潜阳为常法，对胃脘之呕吐频频泛恶，或忽略不见，或将头晕和胃脘不适分割开来分而治之，如果不对水气停滞对身体或上或下的影响了若指掌，则很难独取小半夏加茯苓汤来治疗。该病例有力地证明了，以小半夏加茯苓汤独治水饮，不用天麻、钩藤等所谓降压之品，血压也能下降，显示了中医辨证论治的魅力。——舒友廉. 刘渡舟教授应用小半夏加茯苓汤经验. 北京：北京中医药大学学报，1997，20(3)：48—49.

病案三

牛某，男，50 岁，定西域关公社居民。1962 年 9 月 18 日初诊。患者咳嗽，吐白色稀薄痰已十年余，伴有气短、气促。每遇天气变化时症状加重，平时容易感冒，病情严重时影响睡眠。西医诊断为慢性支气管炎。舌质暗、苔白滑，脉滑而动，辨证为痰湿阻肺、发为咳嗽。方用小半夏加茯苓汤：半夏 12g，生姜 12g，茯苓 12g。水煎分 2 次服。服药十余剂后病情好转，症状消失。第二年随访未再复发。

按："脾为生痰之源，肺为储痰之器。"本病由于脾失健运，水津不能四布，酿而为痰。痰湿阻滞气机，影响肺气肃降，使肺叶上举而发为咳嗽。故用本方降逆利气导水，使气机通畅。肺气得降，水因降而行，则咳嗽自平，痰湿化而诸症解。——权依经.古方新用.北京:人民军医出版社,2009:59—60.

四、甘遂半夏汤证

【原文】

病者脉伏，其人欲自利，利反快，虽利，心下续坚满，此为留饮欲去故也，甘遂半夏汤主之。

甘遂半夏汤方

甘遂（大者）三枚　半夏十二枚（以水一升，煮取半升，去滓）　芍药五枚　甘草如指大一枚（炙）（一本作无）

上四味，以水二升，煮取半升，去滓，以蜜半升，和药汁，煎取八合，顿服之。

【提要】

本条论述留饮欲去之证治。

【现代临床运用】

运用本方辨证要点为利下胶结不爽，心下坚满，按之似有物，脉沉紧或沉弦者。本方治疗胸中水结之证，适用于正气未虚之人。若临床兼见脘腹胀满者加枳实、厚朴；兼肠鸣甚者加泽泻、茯苓；兼便结不通者加大黄、芒硝等。

现代运用本方可治疗肠粘连、慢性肠炎、腹壁脂肪增多症、心包积液、胸腔积液、肺心病腹水等属胸中水结证者。

【名家辑要】

徐忠可注：脉得诸沉，当责有水，又曰脉沉者有留饮，又曰脉沉弦者为悬饮，伏者亦即沉之意。然有饮而痛者为胸痹，彼云寸口脉沉而迟，则知此脉指寸口矣。欲自利者，不由外感内伤，亦非药误也，利反快，饮减人爽也。然病根未拔，外饮加之，仍复坚满，故曰续坚满，虽坚满而去者自去，续者自续，其势已动，故曰欲去。——[清]徐忠可.金匮要略论注.北京:人民出版社,1993:172—173.

尤在泾注：脉伏者，有留饮也。其人欲自利，利反快者，所留之饮，从利而减也，虽利，心下续坚满者，未尽之饮，复注心下也。然虽未尽而有欲去之势，故以甘遂、半夏因其势而导之。甘草与甘遂相反，而同用之者，盖欲其一战而留饮尽去，因相激而相成也。芍药、白蜜不特安中，抑缓药毒耳。——尤在泾.金匮要略心典.北京:中国医药科技出版社,2014:78.

高学山注：甘遂性急，甘草性缓，相反者，言其缓急之性也。俗解谓二药自相攻击，谬甚。——[清]高学山.高注金匮要略.北京:中医古籍出版社,2013:184—185.

【医家临证思维】

王付认为甘遂半夏汤证的基本要点为下利胶结不爽，审证要点为心下坚满按之如有物，鉴别要点为舌质淡、苔滑、脉紧或弦。其中具备两项即可。临床上又可见其他症状：肠鸣有声，下利则舒，随又心下坚满。此两者可作为变证的参考。——王付.经方实践论.北京:中国医药科技出版社,2006:308.

李金庸认为本方甘遂、半夏药性相反，用之宜慎。然本方煎法，《备急千金要方》作"上四味，以水二升，煮取半升，去滓，以蜜半升，和药汁，煎取八合，顿服之。"盖甘遂、半夏同煮，芍药、甘草同煮，后合二汁，加蜜再煮。甘遂、甘草相反，此煮法似有深意。——李金庸.李金庸金匮要略讲稿.北京:人民卫生出版社,2008:143.

何任认为留饮停于体内，下利后虽然稍感舒适，但不久复又感心下坚满如故，饮邪有欲去之势，因势利导，方用甘遂半夏汤。方中半夏既能降逆，又有蠲饮散结，为治饮要药；甘遂攻逐心下留饮，驱水从大便而出，与甘草同用，取其相反相成之意，俾激发留饮得以尽去；芍药、白蜜酸收甘缓以安中，且能缓和甘遂之毒性，共奏开破利导而不伤正之功。四味煎后加蜜合煎，意在缓和药性，减其毒性。顿服之法，虽力宏效速，有直捣顽邪老巢以尽除留饮的作用，但本方毕竟为攻逐之剂，因此"顿服"也寓中病即止，不可久服、过服，以免伤正之深刻含义。——何任.金匮要略临证发微.上海：上海科学技术出版社，2008：319—320.

【典型病案】

病案一

张小菊，女，14岁。前以伤食胀满作痛，服平胃散加山楂、神曲、谷麦芽之类得愈。未期月，胃又胀痛而呕，有上下走痛感觉，但便后可稍减，再服前方则不验，辗转半年未愈。夏月不远百里来治，曰："胃脘痛，绵绵无休止，间作阵痛，痛则苦不堪言，手不可近。服破血行气药不惟不减，且致不欲食，是可治否？"问曰："痛处有鸣声否？"则曰："有之。"此病既非气血凝滞，亦非食停中焦，而为痰积作痛，即《金匮》之留饮证也。盖其痰饮停于胃而不及于胸胁，则非十枣汤所宜，若从其胃胀痛利反快而言，又当以甘遂半夏汤主之。是方半夏温胃散痰，甘遂逐水。又恐甘遂药力过峻，佐白蜜、甘草之甘以缓其势，复用芍药之苦以安中。虽甘遂、甘草相反，而实则相激以相成，盖欲其一战而逐尽留饮也。服后痛转剧，顷而下利数行，痛胀遂减，再剂全瘳。——赵守真.治验回忆录.北京：中国医药科技出版社，1962：32.

按：胃脘胀痛，利后得减，服消导之品无效。赵氏以其痛处有鸣声，断为胃内有留饮，遂用甘遂半夏汤以攻逐之。因饮非结在胸胁，故非十枣汤之所宜。可见临证中抓主症的重要性。

病案二

曹某某，男，59岁，某航空工业学校职工。1993年3月15

日初诊。主诉：头痛半年，伴癫痫发作 3 月。病者半年前始现头昏头痛，持续不止，因病情不重，故未予治疗。3 月前，突然发生昏倒，不省人事，四肢时有抽搐，口中冒出白沫，约有 5 分钟之久。病员苏醒后感精神疲惫，四肢倦怠，头昏头痛加重，遂送本市某医科大学附属医院诊治。经 CT 检查，诊断为右颞叶硬腭下积液（约 6mm×6mm），第 3~5 颈椎骨质增生。治疗用大仑丁 0.1g，每日早晚各服 1 次，以控制其癫痫发作。但服药后，仍然每周有 2~3 次癫痫发作，每次 3~5 分钟，并伴有头昏头痛，恶心呕吐，失眠烦躁，记忆减退。遂前来我院求治于李老。患者出现症状如前，饮食尚可，二便调，舌质红，苔白，脉沉。诊断为癫痫，由痰饮上逆所致。李老认为，该病者体质比较壮实，病程较短，病情较重，病属实证，可先攻逐痰饮，用《金匮要略》中的甘遂半夏汤。处方：甘遂 3g（另包单煎兑服），法半夏 20g，白芍 10g，炙甘草 6g，水煎，蜂蜜兑入药汁口服，每 2 日 1 剂。

3 月 22 日复诊：服上方后，病员稍感脘腹不适，时有腹痛，每日泻下稀水 2~5 次，未见呕吐。现服完 3 剂，病员自觉头昏头痛减轻，服药期间未有癫痫发作，但仍时有呕恶，失眠心烦。舌质红，苔薄白，脉沉。改用化痰利湿之品，以图缓治，用二陈汤加减治疗。3 月 29 日复诊：患者 2 周未发癫痫，自觉时有头昏头痛，现睡眠较好，二便调，饮食好，舌红苔白，脉沉。李老曰："病人自觉症状虽减，但脑部积液尚未能尽除。病员体质壮实，仍可再度攻逐。"故再用甘遂半夏汤攻逐。此后复诊，李老嘱以上述攻逐、化痰利湿二法交替使用，连续治疗 2 月，患者癫痫一直未发作，精神好，余正常。建议病者复查 CT，但病员自认为其病已愈，未做检查。

按：本案病例为脑部积液并发癫痫者，李教授认为，此为痰饮上逆所致。故取甘遂半夏汤，攻逐脑部积液（痰饮），使其从便而泻，积液去则癫痫可愈。由于该方性烈攻逐，患者非病急体实者不可用之，且大毒治病，当衰其大半而止，故与二陈汤等化痰利湿之品交替使用，以图最终痰尽饮去，癫痫消除。——钟枢才.李仲愚教授治疗脑积液伴癫痫验案1则.成都中医药大学学报，1997,20（1）:14.

病案三

范某某，女，51岁。主因心下满闷伴头晕、目眩反复发作12年，于1992年12月27日就诊。既往体健。患者缘于12年前因外受风寒服用安乃近后，发汗太过，继发心下满闷，头晕目眩，但头汗出，疲软乏力，口干不欲饮水，饮食不香，每适劳累量大发作。本地医院未能明确诊断，服用中西药物（具体不详）疗效欠佳，舌淡红苔白厚略腻，两脉弦滑有力。血压：18/11kPa，查体未见阳性体征，心电图、胃镜、胸片均未见异常。西医诊断：植物神经功能紊乱。中医诊断：痰饮（留饮）。立法：峻下逐饮。处方：甘遂10g，炙甘草10g，一煎顿服。半小时后开始腹泻，共二十余次，初为黏液，后皆水样便。半日后腹泻自止，患者自觉胸膺豁达，诸症若失。嘱辍热稀粥糜养。随访患者至今，未再复发。

按：本患者12年前外受风寒后治疗不当，导致痰饮结于心下，故出现心下满闷；痰饮上蒙清窍则头晕目眩；阴阳不和则但头汗出；痰饮流窜经络、气血不和故疲软乏力；痰饮阻遏阳气、津液不得上承故口干不欲饮水；脾胃不和则饮食不香；劳累后阳气益虚，失其温煦之职，益助痰饮，故易于复发，舌脉均为痰饮征象。《金匮要略》云："病者脉伏，其人欲自利，利反快，虽利，心下续坚满，此为留饮欲去故也，甘遂半夏汤主之。"痰饮的治疗方法当以温药和之，由于患病日久而成留饮，病情深重，非峻剂逐饮不可除，故舍去方中芍药、白蜜之甘缓，半夏之辛温苦燥，但取甘遂、甘草相激相成，以成疏瀹决排之功，故一剂而获痊愈。——王桂技，李昆城.甘遂半夏汤治愈留饮1例.邯郸医专学报,1997,10(2):182—183.

五、已椒苈黄丸证

【原文】

腹满,口舌干燥,此肠间有水气,已椒苈黄丸主之。

已椒苈黄丸方:

防己、椒目、葶苈(熬)、大黄各一两

上四味,末之,蜜丸如梧子大,先食饮服一丸,日三服,稍增,口中有津液。渴者加芒硝半两。

【提要】

本条论述痰饮水走肠间的证治。

【现代临床运用】

运用本方的辨证要点为肠道辘辘有声,腹满,口舌干燥,二便不利。若临床兼见二便俱闭者加牵牛子;若胀满甚者加枳实、厚朴;若肠鸣明显者加茯苓、桂枝等。

现代运用本方治疗乳糜尿、慢性前列腺炎、心源性水肿、支气管扩张、慢性肾小球肾炎、肝硬化腹水、脂肪肝等饮热交结之实证。

【名家辑要】

赵以德注:肺与大肠合为表里,而肺本通调水道,下输膀胱,今不输膀胱,仅从其合,积于肠间。水积则金气不宣,膹郁成热为腹满;津液遂不上行,以成口燥舌干。用防己、椒目、葶苈,皆能利水,行积聚结气。而葶苈尤能利小肠。然肠胃受水谷之器若邪实腹满者,非轻剂所能治,必加芒硝以泻之。——[明]赵以德.金匮方论衍义.北京:中国古籍出版社,2012:109—116.

高学山注:此言素盛今瘦,肠间痰饮之治例也。盖瘦则液短,而其便必干,故积聚停滞而腹满。又瘦则液短,而外水必积,故饮热而口舌干燥也。夫宿垢下瘀而腹满,积饮上烫而干燥，岂非肠间有水气乎！主本方者，大黄苦寒逐瘀，用之治腹满者，实所以开行饮之道路也；然后以去水三将，同心合力，而共收犄角之全效矣。盖水在肠间，防己蔓生中通，具大小肠之象，而利水性悍，以之治肠间之水，允为确当；但恐性悍之品，迫水妄行，以致上激旁渗，故又以辛温纳下之椒目，引之顺流；苦寒利气之葶苈，押为殿后，而水饮宁复有留遗者乎！先食而服，取其直下肠间，而不使饮食中隔也。日三服而逐渐稍增者，但徐试之，而以中病为度，不使峻药过剂以伤正气也。口中有津液者，饮去而真气上通，得蒸被之化也。渴者以下，非指服丸以后而言，犹云若腹满口舌干燥之外，更加渴者，于本方中加芒硝半两。夫渴与干燥有辨，干燥是内饮拒水，而饮久化热之气，上熏廉泉，故不渴而但觉干燥也。渴则肠胃中已有结粪，而真阴短少，故求救于水而作渴，此正将作支饮溢饮之渐，故加软坚破结之芒硝，佐大黄之逐瘀，即前二十四条木防己汤加芒硝之义也。
——［清］高学山. 高注金匮要略. 北京：中医古籍出版社，2013：192—193.

　　曹颖甫注：腹满一证，以时减为太阴寒虚，不减为阳明实热。虚寒当温，实热当泻，此其易知者也。若绕脐剧痛之寒疝，当用大乌头煎者，已易与大实满之大承气证淆混。若夫水在肠间之腹满，抑又难为辨别，师但言腹满，口舌干燥，又不言脉之何似？几令人疑为阳明燥实。要知太阳水气，不能由肺外出皮毛，留于膈间心下，久乃与太阴之湿混杂。湿本黏腻，与水相杂，遂变水痰。肺与大肠为表里，由表入里，水痰并走肠间，因病腹满，且腹未满之时，肠中先辘辘有声，权其巅末，即可知口舌干燥，为里寒不能化气与液，其脉必见沉弦，仲师以己椒苈黄丸者，防己、椒目以行水，葶苈、大黄兼泄肺与大肠也。所以先食饭而服者，则以水邪在下部故也。——［清］曹颖甫. 金匮要略发微. 北京：中国医药科技出版社，2014：97.

【医家临证思维】

王付认为大肠水气证的基本病证是水气肆虐于大肠，大肠传导、变化失司，治疗此证，需在己椒苈黄丸的基础上，针对本证机上选用利水泄湿、通下、理气之药，以增强本方之效。——王付.经方学用解读.北京:人民军医出版社,2004:365—366.

唐祖宣认为己椒苈黄丸为肃肺荡饮、通脐坠痰之峻剂，仲景用以治疗腹满、肠间有水气等证，以苦寒之剂逐饮通脐，能使饮从小便而出，邪从大便而下，能逐上焦之饮，又泻中焦之热，兼利下焦之湿。凡痰饮、悬饮、溢饮、支饮等辨证病机属痰湿热郁结者，皆可以本方加减施治。仲景方中四味药药量相等，我们在实践中体会，饮在上者以葶苈为君，邪郁于中，以大黄、椒目为君，邪结于下，重用防己通其滞塞。改丸为汤，频频服之，其效更速。——唐祖宣.己椒苈黄丸的临床运用.湖北中医杂志,1984,(2):19.

武简侯认为本方证肠内有水气积聚，而致腹满。水气在肠间阻遏阳气，不能上布津液，而致口舌干燥。欲解其证，必须去肠间之水始可。椒目、葶苈、防己，皆属下气行水之品。葶、防二味，又均有通谷道利大便之能，再加入通利结实之大黄，则泻下之力尤强，由是水不能走前阴出者，必被迫入后阴而走出，其奏效之速可知。然此仅宜于水热相结之证，否则不宜。——武简侯.经方随证应用法.北京:中医古籍出版社,2007:261.

【典型病案】

病案一

叶某，男，33岁，1999年4月26日初诊。自诉:腹泻每日2~3次，有3年余，曾在某医院治疗近1年，在服药期间，症状控制，可停药则病证又发。经肛肠科检查及肠镜检查:诊为慢性非特异性结肠炎。刻诊:腹泻每日2~3次，大便有时泻下如水样，腹痛，口渴不欲饮水，腹中肠鸣，如水响声，声音较高，大便有时如细条状，且大便不爽，舌淡，苔薄滑，脉滑。辨证为大肠水结证，其治当清热利水，导饮下泄，以已椒苈黄丸加味：防己 9g，椒目 9g，葶苈子 9g，大黄 6g，茯苓 15g。5 剂，1 日 1 剂，水煎 2 次分 3 服。

二诊：大便成形，但腹中鸣响仍在，又以前方 5 剂。之后，又服用前方 15 剂，病情痊愈。随访半年，未再发作。

按：慢性非特异性结肠炎是顽固性疾病之一，也是难治性疾病之一，从中医辨证治疗慢性非特异性结肠炎虽有许多方法，但远期治疗效果大多不够理想。笔者根据病人证候表现符合已椒苈黄丸主治病证，因此辨为大肠水结证，以已椒苈黄丸清热利水，导引下趋，加茯苓健脾渗湿，使水有所制。方中用药不多，但治疗效果理想。——王付. 经方实践论. 北京:中国医药科技出版社，2006:306—307.

病案二

马某某，男，44 岁，于 1976 年 6 月 16 日诊治。有肺心病史十余年，近半年来咳逆喘促，时呈昏迷状态，西医诊断为呼吸性酸中毒，静脉注射葡萄糖，碳酸氢钠等，症状缓解片刻，旋即恢复原状。症见：面色青黑，呼吸急促，喉中痰鸣，呈阵发性神志模糊，心悸，四肢厥冷，二便闭结，舌质紫，苔黄腻，脉细数，动而中止。此属痰热结聚，正虚阳衰，肺失宣降，清浊易位之证，治当化痰降逆，扶正回阳。处方：防己、炙甘草各 15g，茯苓 30g，党参 21g，炮附片、干姜各 12g，葶苈子、椒目各 4.5g，大黄 9g（后下）。服药后，便黑色脓液样粪小半盂，神志略清，四肢转温，继以上方加减连续服用一周，神志清醒，咳喘减轻，继以纳气温肾之剂调治好转。

按：唐氏认为用本方治疗肺性脑病时，二便不通是其辨证要点，大病后期多为正虚邪实之证。若虚不受补，实不受攻之体，妄用攻伐，则正气必伤；滥用滋补，则助邪为患。临床中兼阳虚之证者酌加参附，或合四逆加人参汤，使补而不腻，温而不燥，攻不伤正，利不耗阴，每收卓效。仲景方中四味药药量相等，而在实际运用中若饮在上者以葶苈为君；邪郁于中，以大黄、椒目为君；邪结于下，重用防己通其滞塞。改丸为汤，频频服之，其效更速。临床中有少数患者服药后反胃呕吐者，减防己之量，酌加半夏、黄连，呕吐即止。——唐丽.唐祖宣应用己椒苈黄丸经验.湖南中医杂志，2009，25（5）：37—38。

病案三

杨某，男，61岁，农民，1983年6月中旬初诊。双下肢水肿10余日。患者正值麦收，过度劳累，10余日前出现双脚背部浮肿，按之凹陷，劳动活动后自觉胸闷憋气喘促，未引起重视，也未检及治疗，此情况持续10余日。近几日自觉双脚背部水肿加重至膝下，按之凹陷，活动后胸闷憋气，咳嗽痰不多，纳差，大便略干，小便少，不发热。查体：口唇轻度紫绀，桶状胸，双肺底可闻及小水泡音，心率90次/min，律齐，肝肋下2cm，质软，双下肢膝以下水肿。心电图示肺性波，电轴右偏。诊断：慢性支气管炎、肺气肿、肺心病、轻度心衰。舌质暗红，苔黄腻，脉弦滑。既往气管炎病史30余年。治宜清热利水，泻肺平喘。处方：汉防己15g，川椒目12g，葶苈子30g，大黄6g，车前子（包）30g，泽泻30g，桑白皮15g，白茅根30g，黄芩15g。水煎3剂。服药3天，水肿明显减轻，胸闷憋气喘促好转，再进6剂水肿消退，舌苔由厚转薄黄，继服前方3剂巩固疗效。

按：利尿是治疗心衰的有效方法之一，泻肺、通便也是治疗心衰不可忽视的环节，上案方用己椒苈黄丸加味，重在利尿，兼顾泻肺、通便，故有助于心衰症状的迅速缓解。——杜武勋.己椒苈黄丸临床应用.吉林中医药，2009，（1）：29—30。

六、木防己汤证

【原文】

膈间支饮，其人喘满，心下痞坚，面色黧黑，其脉沉紧，得之数十日，医吐下之不愈，木防己汤主之。

木防己汤方：

木防己三两　石膏十二枚（鸡子大）　桂枝二两　人参四两

上四味，以水六升，煮取二升，分温再服。

【提要】

本条论述膈间支饮的证治。

【现代临床运用】

运用本方的辨证要点为胸胁满闷，心窝部坚硬，喘息，少气，乏力，脉沉或弦者。临床若兼见呼吸困难者加五加皮；兼哮喘者加桑白皮、苏叶等。

现代运用本方可治疗肺心病、支气管哮喘、心力衰竭、肺水肿、风湿性内膜炎、动脉硬化症、痛风性关节炎、肾炎等属膈间阳郁热饮之证者。

【名家辑要】

赵以德注：心肺在膈上。肺主气，心主血。今支饮在膈间，气血皆不通利。气为阳，主动；血为阴，主静。气不利，则与水同逆于肺而发喘满；血不利，则与水杂糅，结于心下而为痞坚。肾气上应水饮，肾气之色黑，血凝之色亦黑，故黧黑之色见于面也。脉沉为水多，紧为寒，非别有寒邪，即水气之寒也。医虽以吐下之法治，然药不切于病，故不愈。用木防己者，味辛温，能散留饮结气，又主肺气喘满，所以用为主治；石膏味辛甘微寒，主心下逆气，清肺定喘；人参味甘温，补心肺气不足，皆为防己之佐；桂枝味辛温，通血脉，开结气，且支饮得温则行，又宜导诸药，用之为使。若邪之浅，在气分多而虚者，服之即愈；若邪客之深，在血分多而实者，则愈后必再发。故石膏是阳中之治气者，则去之；加芒硝，味咸，阴分药也，治痰实结，赖之去坚消血癖；茯苓伐肾邪，治心下坚满，佐芒硝则行水之力益倍。——[清]赵以德. 金匮方论衍义. 北京：中国古籍出版社，2012：112—113.

尤在泾注：支饮上为喘满，而下为痞坚，则不特碍其肺，抑且滞其胃矣。面色黧黑者，胃中成聚，营卫不行也。脉浮紧者为外寒，沉紧者为里实。里实可下，而饮气之实，非常法可下，痰饮可吐，而饮之在心下者，非吐可去，宜其得之数十日，医吐下之而不愈也。木防己、桂枝，一苦一辛，并能行水气而散结气，而痞坚之处，必有伏阳，吐下之余，定无完气，书不尽言，而意可会也。故又以石膏治热，人参益虚，于法可谓密矣。其虚者外虽痞坚，而中无结聚，即水去气行而愈，其实者中实有物，气暂行而复聚，故三日复发也。——[清]尤在泾. 金匮要略心典. 北京：中国医药科技出版社，2014：80.

曹颖甫注：饮邪留于膈间，支撑无已，肺气伤于水，太阳阳气不得外达则喘；胸中阳痹，水液内停则满，由胸及于心下，则心下痞坚，寒湿在上，阻遏三阳之络，血色不荣于面，故其色黧黑，此与湿家身色如熏黄同。水盛于上，血分热度愈低，故其脉沉紧。得之数十日，病根渐深，医以为水在上也，而用瓜蒂散以吐之。吐之不愈，又以心下痞坚，而用泻心汤以下之；若仍不愈，医者之术穷矣。不知寒湿久郁，则生里热，胃热合胆火上亢，因病喘逆。饮邪留积不去，则上满而下痞坚，故宜苦寒之防己以泄下焦，甘寒体重之石膏以清胃热；又以心阳之不达也，用桂枝以通之；以津液之伤于吐下也，用人参以益之。此仲师用木防己汤意也。——[清]曹颖甫. 金匮要略发微. 北京：中国医药科技出版社，2014：95.

【医家临证思维】

胡希恕认为运用本方需要辨证施治，不可生搬硬套。主要证候依据为喘满和心下痞坚，两者不可或缺。——鲍艳举等. 胡希恕金匮要略讲座.北京:学苑出版社,2008:225.)

金寿山认为木防己汤证的特点是:喘满心下痞坚,面色黧黑,脉沉紧,由于中有积聚,阳气不通,津液化饮而上逆,故用桂枝、防己,辛开苦泄以通阳气。用石膏知其有热象,用人参知其有虚象。但积聚不消,病根未去,故投药虽得缓解,而难免复发。后方加茯苓、芒硝,导饮邪从大小便而去,去石膏可知其已无热象,但也不是消积聚之方。要之,本方苦辛通泄,扶正达邪,药简意密,故后世多用以治热痹。——金寿山.金匮要略选讲——痰饮、咳嗽讲稿.新医药学杂志,1975,(11):49.

【典型病案】

病案一

姚某,男,30岁,1991年11月6日初诊。胸闷心悸怔忡10余年,近年来胸闷气急加重,动则尤甚,颧红,虚里跳动明显。西医诊断为风湿性心脏病伴二尖瓣狭窄闭锁不全,主动脉瓣闭锁不全,平时间断服用地高辛,双克,舌淡红,苔黄,脉数,此为风湿入络,内舍于心以致气阴两亏,心君不宁,治拟木防己汤加减:木防己12g,生石膏15g(先煎),潞党参30g,桂枝5g,生黄芪30g,麦冬15g,五味子5g,炙甘草10g,生地15g,赤芍10g,降香5g,7剂,水煎服。二诊,胸闷心悸气急等症均见好转,效不更方。原方再进7剂。本方加减间断服用2月,再诊时诉诸症消失,精神渐振,已能正常上班。

按:陆芷青认为"风心"多为风湿入络,内传于心所致。所谓"脉痹不已,复感于邪,内传于心",肺朝百脉,心脉痹阻,易致肺络瘀阻而见咯血,津血同源,肺津不布,瘀水积饮,停于心肺,以致胸闷气急。木防己汤原为《金匮》治水停心下,上迫于肺所致支饮喘满,心下痞坚等证而设,用此取其散饮泄水,旨在改善肺部郁血以助心气运行,故取木防己、桂枝辛开苦降,行水饮而散结气;石膏辛寒,清郁热而降饮邪,以杜饮邪化热;人参甘温补心气，助心血运行，以利瘀水消散，故对风心伴肺部郁血者，投之有效。本案口干、舌红、苔黄、脉数乃饮邪化热，心阴已耗，故合复脉汤以助益气养血、滋阴助阳之力。——程志清.陆芷青教授经方实验录.吉林中医药,1993,(5):7—8.

病案二

周某，女，33岁。自诉：肋间神经痛已2年余，曾多次经中西医治疗，可没有取得明显治疗效果，近日肋间神经疼痛加剧而前来诊治。刻诊：肋间疼痛，疼痛时有灼热感，胸闷胸胀，心烦急躁，少气乏力，舌质偏红，苔薄黄，脉浮紧。辨证为膈间阳郁热饮证，其治当清热通阳化饮，以木防己汤加味：木防己9g，石膏48g，桂枝6g，红参12g，川芎12g，枳实12g，五灵脂12g，生蒲黄4g。6剂，1日1剂，水煎2次，分2服。二诊：肋间疼痛明显减轻，灼热感消失，又以前方6剂。之后，累计服用前方20余剂，病告痊愈。

按：王付认为通过审证求机，并根据病证表现特点而诊为木防己汤主治病证。以木防己汤清热通阳化饮，加川芎以理血行气，枳实以降气，五灵脂、蒲黄以活血化瘀、散结止痛，尤其是方中五灵脂与红参相伍，属于配伍用药中十九畏，在临床中经常以五灵脂与红参配伍，并未出现不良反应，且有明显增强止痛作用。——王付.经方实践论.北京:中国医药科技出版社,2006:396.

病案三

张某，男，50岁。主诉两膝关节游走性疼痛已3~4年，无关节红肿史，亦不见关节肿大。无畏寒发热史，纳可，两便正常。既往有肺结核史，现已痊愈。17-羟皮质类固醇5.7mg/24小时，17酮类固醇12.85mg/24小时，血沉2mm/1小时，肝功正常，血象正常，尿酸1070μmol/L。西医诊断为痛风。中医辨证，根据病人一向有口干、舌红、两脉滑，辨证为风寒湿为痹，寒热并治，木防己汤加味。木防己30g，生石膏15g，桂枝9g，党参9g，荆芥 12g，防风 9g，甘草 9g，当归 9g。9 剂。1987 年 10 月 28 日二诊，服上方后双膝关节疼痛减轻，复查尿酸 830μmol/L。继续上方加减服用 12 剂。1987 年 11 月 13 日三诊，双膝关节已不痛，复查尿酸 570μmol/L。仍上方加减继续服用 6 剂，以善其后。

——刘俊士.古妙方验案精选.北京:人民军医出版社,1992:190—191.

按：辨证要点为关节疼痛伴口干、舌红、脉滑，乃痰饮挟热所致，故用木防己汤治疗。加荆芥、防风、当归以增祛风活血之力。

七、泽泻汤证

【原文】

心下有支饮，其人苦冒眩，泽泻汤主之。

泽泻汤方

泽泻五两　白术二两

上二味，以水二升，煮取一升，分温再服。

【提要】

本条论述支饮眩冒的证治。

【现代临床运用】

运用本方以头晕目眩、泛恶作呕、身重为辨证要点。眩晕是本方的主治目标，临床上若兼气虚者加党参、炙黄芪；阴虚者加生地、麦冬；外感风寒者加防风、苍耳子；外感风热者加菊花等。

现代运用本方治疗梅尼埃病、颈椎病、椎基底动脉供血不足、脑动脉硬化、中耳积液、化脓性中耳炎、脑积水、高血压病、低血压等以头眩为主病者。

【名家辑要】

徐忠可注：肾为水之源，泽泻味咸入肾，故以之泻其本而标其行。白术者，壮其中气，使水不复能聚也。然以泽泻泻水为主，故曰泽泻汤。——[清]徐彬.四库全书·金匮要略.南京：江苏科学技术出版社，2008：131.

赵以德注：按《明理论》，眩为眼黑，冒为昏冒，《伤寒》之冒眩以阳虚，中风亦有冒眩，乃风之眩动也。《原病式》以昏冒由气热冲心也，目黑暗亦火热之气郁。二论曰虚、曰风、曰火，各一其说。三者相因，未始相离，风火不由阳虚，则不旋动；阳虚不由风火则不冒眩。盖伤寒者，以寒覆其阳，阳郁化火，火动风生故也。风火之动，散乱其阳，则阳虚。湿饮者亦如伤寒之义。虽然，阳虚风火所致，然必各治其所主，寒者治寒，湿者治湿；察三者之轻重，以药佐之。此乃支饮之在心者，阻其阳之升降，郁而不行，上不充于头目，久则化火，火动风生而作旋运，故苦冒眩也。利小便以泄去支饮，和其中焦，则阳自升而风火自息矣。泽泻能开胃关，去伏水，泄支饮，从小便出之；佐以白术和中益气，燥湿息风。药不在品味之多，惟要中病耳。——[清] 高学山.高注金匮要略.北京：中医古籍出版社，2013：113—115.

曹颖甫注：水在心下，静则为心悸，动则为冒眩。欲遏水邪之上泛，为木防己加茯苓所不能治，仲师因别出泽泻汤，所以决泛滥之水而厚其堤防也。——[清] 曹颖甫.金匮要略发微.北京：中国医药科技出版社，2014：96.

【医家临证思维】

王廷富认为本方适宜支饮轻证，未影响到心肺，故见眩晕呕吐而无不咳不喘。临床若辨证为肝脾风痰上泛者，加天麻、钩藤，若辨为痰热上扰，加黄连。——王廷富.金匮要略指难.四川：四川科学技术出版社，1986：261.

黄煌认为用泽泻汤治"心下有支饮，其人苦冒眩"。"心下有支饮"应该是具体症状，而不是病机概念。此处"支饮"不是病名，而是病理水液。既如此，则没有"咳逆倚息、短气不得卧，其形如肿"的支饮病表现。经文有"心下有留饮""心下有痰饮""心下有支饮"等叙述，名称不同，但实质均为心下停水。"其人苦冒眩"，冒是蒙蔽感，若目无所见。眩是一种晃动感，属位置觉障碍。后世所说的眩晕相当于"眩"。冒者未必眩，眩者也未必冒。经方有的治冒，有的治眩，泽泻汤所治则冒眩并见。——黄煌.经方100首·第2版.南京:江苏科学技术出版社，2013:109.

　　何任认为泽泻汤的冒眩与苓桂术甘汤的目眩，产生的机理同中有异。苓桂术甘汤的病因是"心下有痰饮"，饮邪弥漫于胸，溢淫于胁，故以胸胁支满为主病。目眩是饮邪中阻，清阳不能上达所致。泽泻汤的病因是"心下有支饮"，支者，逆而向上也。"冒眩"的形成，既与饮阻清阳、不能上达有关，也与浊阴冒逆、蒙蔽清阳有联系。故仲景用一"冒"字阐明致眩的机制，用一"苦"字形容眩的程度。泽泻汤中泽泻与白术用量比例为5:2，体现了仲景利水除饮为主、健脾制水为辅的论治思路。——何任.金匮要略临证发微.上海:上海科学技术出版社,2008:336—337.

【典型病案】

病案一

　　朱某某，男，50岁，湖北潜江县人。头目冒眩，终日昏昏沉沉，如在云雾之中。两眼懒睁，双手颤抖，不能握笔写字。迭经中西医治疗，病无起色，颇以为苦。视其舌肥大异常，苔呈白滑而根部略腻，切其脉弦软。属《金匮》泽泻汤证：泽泻24g，白术12g。服第一煎，未见任何反应。患者对其家属说：此方药仅两味，吾早已虑其无效，今果然矣。孰料第二煎后，覆杯未久，顿觉周身与前胸后背微微汗出，以手拭汗而黏，自觉头清目爽，身感轻快之至。又服3剂，继出微汗少许，久困之疾从此而愈。

　　按：《内经》云："阳气者，精则养神，柔则养筋。"心下有支饮，清阳被遏，不能上煦于头，则头目冒眩，懒于睁眼；阳气不充于筋脉，则两手发颤。舌体胖大异常，为心脾气虚，水饮浸渍于上，乃是心下有支饮的一个见症。当急渗在上之水势，兼崇中州之土气，以泽泻汤单刀直入，使饮去而阳自达，药专力宏，其效为捷。——陈明.刘渡舟临证验案精选.北京：学苑出版社，1996：83—84.

病案二

管右，住南阳桥花场。9月1日，咳吐沫，业经多年，时冒眩，冒则呕吐，大便燥，小溲少，咳则胸满，此为支饮，宜泽泻汤：泽泻一两三钱，白术六钱。

按：本案病者管妇年三十余，其夫在上海大场莳花为业。妇素有痰饮病，自少已然。每届冬令必发，剧时头眩，不能平卧。师于本汤，妇服之一剂，既觉小溲畅行，而咳嗽大平。续服五剂，其冬竟得安度。明年春，天转寒，病又发。师仍与本方，泽泻加至二两，白术加至一两，又加苍术以助之，病愈。至其年冬，又发。宿疾之难除根，有如是者！——曹颖甫.经方实验录.北京：学苑出版社，2014：107.

病案三

张某某，男，69岁，郑郊农民，1972年11月12日初诊。主诉：十年前患浮肿病后，常有心慌心悸之感，若饮食偶有不适，下肢即轻度浮肿，四肢乏力。西医诊为"心律失常"。观其面色㿠白，舌淡体胖，苔薄白，脉濡缓，有结代，心音低钝，心率80次/分，心律不齐。证属脾虚湿滞，阻遏心阳之怔忡。虑其家庭累赘大，且服药不便，遂处以泽泻汤加味，意在健脾温阳利湿，改散剂缓进，不图速效。处以：泽泻120g，白术120g，桂枝45g，共为细末，日二次，每次开水送下7~9g。患者服药20天后，症有好转，浮肿全消，心率78次/分，律整，脉力尚可，唯舌质尚淡，食少，说明脾虚尚未完全恢复，故继拟泽泻汤加重白术用量。处以：泽泻90g，白术120g。服法如前，尽剂后心律整，食纳增，无心悸不适。随访数载，一如常人。——赵安业.赵清理临证心得选.河南中医,1982,(2):25.

按：水停心下，阻遏心阳，致发怔忡。病久饮恋，以散剂缓图而愈。

八、厚朴大黄汤证

【原文】

支饮胸满者，厚朴大黄汤主之。

厚朴大黄汤方：

厚朴一尺　大黄六两　枳实四枚

上三味，以水五升，煮取二升，分温再服。

【提要】

论述支饮胸满的证治。

【现代临床运用】

运用本方辨证要点为胸满，咳喘，短气不得卧，大便秘结。本方用于饮邪壅肺，实热内结之证，临床若兼血瘀者加桃仁、丹参；兼腹胀甚者加莱菔子、大腹皮；兼气虚者加党参、黄芪等。

现代运用本方治疗急慢性支气管炎、肺气肿、结核性胸膜炎、急慢性胃炎、肠梗阻、肠麻痹等属支饮内郁，腑气不通之证者。

【名家辑要】

尤在泾注：胸满疑作腹满，支饮多胸满，此何以独用下法？厚朴、大黄与小承气同，设非腹中痛而闭者，未可以此轻试也。——[清]尤在泾.金匮要略心典.北京：中国医药科技出版社，2014:82.

高学山注：凡仲景方，多一味，减一药，与分两之更重轻，则异其名，异其治，而有如转丸者，若此三味加芒硝，则谓之大承气，治内热腹实满之甚者；无芒硝，则谓之小承气，治内热之微甚者；厚朴多，则谓之厚朴三物汤，治热痛而闭。今三味以大黄多，名厚朴大黄汤，而治是证。上三药皆治实热而用之，此支饮胸满，何亦以是治之？倘胸满之外，复有热蓄之病，变迁不一，在上在下，通宜利之而耶，胸满者下之；然此水饮也。不有热证，况胸满未为心下实坚，且胸痞硬，脉浮，气上冲咽喉者，则半表半里和解之；至有医误下，为心下硬痛，名结胸者，以大陷胸汤下之；不甚痛，尤不可下，以小陷胸汤利之。今支饮之胸满，遽用治中焦实热之重剂？是必有说，姑阙之。——高学山.高注金匮要略.北京：中医古籍出版社，2013：114—115.

曹颖甫注：胃中燥热，逼水上逆，则病胸满，木防己汤加芒硝所不能治，仲师因别出厚朴大黄汤方，所以破中脘之阻膈，开水饮下行之路也。——[清]曹颖甫.金匮要略发微.北京：中国医药科技出版社，2014：96.

【医家临证思维】

王廷富认为本方的病位在胸膈，适于饮热结于上焦之证。本方与厚朴三物汤、小承气汤药同而方名不同。本方治"胸满"，主要在于涤饮，厚朴与大黄等量；厚朴三物汤治"痛而闭"，主要在于导滞，以厚朴为主；小承气汤治"下利谵语"，主要在于荡热，以大黄为主。——王廷富.金匮要略指难.成都：四川科学技术出版社，1986：263.

王付认为厚朴大黄汤为阳明热结支饮之证，症见有胸脘腹胀满疼痛，短气，不得卧，或喘，大便不通，舌红苔黄而腻，脉滑。其审证要点是脘腹胸满，不得卧，其证机是阳明热结，壅滞气机，气不化水，水为饮邪，逆乱胸腹；方中大黄用量加大，其所起作用不仅具有泻下涤实，更有荡涤饮邪，大黄攻饮邪，则不必后下，当与其他药物同时煎煮。本方用量至为重要，尤其是方中大黄与厚朴之间的量比关系，其作用直接关系到方药治疗效果。——王付等．仲景方临床应用指导．北京：人民卫生出版社，2001：635—636．

【典型病案】

病案一

何某，男，71岁，安化县杨林乡中湾村村民。1988年5月22日下午8时初诊。反复咳喘27年，10天前因逢气候变冷而受凉，初起咳嗽，吐痰清稀量多，继则气喘，胸部满闷如窒，不能平卧，全身浮肿，心悸，小便短少，纳差乏力，在当地卫生院经中西药物治疗罔效，遂转诊于我院。症见：端坐呼吸，张口抬肩，喘息气粗，精神疲惫，面目浮肿，面色青紫，口唇发绀，颈脉怒张，虚里搏动应手急促，双下肢按之没指，舌淡红、舌苔白，脉弦数，病系支饮，证属痰饮壅迫肺胸，治予宣通肺气，逐饮祛痰。投厚朴大黄汤：厚朴30g，生大黄16g，枳实4枚，1剂。次日复诊，患者诉昨日下午6时煎服中药1次（量约150ml），前半夜胸满渐止，喘促大减，并解水样大便5次，量约3痰盂，余症减轻，后半夜能平卧入睡。症见：面转喜色，精神欠佳，面目微浮，呼吸平稳，双下肢按之稍没指，舌红苔薄白，脉缓微弦。此饮去大半，肺气已通，已非原方所宜，乃转入住院部改服六君子汤加减以健脾和胃，杜绝痰饮之源，调治2周，症状消失出院。

按：《本草纲目》谓"枳实利胸膈"，可知枳实能开胸利气，逐饮祛痰，仲景重用厚朴，佐以枳实，通过开通肺胸之气，使肺胸气畅，饮无所犯，以大黄为臣，此因势利导之法，借大黄"推饮于后"之功，助朴、枳开肺逐饮，导引已上逆于肺胸之饮邪循表里大肠之道自大便而解。——刘伟．金匮要略厚朴大黄汤证辨识．北京中医学院学报，1989，12（1）：23．

病案二

王某，女，52岁，1984年7月20日初诊。自述患咳喘吐痰咯血，时轻时重，反复发作10余年。西医诊断为浸润性肺结核伴慢性支气管炎合并肺气肿。半月前又因郁怒时发病。现咳喘吐痰（色黄量多），痰中或带血丝，或咯血盈门，胸胁胀满，食欲不振，二便尚可，舌红苔薄黄，脉弦滑而数。处方：厚朴30g，大黄5g，枳实10g，2剂，水煎服。二诊（7月22日）服上方后，腹鸣响，大便溏泻（每日2~3次），咳喘吐痰及胸肋胀满稍减，咯血已止，痰中亦未见血，饮食稍增，脉弦滑但不数，舌如前。改用丹栀逍遥散加止咳化痰之品，数剂后诸症渐愈。

按：《本经》谓大黄能"下瘀血血闭……留饮宿食"，而厚朴大黄汤证中有饮热壅肺，气逆络伤的吐血症状，故该方的大黄之用，其意有二：一可逐饮泻热，二可祛瘀止血。——李发枝.金匮要略 厚朴大黄汤证补识.北京中医学院学报,1990,13(2):17.

病案三

韩某，女，60岁。患者自20年前即患咳喘，每年冬季加重，于10天前开始因家务劳累汗出着凉，咳喘加重，终日咳吐稀痰，量多。近二三天来，痰量增加，胸满憋加重，并兼见腹胀，大便三日未排，不能进食，难以平卧，邀余诊治，患者面部似有浮肿，但按之并无压痕，呈咳喘面容，舌苔薄黄，脉象弦滑有力。两肺部干啰音，两肺底有少许湿啰音。肝脾未触及，下肢无可陷性水肿。随诊为"慢性支气管炎合并感染"。证属痰饮腑实，遂以厚朴大黄汤合苓甘五味姜辛夏仁汤。厚朴18g，大黄10g，枳实10g，茯苓14g，甘草6g，五味子10g，干姜6g，细辛5g，半夏12g，杏仁10g。上方服1剂后，大便得通，腹胀胸闷，咳喘症状明显减轻，服用4剂后，胸憋腹胀消失，咳喘已减大半，且可平卧，舌苔转为薄白，脉象仍滑，遂改用二陈汤加减治其痰。——王占玺.张仲景药法研究.北京:科学技术文献出版社,1984:598.

按：该患者因邪气闭郁于肺，使肺气不得宣降，气机升降失调，而本方能行气化饮，通腑降气，切合病机，合苓甘五味姜辛夏仁汤温肺化饮，故效如桴鼓。

九、葶苈大枣泻肺汤证。

【原文】

支饮不得息，葶苈大枣泻肺汤主之。

葶苈大枣泻肺汤方：

葶苈（熬令黄色，捣丸如弹子大）　大枣十二枚

上先以水三升，煮枣取二升，去枣，内葶苈，煮取一升，顿服。

【提要】

本条论述支饮阻肺不得息的证治。

【现代临床运用】

运用本方辨证要点为痰涎壅盛，胸膈胀满，咳嗽喘促不得卧者。本方治疗支饮阻肺之证，临床若见胸痛明显者加丹参、延胡索；兼气虚者加人参、党参、黄芪；若呼吸困难者加苏子、莱菔子、白芥子；兼风寒表证者加防风、苏叶；若偏于热痰者加桑白皮、川贝、知母等。

现代运用本方治疗哮喘病、肺气肿、支气管扩张、胸膜炎、急性肺水肿、肺源性心脏病、心包积液、肥厚性心肌病等属痰涎壅盛，邪实气闭之证者。

【名家辑要】

赵以德注：支饮留结，气塞胸中，故不得息，而葶苈能破结、利饮，大枣通肺气、补中。此虽与肺痈病异，而方相通者，盖支饮之与气未尝相离。支饮以津液所聚而化者，气行则液行，气停则液聚，而气亦结。气，阳也；结亦化热，所以与肺痈热结者同治。——[明]赵以德.金匮方论衍义.北京:中国古籍出版社，2012:115.

徐忠可注：言支饮则非肺饮矣，然而不得息，是肺因支饮满而气闭也。一呼一吸曰息，不得息是气既闭而肺气之布不能如

常度也。葶苈苦寒，体轻象阳，故能泄阳分肺中之闭，唯其泄闭，故善逐水。今气水相扰，肺为邪实，以葶苈泄之，故曰"泻肺"。大枣取其甘能补胃，且以制葶苈之苦，使不伤胃也。——[清]徐彬.四库全书·金匮要略.南京:江苏科学技术出版社,2008:132.

曹颖甫注：肺为主气之藏，为全身呼吸出入之门户。凡肺藏有所壅阻，而全体能张而不能弛也，是故风热伤其血络，则肺藏壅塞而气闭，湿痰阻其空转，则肺藏亦壅塞而气闭，是非立破其壅塞，则呼吸不调。盖无论肺痈之喘不得卧，及本条支饮不得息，莫不以葶苈大枣泻肺汤主之。要其作用只在抉去所虚，令肺气能张能弛，初无分于血分、水分也。——[清]曹颖甫.金匮要略发微.北京:中国医药科技出版社,2014:96.

【医家临证思维】

何任认为本证除"不得息"外，还兼有胸满、张口抬肩、口吐涎稀、咽干不欲饮等症。本方既可治疗"肺痈喘不得卧"，又可治疗"支饮不得息"，两者病机相同，故异病同治。——何任.金匮要略临证发微.上海:上海科学技术出版社,2008:341.

王付认为本方为支饮热证，常见证候有咳嗽，气喘，胸满，不能平卧，甚则须倚物呼吸，痰量多而性状呈泡沫状，久咳可呈面目浮肿，舌红，苔黄腻，脉弦。其审证要点是气喘，胸满，不得平卧；其证机是邪热与饮邪相互搏结于肺，肺气逆乱而壅滞，水饮在肺，遏制肺气，使肺不得通调水道，又加剧水饮内逆；治以葶苈大枣泻肺汤，泻肺行水。应用本方时当掌握葶苈子与大枣剂量比，比例失常可留恋邪气，或戕伐正气，只有妥善配伍，才可达到治疗目的。——王付等.仲景方临床应用指导.北京:人民卫生出版社,2001:635—636.

姜春华认为本方为治疗痰水壅肺之剂，方中葶苈子泻水平喘，尤对于膈上之水，如胸膜间水，胸膜炎等有行水消胀满作用，改善胸闷，减轻咳喘，故为主药；大枣缓中健脾，制葶苈子之峻而不伤正为佐药，痰水去则喘咳浮肿自愈。本方通治小儿水气浮肿，膈上水饮，辨证以喘鸣胸满属实为主。——姜春华．经方应用与研究．北京：中国中医药出版社，1994：386—387．

【典型病案】

病案一

朱某，男，55岁，1977年3月2日诊。患咳喘病已20余年，每值秋冬受凉或劳累后复发。近1月余来加重，咳吐黄痰，后双下肢出现浮肿，渐延及全身，尿少，胸闷。就诊时见：气喘，不能平卧，口唇紫绀，全身肿胀，两足胫尤甚，上腹部可扪及癥块，舌暗红，苔黄腻，脉细数。证属水饮瘀血阻于胸膈，致肺气不利。拟葶苈大枣泻肺汤，处方：葶苈子15g，大枣10枚。水煎，日1剂，2次分服。翌晨，喘息减轻，精神略有好转。上方葶苈子增至30g，续服2剂，喘减大半，能平卧，眼睑浮肿消退，足胫仍肿。上方配合五苓散、真武汤调理半月，浮肿全消，喘息已止，后存活数年。

按：本病例表现为胸闷喘咳，呼吸困难，及全身浮肿，属祖国医学之"支饮""水肿"范畴，与现代医学之肺心病心衰相吻合。《金匮要略》曰："支饮不得息，葶苈大枣泻肺汤主之。"《医宗金鉴》云："喘咳不能卧，短气不得息，皆水在肺之急证也，故以葶苈大枣汤直泻肺水也。"据现代药理研究证明，葶苈子具有强心甙之作用。——王端岳．葶苈大枣泻肺汤治疗肺心病心衰．四川中医，1991，（7）：22—23．

病案二

邹某，男，50岁，发热恶寒，咳逆吐脓痰，烦满不得卧，面目浮肿，鼻塞不通，脉数而实，此为肺痈之候。因患者平日嗜酒，并过食辛热之物肺有积热，又挟外邪而发。拟疏表清热排脓。处方：薄荷4.5g，荆芥4.5g，甘草4.5g，黄芩9g，桔梗6g，枳壳 6g。服药后，外感已解，余症尚在，改与葶苈大枣泻肺汤。处方：葶苈子 18g，大枣 10 枚。连服 4 剂，诸症渐平，改用麦冬、薏苡仁、甘草、川贝、百合、枇杷叶、栝楼仁等组成，调治半月而愈。——曹其旭等.金匮要略选释.北京：中国科学技术出版,1995:61.

按：本患者素嗜酒，湿热内生，因外感风寒，引动内邪而发病，故先解其表，后除其饮，辨证遣方之精准，故能速效。

十、小半夏汤证

【原文】

呕家本渴，渴者为欲解，今反不渴，心下有支饮故也，小半夏汤主之。（《千金》云：小半夏加茯苓汤）。

小半夏汤方

半夏一升　生姜半斤

上二味，以水七升，煮取一升半，分温再服。

【提要】

本条论述支饮兼呕的证治。

【现代临床运用】

运用本方的辨证要点为恶心、呕吐频繁，口不渴。本方为治诸呕吐之祖方，对病理及生理性呕吐均有疗效。临床若兼脾胃虚弱者加白术、党参；中焦有寒者加干姜、丁香；兼有胃热者加黄连、竹茹；胃阴不足加麦冬、石斛；食积者加山楂、神曲等。

现代运用本方可治疗胃神经官能症、美尼尔氏综合征、神经性呕吐、不完全性幽门梗阻、胃肠炎、食物中毒、妊娠恶阻等水饮之呕吐者。

【名家辑要】

徐忠可注：呕乃胃家病，非支饮本证，然可以验心下之有支饮者。呕家本渴，谓诸呕皆属火，又呕多则亡津液，渴乃常。呕家必寒为主，火为标，呕至于渴，寒邪去矣，故曰渴者为欲解，反不渴，为胃中客邪未尽，而偏旁之水饮常存，饮气能制燥也，故曰必有水饮，然饮所水，偏而不正中，故曰支饮，假如在中与呕俱出矣。半夏生姜，止呕去逆，燥湿下饮，故主之。——［清］徐彬.四库全书·金匮要略.南京：江苏科学技术出版社，2008：132.

高学山注：胸寒致呕，然呕能提气，呕则阳起而善渴者常也，故渴为呕家欲解之候。今虽呕而反不渴，是呕为寒饮上逆，而不渴为内饮拒水之故，岂非心下之胃脘，有支饮乎？半夏辛燥而降逆，生姜温膈以祛寒，俾胸阳一展。则饮去而呕将自平矣。此亦暴饮之少留者也。——［清］高学山.高注金匮要略.北京：中医古籍出版社，2013：192.

曹颖甫注：本书之例，呕而不吐者为干呕，凡言呕皆兼吐言之，故吐水及痰涎，皆谓之呕。胃底胆汁不能容水，胆汁苦燥，与膈上水气相拒，则为呕吐，少阳所以善呕也。但既呕之后，胃中转燥，因而病渴，渴则水邪已去，故为欲解。今反不渴，则以心下支饮方盛，胃底胆火不炀，故以生半夏以去水，生姜以散寒，而心下之支饮当去。此证水停心下，阻其胃之上口，势必不能纳谷。《呕吐哕下利篇》云：“诸呕吐，谷不得下者，小半夏汤主之。”即此证也。——［清］曹颖甫.金匮要略发微.北京：中国医药科技出版社，2014：97.

【医家临证思维】

黄煌认为本方是治疗单纯性呕吐，以强烈的恶心为突出症状。需与其他类方相鉴别，甘草干姜汤证除呕吐兼有小便频数等寒象。大黄甘草汤证其呕吐多发于进食后，舌苔黄厚、便秘等。五苓散证以呕吐清水为主，伴有口渴、小便不利。小柴胡汤证呕吐伴发热、不欲饮食。大柴胡汤证不仅呕吐剧烈，兼心下满痛之证。吴茱萸汤证是呕吐与头痛、吐涎沫并见，有明显阴寒之象。半夏泻心汤以肠鸣和心下痞为主症，或兼有呕吐。——黄煌.经方100首. 南京：江苏科学技术出版社，2013：89.

姜春华认为方中半夏燥湿化痰，和胃降逆，为本方主药；生姜温胃涤饮，降逆止呕，佐半夏既能增强其祛痰降逆之力又可制约其燥烈的毒性。小半夏汤为止呕之祖方，前贤称其为"呕家之圣药"。本方通治妊娠呕吐呃逆，辨证为寒性蓄水而不渴为最宜。又若在背七、八椎处有手掌大冷者是水饮证。——姜春华. 经方应用与研究. 北京：中国中医药出版社，1994：332.

余浩认为此方主要是针对胃这个点而设，半夏降逆化痰止呕，生姜温胃散寒，降逆止呕。两药相伍，共奏"和胃降逆，消痰蠲饮"之功。此方药味虽少，但临床运用却能常见奇效，方中充分体现了一个"降"字，胃气以降为和，凡胃气上逆，胃中有寒痰寒饮者，均可放心使用。——余浩等. 医间道 十站旅行带你进入中医殿堂. 北京：中国中医药出版社，2011：62.

【典型病案】

病案一

男，76岁，于2006年4月14日以反复胸闷、气急2天入院。入院时症见胸闷，气急，端坐呼吸，咳嗽，咳白色泡沫状痰，尿少，恶心，口不渴，不思进食，进食则吐，尿少，血压120mmHg，呼吸28次/min，大汗淋漓，口唇发绀，呼吸气促，张口抬肩，两肺满布大量湿啰音，心率110/min。可闻及早搏18次/min。心电图示：室性早搏。心肌钙蛋白110.08ng/ml，脑钠素933pg/ml。诊断：急性广泛前壁心肌梗死，急性肺水肿。给予吸氧，静脉注射吗啡、硝酸甘油、呋塞米、胺碘酮等药物，20min后，患者胸闷缓解，呼吸平稳，但仍不能进食，食则呕吐，肌内注射甲氧氯普胺（胃复安）针未见疗效，因此，试用古方小半夏汤。半夏10g，生姜10g，煎汁30ml，超声雾化吸入，雾吸的过程中和雾吸之后半小时内吐痰近10ml，继而口服洛汀新（盐酸贝那普利）、阿司匹林、氟伐他汀（来适可），仍觉恶心，但未呕吐。接下来 3 天，再次超声雾化吸入小半夏汤，每日 2 次，症状持续好转。无呕吐发作。

按： 急性心肌梗死所致的呕吐并不鲜见，如兼有口不渴，中医辨证当属"支饮"的范畴，故用小半夏汤治疗本病最宜。半夏性之辛燥，辛可散结，燥可胜湿化饮，且半夏亦可和胃降逆，为治水饮内停、胃失和降之要药。生姜性之辛温，能助半夏燥湿化饮、降逆止呕，且生姜有解毒之功，能制半夏之悍，解半夏之毒，故生姜既为臣药又为佐药，两药合用重在降逆止呕。——千占文.小半夏汤治疗急性心肌梗死所致呕吐 1 例.中西医结合心脑血管病杂志,2006,4(12):1128.

病案二

王某某，女，53 岁，退休工人，1963 年 5 月 10 日初诊。眩晕 3 天，呕吐频繁，呕吐物俱是清水涎沫，量多盈盆，合目卧床，稍转动便感觉天旋地转。自述每年要发数次，每次发作长达月余，痛苦不堪，西医诊断为"内耳眩晕证"。刻诊见形体肥胖，苔薄白而腻，脉沉软滑。此水饮停胃，浊邪僭上，清空不清。法当和胃化饮，饮化浊降则诸症自除。处方：制半夏 12g，生姜 10g。2 剂。5 月 13 日复诊：眩晕、呕吐均止。原方加茯苓 12g。续服 2 剂。并予丸方（二陈汤加白术，姜汁泛丸）常服，以求巩固。追访 2 年，未发作。

按： 前人云"无痰不作眩"。此"痰"字，实为痰饮、水湿、胃浊的总称。本病临证，须辨明呕吐物的性味，如呕吐酸苦者，多为肝阳胆火冲激胃浊，口中甜腻，胸闷欲吐，胃纳不馨者，为湿浊阻气，与水饮停聚有别。本例根据频吐清水涎沫的特征，同时结合形体肥胖，脉沉滑，断为水饮停胃，治以化饮和胃，本《内经》"甚者独行"之旨，径取《金匮》小半夏汤原方，使饮化呕止晕平，可谓求本之治。——陈嘉栋.眩晕十则.中医杂志,1980(7):1128.

病案三

王某，女，24 岁，职员。妊娠 3 月，呕吐痰涎月余，脘闷不思饮食，精神萎靡，口淡不欲饮，心悸气促，疲乏无力，舌胖苔白而腻，脉滑。诊断为痰滞中焦。处方：半夏、生姜各 24g，茯苓、陈皮、藿香各 12g。服 3 剂而愈。

按：本病亦有痰饮，怀孕之后，冲脉之气挟痰湿上逆而作呕，或因脾胃虚弱，脾阳不振，运化失职，湿聚成痰，痰随冲气上涌而致呕吐。脾阳不运，湿阻中焦，水谷不化，则脘闷不思食，口淡不欲饮。饮邪上凌心肺，则心悸气促。脾虚湿困，故疲乏无力。舌胖苔白腻，脉滑为痰湿内停之征。治宜化痰降逆，健脾除湿。——廖明柱. 小半夏汤临床运用拾萃. 湖北中医杂志年，1995,（3）：12~13.

十一、茯苓桂枝五味甘草汤证

【原文】

小青龙汤下已，多唾口燥，寸脉沉，尺脉微，手足厥逆，气从小腹上冲胸咽，手足痹，其面翕热如醉状，因复下流阴股，小便难，时复冒，与茯苓桂枝五味甘草汤治其冲气。

桂苓五味甘草汤方：

桂枝（去皮）四两　茯苓四两　五味子半升　甘草（炙）三两

上四味，以水八升，煮取三升，去滓，分温三服。

【提要】

本条论述服小青龙汤后发生冲气的证治。

【现代临床运用】

运用本方辨证要点为咳嗽、气喘，气从少腹上冲胸咽，头眩心悸者。本方治疗气机逆乱所致冲气、气厥。临床若兼咽痛者加射干；兼呃逆者加半夏；兼咳白痰者加紫菀、百部等。

现代运用本方治疗肺不张、肺气肿、肺心病、过敏性哮喘、植物神经功能紊乱、低血压等属心阳不足，阴气上冲者。

【名家辑要】

赵以德注：此篇首支饮之病也。以饮水，水性寒，下应于肾，肾气上逆于肺，肺为之不利，肺主行营卫，肺不利则营卫受病，犹外感风寒，心中有水证也，故亦用小青龙汤治。服后首变者，为水停未散，故多唾；津液未行，故口燥；水在膈上，则阳气衰，寸口脉沉；麻黄发阳，则阴血虚，故尺脉微；尺脉微，则肾气不固守于下，冲、任二脉相挟，从小腹冲逆而起矣。夫冲、任二脉与肾之大络同起于肾下，出胞中，主血海；冲脉上行者至胸，下行者并足少阴入阴股，下抵足上，是动则厥逆；任脉至咽喉，上颐循面，故气冲胸咽；荣卫之行涩，经络时疏不通，手足不仁而痹，其面翕热如醉状，因复下流阴股，小便难；水在膈间，因火冲逆，阳气不得输上，故时复冒也。《内经》曰：诸逆冲上，皆属于火。又曰：冲脉为病，气逆里急。故用桂苓五味甘草汤先治冲气与肾燥。——[明]赵以德.金匮方论衍义.北京：中国古籍出版社,2012:121.

尤在泾注：服青龙汤已，设其人下实不虚，则邪解而病除；若虚则麻黄、细辛辛甘温散之品，虽能发越外邪，亦易动人冲气。冲气，冲脉之气也。冲脉起于下焦，挟肾脉上行至喉咙，多唾口燥，气冲胸咽，面热如醉，皆冲气上入之候也。寸沉尺微，手足厥而痹者，厥气上行，而阳气不治也；下流阴股，小便难，时复冒者，冲气不归，而仍上逆也。茯苓、桂枝能抑冲气使之下行，然逆气非敛不降，故以五味之酸收敛其气；土厚则阴火自伏。故以甘草之甘补其中也。——[清]尤在泾.金匮要略心典.北京：中国医药科技出版社,2014:84.

徐忠可注：前咳逆倚息，明知是饮邪侵肺，但使其人下实不虚，则饮去病除。设虚多正气不足以御邪，得药上饮未能去，而下先不堪发散，动其冲气，以致肺燥。如痿而多唾，唾者，其痰薄如唾也。又口燥，燥者，觉口干，非渴也。寸脉沉，水未去也。尺脉微，下元骤虚也。虚则寒气下并，手足厥逆，于是肾邪乘心，而气从小腹上冲胸咽，自腹及胸，自胸及咽，高之至也。手足痹者，不止于厥而直不用也。面翕热如醉状，所谓面若妆朱，真阳上浮也。然未至于脱，则阳复下流阴股，谓浮于面之阳，旋复在两股之阴作热气也。阳复归于下，似较浮出时稍可，然不归于肾，而或上熏于面，或下微于股，是狂阳无主，故小便得其燥气而难。又复随经犯上而为冒为眩，总是肾邪动，而龙雷之火无归，如电光之闪烁无主。故以桂、苓伐肾邪，加五味敛其肺气，恐咳甚而火愈不能辑，则冲气愈不能下也。甘草调其中土以制水也。肾邪去而气自不冲，故归治其冲气。见初时，以去饮止咳为主。即冲气发，其病大，即不得旁图以分其药力也。——[清]徐彬.四库全书·金匮要略.南京：江苏科学技术出版社，2008：138.

【医家临证思维】

黄煌认为此方证可作桂枝甘草汤又见咳逆上气有痰者。气上冲，水饮停滞，头如有物裹，面翕热如醉状（面色红赤，并有潮热感）为其用方要点。——黄煌.经方100首.南京：江苏科学技术出版社，2005：47.

武简侯认为本方以咳逆急迫，心悸上冲为辨证要点。本方证与苓桂甘枣汤证相类似，所不同之处在于五味子易大枣。其主要相同症状上不外气冲蓄饮，惟咳逆较甚，手足痹，是心、肾、肺三者，皆交困矣。以桂枝通阳降冲；甘草缓急祛痰；茯苓益心气而利小便；五味子利肺气而平咳喘。合用则有平喘咳，缓冲急，旺血行，利小便，润干燥，而治愈其汗后蓄饮，虚阳上浮，肺气不降，肾气不纳之证。——武简侯.经方随证应用法.北京：中医古籍出版社，2007：46.

【典型病案】

病案一

申（左）咳嗽气喘，卧难着枕，上气不下，必下冲上逆，脉象沉弦，思由年逾花甲，先后天阴阳并亏，则痰饮上泛，饮与气涌，斯咳喘矣。阅前方叠以清肺化痰，滋阴降气，不啻助纣为虐。况背寒足冷，阳气式微，藩篱疏撤，又可知也。仲圣治饮，必以温药和之，拟桂苓甘味合附子都气，温化痰饮，摄纳肾气。桂枝 0.8g，云苓 9g，炙甘草 0.5g，五味子 0.5g，生白术 15g，制半夏 6g，炙远志 3g，炒补骨脂 15g，熟附块 15g，淮山药 9g，大熟地 9g（炒松），核桃肉（二枚）。——丁甘仁.孟河丁甘仁医案.福州:福建科学技术出版社,2002:99.

按：本案以桂苓五味甘草汤加补肾药治之，上实与下虚兼顾，更加切实，乃善仲景之意。

病案二

张某，女，45 岁，农民。因情志因素致阵发性脐下悸 3 月，每日发作 1~2 次。发作时自觉从少腹有气上冲，胸闷喉痒，唇麻齿抖，语言不利，面色潮红。并有冷气下行，足冷腿软，步履艰难。近 1 月来症状加剧，头痛畏光，视力减退。发作完毕，一如常人。苔薄白，脉滑数有力。此属冲气上逆，治拟平冲降气。服桂苓五味甘草汤 15 剂，诸症消失。——赵建萍.桂苓五味甘草汤临床新用.甘肃中医,2002,15(6):12—13.

按：本患者现气从少腹上冲，足冷，面潮红，辨为冲气上逆证，与桂苓五味甘草汤，方证相应，故能疾愈。

病案三

范某某，女，60 岁，工人。1982 年 1 月 19 日诊：每因生气出现脐下悸，惊恐气短，四肢发冷，遂即昏倒，小便失禁。其时每日发作 5~6 次。历时已有半年余，西医曾诊断为癔病。苔薄白，脉滑数有力，辨证为气机逆乱，蒙蔽清窍发为气厥。服本方

6剂后，除略有心悸外，余证悉平。继服药24剂病即告愈，随访无恙。——刘景琪.苓桂五甘汤的一方多用.上海中医药杂志，1984(6):31.

按：本案因气机逆乱，蒙蔽清窍而致气厥。苓桂五甘汤中以茯苓、桂枝以抑冲气，使之下行，用五味子之酸敛其逆气，以甘草补其土，土厚则阳火自伏，方证相应，故能效如桴鼓。

十二、苓甘五味姜辛汤证

【原文】

冲气即低，而反更咳，胸满者，用桂苓五味甘草汤去桂加干姜、细辛，以治其咳满。

苓甘五味姜辛汤方：

茯苓四两　甘草、干姜、细辛各三两　五味子半升

上五味，以水八升，煮取三升，去滓，温服半升。日三服。

【提要】

本条论述冲气虽平，而支饮复动的证治。

【现代临床运用】

运用本方辨证要点以咳嗽痰多，咳液清稀，胸满，苔白滑，脉弦滑者。临床若见痰多欲呕者加半夏；气滞脘胀者加陈皮、砂仁；咳甚者加紫菀、杏仁；冲气上逆者加桂枝；脾虚者加白术等。

现代运用本方治疗慢性支气管炎、肺气肿、支气管哮喘等属寒饮内停之证者。

【名家辑要】

赵以德注：因水在膈间不散，故再变而更咳、胸满，即用前方去桂加干姜、细辛之辛散其未消之水寒，通行津液。服汤后，咳满即止。——[明]赵以德.金匮方论衍义.北京:中国古籍出版社,2012:122.

曹颖甫注：降冲气而冲气低，则上冒之浮阳当息，而咳逆可止矣。而反更咳胸满，似前方失之太轻。是不然，盖前用小青龙汤，麻黄开泄太甚，迫其汗液，而阳气暴张，小腹之客气，因而上逆。中阳即痹，始则手足厥逆，继而手足痹，甚至上下颠倒，浮阳窜乱，一似电光石火，闪烁无定。此时若以温药化饮，不免助浮阳外抗，于是不得已用苓桂五味甘草汤，以收散亡之阳。盖必冲气渐低，然后可进温药，师于是有苓甘五味姜辛汤方治，以发抒胸中阳气，而除其咳满，此先标后本之治也。——［清］曹颖甫.金匮要略发微.北京：中国医药科技出版社，2014：100.

【医家临证思维】

武简侯认为本方以咳嗽胸满为辨证要眼。本方前方已治其支饮上冲之证，今冲气已低，而痰饮复逆入肺，反更咳而兼胸满，则须去桂枝，而加入细辛、干姜，以温肺化痰，燥湿祛痰；同以茯苓、甘草，培土行水，养阴生津；五味子镇咳祛痰，生津润肺。全用以温中行水，培土敛金，滋养津液而除咳满，有良效也。——武简侯.经方随证应用法.北京：中医古籍出版社，2007：46.

黄煌认为本方与小青龙汤均有干姜、细辛、五味子、甘草四药，二方证均有胸闷喘逆、咳嗽痰稀、苔白滑之证，因此，要和小青龙汤证相鉴别。区别在于彼方含麻黄、桂枝，兼有恶寒发热无汗等表证；含半夏，故有呕吐。本方则纯为里证，有茯苓，故有眩、悸或小便不利、心下不适之证。但本方可以作为小青龙汤表证解除后的后续方。本方证的痰、涕均清稀量多，与三子养亲汤证、二陈汤证、茯苓泽泻汤证、半夏厚朴汤证相类似。其特异性在于患者自觉口鼻内有冷气，舌面或咽下唾液也觉冰冷。本方也可用于无痰的咳、喘患者，辨识的关键在于发病之前有受寒饮冷史，久用清热解毒之剂无效或加重。方中细辛的用量要到位。"细辛不过钱"的戒律是指散剂应用，用作汤剂时可不必拘泥。可从 3g 起用，如痰不见少，或舌苔水滑仍甚，可逐步加量。本方的加味药多为半夏、杏仁、大黄、桂枝、白术、陈皮等。另外，本方的一系列加味方也值得深入研究，从中可以窥出张仲景的用药规律。——黄煌. 经方100首. 南京：江苏科学技术出版社，2005：278—279.

【典型病案】

病案一

朱某某，男，67岁，1988年5月12日诊。3月来咽痒咳嗽，其则伴喘，痰少而色白，纳可，时有心悸，苔薄白，脉紧而细。体查除两肺呼吸音略粗外，余无异常，X线胸透无异常发现。此风邪久稽，痰饮内阻，拟理肺化痰，苓甘五味姜辛汤进治。苏叶10g、杏仁10g、半夏10g、桔梗5g、枳壳5g、干姜3g、细辛3g、五味子3g、茯苓10g、前胡5g、甘草3g。患者服药5帖，咳嗽明显减少，再服5帖，症状基本消除。——尤松鑫. 苓甘五味姜辛汤加味治疗迁延性咳嗽. 南京中学院学报，1991,7（3）：169.

按：本案病者外感风邪日久，致肺气失宣，而内生痰饮，运用苓甘五味姜辛汤能温肺化饮，散寒蠲痰，辨证遣方精确，故能速效。

病案二

刘某某，男，33岁，1987年3月10日诊。患咳嗽、气紧、胸闷半年余，经透视诊断为支气管炎。屡服中西药，其效不佳。症见：咳嗽痰多，清稀色白，胸闷不适，气紧，不能平卧，口渴喜热饮，四肢不温，背心冷，得温则咳嗽缓解，舌苔白滑，脉弦滑。此乃寒痰蓄肺，肺气失宣。治以散寒肃肺，涤痰蠲饮。药用茯苓15g，干姜、苏子各10g，五味子、细辛各6g，甘草3g。水煎服，一日1剂。服上方3剂后，症状减其大半。继服3剂，症状全部消失，唯感食欲不振、气短、乏力。以益气健脾，实卫固表治之：党参、茯苓各15g，黄芪24g，防风、白术各10g，甘草3g。连服3剂，痊愈。

按：患病日久导致阳虚阴盛，水饮内停，肺气壅滞，损伤脾阳。阳气被伤，寒从中生，运化失司，则停湿而成饮。复因肺寒，津液不布，聚而为痰饮，进一步导致肺失清肃，宣降失调而致咳嗽、气逆。苓甘五味姜辛汤能温肺化饮，散寒泄满，方证相应，故能痊愈。——徐兴亮．苓甘五味姜辛汤临床运用体会．四川中医，1990（7）：10.

病案三

患者男性，50岁，素体虚弱，咳嗽，痰多色白，胸闷，夜晚咳嗽甚，甚则起坐喘咳一时许，气短、咳痰后胸闷气短减，每于天寒或感冒后上症加重，经西药、中药多方治疗症状减轻，但未愈，近月来证又复发，且较剧，除上症外尚感体倦，纳差，舌质淡苔白滑，脉沉弦，用本方加苏子12g，陈皮10g，白芥子12g，紫菀15g，款冬花15g，半夏10g，服5剂后症减，加减服15剂而症除，后以四君子汤调理而收全功。

按：苓甘五味姜辛汤为温肺化痰，止咳平喘之方。所治病机为下焦冲逆之气伏而肺中伏匿之寒饮续出，故此时平冲桂枝不用，加入细辛、干姜入肺，因势利导，消饮驱寒，其证自平。本方对于治疗慢性气管炎而属肺寒者有较好疗效。患者喘满甚者，可加厚朴以平喘，痰多不易咳者加苏子、白芥子、莱菔子、桔梗等，大便干结者可加入栝楼仁。——王继红．中医名方新解与应用．西安：世界图书出版公司西安公司，1997：122.

十三、苓甘五味姜辛半夏汤证
【原文】

咳满即止，而更复渴，冲气复发者，以细辛、干姜为热药也。服之当遂渴，而渴反止者，为支饮也。支饮者，法当冒，冒者必呕，呕者复内半夏，以去其水。

桂苓五味甘草去桂加姜辛夏汤方

茯苓四两　甘草二两　细辛二两　干姜二两　五味子　半夏各半升

上六味，以水八升，煮取三升，去滓，温服半升，日三服。

【提要】

本条论述服用苓甘五味姜辛汤后变呕、冒的证治。

【现代临床运用】

运用本方的辨证要点为咳而胸满，吐稀白痰，头晕呕逆等。临床若兼见肺气虚者加黄芪、人参；兼饮盛作喘者加厚朴、葶苈子；若阴盛阳衰者加附片、人参等。

现代运用本方可治疗慢性支气管炎、肺气肿、哮喘、肺心病心衰等证属体虚寒饮蕴肺而无外感者。

【名家辑要】

尤在泾注：冲脉之火，得表药以发之则动，得热药以逼之亦动。而辛热气味，既能劫夺胃中之阴，亦能布散积饮之气。仲景以为渴而冲气动者，自当治其冲气，不渴而冒与呕者，则当治其水饮，故纳半夏以去其水。而所以治渴而冲气动者，惜未之及也。约而言之，冲气为麻黄所发者，治之如桂、苓、五味、甘草，从其气而导之矣。其为姜、辛所发者，则宜甘淡咸寒。益其阴以引之，亦自然之道也。若更用桂枝，必捍格不下，即下亦必复冲，所以然者，伤其阴故也。——［清］尤在泾.金匮要略心典.北京：中国医药科技出版社，2014：85.

高学山注：若服此而当渴不渴，或先渴而服药反止者，是热药蒸于下，而浮其饮气于上之理，故知其复有支饮也。支饮者，必冒且呕，以支饮于下，而气高于上故也。半夏去饮降逆，为饮家冒且呕之圣药，故重加之，去桂及甘草者，欲其专于下行，而不使留恋胸膈之意。至干姜、细辛之用于本方者，较之前方，又是一番生面。盖前方是借甘草之中浮，而上温咳满；本方又借淡渗降敛之品，下温去饮之阳气故也。仲景之方药，其游刃之妙，直有才认梨花却是雪之幻耶。——[清]高学山.高注金匮要略.北京:中医古籍出版社,2013:200.

曹颖甫注:此节"更复渴"三字,为衍文。以"细辛、干姜为热药"句,为假设之词,当属下读,非承上"冲气复发"言之,若承上言,似但指卫气一层,"服之当遂渴"句,转类节外生枝。若原有"更复渴"三字,则下文当遂渴反不渴,俱不可通矣。此节大旨,谓咳满止后,上膈气机已疏,当不复病,然亦有咳满方止,冲气复发者,倘因干姜、细辛为热药而发其冲气,服后当立见燥渴。乃本病燥渴,服干姜、细辛而渴反止,则前此之渴,实为支饮隔塞在胸,津液不得上承喉舌,而初非真燥。但支饮在胸膈间,中脘阳气被遏,必见郁冒,冒者,胃底胆汁不能容水,冲激而上逆也,故仲师言冒家必呕。盖中阳与支饮相拒,轻则虚阳上浮,甚则猝然呕吐清水,痰涎,可知热药实为对病,故治法特于前方中加生半夏以去水,不更忌细辛、干姜也。——[清]曹颖甫主编.金匮要略发微.北京:中国医药科技出版社,2014:101.

【医家临证思维】

谭日强认为患者服苓甘五味姜辛汤后,咳满即止,但细辛、干姜为热药,虽能消寒饮,亦能耗津液、动冲气,故服之遂渴,冲气复发。渴者为支饮已去,则当治其冲气;今渴反止者,为支饮未去。饮蒙于上则冒,饮逆于胃则呕,故仍用原方加半夏,去水降逆为治。——谭日强.金匮要略浅述.北京:人民卫生出版社,2006:222.

【典型病案】

病案一

胡某,女,44岁,泊头市人。1996年12月3日初诊:胸背痛沉,心悸,嗳气,咳嗽不寐,头痛,心悸重则不能说话,右手麻,耳鸣。心电图:二联律。瘀脉弦滑,参伍不调,按之减,舌淡暗瘀斑。诊为心阳不振,痰瘀互阻。法宜:温阳、祛痰、化瘀。方宗苓甘五味姜辛半夏汤加减。茯苓 15g，细辛 4g，当归 12g，炙甘草 7g，半夏 12g，桃仁 12g，红花 12g，五味子 4g，白术 10g，桂枝 10g，干姜 5g，川芎 8g。14 剂，水煎服。另水蛭胶囊 56 粒，每服 2 粒，日 2 次。12 月 31 日二诊：共服药 36 剂，证除，心律已整，停药。

按：冠心病属胸痹范畴，胸痹可由痰饮而引发，则推而广之，凡治痰饮、水气诸方，亦可择而用于治疗冠心病。小青龙汤虽为治外寒内饮之方，但冠心病心功能低下时，亦可见"咳逆倚息不得卧"，所以，小青龙汤可治冠心病，而由小青龙汤化裁而来的苓甘五味姜辛汤类，亦可因证施用，常可获满意疗效，不必囿于栝楼薤白剂之一法。——李士懋.平脉辨证治专病.北京：中国中医药出版社,2014:68—69.

病案二

宋某某，男。素患喘证，遇寒即发，暑天因贪凉露卧，喘咳复作，心忡面浮，脘闷食少，时欲呕逆。医以其喘系受凉而得，与小青龙汤，喘虽稍减，因汗多腠理开，着衣则烦，去衣则凛，受风则喘又大作。欧阳履钦诊之谓"此病虽因受凉而得，但无伤寒表证，用姜、辛、五味温肺则可，用麻桂发散，则不免有虚表之嫌。"现胸胃间饮邪未除而表已虚，当用苓甘五味姜辛半夏汤，加桂、芍以调和营卫，加黄芪以固表，服五剂，喘平，饮水仍泛逆欲呕，续与外台茯苓饮遂愈。

按：苓甘五味姜辛半夏汤适于胸胃间有留饮而无外感之证。欧老通过四诊合参，知病者饮邪未除而表已虚，遂投本方而愈，可见欧老深知仲景之意。——欧阳绮.介绍欧阳履钦先生的学术经验.中医杂志,1964,（5）:1.

病案三

胡某某，男，47 岁，汽车工人，门诊号 86610。初诊 1963 年 9 月 11 日。症状：咳嗽气短，倚息不得卧，吐白痰夹水，每于早晚咳甚，咳时须痰出而后安，伴有胸闷不适，胃脘胀满，舌白而润，脉象弦滑，按病属痰饮为患，肺有宿寒，无见外感，故拟从除痰涤饮，温肺散寒入手，方用苓甘五味姜辛半夏汤，茯苓四钱，炙甘草一钱，五味子一钱，生姜三钱，细辛五分，制半夏二钱。饮片两剂。9月13日二诊，服前方两剂，诸症悉减，咳平安卧，精神倍增，早晚咳痰减少，诊其脉仍弦而滑，胃脘略不适，按病仍属肺气虚寒，痰饮未尽，守原方加广皮二钱，生姜易干姜二钱，五剂后咳止痰平，其病如失，饮食大增，精神舒畅，睡眠安宁，脉息和缓而虚，舌净口和，唯食后稍事胀闷，继从香砂六君子温加味调理中州，以善其后。——陈瑞春.《金匮》苓甘五味姜辛半夏汤的探讨. 江西医药杂志,1964,4(6):266.

按：病者咳嗽气短，倚息不得卧，吐白痰为寒痰内停，脾肺气虚，方用苓甘五味姜辛半夏汤，涤痰平喘，温化水饮，兼散表寒，方证相应，故效如桴鼓。

第二十三章　消渴病

消渴病是以口渴多饮，多食易饥，小便频多，久则身体消瘦为主要临床表现的一类病证。禀赋不足，饮食失节，情志失调，劳欲过度导致肺、胃、肾等脏腑阴津亏损、燥热偏甚而致消渴病。故禀赋不足，饮食失节，情志失调，劳欲过度为其基本病因病机。根据消渴病的临床表现及程度的轻重不同而有上、中、下三消之分，通常以肺燥为主，多饮症状较突出者，称为上消；以胃热为主，多食症状较为突出者，称为中消；以肾虚为主，多尿症状较为突出者，称为下消。临床可根据消渴病的"三多"和消瘦程度及伴随症状判断其预后。消渴病出现寸口脉浮迟并现，营卫俱虚，营卫气血俱不足，卫虚气浮不敛，营虚燥热内生，心移热于肺，心肺阴虚燥热，故形成上消证。趺阳脉浮数则为胃气亢甚，胃热有余，故消谷善饥，热甚津伤，肠燥便坚，溲数津亏故形成中消证。肾阳虚、肾阴虚、肾阴阳两虚均可导致下消。在厥阴病消渴中，消渴乃其中一个症状，是一时性的，故杂病消渴应与厥阴病消渴相区别。

一、白虎加人参汤证
【原文】
渴欲饮水，口干舌燥者，白虎加人参汤主之。方见中暍中。
白虎加人参汤：
　　知母六两　　石膏一斤（碎）　甘草二两　　粳米六合　　人参三两

上五味，以水一斗，煮米熟汤成，去滓，温服一升，日三服。

【提要】

本条主要论述肺胃热盛、津气两伤消渴的证治。

【现代临床运用】

运用本方的辨证要点为热甚津伤，渴欲饮水。临床可治渴饮不解、消谷善饥、小便频数而甜的消渴病及小便频多无甜味的尿崩症。如渴饮不解者，加天花粉、黄连、葛根；舌红绛无苔者加麦冬、生地、玄参、玉竹、鲜石斛；口干舌燥者，加藕汁、生地汁，或用荸荠汁、梨汁等生津增液。

现代运用本方可治疗中暑、夏季热、风湿热、糖尿病等属于热甚而津气两伤者。

【名家辑要】

赵以德注：汗出、恶寒、身热而不渴者，中风也；汗出，恶寒，而渴者，中暍也。其证相似，独以渴、不渴为辨。然伤寒、中风，则皆有背微恶寒，与时时恶风而渴者，亦以白虎人参汤治之。盖为火酷肺金，肺主气者也。肺伤则卫气虚，卫虚则表不足，由是汗出、身热、恶寒。《内经》曰：心移热于肺，传为膈消。消膈则渴，皆相火伤肺所致，可知其要在救肺也。石膏能治三焦火热，功多于清肺，退肺中之火，是用为君。知母亦就肺中泻心火，滋水之源。人参生津，益所伤之气，而为臣，粳米、甘草补土以资金，为佐也。——高晓峰，高云峰.古今名医方论释义.太原：山西科学技术出版社，2011：103.

尤在泾注：此肺胃热伤津，故以白虎清热，人参生津止渴。夫即所谓上消、膈消之证，疑亦错心间于此也。——张清苓.金匮要略心典译注.北京：中国人民出版社，2010：152.

王子接注：阳明热病化燥，用白虎加人参者，何也？石膏辛寒，仅能散表热；知母甘苦仅能降里热；甘草、粳米仅能载药留于中焦。若胃经热久伤气，气虚不能生津者，必须人参养正回津，而后白虎汤乃能清化除燥。——［清］王子接.绛雪园古方选注.北京：中国中医药出版社，1993：30.

【医家临证思维】

张锡纯认为白虎汤加人参汤宜用于汗、吐、下后证兼渴者，亦有非当汗、吐、下后，其证亦非兼渴，而用白虎汤时亦有宜加人参者。其人或年过五旬，或气血素亏，或劳心劳力过度，或阳明腑热虽实而脉象无力，或脉搏过数，或脉虽有力而不数，仍无滑象，又其脉或结代者，用白虎汤时皆宜加人参。至于妇人产后患寒温者，果系阳明胃腑热实，亦可治以白虎汤，无论其脉象何如，用时皆宜加人参。——张锡纯.医学衷中参西录（中册）.石家庄：河北科学技术出版社，1985：360.

柯韵伯认为"加人参以补中益气而生津，协和甘草、粳米之补，承制石膏、知母之寒，泻火而土不伤，乃操万全之术者"。故本方乃为清解热邪，补益气阴之剂。——亢海荣，宗言顺.寒热真假辨证一百案.北京：人民军医出版社，2010：87.

仝小林认为热盛伤津证多见口大渴多饮、乏力，兼见溲赤便秘，舌干红、苔黄燥，脉洪大而虚等，治宜清热益气生津，方用白虎加人参汤加减。——仝小林. 2型糖尿病中医诊疗思路.中医杂志，2011，14：1243—1245.

张振平认为白虎加人参汤是主治阳明热盛津伤证，其证候为白虎汤证加汗多而脉大无力，具有津气两伤之证以及暑病见有津气两伤，症见汗出背微恶寒，口渴苔白，身热而渴等。用白虎汤直清里热，加人参益元气，生津液。——张振平，刘淑杰.浅析白虎汤及加减方.中医药学报，2005，03：11.

【典型病案】

病案一

杨某，女，26岁。因患"甲亢"病在我院门诊服药后于1986年4月26日收住入院手术治疗，手术顺利。术后24小时左右患者突然烦躁不安，谵妄，腹泻水样便数次。且高烧、口渴喜饮，大汗淋漓。舌红而少津，苔黄，脉数而虚大无力。诊断为"甲亢"术后并发甲状腺危象。中医辨证为阳明热盛，气津两伤。治宜清热除烦，益气生津。遂投：生石膏100g，知母10g，炙甘草6g，粳米15g，人参10g。速煎1剂口服，上症迅速减轻。再投3剂善后，诸症消失，治愈出院。——黄煌. 经方100首. 南京：江苏科学技术出版社，2006：173.

按：甲状腺危象，临床常见身大热、汗大出、口大渴、脉虚大无力，为阳明热盛，气津两伤之象，符合白虎加人参汤之证机，用之屡验。

病案二

患者于1月前，不明原因渐感口甜，且逐日加重，时觉口中如食白糖之味。饮食渐少，汗多烦躁、消瘦、脉洪大而重按无力，舌红苔薄黄腻。辨证为肺胃热盛，气阴两伤。治以清热生津，方用人参6g，石膏60g，知母12g，甘草10g，粳米适量，芦根12g，黄芩10g，沙参30g，苡米10g。服3剂后口甜大减，诸症亦轻，再投3剂，诸症失，随访一年未发。——王继红. 中医名方新解与应用. 西安：世界图书出版公司西安分公司，1997：72.

按：本证的病理与白虎汤证颇为相似，二方汤证均以热邪为患，本方证治津液亏损较甚，不足之象较之白虎汤证更为严重。此证若单用白虎汤则必难生效。因气阴已伤，正不御邪，故仲景加入人参助正气，益真阴，驱邪寓扶正之中。

病案三

李某某，男，71岁，1979年7月23日就诊。全身无力已半年，两腿无力较甚，但关节不肿不痛，走路不过一里则劳累不堪，口渴喜冷饮，纳呆，脉洪滑。辨为阳明热盛，气津两伤。处方：石膏18g，知母18g，甘草12g，花粉18g，党参9g，粳米

18g。服 21 剂，纳增，口渴止。现能步行三里而不倦，起坐自如。——刘景祺. 白虎汤加味治验举隅. 新中医,1986,04:52—57.

按： 下肢痿软而见口渴喜冷饮，脉洪滑，乃病在阳明燥热内盛。《素问·痿论》指出：阳明者，五脏六腑之海，主润宗筋，宗筋主束骨而利机关也。故阳明热盛，伤津耗气，使四肢筋脉失养而致肢体痿软，不能行走。故用白虎加人参汤加党参、花粉以清阳明燥热，兼以益气生津，此《素问·痿论》所谓"治痿独取阳明"之又一法也。

二、肾气丸证

【原文】

男子消渴，小便反多，以饮一斗，小便一斗，肾气丸主之。方见脚气中。

肾气丸方：

干地黄八两　薯蓣四两　山茱萸四两　泽泻三两　茯苓三两牡丹皮三两　桂枝一两　附子一两（炮）

上八味，末之，炼蜜和丸梧子大，酒下十五丸，加至二十五丸，日再服。

【提要】

本条论述了下消的证治。

【现代临床运用】

运用本方辨证要点为肾气不足的症状。肾阳虚下消的肾气丸证，除条文所述症状外，临床还可见腰酸足肿、阳痿、羸瘦、渴喜热饮、小便清长，或尿有甘味，脉沉细无力、尺部尤弱，舌淡苔少乏津等。临证可酌加天花粉、黄精、枸杞子、天冬润燥填精，人参、黄芪、五味子、覆盆子、鹿角胶益气温肾。方中桂枝改用肉桂。茯苓、泽泻为淡渗利尿药，故用量应小。若并见胃热者，亦可与白虎加人参汤合用。

现代运用本方治疗肾气不足引起的小便不利、淋病、糖尿病、尿崩症后期、老年人小便频数或尿失禁、小儿遗尿诸症均有良效。

【名家辑要】

吴昆注：渴而未消者，此方主之。此为心肾不交，水不足以济火，故令亡液口干，乃是阴无阳而不升，阳无阴而不降，水下火上，不相既济耳！故用肉桂、附子之辛热壮其少火，用六味地黄丸益其真阴。真阴益，则阳可降；少火壮，则阴自生。肾间水火俱虚，小便不调者，此方主之。肾间之水竭则火独治，能合而不能开，令人病小便不出；肾间之火熄则水独治，能开而不能合，令人小便不禁。是方也，以附子、肉桂之温热益其火；以熟地、山萸之濡润壮其水；火欲实，则丹皮、泽泻之酸咸者可以收而泻之；水欲实，则茯苓、山药之甘淡者可以制而渗之。水火既济，则开阖治矣。——[明]吴昆.医方考.南京：江苏科学技术出版社,1985：234.

张璐注：肾气丸为治虚劳不足，水火不交，下元亏损之首方。专用附、桂蒸发津气于上，地黄滋培阴血于下，萸肉涩肝肾之精，山药补黄庭之气，丹皮散不归经之血，茯苓守五脏之气，泽泻通膀胱之气化。——[清]张璐.千金方衍义.北京：中国中医药出版社,1995：425.

【医家临证思维】

王金磊认为《医贯·消渴论》对肾气丸在消渴病中的应用做了很好的阐述："盖因命门火衰，不能蒸腐水谷，水谷之气，不能熏蒸上润乎肺，如釜底抽薪，锅盖干燥，故燥。至于肺亦无所禀，不能四布水津，并行五经，其所饮之水，未经火化，直入膀胱，正谓饮一升溺一升，饮一斗溺一斗，试尝其味，甘而不咸可知矣。故用附子、肉桂之辛热，壮其少火，灶底加薪，枯笼蒸溽，槁禾得雨，生意维新。"肾气丸补肾之虚，温养其阳，以恢复蒸津化气之功，肾阳对水液的气化作用得以恢复，则消渴自除。——王金磊，李敬林.肾气丸治疗消渴之肾阳亏虚证浅析.辽宁中医药大学学报，2009：30.

邓文龙认为本方为温补肾阳要剂，其适应证"肾阳虚"包含了多系统、器官的功能紊乱和低下。老人多肾虚，本方临床对多种老年病有较好疗效，如糖尿病、老年性白内障、前列腺肥大、精力衰退等，实验表明本方对多种因加龄而致的生理功能及生化过程紊乱有较好的调整作用。——邓文龙.中医方剂的药理与应用.重庆：重庆出版社，1990：809.

哈荔田认为糖尿病的主要病理基础是阴虚，特别是肺肾阴虚。阴精不足，则阳热偏盛，故阴虚为本，燥热是标。燥热愈甚，则津液愈伤；津液愈伤，则燥热愈甚，其互为因果，形成了恶性循环。因而治疗本病，应时刻不离滋阴。至于清热降火，生津止渴，只能在滋阴的基础上进行，因为源头水足，清流自无干涸之虞。若病久迁延，常导致阴损及阳，出现阴阳两虚的局面，其治疗应在滋阴的同时，加以温补肾阳，方能奏效。——哈荔田，李少川.扶正固本与临床.天津：天津科学技术出版社，1984：178.

【典型病案】

病案一

王女某某，4岁。病由吐泻而起，先失治理，后又治不适宜，延至1月而吐泻始已。无何尿多而渴，家人不以为意，几至形销骨立，不能起行，奄奄第床，又复多日，始来延治。按脉微细，指纹隐约不见，神志清明，睛光亦好，唇淡白，舌润无苔，语微神疲，口渴尿多，饮后即尿，尿后即饮，不可数计，肢冷恒喜被温，尿清长，无油脂，食可稀粥半盂，大便好。是病由于阴虚阳衰，不能蒸化津液，以致尿多渴饮；又因病久气虚，故神疲肢冷，已属阴阳两虚之极。幸能食便好，脾胃机能健运，元气几微尚存，此为本病有转机之重大环节。此时滋阴扶阳均极重要，如阳极阴生，火能化水，津液四布，病则自已。因选用金匮肾气丸，借以蒸发肾水，升降阴阳。方中附子、肉桂温阳，熟地、山药滋阴，丹皮清虚热，山茱萸涩精气，茯苓健脾升化，泽泻补肾清利，用以治小儿脾泻而成阴亏阳微之口渴尿多症，将丸改作汤服。同时用蚕茧 15g，洋参 3.5g，山药 30g，蒸作茶饮。服药 4剂，渴尿减半，至 7 剂则诸症悉已。后以五味异功散加补骨脂、益智、巴戟、枸杞等温补脾肾，调养 1 月而愈。——赵守真. 治验回忆录. 北京：人民卫生出版社，1962：100.

按：吐泻之余，渴饮尿多，不唯阴虚，阳亦衰也。及至形销骨立，奄奄于第床，其病不可谓不危。所幸患儿能食稀粥，大便尚实，此胃气犹存也，尚有转机之望。赵氏辨证精确，用药果敢，<u>丝丝入扣</u>，终至患儿转危为安。实践证明，《内经》"人以水谷为本""有胃气则生，无胃气则死"之论，乃至理明言也。

病案二

王某，女，70 岁。于 2010 年 5 月 10 日初诊。主诉因口干 2年余加重 3 月伴眩晕入院，走路不稳，下肢关节疼痛、不肿，有时乏力，稍恶寒，手足冷，一般不能进食凉物，大便偏干，舌质暗红，舌苔白，脉细弦。有高血糖病史 5 年，2010 年 5 月 8 日示空腹血糖 7.2mmol/L，早餐后 12mmol/L，平时服拜糖平控制，效欠佳，故欲用中药调理，曾用过其他医生养阴之中药无效。方选肾气汤加味。药用：制附子 6g，熟地黄 18g，山萸肉 10g，山药15g，泽泻 9g，牡丹皮 9g，茯苓 15g，生牡蛎 15g。10 剂，2 日 1剂，水煎晚饭前服。二诊自诉口干大有缓解，精神、下肢浮肿均好转，眩晕有减，纳食一般，血糖已控制平稳，后用小柴胡汤加减，晚上服，调理肝脾，同时嘱晨服金匮肾气丸，继续巩固，后随访血糖控制平稳，余无不适。

按：患者有恶寒，手足凉，且久病必阳虚、久病及肾，可以辨为肾阳虚，影响水液正常输布，不能蒸腾水液上乘于口而出现口干，不能下达于肠则便干，故以肾气汤温补肾阳，加生牡蛎敛汗固脱。肾气足则人体的功能强盛，口渴、便干诸症自然缓解，故方中未加用一味止渴和通便之药。——徐春丽，门九章.门九章教授用金匮肾气汤治疗消渴的经验.中国中医药现代远程教育，2011，02：21—22.

第二十四章　水气病

水气又称水肿，是指体内水液潴留，泛滥肌肤，引起头面、眼睑、四肢、腰背甚至全身浮肿的一种疾病。人体的水液运行，依靠肺气的通调，脾气的转输，肾气的开阖，从而使三焦能够发挥决渎作用，使膀胱气化通畅，小便通利，因此，水气形成的病因病机主要是肺、脾、肾三脏功能障碍，三焦决渎无权，膀胱气化不利所致。根据病因脉证分类：风水（身浮肿、恶风、骨节疼痛、脉浮）、皮水（四肢肿，不恶风、脉浮）、正水（身肿、腹部胀满、喘、脉沉迟）、石水（身肿、腹部胀满、无喘、脉沉迟）和黄汗（身肿、发热、胸满闷、骨节疼痛、汗出黄、脉沉迟）。根据五脏的证候分为心水（身肿、气促、不能平卧、阴肿）、肝水（腹部肿大、不能转动、胁腹痛、小便时不通）、肺水（身肿、小便不利、大便溏泄）、脾水（腹部肿大、身重、少气、小便难）、肾水（腹大脐肿、腰痛、小便难、足逆冷、面反瘦）。根据水气病的病因、证候分为水分、气分、血分。关于水气病的治疗，总以治标为主兼以治本为原则，提出发汗散水、通阳利水、攻下逐水之法。依据脉象对水肿病的预后判断，水肿病人脉象由沉转浮而散大无根，为元气涣散，提示预后极差。

一、防己黄芪汤证

【原文】

风水，脉浮身重，汗出恶风者，防己黄芪汤主之。腹痛者加芍药。

防己黄芪汤方：

防己一两　黄芪一两一分（去芦）　白术七钱半　甘草半两
（炒）

上锉，每服五钱匕，生姜四片，枣一枚，水盏半，煎取八
分，去滓，温服，良久再服。服后当如虫行皮中，以腰以下如
冰，后坐被中，又以一被绕腰以下，温令微汗，瘥。

【提要】

本条论述表虚风水的证治。

【现代临床运用】

运用本方的辨证要点为浮肿、汗出恶风、身重、脉浮者。临
床若兼喘者加麻黄；若兼冲气上逆者加桂枝；若兼腹痛者加芍
药；若腰膝肿甚者加泽泻、茯苓。

现代运用本方可治疗慢性肾小球肾炎、心源性水肿、风湿性
关节炎、高脂血症、单纯性肥胖症、高血压、狐臭、多汗症等属
风水而兼表虚证者。

【名家辑要】

赵以德注：脉浮，病在表；汗出恶风，表之虚也；身重，水
客分肉也。防己疗风肿、水肿，通腠理；黄芪温分肉，补卫虚；
白术治皮水，止汗；甘草和药，益土；生姜大枣辛甘发散。腹痛
者，阴阳气塞，不得升降，故加芍药收阴。——[明]赵以德.金
匮方论衍义.北京：中国古籍出版社,2012:147—148.

高学山注：此与风湿之证尽同，故其方治亦一也。盖汗出恶
风两证，并无少别，惟水与湿，略有分辨者。以湿为汗气内留，
就地所化；水为小便不利，从下所蒸，一也。且湿则有气而无水
形，水则已从气而见阴象者，又一也。然皆在经表，皆因汗出卫
虚。又水湿之邪，皆为阴性，故脉证略无差别，而方治亦何容更
改也。方论虽见湿门，但其实在注气，以防术去水，以甘草浮之
在上在外，使水气趁汗而尽出也。君黄芪者，先则助防术之力以

驱水，后则密卫表之气以扶正也。不兼治风者，因风邪以水为依辅，且观天道之郁风化雨，则风邪或从水化，此责水而不责风之意耶。——［清］高学山.高注金匮要略.北京：中医古籍出版社，2013：235—236.

曹颖甫注：按此条与风湿同。脉浮为风，身重为湿，湿甚即为水。汗出恶风，表虚而汗泄不畅也。按此亦卫不与营和之证。防己以利水，黄芪固表而托汗外出，白术、炙甘草补中以抑水，而风水可愈矣。所以腹痛加芍药者，芍药味甘微苦，其性疏泄，能通血分之瘀，伤寒桂枝用之以发脾藏之汗而达肌理者也，脾为统血之藏，腹为足太阴部分。腹痛则其气郁于脾之大络，故加芍药以泄之。妇人腹痛用当归芍药散，亦正以血分凝瘀而取其疏泄。若以为酸寒敛阴，则大误矣。——［清］曹颖甫.金匮要略发微.北京：学苑出版社，2008：153.

【医家临证思维】

何任认为本方不仅可以治疗水饮，也可以治疗风湿。风湿在表，以全身关节疼痛肿痛为主症；风水犯表，以一身面目肿，按之凹陷不起为主症。两者病虽不同，但病机都是表虚卫气不固，故能同用一方治之。——何任.金匮要略临证发微.上海：上海科学技术出版社，2008：399.

刘方柏认为此方临床全方单用者少，而加味应用或合方应用则甚多。原方所举"喘""胃中不和""气上冲"及"下有陈寒"的加味，实际上可以看做是该方加味可治上、中、下三焦病证的举例。从临床实际看，该方因具补气健脾、渗利水湿、标本兼治之功，因而，不论表虚、里虚所致之虚性水肿，用之均宜。临床用治急慢性肾小球肾炎、心源性水肿、风湿性关节炎、特发性水肿等病，均有良好的效果。其具体应用指征为：汗出恶风，身疼体重，身浮肿，小便不利，脉浮，舌淡苔白。上列前三条，任一条加舌脉象均可投用。——刘方柏.刘方柏临证百方大解密.

北京:中国中医药出版社,2013:84.

李金庸认为本方是治疗风水、风湿之证而属于表虚之常用方,症见汗出恶风、身重、小便不利、舌淡苔白、脉浮虚。若湿盛腰腿重者加茯苓、薏苡仁利水渗湿;若胸腹胀满者,加枳壳、陈皮行气宽中。——李金庸.金匮要略讲稿.北京:人民卫生出版社,2008:84.

【典型病案】

病案一

傅某某,男,40岁。患风水病证,久而不愈,1973年6月25日就诊。患者主诉:下肢沉重,胫部浮肿,累及足跟痛,汗出恶风,切其脉浮虚而数,视其舌质淡白,有齿痕,认为是"风水"。尿蛋白(++++),红、白细胞(+),诊断属慢性肾炎。下肢沉重,是寒湿下注;浮肿,为水湿停滞;汗出恶风,是卫气虚,风伤肌腠;脉浮虚数,是患病日久,体虚表虚脉亦虚的现象,选用防己黄芪汤,汉防己18g,生黄芪24g,白术9g,炙甘草9g,生姜9g,大枣4枚(擘)。水煎服,嘱长期坚持服用。1974年7月3日复诊,患者坚持服前方10个月,检查尿蛋白(+),又持续两个月,蛋白尿基本消失,一切症状痊愈。唯体力未复,为疏补卫阳,护肝阴,兼利水湿,方用防己黄芪汤:黄芪30g,白芍12g,桂枝9g,茯苓24g。以巩固疗效,并恢复健康。——陈可冀.岳美中全集.北京:中国中医药出版社,2012:408.

按: 防己黄芪汤治风水表虚是为正治,从上案中可知,治疗慢性病要有方有守,方证相投后不可因急于求效而轻易更换方剂。而要守方有度,还须医患配合,病家需持之以恒,否则将功亏一篑。

病案二

孙某某,女,24岁,学生,1982年8月3日诊治。身患狐臭,内心痛苦不堪。两腋下潮湿黏手,黄染衣服,臊气甚浓,经来加重，四季如此，尤以夏季为甚。口淡，食谷不香，肢懒身倦，便溏，月经后期，色淡。素体肥胖，嗜喜厚味。时值炎夏，用"西施兰"无效。舌淡苔白浊，脉浮滑。治宜回表阳，祛风湿，用防己黄芪汤加减：汉防己 30g，生黄芪 30g，炒白术 15g，生苍术 15g，茯苓皮 20g，泽泻 20g，车前子（包）、车前草各 12g，生甘草 6g。3 剂。腋窝汗出已少，气味稍淡。二诊上方加滑石（包）20g，6 剂，气味已十去六七，再用 8 剂。服药 3 剂时值经来，味复浓，8 剂完气味同前。四诊增汉防己、生黄芪各 60g，加川芎、丝瓜络各 10g，并嘱保持腋下清洁，6 剂后症状若失。继服 15 剂，腋下汗止，臊气已无。后用归芍异功汤调治月余而收功。1984 年暑假随访，未见复发。——阮士军. 防己黄芪汤的临证运用. 北京中医杂志,1985,(4):35.

按：本案病者素体肥胖，表阳不足，嗜喜厚味，湿邪内存，表虚湿着，而见汗出腋下，潮湿黏手，发为狐臭。用防己黄芪汤治疗，可谓方证相对，投之效果。本方治狐臭，思路正确，值得研究。

病案三

王某某，男，32 岁。患慢性肾炎 3 年，水肿，尿少，时好时坏，易外感，每因外感而病情加重，曾用利尿消肿之剂，效果不好。现症：颜面周身水肿，面色㿠白，精神欠佳，纳呆，自汗，恶风，舌淡，苔白，脉浮而弱，尿蛋白（++）。如此脉证为气虚之候，治当补气健脾，兼利水消肿。方以防己黄芪汤加党参、苡仁、茯苓等药，共服加 30 余剂，水肿消退，精神好转，食欲增加，尿蛋白（±）。继以本方配制丸药二剂，服用一月，诸症悉愈。——赵明锐. 经方发挥. 北京:人民卫生出版社,2009:148—149.

按：本案医家通过四诊合参，辨证为气虚水肿，遂与防己黄芪汤。可见辨证准确，用药精准，方可药到病除。

二、越婢汤证

【原文】

风水恶风，一身悉肿，脉浮不渴，续自汗出，无大热，越婢汤主之。

越婢汤方：

麻黄六两　石膏半斤　生姜三两　大枣十五枚　甘草二两

上五味，以水六升，先煮麻黄，去上沫，内诸药，煮取三升，分温三服。恶风者加附子一枚，炮。风水加术四两。

【提要】

本条论述风水夹热的证治。

【现代临床运用】

运用本方的辨证要点为身肿，恶风，脉浮等。临床若兼恶寒甚者，加附子、泽泻；若水肿甚者，加白术、茯苓；若咽喉肿痛者，加牛蒡子、薄荷、连翘；若大便干结者，加大黄、芒硝等。

现代运用本方可治疗急性支气管炎、麻疹性肺炎、喉炎、胃炎、肾盂肾炎、妊娠期水肿、银屑病、湿疹等属风水夹热证者。

【名家辑要】

尤在泾注：然与上条证候颇同，而治特异。麻黄之发阳气，十倍防己，乃反减黄芪之实表，增石膏之辛寒，何耶？脉浮不渴，或作脉浮而渴，渴者热之内炽，汗为热逼，与表虚出汗不同，故得以石膏清热，麻黄散肿，而无实兼顾其表邪。——[清]尤在泾.金匮要略心典.北京:中国医药科技出版社,2014:98.

赵以德注：营，阴也，水亦阴也；卫，阳也，风亦阳也，各从其类。水寒则伤营，风热则伤卫。脾乃营之本，胃乃卫之源。营伤，脾即应为病；卫伤，胃即应而病。脾病则阴自结，不与胃和以行其津液；胃病则阳自拥，不与脾和以输其合气，而营卫不得受水谷之精悍，于是气日以削，不肥腠理，故恶风；不充分内皮肤，惟邪是布，故一身患肿。其脉浮者，即首章谓风水脉浮是也。续自汗出者，为风有时开其腠理也，无大热者，止因风热在卫，而卫自不成其热也。不渴者，以内无积热也，外无大汗，其津液未耗，故不渴也。——[明]赵以德.金匮方论衍义.北京:学苑出版社,2015:130.

高学山注：恶风身肿，脉浮不渴，详已见。此条当重看续自汗出，无大热二语，盖四条曰汗出即愈，是水湿二候，轻易不得见汗，故有肿胀沉重等症。见汗，则风邪有欲散之机，故无大热也。风邪欲散。故不必责风，但以镇重之石膏，监麻黄之发越，而托以甘浮之甘草者，令趁其自汗之机，而微助之。则阳气动而送水外出者。正使水气载风而尽去。其兵家用贼以驱贼之义乎。——[清]高学山.高注金匮要略.北京:中医古籍出版社,2013:236.

【医家临证思维】

胡希恕认为水气在表者，法当发汗，可用此方，若津液虚损者不可用。本条所述续自汗出、骨节不疼与无汗而烦疼之大青龙汤证相区别。——冯世纶.经方传真.北京:中医中医药出版社,2006:78—79.

何任认为本方证见头面部及上半身浮肿，并伴见恶寒、发热、身痛，咳喘胸闷，咽痛口渴，尿少色黄，苔薄白或黄白相间而润，脉浮数或弦滑等。本方多用于急性肾炎所引起的水肿，有较好的疗效，临证时常可加连翘、益母草、生姜皮、茯苓等以增强清 热利水消肿之功。——何任.金匮要略临证发微.上海:上海科学技术出版社,2008:401.

王廷富认为应用本方的重点有三：一、方义：方中麻黄散水消肿，与石膏同伍，由辛温变为辛凉以透表，既散风邪于外，又清郁滞之热，生姜、甘草、大枣和中而调营卫，并监制石膏辛凉之性而不伤胃气，用其味之甘温，以入中土，用其气之寒热，以和阴阳，用其性之善走，以发越脾气，通行水道之义也。二、方后加减："恶风者加炮附子一枚"，意在壮阳以行水，借其剽悍之性以治周身之肿，现口渴，应察舌质之红淡，舌苔之津润与否，决定其运用。"风水加白术 12g"，意在里湿重，以助水之堤坊而除里湿，与麻黄同伍以祛表湿，促使表里之水湿，俱无羁留之地矣。三、讨论：至于"口渴"，据《素问·评热论》中"风水有口干若渴"之证，而历代注家亦不尽同，有"不渴"和"而渴"之异，可见风水有口渴或不渴之不同，尤在泾认为口渴是越婢汤之主症，亦不尽然。总之，风邪甚于水邪而挟热者，为越婢汤证，是本方的重点所在。——王廷富.金匮要略指难.成都：四川科学技术出版社,1986:321—322.

【典型病案】

病案一

佟某，男性，63 岁，初诊日期：1965 年 7 月 6 日。因慢性肾炎住院。治疗三个月效果不佳，尿蛋白波动在（++）~（+++）之间，无奈要求服中药治疗。四肢及颜面皆肿，皮肤灰黑，腹大脐平，近几日小能饮食，小便量少，汗出不恶寒，苔白腻，脉沉细。此属水饮内停，外邪不解，郁久化热。为越婢汤方证。处方：麻黄 12g，生石膏 45g，炙甘草 6g，生姜 10g，大枣 4 枚。1 剂后，小便增多，喜进饮食，继服 20 余剂，浮肿、腹水消，尿蛋白（-），病愈出院。——冯世纶.经方传真.北京：中医中医药出版社,2008:79.

按：服药 20 余剂，浮肿腹水皆消，且尿蛋白转阴，说明辨证准确，用药精准。至于慢性肾炎是否痊愈，还需继续随访观察。

病案二

田某，女，33 岁。自诉：近 5 年来眼睑周期性浮肿，曾多次做血细胞分析、尿液等，均未发现明显异常，可每个月均有眼睑浮肿 10 天左右，然后则自行消失，经中西医治疗，均因无效而更医。刻诊：眼睑浮肿，眼皮拘紧，无汗，口干欲饮水，舌质红，苔薄略黄，脉浮。辨证为太阳风水夹热证，其治当解表散邪、清热散水，以越婢汤加味：麻黄18g，石膏48g，生姜9g，炙甘草6g，大枣15枚，桂枝10g，白术15g。6剂，1日1剂，水煎2次分2服。

二诊：眼睑浮肿已基本消失，又以前方6剂。

三诊：为了巩固疗效，继以前方6剂。1年后相遇，其曰眼睑周期性浮肿未再发作。

按：审周期性眼睑浮肿，基本脉证，以无汗，口干欲饮水等，颇似太阳风水夹热证，以此用越婢汤发汗散邪，解表消肿，加桂枝以温经发汗，白术以健脾制水。方药相互为用，以建其功。——王付.经方实践论.北京:中国医药科技出版社,2006:40.

病案三

史某某，男，8岁，1962年4月4日初诊。月前，继感冒高热数日后，全身出现浮肿。经某医院尿常规检查：尿蛋白（++++），白细胞（+），颗粒管型1%~2%（高倍视野）。诊为急性肾小球肾炎。服西药治疗半月余不效，来我院就诊。症见：头面四肢高度浮肿，眼睑肿势尤甚，形如卧蚕，发热汗出，恶风口渴，咳嗽气短，心烦溲赤，舌质红，苔薄黄，脉浮数。体温39.5℃。证属风水泛滥，壅遏肌肤，治宜宣肺解表，通调水道，方用越婢汤加味。处方：麻黄10g，生石膏20g，炙甘草6g，生姜4片，大枣4枚，杏仁10g，水煎服。

1962年4月7日二诊：浮肿见消，咳嗽大减，仍汗出恶风。体温38.5℃，尿蛋白（++），未见红白细胞及管型。舌苔转白，脉象浮缓。效不更方，原方加苍术8g，3剂，药后热退肿消，诸症悉除，尿检正常，遂停药，以后追访年余，疗效巩固，病未复发。

按：风水为病，由风邪外袭，肺失宣降，通调无权，水泛肌肤所致。本病肿势来急，初起并现发热汗出，恶风咳嗽等风热外来，肺失宣降之证，审证求因，故诊为风水泛滥之证。《金匮要略·水气病脉证治》云："风水，恶风，一身悉肿，脉浮不渴，续自汗出，无大热，越婢汤主之。"此证近之，故方处越婢汤发汗清热，通行水道。因本证咳嗽较重，故复加杏仁宣降肺气，以助通调之力。至二诊时又加苍术以兼行里湿，即仿越婢加术汤意以表里兼治。药后肺复宣降之常，风除水道通利，故热退咳止，而浮肿速愈。——王明五.经方治疗风水.北京中医杂志,1985（5）:20.

三、麻黄附子汤证

【原文】

水之为病，其脉沉小，属少阴；浮者为风。无水虚胀者为气；水，发其汗即已。脉沉者宜麻黄附子汤；浮者宜杏子汤。

麻黄附子汤方：

麻黄三两　甘草二两　附子一枚（炮）

上三味，以水七升，先煮麻黄，去上沫，内诸药，煮取二升半，温服八分，日三服。

杏子汤方（未见，恐是麻黄杏仁甘草石膏汤）

【提要】

本条论述正水与风水的不同治法。

【现代临床运用】

运用本方的辨证要点为身面浮肿，恶风寒，无汗不渴，脉沉小等。本方治疗风水里阳不足之证。临床若兼心悸者加人参、茯苓；若头痛者加桂枝、白芷；若心烦不安，加龙骨、牡蛎等。

现代运用本方可治疗肺源性心脏病、心律不齐、风湿性心脏病等属风水里阳不足之证者。

【名家辑要】

赵以德注：少阴主水，其性寒。此条皆少阴证也。非独脉沉小者属之，浮者亦属之，但因其从风出于表，而水不内积，故曰无水。若不因于风，只是肾脉上入于肺而虚胀者，则名气水。然肾水、风水，已有治法，独气水分脉浮沉，发其汗。脉沉者，由少阴水寒之邪，其本尚在于里，阴未变，故用麻黄散水，附子治寒。脉浮者，其水已从肾上逆于肺之标，居于阳矣。变而不寒，于是用杏子汤，就肺中下逆气。注谓：未见其汤，恐即麻黄杏子石膏甘草汤也。观夫二方，皆发汗散水者也，独在附子、杏仁分表里耳。——［明］赵以德.金匮方论衍义.北京：中国古籍出版社，2012：151—152.

高学山注：此总言风水、皮水、里水之治例，故不列名，而但曰水之为病也。脉沉为水，脉小为无阳，少阴属水脏，而又为诸阳之根蒂。今脉沉小，则其为水脏无阳而聚水可知，故曰此水属少阴也。风为阳邪，其性上扬外鼓，故病水而脉浮者为风水。若不渴而小便自利，脸面无光亮者为无水。则此胀系虚胀，虚胀为气，除此证不在例内，余则凡属病水，俱以发汗为正治，而水自已。但脉沉为发根于正石之里水，故宜同用麻黄发汗以去水之外，配附子以壮火之源者，所以消阴翳也。脉浮为风水，风为木邪，肺气起而能胜之。故于麻黄发汗之外，配杏仁以利肺者，是欲以金胜木，而尤欲以燥化胜水也。诸方俱佐甘草者，不特取甘浮为汗剂之助，且所以浓土力而障狂澜之意云尔。——［清］高学山.高注金匮要略.北京：中医古籍出版社，2013：238.

曹颖甫注：水病始于太阳，而终于少阴。太阳当得浮脉，少阴即见沉脉。按太阳伤寒未经发汗，水气由三焦下注寒之藏，即为少阴始病。少阴为病，其脉当沉，为其在里也。小即微细之渐，《伤寒论·少阴篇》所谓"脉微细"者，指阴寒太甚者言之也。此时水邪未经泛滥，溢入固肠而下利，故见脉小而不见微细。水邪虽陷，与表气未曾隔绝，寒水下陷，要为中阳之虚。方治特于麻黄附子汤内加炙甘草以益中气，使中气略舒，便当外达皮毛肌腠，变为汗液，而水病自除。若夫脉浮为风，与太阳中风之脉浮同。此证尚属风湿，而未成为水，水气壅在皮毛而发为虚胀，故曰气水。气水者，汗液欲出不出，表气不能开泄之谓。发其汗则水还化气成汗，故其胀即消。杏子汤方缺，窃意可用风湿证之麻杏甘薏汤，要以发汗为一定之标准也。——[清] 曹颖甫.金匮要略发微. 北京：中国医药科技出版社，2014：121—122.

【医家临证思维】

柴浩然认为本方主治阳虚表闭之重证风水，以上半身肿甚，无汗恶寒，小便不利，脉沉为辨证要点。麻黄附子汤、越婢汤、真武汤均治水饮，越婢汤适于表闭肺郁而无肾阳不足之证；真武汤适于肾阳不足，水饮内停之证；而麻黄附子汤证是介于越婢汤与真武汤证之间的一个特殊证型，临床使用应详加辨证，免致误投。——柴瑞雾等. 柴浩然运用麻黄附子汤治疗重证风水的经验. 中医药研究，1989，（2）：29—30.

武简侯认为本方适于风水有少阴证者，用甘草麻黄汤加附子，以振奋心肾而利尿；合麻黄，以通行肌表而出汗，汗出，则风寒散，水行，则浮肿消，且麻、甘相合，则为甘草麻黄汤，能舒肺气而缓喘咳。全药协作，有不见效如桴鼓之相应哉。以身面浮肿，恶寒，体痛，小便不利，无汗，脉沉小，或浮濡为本方应用要眼。——武简侯. 经方随证应用法. 北京：中国古籍出版社，2007：61.

王廷富认为本方适宜少阴阴寒之正水。其脉沉小，兼喘，宜温经发汗，可用本方主治。若脉浮而兼咳者属风水，宜发汗利肺，可用杏子汤主治。本方与《伤寒论·少阴篇》 的麻黄附子甘草汤，药物相同，分量不同，主治有异，故药同而方名不同。麻黄附子甘草汤，是麻黄甘草等量 （各6g），是主治"少阴病，得之二三日无里证，故微发汗也"，无里证，即无吐利厥逆等症。乃少阴感寒之治法，以温经为主，发汗次之。本方麻黄重于甘草，是以发汗为主，温经次之，以促使肾阳温化，肺气得开，阴淫之水气可解矣。但临证时，必须是肾阳虚，而精气血不虚者，方可运用本方。——王廷富.金匮要略指难.成都：四川科学技术出版社,1986:329.

【典型病案】

病案一

赵某某，女，40岁。患者2月前头面上身水肿，西安某医院诊为"急性肾小球肾炎"，经治疗未见好转。返家后复请当地中医，辄投越婢汤、五苓散、真武汤等方，肿势无减，病情日渐加重，遂来我处诊治。就诊时，头面肿胀特甚，五官失相难以辨识，两臂、胸腹、腰背肿胀异常，按之凹陷不起，并见无汗身重，微恶风寒，小便不利等症，舌质淡，舌体胖大，苔白而润，脉沉细而弦。详审病程与治疗经过，咎其用药不效之故，辨证为阳虚表闭之重证风水，方用《金匮》麻黄附子汤。疏方：麻黄60g（先煎去上沫），熟附子45g，甘草24g。1剂，水煎2次，共取药汁1250毫升，分5次热服，每小时服1次，约250毫升，嘱其以汗出为度。一服药后无明显感觉，二服身体渐有热感，三服周身润潮似有汗出，四服遍身微汗，故停五服。停药后微汗持续5小时左右方减，小便量同时递增，水肿明显消退。至翌日水肿消退十之八九，嘱其饮食调养，静息1日。9月2日复诊，水肿消退，食欲增加，但时觉汗出，恶风，神疲身重，改为益气固表，通阳利水之法，方用《金匮要略》防己茯苓汤善后。疏方：汉防己12g，生黄芪15g，桂枝9g，茯苓12g，甘草6g，2剂。药后诸症悉除，体力渐复而告愈。——柴瑞雾等.柴浩然运用麻黄附子汤治疗重证风水的经验.中医药研究,1989,(2):29—30.

按： 本案患者水肿服越婢汤、五苓散、真武汤等方无效，而柴老综合分析辨为阳虚表闭之风水，且用药量大，不同一般，可见柴老医术之精湛。

病案二

覃某某，女性，年约 50 余。因全身浮肿，来院医治。患者于入院前 3 月，初起眼睑浮肿，继即全身肿胀，按之有凹陷，体重由八十余市斤增至一百四十余市斤，行动困难，食欲不振，大便软，小便少，素无心悸气促及两脚浮肿史，经化验诊断为肾脏性水肿。脉沉小，初拟五苓散、济生肾气丸之类，连服多剂，毫无作用。筹思再三，患者先从颜面肿起，正符合《金匮要略》所谓"腰以上肿，当发汗乃愈"之旨，同时忆及吴鞠通肿胀一案，因仿其法，用麻黄附子甘草汤，连服 3 剂，汗出至腿以下，顿觉全身舒适，但肿消失不著。继用五苓散及济生肾气丸多剂，功效大著，关门大开，小便清长，日夜十余次。2 周后，全身水肿消失，体重减至八十余市斤，恢复原来体重，患者愉快出院。——湖南省中医药研究所.湖南中医医案选辑·第一辑.长沙:湖南人民出版社，1960:58.

按：本案病者肿从上起，渐至全身。腰以上属阳主表，肿从上起者，必因风寒水湿外袭，毛孔闭而肺气壅，上窍不通，水湿日盛，乃肿及全身。仲景云"腰以上肿当发汗乃愈"，故当发其汗，启发上窍则下窍亦通。所以本案初用"五苓""肾气丸"无效，后予麻黄附子甘草汤发汗启闭，上窍得通，再予前方，其应如响。

四、越婢加术汤证

【原文】

里水者，一身面目黄肿，其脉沉，小便不利，故令病水。假如小便自利，此亡津液，故令渴也，越婢加术汤主之。

里水，越婢加术汤主之。

越婢汤加术汤方：

麻黄六两　石膏半斤　生姜三两　大枣十五枚　甘草二两

白术四两

上五味，以水六升，先煮麻黄，去上沫，内诸药，煮取三升，分温三服。恶风者加附子一枚，炮。

【提要】

本条论述皮水属表实的证治。

【现代临床运用】

运用本方的辨证要点为面目黄肿，小便自利，口渴，脉沉等。临床若兼见气虚者加黄芪、党参；若阳虚者加附子、猪苓；脾虚者加茯苓、苍术等。

现代运用本方可治疗风湿性关节炎、急性肾小球肾炎、水肿、湿疹等属脾虚湿盛者。

【名家辑要】

尤在泾注：里水，水从里积，与风水不同，故其脉不浮而沉。而盛于内者必溢于外，故一身面目悉黄肿也。水病小便当不利，今反自利，则津液消亡，水病已而渴病起矣。越婢加术是治其水，非治其渴也。以其身面悉肿，故取麻黄之发表，以其肿而且黄，知其湿中有热，故取石膏之清热，与白术之除湿。不然，则渴而小便利者，而顾犯不可发汗之戒耶。或云此治小便利，黄肿未去者之法，越婢散肌表之水，白术止渴生津也，亦通。——[清]尤在泾.金匮要略心典.北京：中国医药科技出版社，2014：94.

高学山注：里水者，谓水从肠胃及肝肾之正水、石水发根，水势内大，而弥漫于外者，与风水、皮水之外虚而招水者不同，故曰里水也。黄者，水泛土浮之象，肿者，水抬气鼓之象。一身面目黄肿，言一身以至面目，从下而上肿也。沉则内应于脉，小便不利，则外应于证，故令积水于内，而浮泛于外耳。若一身面目黄肿，假令小便自利，此必曾因汗、吐、下，以亡其津液。故令各吸其水以自润，因致渴而病水者，盖谓责在干处。吸饮而渴，故令黄肿，不宜责在小便矣。主本汤者，卫不虚而水邪又实其营分，故君麻黄，泄汗以泄水也；水积汗闭，必有瘀热，此发黄之根蒂，且虞麻黄发越太猛，故佐辛凉镇坠之石膏者，一举而两得也；虽曰里水，其头已经上泛外鼓，而至一身面目，则其在上在外之标病为急，故佐守中之甘草，托之上行外出之义；然后以辛温之生姜，以行其阳；以甘润之大枣滋其液，则虽汗，而于气血无所损伤矣。此仲景主越婢之深意也。至于水之为性，既去而犹有余湿者，常也。重加理脾培土之白术者，譬之荡寇之兵在前，而扫除窜匿，抚绥流亡，却收功于和平敦厚之后军耳。但细按本方，以之主小便自利一症，允为的对。若上段之候，本文既曰里水，又曰小便不利，故令病水。汤意却全是治表，全是发汗，并无利小便之品。若谓此方单主后段之症，而后文二十七条，又明明说出专主里水，不怀疑此方之或少漏耶！不知气闭于上与外。则水提于内与下，汗疏而小便自利之理，不观水铦之气眼乎。按之，则明有水道，而咽不流，指起即下注者，是其义也。仲景真格致之入微者乎。旧注谓此汤当在故令病水之下，粗似近理，细按之，而自知其谬矣。——高学山.高注金匮要略.北京：中医古籍出版社，2013：221—222.

徐忠可注：此言正水而兼色黄为异者，以其别于风水。皮水之在外，故曰里水。然水病多面目鲜洁，此独一身面目黄肿，则久郁为热矣。又水病小便必难，不可，或郁久而津亡，热壅为渴，小便反自利，热在上焦气分，故以越婢行阳化热，加术以胜其水。——[清]徐彬.四库全书·金匮要略.南京：江苏科学技术出版社，2008：152.

【医家临证思维】

胡希恕认为里水是由风气相搏或小便不利而致。参考现代医学可知肾功能障碍会导致水液代谢失常，继而出现水肿，而本方对此病有很好的疗效，不仅能消除水肿，亦能治疗肾炎。——胡希恕.经方传真.北京：中国中医药出版社，2008：79.

王廷富认为本方在于发越水气，开发腠理，兼清郁热，加白术以健脾除湿，促使脾气运，肺气开，腠理疏，水气随汗而解，于是表气透，肺气利，三焦之决渎自然通调，则小便自利。若起病骤然，小便不利，全身浮肿，舌质正常，苔白黄而润，或薄白而润，脉沉滑。多因暴饮而外感湿邪，影响脾肺运布所致，为本方所宜。疾病来势缓慢，体质虚弱，多由下肢浮肿，渐肿至全身，小便先自利，肿甚则不利，舌质淡苔薄而润，脉象沉缓无力。多为脾肾两虚，精血不足之重证，治宜实脾补肾、养血填精；如口干口渴，舌淡苔少乏津，脉象细数者，又为胃阴不足，精血虚竭之证，治宜甘寒养胃，填补精血，只要胃气复而能食者，尚可缓图之。如现镜面舌，脉象细数而弱，为真精枯竭，纳差者，预后多不良。——王廷富.金匮要略指难.成都：四川科学技术出版社,1986:325~326.

　　武简侯认为本方以风水浮肿，小便不利，身无大热，自汗，脉沉为主症。越婢汤加入一味温性之术，以逐水利尿，而不嫌热者，系因方内有寒性之石膏，能减少术之温性有余也，再配合麻黄、姜、枣、甘草，不但加强利尿逐水，且有健胃解热之功。——武简侯.经方随证应用法.北京：中国古籍出版社,2007:76.

【典型病案】

病案一

　　陈修孟，男，25岁，缝纫业。上月至邻村探亲，归至中途，猝然大雨如注，衣履尽湿，归即浴身换衣，未介意也。3日后，发热，恶寒，头疼，身痛，行动沉重。医与发散药，得微汗，表未尽解，即停药。未数日，竟全身浮肿，按处凹陷，久而始复，恶风身疼无汗。前医又与苏杏五皮饮，肿未轻减，改服五苓散，病如故。医邀吾会诊，详询病因及服药经过，认为风水停留肌腠所构成。虽前方有苏、桂之升发，但不敌渗利药之量大，一张一弛，效故不显。然则古人对风水之治法，有开鬼门及腰以上肿宜发汗之阐说，而尤以《金匮》风水证治载述为详。有云："寸口脉沉滑者，中有水气，面目肿大，有热，名曰风水。视人之目窠上微拥，如蚕新卧起状，其颈脉动，时时咳，按其手足上，陷而不起者，风水。"又"风水恶风，一身悉肿……续自汗出，无大热，越婢汤主之。"根据上述文献记载，参合本病，实为有力之指归。按陈证先由寒湿而起，皮肤之表未解，郁发水肿。诊脉浮紧，恶风无汗，身沉重，口舌干燥，有湿郁化热现象。既非防己黄芪汤之虚证，亦非麻黄加术汤之表实证，乃一外寒湿而内郁热之越婢加术汤证，宜解表与清里同治，使寒湿与热，均从汗解，其肿自消，所谓因势利导也。方中重用麻黄（45g）直解表邪，苍术（12g）燥湿，姜皮（9g）走表行气，资助麻黄发散之力而大其用，石膏（30g）清理内热，并制抑麻黄之辛而合力疏表，大枣、甘草（各9g）和中扶正，调停其间。温服1剂，卧，厚覆，汗出如洗，易衣数次，肿消大半。再剂汗仍大，身肿全消，竟此霍然。风水为寒湿郁热肤表之证，然非大量麻黄不能发大汗开闭结，肿之速消以此，经验屡效。若仅寻常外邪，则又以小量微汗为宜，否则漏汗虚阳，是又不可不知者。——赵守真.治验回忆录.北京：中国中医药出版社，1962：34.

按：寒湿外侵，久郁化热，酿成风水重证。用越婢加术汤重用麻黄以因势利导，发散寒湿；以苍术易白术，增强其燥湿之力；以姜皮易生姜，加速其走表行水之功也。是作者深谙医理，活用经方之生平经验，诚为可贵。

病案二

宋某，男性，19岁，1966年3月18日初诊。半月来发热，服A.P.C.热不退，渐出现眼睑浮肿，经某医院检查尿蛋白（++++），红细胞满视野，管型2~4，嘱住院治疗。因无钱，经人介绍而来门诊治疗。症见：头面及四肢浮肿，头痛发热（体温38.5℃），小便少，甚则一日一行，苔白腻，脉沉滑。此属外寒里饮，治以解表利水，予越婢加术汤。麻黄 12g，生姜 10g，大枣 4枚，炙甘草 6g，生石膏 45g，苍术 12g，上药服 2 剂后，浮肿大减，尿量增多，3 剂后肿全消，6 剂后尿蛋白减为（+）。因出现腰痛，合服柴胡桂姜汤，不及 1 个月尿蛋白即转为阴性。休息 1个月即参加工作。1966 年 12 月 6 日复查尿常规全部正常。

按：患者"一身面目浮肿"，有似肾炎面容，且小便不利，正如《金匮要略》谓之"里水"者，用越婢加术汤方治疗，不但水肿消退，而且尿蛋白转为阴性，此经方之妙用也。——冯世纶等. 经方传真. 北京：中国中医药出版社，2008：80—81.

病案三

甘某，男，47 岁，体壮贪饮。初时背痒，抓之初现红疹，继成水疱，渐至胸胁、手面。疱疹小者呈簇呈片，大者如豆，破后流出水样物，患部瘙痒微红，口干，微烦。曾用抗过敏、抗病毒、外涂药及中药治疗，或小效一时，或完全无效，迁延已近两月。诊其脉略浮数，舌偏红，薄黄苔，处以越婢加术汤：麻黄15g，石膏 50g，生姜 10g，甘草 10g，大枣 20g，赤小豆 30g，土茯苓 30g，苡仁 30g。服药 3 剂，小疱疮大部消退，大水疱明显消萎。续上方 6 剂，疱疹全消，且皮肤无痕。

按：本案病者因肺闭脾虚，湿郁肤表而呈水疱，因热郁夹风而感瘙痒，因湿性上扬而病变部位多在身之上段。其临床表现与越婢加术汤证大不一样，而其发病机理却十分相近。遂投此方，而效验应响。——刘方柏. 刘方柏临证百方大解密. 北京：中国中医药出版社，2013：25.

五、甘草麻黄汤证
【原文】

里水，越婢加术汤主之，甘草麻黄汤亦主之。

越婢加术汤方（方见上，于内加白术四两，又见脚气中）

甘草麻黄汤方：

甘草二两　麻黄四两

上二味，以水五升，先煮麻黄，去上沫，内甘草，煮取三升，温服一升，重复汗出，不汗，再服，慎风寒。

【提要】

本条论述皮水属表实的证治。

【现代临床运用】

运用本方的辨证要点为剧烈喘息或一身及面目浮肿，腰以上为甚者。临床若兼腹满者加厚朴、生姜；若食少者加扁豆、薏苡仁等。

现代运用本方可治疗急性肾小球肾炎、慢性肾盂肾炎、血管神经性水肿、支气管哮喘等伴有喘息、上半身水肿、呼吸困难者。

【名家辑要】

赵以德注：此条但言里水，不叙脉证，与前条里水用越婢汤加术俱同，何两出之？将亦有异乎？前条里水证，止就身肿，小便不利，亡津液而渴者。大抵一经之病，随其气化所变，难以一二数，其经之邪既明，其变不可详，唯在方中佐使之损益何如耳！——［明］赵以德. 金匮方论衍义. 北京：中国古籍出版社，2012：151.

徐忠可注：又甘草麻黄汤亦主之者，麻黄发其阳，甘草以和之，则阳行而水去，即有里热，不治自清耳，且以防质弱者不堪石膏也。——［清］徐彬. 四库全书·金匮要略. 南京：江苏科学技术出版社，2008：161.

曹颖甫注：里水一证，用越婢加术，使水湿与里热，悉从汗解，前文已详言之矣。此节特补出甘草麻黄汤方治，用麻黄汤之半以发表汗为急务，盖专为无里热者设也。——［清］曹颖甫. 金匮要略发微. 北京：中国医药科技出版社，2014：121.

【医家临证思维】

王付认为本方与越婢加术汤均能治疗脾胃阳郁水气证，而甘草麻黄汤主治脾胃阳郁夹寒，以身重，肢体困重而恶寒等为特点；越婢加术汤则主治脾胃阳郁夹热之证，以身重，肢体困重而有郁热、心烦等为特点。故甘草麻黄汤有散寒的作用，越婢加术汤则能清热。学者需细究。——王付等.仲景方临床应用指导.北京：人民卫生出版社，2012：353.

武简侯认为本方证由水气集中肌表所致，故用大量麻黄，以开发腠理而驱汗，汗出则水气解散，而不迫肺，肺气得舒，则胸满喘急亦解，上身及面目。因水气退出，肿状亦除。加以甘草，和其血气缓其急迫，则麻黄可以循经脉达周身，且不致泛而出轨矣。本方以喘息、息迫、身肿、少汗为主症。——武简侯.经方随证应用法.北京：中国古籍出版社，2007：76.

【典型病案】

病案一

患者王某，男，3岁。1983年10月27日由某儿童医院转来本院。患儿一周前发热、咽疼，经治热退，因汗出过多，其母用凉毛巾揩之，次日下午，患儿脸、睑部出现浮肿，到某院确诊为急性肾炎。用西药四日效微，转本院中医诊治。症见睑如卧蚕，全身浮肿，头面、下肢尤甚。其睾丸肿大如小杯，尿二日来几闭，不欲饮食，呼呼作喘。证属《金匮》所云"气强则为水""风气相击"，治以：麻黄15g，甘草15g水煎，徐徐喂服。患儿家长每十几分钟喂一匙，半剂尽，尿道口淋滴尿液，半小时后，第一次排尿（300cc）。又隔45分钟，第二次排尿（700cc）。此时喘促减，余嘱尽剂，夜间服5~6次。次日清晨，其肿大消，身渍渍汗出，改培土利湿剂善后。

按：本案为风邪伤表，服退热剂汗大出，突遭凉遏，以"启上闸而开下流"法，气行则水去矣。——顾兆农.提壶揭盖法治疗风水、关格. 中医药研究杂志, 1984,（1）: 22.

病案二

方舆輗云:"往年,一男子60余岁,患上证（谓皮水本方证也）,余一诊,即投甘草麻黄汤,服之一夜,汗出烦闷而死。后阅《济生方》曰:有人患气促,积久不瘥,遂成水肿,服此而效,但此药发表,老人、虚人不可轻用。余当弱冠,方药未妥,逮读《济生》（按:直到读《济生方》）,乃大悔昨非。"——陆渊雷. 金匮要略今释. 北京:学苑出版社,2008:279.

按: 甘草麻黄汤为汗剂,就是用之不妥,一般也不至于"汗出烦闷而死"。发生此种后果,或患者病情已很危重,或患者为体质特殊,不宜用麻黄。据报道,有个别患者对个别中药过敏,甚至致死,学者不可不知。

病案三

男性,33岁。哮喘反复发作数年,久治不愈。舌质干燥,白苔,脉浮弦。两肺有湿性罗音。用柴胡桂枝汤与半夏厚朴汤合方后发作次数虽减少,但尚有急剧发作,呼吸困难。经改用甘草麻黄汤（甘草5g,麻黄10g）,用药二周后,只有轻微发作继服数月,发作完全停止。——广西医学科学情报研究所. 近十年来日本中医临床经验选:1971—1981. 广西:广西医学科学情报研究所,1983:86.

按: 甘草麻黄汤本为治风水表实之证,而医者深谙仲景之意,将甘草麻黄汤的临床应用扩大,故而效验而响。

六、防己茯苓汤证

【原文】

皮水为病,四肢肿,水气在皮肤中,四肢聂聂动者,防己茯苓汤主之。

防己茯苓汤方:

防己三两　黄芪三两　桂枝三两　茯苓六两　甘草二两

上五味，以水六升，煮取二升，分温三服。

【提要】

本条论述皮水气虚阳郁的证治。

【现代临床运用】

运用本方的辨证要点为四肢浮肿，聂聂动。临床若兼脾虚甚者加党参；肾阳虚者加附子、仙灵脾；水湿较重者加泽泻、猪苓；大便溏者加薏苡仁、大腹皮等。

现代运用本方可治疗肾小球肾炎、肾病综合征、妊娠子痫、关节炎、营养不良性浮肿、心性浮肿等属脾虚失运，水湿潴留者。

【名家辑要】

尤在泾注：皮中水气，浸淫四末，而壅遏卫气。气水相逐，则四肢聂聂动也。防己、茯苓善驱水气，桂枝得茯苓，则不发表而反行水，且合黄芪、甘草，助表中之气，以行防己、茯苓之力也。——[清]尤在泾. 金匮要略心典. 北京：中国医药科技出版社，2014:99.

高学山注：四肢于人身，有边鄙之象，其阳气为少薄，故水先犯之而肿也。风水之水，在卫分；皮水之水，在皮里膜外；故曰在皮肤中。聂聂，虫行之貌，水气与虚阳互相胜负，故其皮中之动机有如此也。防己逐水，故尊之为主病之君；茯苓两膺上渗下泄之任，故倍用之，以为防己之伊霍也；本以卫气虚而致水，故佐甘温实表之黄芪；本以四肢虚而先肿，故佐辛温外达之桂枝也。夫治风水皮水之例，利小便之功十之三，而发汗之功十之七，以水邪在上与外故也，则甘浮之甘草，从中托之者，其可已乎。——[清]高学山. 高注金匮要略. 北京：中医古籍出版社，2013:236—237.

曹颖甫注：肺主皮毛，皮毛之为肺病，此固不言可知。按本篇提纲曰："其脉亦浮，外证胕肿，按之没指，不恶风，其腹如鼓，不渴，当发其汗。"其为越婢加术汤证，无可疑者，然何以有防己茯苓汤证？曰："此为渴者言之也。"寒水在下，不受阳热之化，则津液不得上承而咽喉为燥，自非利小便以排水，则渴将不止。防己茯苓汤，此固利小便之方治也。太阳水气，本当做汗外泄。为表寒所遏，则皮毛之气悉化为水，而水气在皮肤中，所以在皮肤中者，由皮毛而渐渍肌肉也。水渍肌肉，则脾阳不达四肢而四肢肿。肿之不已，阳气被郁，因见筋脉跳荡，肌肉寒颤，如风前木叶聂聂动摇。故方中用黄芪以达皮毛，桂枝以解肌肉，使皮毛肌肉疏畅，不至吸下行之水，更加甘草以和脾，合桂枝之温，使脾阳得旁达四肢，但得脾精稍舒，而肢肿当消。所以用黄芪不用麻黄者，此亦痰饮病形肿，以其人遂痹，故不内之之例也。——[清]曹颖甫.金匮要略发微.北京：中国医药科技出版社，2014：120~121.

【医家临证思维】

王廷富认为皮水之证，既无恶风，也无恶寒，表里无热象，是水湿之气溢于皮肤。防己茯苓汤中防己及黄芪的量皆多于防己黄芪汤，故利水之力更盛。临床上可用本方治疗气虚不运，水湿不化之肾炎水肿。——王廷富.金匮要略指难.成都：四川科学技术出版社，1986：323—324.

王付认为本方中黄芪补气而健脾，运水湿而利尿，故能消肿除满。防己苦以降泄，辛以走行，降泄以利湿，走行以散水，疗水肿尤为专长，与黄芪相合，补气以消水，补而不壅，利而不伤，使水气之邪得以消散。桂枝助脾阳以化气，使中焦之水有制有化，与黄芪相合，补气以助阳，阳以化水；与防己相合，通阳助阳以行水散水。茯苓渗湿利水，与防己相合，使内之水气从小便去；与桂枝相合，使外之水气从汗而泄。甘草益脾，与黄芪、茯苓相合，以增补中益气利水渗湿之用；与防己、桂枝相合，以增通阳助阳散水行水之效，并调和诸药。诸药相合，以达温脾利水、通阳消肿之目的。应用时应注意方中药物间剂量调配，否则会影响疗效。——王付等．经方配伍用药指南．北京：中国中医药出版社，1998：197—198．

谭日强认为本方治皮水阳虚之证，症见四肢浮肿，聂聂动。黄芪甘温，功能益气达表，振奋卫阳；而防己黄芪汤证，风水汗出恶风，是因卫阳虚弱，不能外固所致，故黄芪与白术同用，以固表除湿。本方证四肢聂聂动，是因卫阳虚弱，不能行水所致，故黄芪与桂枝同用，以通阳行水。——谭日强．金匮要略浅述．北京：中国中医药出版社，1998：262—263．

【典型病案】

病案一

男，28岁。病浮肿1年，时轻时重，用过西药，也用过中药健脾、温肾、发汗、利尿法等，效果不明显。当我会诊时，全身浮肿，腹大腰粗，小便短黄，脉象弦滑，舌质嫩红，苔薄白，没有脾肾阳虚的证候。进一步观察，腹大按之不坚，叩之不实，胸膈不闷，能食，食后不作胀，大便每天1次，很少矢气，说明水不在里而在肌表。因此考虑到《金匮要略》上所说的"风水"和"皮水"，这2个证候都是水在肌表，但风水有外感风寒症状，皮水则否。所以不拟采用麻黄加术汤和越婢加术汤发汗，而用防己茯苓汤行气利尿。诚然，皮水也可用发汗法，但久病已经用过发汗，不宜再伤卫气。处方：汉防己、生黄芪、带皮茯苓各15g，桂枝6g，炙甘草3g，生姜2片，红枣3枚。用黄芪协助防己，桂枝协助茯苓、甘草、姜、枣调和营卫，一同走表，通阳气以行水，使之仍从小便排出。服2剂后，小便渐增，即以原方加减，约半个月症状完全消失。

按：本案全身浮肿，腹大腰粗，小便短黄，但其腹按之不坚，叩之不实，胸膈不闷，能食不胀，此水不在里，而在肌表。

患者并无外感风寒症状，故又决非风水，而是皮水。服用防己茯苓汤通阳行水，小便渐增，其他症状亦随之渐消，实属良方。

——秦伯未.谦斋医学讲稿.上海：上海科学技术出版社，1978：155—156.

病案二

周某，男，62岁，农民，1985年12月10日诊。自诉患肝炎5年，近月余腹胀，纳呆，尿少，下肢肿。刻诊：面色黧黑，左颧及前颈有血痣4枚，形体消瘦，腹大有水，脉沉弦，舌淡紫苔薄白。查肝功能：黄疸指数6单位，麝浊>20单位，麝絮（+++），锌浊>20单位，谷丙转氨酶<40单位，白、球蛋白比值为2.10/5.20。HBsAg阳性。尿检：尿蛋白（+），红细胞（++）。B超探测：肝剑突下4cm，肋缘下2cm，余（-）。西医诊断：肝性腹水，肝肾综合征。此属脾失健运，肾摄无权，气虚血滞，水湿停留。治宜健脾益肾，活血导水。拟防己、桂枝、红花各10g，黄芪、茯苓、泽兰各30g，灯芯3g，济生肾气丸20g（分2次以药汤送服）。上方服30剂，腹水消失，仅两足微肿，饮食增加，二便如常，精神明显好转。继以归身、熟地、丹参、巴戟天等加入方内，服药半载，诸症悉退，久病获痊。1986年7月12日复查肝功能各项均达正常值，白球蛋白比值3.85/2.10，尿检无异常，停药观察2年，情况一直良好。

按：本例患者为肝硬化并发腹水，辨证属脾肾阳虚型。防己茯苓汤合加味肾气丸，补先天益性命之根，培后天养百骸之母。脾肾功能恢复，肝有所养，木可条达，病虽沉疴，尤可再起。

——海崇熙.防己茯苓汤加味治验四则.国医论坛，1989(2)：19.

病案三

杨某某，女，53岁，农民，1955年10月12日就诊。患者近两年来常感四肢肌肉阵发跳性动，心烦不安，失眠多梦。来诊见：形体肥胖，面白睑肿，肢体肌肉瞤动，时作时止，甚则筋惕肉眴，纳差乏力，小便短少，动则汗出，下肢轻度浮肿，舌质淡，苔薄白，脉沉弦。证属脾虚水泛，饮阻阳布，治宜健脾制水，通阳化气。方用防己茯苓汤加味：防己15g，桂枝10g，茯苓30g，黄芪20g，炙甘草6g，附子、白术各10g，水煎服。服药5剂小便增多，动大减，继服5剂，诸症减安。改以六君子汤调治逾旬，以防饮邪复聚。

按：此证系脾虚不能制水，水泛四肢，留积不去，阻遏阳气输布，邪正相争而发为肌肉眴之证。正如《金匮发微》所云："水渍肌肉，则脾阳不达四肢，而四肢肿，肿之不已，阳气被郁，因见筋脉跳荡……"今拟防己茯苓汤振奋脾阳，化气行水，更加附子、白术温阳健脾，药证合拍，故见效迅捷。——张明亚．金匮要略经方运用．黑龙江中医药，1989(4)：33.

七、桂枝去芍药加麻辛附子汤证

【原文】

气分，心下坚大如盘，边如旋杯，水饮所作，桂枝去芍药加麻辛附子汤主之。

桂枝去芍药加麻辛附子汤方：

桂枝三两　生姜三两　甘草二两　大枣十二枚　麻黄二两　细辛二两　附子一枚（炮）

上七味，以水七升，煮麻黄，去上沫，内诸药，煮取二升，分温三服，当汗出，如虫行皮中，即愈。

【提要】

本条论述气分病的证治。

【现代临床运用】

运用本方的辨证要点为头痛身痛，恶寒无汗，手足逆冷，骨节疼痛，腹满肠鸣，骨节疼痛等。临床若兼呕恶者加法半夏、陈皮；胸闷甚者加檀香、薤白；兼气滞者加香附、木香；食少纳差者加神曲、麦芽、鸡内金。

现代运用本方可治疗肺源性心脏病、肾小球肾炎、肾病综合征、风心病、慢性胆囊炎等属阳虚阴凝证者。

【名家辑要】

高学山注：此即上文寸口脉迟而涩，趺阳脉微而迟之证治也。盖寸口之膈气虚寒，趺阳之胃气亦虚寒。则水聚膈下胃上，而正当心之下矣。承上文而言气分之证，心下坚大，其形如盘，旋杯旋盘，即车床刮刀，旋转所成之器，言其边之圆转如旋杯也。此系上中二焦之气，不能分运。故水饮聚于中上两间之所作也。譬之太虚，阴云湿雾，沉滞痞塞之象，不得风以鼓之。雨以泄之，太阳之真火照耀之，则此气猝不可散。故其主桂枝汤者，鼓天地之大气而发之以为风也。加麻黄者，振龙雷之起，而沛为雨泽也；佐辛热之附子、细辛者，风雨之后，云开日朗，所以收水性之余湿也。但其病在气分，其部在心下，独于桂枝汤中，去酸收下行之芍药者，所谓汗之而愈，仍从腰以上之例也。观本条紧承气分。而此及下条，俱曰水饮所作，是与黄汗何涉，而徐氏谓上条为泛论病机，又与本门何涉，唯置之血分以前，允为恰当。有识君子，当不以为妄耶。——高学山.高注金匮要略.北京:中医古籍出版社,2013:244—245.)

徐忠可注：黄汗发于上焦气分，故前节因黄汗而推及于气分病者，此即言气分病而大气不转，心下坚大如盘者，其证实心肾交病，不止如黄汗之专在上焦矣。盖心下固属胃口之上，宜责上焦，然肾为胃关，假使肾家之龙火无亏，则客邪焉能凝结胃上而坚且大耶？边如旋杯，乃形容坚结而气不得通，水饮俱从旁漉，转状如此也。唯真火不足，君火又亏，故上不能降，下不能升。所以药既用桂、甘、姜、枣以和其上，而复用麻黄、附子、细辛少阴的剂，以治其下，庶上下交通而病愈。所谓大气一转，其气乃散也。——徐彬.四库全书·金匮要略.南京:江苏科学技术出版社,2008:167.

曹颖甫注：由是寒气之乘里虚者，以遗溺解而腹满胁鸣止，表里和而手足不复逆冷矣。此桂甘姜枣麻辛附子汤，所以治心下坚大如盘，边如旋杯，凝固不解之阴寒，而效如桴鼓也。——曹颖甫.金匮要略发微.北京:中国医药科技出版社,2014:125.

【医家临证思维】

魏长春认为本方专为阳虚气弱水气内结之证而设，是仲景治疗"气分"之专方。服本方后有微汗出，或小便转长，或矢气阵作，且胸腹较前宽畅，胃纳有所增加者，皆为药已奏效征兆。——魏长春.桂枝去芍药加麻辛附子汤临床运用.浙江中医学院学报,1985,(5):36—37.

何任认为本方治阳衰阴凝的气分病，证见心下坚，手足逆冷，腹满肠鸣，骨节疼痛，恶寒身冷等。方中桂枝汤去芍药，一是芍药性微寒非本证所宜；二是去芍药则甘辛温通之力增，再加麻黄细辛附子汤则温经散寒之效更强，此方体现了"大气一转，其气乃散"的精神。《金匮方歌括》在本方基础上加一味知母，称为消水圣愈汤，为治水肿所常用。——何任.金匮要略临证发微.上海:上海科学技术出版社,2008:415—416.

胡国俊认为太阳为六经之首，主一身之表，若阳虚失固，藩篱稀疏，风寒之邪易侵入而留恋不去。阳虚感风寒之证，若徒疏风发散，非但外邪不解，且有损阳伤正、虚表失卫之嫌。麻黄附子细辛汤虽为太阳、少阳两感所设之方，如遇阳虚过甚、感寒尤重及兼夹他证时，其温阳解表之力尚不足，且麻黄少桂枝生姜之配伍，只专宣肺平喘，乏解表散寒、通络止痛之功，故选用桂枝去芍药加麻黄细辛附子汤加减恰到好处。其中细辛为少阴经引经药，《本草汇言》曰："细辛佐附子能散诸痰之壅"，临床为治疗阳虚寒饮咳喘之要药；干姜、紫苏子、白芥子增强细辛温化寒痰、宣肺平喘之功，恰合"痰饮者，当以温药和之"之意。——

张秋萍等. 胡国俊运用桂枝去芍药加麻黄细辛附子汤验案. 山东中医杂志,2016,35(6):561.

【典型病案】

病案一

丁某某,男,43岁。胁痛3年,腹鼓胀而满3月,经检查诊为"肝硬化腹水",屡用利水诸法不效。就诊时见:腹大如鼓,短气撑急,肠鸣辘辘,肢冷便溏,小便短少,舌质淡,苔薄白,脉沉细。诊为阳虚气滞,血瘀水停。疏方:桂枝10g,生麻黄6g,生姜10g,甘草6g,大枣6枚,细辛6g,熟附子10g,丹参30g,白术10g,三棱6g,服药30剂,腹水消退,诸症随之而减,后以疏肝健脾之法,做丸善后。

按:鼓胀形成的基本病机:肝、脾、肾三脏功能失调,导致气滞、血瘀、水裹积于腹内而成。早在《内经》就已论述了本病的证候及治疗方药,《素问·腹中论》说:"有病心腹满,旦食则不能暮食,……名为鼓胀。……治之以鸡矢醴,一剂知,二剂已。"鼓胀是以心腹大满为主要临床表现,其治疗方法繁多,本案所用方药为张仲景"桂枝去芍药加麻辛附子汤"加味。《金匮要略·水气病脉证并治》篇说:"气分,心下坚大如盘,边如旋杯,水饮所作,桂枝去芍药加麻辛附子汤主之,"所谓"气分"病,巢元方认为是"由水饮搏于气,结聚所成。"陈修园则潜心临证,颇有所悟道:此证"略露出其鼓胀机倪,令人寻译其旨于言外。"根据刘老治腹水之经验,凡是大便溏薄下利,若脉弦或脉沉,腹满以"心下"为界的,则用本方,每用必验;腹胀而两胁痞坚的,则用柴胡桂枝干姜汤,其效为捷;腹胀居中而且利益甚的,用理中汤,服至腹中热时,则胀立消;若小腹胀甚,尿少而欲出不能,则用真武汤,附子可制大其服,则尿出胀消。此上、中、下消胀之法为刘老治肝硬化腹水独到之经验,提出供同道参考。——刘渡舟.刘渡舟临证验案精选.北京:学苑出版社,

1996:75—76.

病案二

王某，男，75 岁，2002 年 12 月初诊。患慢性肺源性心脏病 10 年，15 天前因受寒出现咳剧烈，胸闷，心慌，呼吸困难，不能平卧，腹胀大，面色灰滞，小便短涩，大便不畅，舌淡紫，苔白滑，脉沉细。查体：半卧位，口唇紫绀，呼吸 28 次/min，两肺呼吸音低，满布干湿罗音，心率 96 次/min，早搏偶及，腹饱满，肝胁下 1cm，下肢轻度浮肿。辅助检查：血常规提示 WBC $13.1 \times 109/L$，NEUT 93%；血气提示 PaO_2 53.5mmHg，$PaCO_2$ 69.6mmHg，pH 7.34；胸片提示慢性支气管炎伴感染，肺气肿；心电图提示频发房早，右心室肥大；心脏 B 超提示肺动脉高压。经积极改善通气功能、抗感染、强心、利尿、扩血管及中药止咳化痰平喘、活血利水等治疗 1 周，疗效欠佳，后改用本方治疗。药用桂枝 10g，生姜 5 片，甘草 5g，炙麻黄 6g，附子 15g，细辛 5g，川芎 10g，郁金 30g，益母草 30g，葶苈子 30g，桑白皮 20g。服药 7 剂后，诸症缓解。再以温阳益气、调补心肾之剂善后。

按：本病属中医"哮证""喘证""痰饮"等范畴，病机多属阳气不足，痰、饮、瘀等内停于肺，影响心血运行。急性期治疗，多主张先投化痰降气、止咳平喘之剂。而本案以仲景"病痰饮者，当以温药和之"为理论依据，通过温运大气、通利气机，使气血流通、痰瘀自消而收效。——包祖晓等.桂枝去芍药加麻黄附子细辛汤在心肺急证中的应用.中国医药学报,2004,19(11):678.

病案三

张某某，女，42 岁，1966 年 4 月 3 日初诊。有"风湿性心脏病"史 8 年。诊见：胸胁痞满，右上腹胀痛，触之肝脏肿大，食少，头昏，畏寒，面部浮肿，时有冲气上逆作喘。舌淡，脉沉迟。此乃胸阳不展，宗气闭阻，水气上逆之证，治拟转运大气。药用：桂枝、炙甘草、生姜各 3g，红枣 12g，生麻黄 1.5g，细辛

1g，熟附子6g，茯苓15g。2剂后，微汗出，冲气平，面肿渐退，精神略振，稍有咳嗽。再投温阳之方5剂善后。

按：本案病者因上焦阳气不运，水湿上逆而造成肿胀，桂枝去芍药加麻辛附子汤温养营卫阴阳，条畅三焦气机，故效如桴鼓。——魏睦森等.魏长春运大气消肿胀经验.浙江中医杂志，1997，（5）：198.

八、枳术汤证

【原文】

心下坚大如盘，边如旋盘，水饮所作，枳术汤主之。

枳术汤方：

枳实七枚　白术二两

上二味，以水五升，煮取三升，分温三服，腹中软，即当散也。

【提要】

本条论述气分病的证治。

【现代临床运用】

运用本方的辨证要点为心下痞满，坚大如盘，食少倦怠等。临床若寒甚者加良姜、香附；呕吐吞酸者加吴茱萸、黄连或乌贼骨；呕吐痰涎者加陈皮、半夏；肠鸣腹痛者加生姜、半夏、大腹皮、香附；气滞者加木香或神曲等。

现代运用本方可治疗胃石症、胃下垂、胃扩张、慢性胃窦炎、胃溃疡、十二指肠溃疡、胃神经官能症、胃黏膜脱垂症、慢性结肠炎、过敏性结肠炎、消化不良性腹泻、非溃疡性消化不良等属脾虚气滞，水饮痞结心下者。

【名家辑要】

赵以德注：心下，胃上脘也。胃气弱则所饮之水入而不消，痞结而坚，必强其胃乃可消痞。白术健脾强胃，枳术善消心下瘕，逐停水，散滞血。——［明］赵以德.金匮方论衍义.北京：中国古籍出版社，2012：157.

尤在泾注：证与上同，曰水饮所作者，所以别于气分也。气无形，以辛甘散之，水有形，以苦泄之也。——尤在泾.金匮要略心典.北京：中国医药科技出版社，2014：102.

徐忠可注：前方既心肾交治，然此证亦有中气素虚，痰饮骤结者，则此之心下坚，实由水饮所作，当专治其饮，故以枳术汤一补一泻。但病状既同，何从辨其水饮？度久暂形气之间，必有不同者耳。若"盘"字乃即"盂（杯）"字，偶误勿泥，盖"坚大如盘"上之取义在"大"，"边如旋杯"下之取义在"圆"，不应又取"大"字义耳，合言之总是坚大而圆也。——徐彬.四库全书·金匮要略.南京：江苏科学技术出版社，2008：167.

【医家临证思维】

王廷富认为本方是治疗脾虚气滞饮结之痞证，而桂枝去芍药加麻辛附子汤治中阳大虚、寒饮凝结之证。治疗阳虚水肿时，若温阳利水其效不显，可佐以调气之药，拨转气机。——王廷富.金匮要略指难.成都：四川科学技术出版社，1986：337.

仝小林认为枳实为辛苦微寒之品，能"除胸胁痰癖，逐停水，破结实，消胀满，心下急痞痛"（《名医别录》），有"冲墙倒壁"之功。"枳实专泄胃实，开导坚结，故主中脘以治血分，疗脐腹间实满，消痰癖，祛停水，逐宿食，破结胸，通便闭，非此不能也。若皮肤作痒，因积血滞于中，不能营养肌表，若饮食不思，因脾郁结不能运化，皆取其辛散苦泻之力也。为血分中之气药，唯此称最。"（《药品化义》）故能消停滞胃脘之宿食、痰结、瘀血、水饮等。白术甘温，长于补气健脾，"补脾胃之药，更无出其右者"（《本草通玄》），又主治"……心腹胀痛，破消宿食，开胃，去痰涎，除寒热，止下泄，主面光悦，驻颜去黚，治水肿胀满，止呕逆，腹内冷痛，吐泻不住，及胃气虚冷痢。"

（《药性论》）说明白术既能健脾补虚，又能导滞去积，为治疗脾胃病之要药。两药配伍，健脾益气，消积导滞，虚实兼顾，相得益彰，正如张璐曰"人但知枳实太过，而用白术和之，不知痰饮所积，皆由脾不健运之故，苟非白术豁痰利水，则徒用枳实无益耳。"——周强等.仝小林运用枳术汤经验等.河南中医,2013,33（4）：497—498.

【典型病案】

病案一

白某，男，成年，厂长，住大良。初起在胁下疼痛，用止痛针后痛已止。但当晚又剧痛，经大良西医会诊，认为是肾结石，送入中山医学院附属第二医院，用 X 光透视，未发现肾结石，但因痛势甚剧即留医。每日打针服药止痛，经 10 多天痛已减，出院。当晚其腰胁腹之痛又复发，且痛更甚，即把患者送往广东省中医院。初诊：腰腹及左胁痛，腹胀不舒，在问诊中知病者素有便秘，及痛势初起时，由前面左腹胁先痛，后放射至腰部。根据这情况和腹胀不舒等症，认为是大便郁结肠中（左降结肠处），而致左腹腰胁疼痛。又见患者每在痛减之后有面色青白等体虚之象，且舌无厚苔，故在治疗上不能用苦寒攻下之法，考虑用《金匮》中之枳术汤法健脾行气，使邪去而正不伤。处方：枳实 15g，白术 15g。（药渣再煎服）服后，病情好些，大便仍未有，唯药已对证，故继用前方加减治疗多日而愈。

按： 患者因便秘导致腰腹胁痛，腹胀不舒，本应采用苦寒峻下之法，但又由于患者面色青白，舌无厚苔，气血虚弱，不宜竣下，故投以枳术汤健脾行气，待气行则便通，通则不痛矣。此乃治便秘之变法也。——何任.金匮方百家医案评议.杭州：浙江科学技术出版社,1991:262.

病案二

谢又，男，48 岁，农民，1990 年 10 月初诊。近年来院腹胀满，食后为甚，自觉心窝下按之有坚实感，时有肠鸣，大便或艰或稀，苔白，脉细涩。当地医院 X 线钡餐检诊为慢性线表性胃炎，胃下垂。诊毕，何老辨证为：脾胃虚弱，水饮痞结。盖心下胃也，胃气虚弱，升降乏力，运化失司，遂致水饮痞结于心下所致。病与《金匮·水气病脉证并治》："心下坚，大如盘，边如旋盘，水饮所作，枳术汤主之"方证相合。治宜行气消痞，健脾化饮。枳术汤主之：枳实 15g，土炒白术 20g。服药 7 剂，症状减轻。28 剂后，病已十去其九。再予原方加补中益气丸 30g（包煎）。继服半月而收全功。——金国梁等.何任研究和运用仲景方一席谈.江苏中医杂志,1994,15(7):4.

按：本案病者脘腹胀满，自觉心窝下按之有坚实感，病与枳术汤证相符，遂予原方，而效验如应。可见只要方证相符，仲景方古今皆适。

病案三

李某，男，12 岁，1990 年 3 月 9 日诊。呕吐 12 天，辗转数医，经静脉输液、灌肠、胃肠减压及中药承气汤等治疗无效，饮水或少进饮食即吐，不入不吐，胃脘痞胀而不拒按，已 2 周没有大便，小便正常。消化道钡透造影提示：幽门完全性梗阻。西医建议手术治疗，家属求余一试。查舌质淡红，苔腻，脉缓滑。证属脾虚不运，中焦痞塞，胃腑不能受纳水谷。治宜健脾和胃，调理气机。投枳术汤加味：枳实 15g，白术 20g，莱菔子 12g，砂仁 9g，槟榔 15g，连翘 9g。1 剂水煎，少饮频服，不使呕吐。12小时后下如枣样硬便 4 粒，继下稀溏便约 1000ml，便后腹胀减，服稀粥 200ml 而未再呕吐。后改服补中益气汤 2 剂调理，呕吐一直未作，大便通畅，X 线钡餐造影复查幽门通过顺利，病告痊愈。

按：幽门梗阻主要表现是呕吐，大便不通，胃脘满痛，应属中医的"呕吐""胃脘痛"范畴。本病在上满而不得食，食入则吐，虽吐但不属胃，故单给调胃之药而呕不能止；在下虽无大便，而非肠中壅滞，乃肠中无物是也，故承气汤用之无功。病机当为脾虚不运，中焦枢机不利，升降失常所致。因其病位在上不属胃，在下不属大肠，致病原因亦较复杂，故临床采用胃肠减压、灌肠等法不能收到较好效果。枳术汤是仲景为治疗脾弱气滞、失于输转所致的"心下坚，大如盘"而设的方剂，其病机与幽门梗阻辨证相同，故取枳术汤行气健脾，辅莱菔子、砂仁以和胃，佐连翘清其积热，槟榔助消积化食，枳壳协枳实升清气，降浊气，现代药理研究证实枳实、枳壳可使胃肠运动收缩节律增强，功能有力。诸药合用，达到脾虚得补，胃气得和，气机得调，幽门通畅而梗阻得除。——倪海军等. 枳术汤加味治疗完全性幽门梗阻36例. 国医论坛,1998,13(4):11.

第二十五章　黄汗病

　　黄汗病是以汗出色黄沾衣，身肿，发热，骨节疼痛，不恶风，脉沉迟为主要临床表现的一类病证。汗出之时，腠理开泄，表卫空疏，水寒之气容易内侵。水湿停于肌腠，营卫郁滞，卫郁营热，湿热交蒸是黄汗病的基本病因病机。根据黄汗病的临床表现可分为湿热交蒸型和水湿郁滞型，鉴别点主要在于，症见黄汗，身肿，发热，汗出而渴，舌苔黄腻，脉沉则为湿热交蒸型。症见黄汗，身重，腰以上汗出，肌肉瞤动，胸窒痛，腰髋弛痛，不能食，舌淡，苔白滑腻，脉沉则为水湿郁滞型。临床根据黄汗病的脉象和伴随症状确定其治则，湿热交蒸型则调和营卫，清泄湿热；水湿郁滞型则调和营卫，祛除水湿。此外，黄汗与风水、皮水、正水、石水等水气病有诸多异同，宜加以鉴别区分。黄汗病预后多良好，若长期发热，汗出，为湿邪化热，耗伤营血，则可出现肌肤甲错，发为瘀血证以及痈脓疮疡。

一、黄芪芍药桂枝苦酒汤证

【原文】

　　问曰：黄汗之为病，身体虚（一作重）。发热汗出而渴，状如风水，汗沾衣，色正黄如柏汁，脉自沉，何从得之？师曰：以汗出入水中浴，水从汗孔入得之，宜芪芍桂酒汤主之。

黄芪芍药桂枝苦酒汤方：

黄芪三两　　芍药三两　　桂枝三两

上三昧，以苦酒一升，水七升，相和，煮取三升，温服一

升，当心烦，服至六七日乃解。若心烦不止者，以苦酒阻故也，
（一方用美酒醯代苦酒）。

【提要】

本条主要论述黄汗病的证治并述及病因。

【现代临床运用】

运用本方的辨证要点为汗黏衣，色正黄如柏汁者。临床用芪
芍桂酒汤固表祛湿，调和营卫，兼泄营热。方中黄芪达表，益气
祛湿，芍桂调和营卫，苦酒即米醋，用以泄营中郁热。诸药相
协，使营卫气血调和通畅，则水湿除而黄汗止。在具体应用时，
清利用茵陈、山栀、车前子、虎杖，渗利用茯苓、薏苡仁、泽
泻；敛汗用浮小麦、龙骨、牡蛎等。现代运用本方可治疗急性黄
疸型肝炎见黄汗者。

【名家辑要】

张璐注：水湿从外渐渍于经，非桂之辛温无以驱之达表；既
用桂、芍内和营血，即以黄芪外壮卫气以杜湿邪之复入；犹恐
者、芍固护不逮，而用苦酒收敛津液不使随药外泄。乃服药后每
致心烦，乃苦酒阻绝阳气不能通达之故，须六七日稍和，心下方
得快，然非若水煎汤液之性味易过也。——［清］张璐. 千金方衍
义. 北京：中国中医药出版社，1998：38.

尤怡注：两胫自冷者，阳被郁而不下通也。黄汗本发热，此
云假令发热，便为历节者，谓胫热，非谓身热也。盖历节黄汗，
病形相似，而历节一身尽热，黄汗则身热而胫冷也。食已汗出，
又身常暮卧盗汗出者，营中之热，因气之动而外浮，或乘阳之间
而潜出也。然黄汗，郁证也，汗出则有外达之机，若汗出已反发
热者，是热与汗俱出于外，久而肌肤甲错，或生恶疮，所谓自内
之外而盛于外也。若汗出已身重辄轻者，是湿与汗俱出也。然湿
虽出而阳亦伤，久必身瞤而胸中痛。若从腰以上汗出下无汗者，
是阳上通而不下通也，故腰髋弛痛，如有物在皮中状。其病之剧

而未经得汗者，则窒于胸中而不能食，壅于肉理而身体重，郁于心而烦躁，闭于下而小便不通利也。此其进退微甚之机不同如此，而要皆水气伤心之所致，故曰此为黄汗。桂枝黄芪，亦行阳散邪之法，而尤赖饮热稀粥取汗，以发交郁之邪也。——[清]尤怡.金匮要略心典.太原：山西科学技术出版社，2008：105.

赵佶论曰：黄汗者汗出如柏汁，黏衣黄色，故谓之黄汗。由脾胃有湿，瘀热伏留，熏发肌肉，散而为汗，其证使人身体虚浮，骨节疼痛，发热汗出而不渴者是也。治黄汗身体肿，发热汗出而不渴，状如风水，汗沾衣、色黄如柏汁，脉自沉。此由汗出水入汗孔，水从外入而得之，黄芪芍药苦酒汤方。——[宋]赵佶敕撰；[清]程林纂辑；余瀛鳌等编选.圣济总录精华本.北京：科学出版社，1998.

【医家临证思维】

胡希恕认为：黄汗的病因病机是表虚湿邪盘踞于肌肤，故其治则应是固表祛湿，因表阳气虚，里寒湿盛，故不见口渴之法，应是调和营卫，益气固表。为桂枝加黄芪汤的证候，以桂枝汤调和营卫，复加黄芪益气扶正固表，使正气足于内，气行则水行，湿自去。卫气固于表，表固汗止则湿邪不复入，因而黄汗之证得以全解，但黄汗久不解，汗热伤津，津液大伤，故出现"汗出而渴"的症状，其治疗不但要益气固表，又必用苦酸敛汗救液之品。为芪芍桂酒汤的证候，此即黄汗的变证和变治之方。——胡希恕.黄汗论述.北京中医，1983，04：6—8.

和久田氏曰：身体肿者，肌表之瘀水多也。肌表之多瘀水，因为正气之虚弱，故黄芪分量为之特多也。发热者，由于血气之郁，故发热汗亦出也。因出汗致内渴，故曰发热汗出而渴。风水者，身肿、脉浮、汗出，其状相似，故曰状如风水。然风水之汗不黄，其脉不沉，故举汗色、脉状以辨其疑。又风水因感外邪，所以脉浮也。此证为阳气郁遏难宣，故虽发热而脉沉也。云自沉者，为本分之脉证，非受其他妨害之意也。——［日］汤本求真.
皇汉医学.北京:人民卫生出版社,1956:119.

尤在泾认为："黄汗为水气内遏热，热被水遏，水热交蒸互
郁，汗液则黄，所以汗粘衣者，湿性黏滞耳"其治疗宜黄芪芍药
桂枝苦酒汤。——王博.黄芪芍药桂枝苦酒汤治疗狐臭的机理分
析.光明中医,2008,02:227—228.

【典型病案】

病案一

张某，男45岁，1995年6月7日初诊，腰部汗出色黄4年
余，每每染黄衣衫，而腋下汗腺发达部位却无黄汗出，询问其病
因，言其在南方时常汗出当风或入水而浴，久之而出现黄汗，予
芪芍桂酒汤原方：黄芪18g，白芍12g，桂枝12g，米醋50ml加
水至300ml同煎，1日1剂，7剂后症减，继服10剂病愈，随访
两年未复发。——程怀孟.腰部黄汗病治验1例.山西中医,
1998,05:10.

按：黄汗多因汗出入水，壅遏营卫或湿热内盛，风、水、
湿、热交蒸致营卫不和，溢渗肌肤所致，故用芪芍桂酒汤调和营
卫而收效。

病案二

李某，女，30岁，本市工人。因长期低烧来门诊治疗，屡经
西医检查未见何器质性病变，经服中药未效。症见口渴，出黄汗，
恶风，虚极无力，下肢肿重，舌苔薄白，脉沉细，查黄疸指数正
常，身体皮肤无黄染。此为黄汗表虚津伤甚者，拟黄芪芍药桂枝
苦酒汤：生黄芪五钱，白芍三钱，桂枝三钱，米醋一两。上药服
六剂，诸症尽去。——胡希恕.黄汗论述.北京中医,1983(4):7.

按：黄汗因表虚汗出，汗出而津伤，但因津伤不重，又兼内
有寒湿，故其症不见口渴，若病久汗出多，津液大伤，则可见口
渴。本例即属于此，故治疗重用黄芪益气固表，复以桂枝、芍药

调其营卫。又特用米醋敛汗救液。因方药对证，使二年不愈之证得以治愈。值得说明的是：原文有"此劳气"也，有的书认为"这是虚劳病的荣气内虚"。但从本例有"虚极无力"来看，当是黄汗的见证，由此可见结合临床才能正确理解仲景原文。

病案三

周某，女，48岁，1979年6月初诊。去年深秋，劳动后在小河中洗澡，受凉后引起全身发黄浮肿，为凹陷性，四肢无力，两小腿发凉怕冷，上身出汗，下身不出汗，汗发黄，内衣汗浸后呈淡黄色，腰部经常串痛，烦躁，下午低烧，小便不利。检查：肝脾未触及，心肺听诊无异常，血、尿常规化验正常，黄疸指数4个单位。脉沉紧，舌苔薄白。服芪芍桂枝苦酒汤。黄芪30g，桂枝18g，白芍18g。水二茶杯，米醋半茶杯。头煎煮取一杯，二煎时加水二杯，煮取一杯，合汁，分二份，早晚各一次共服6剂，全身浮肿消退，皮肤颜色转正常，纳食增加。——刘景祺.经方验.呼和浩特：内蒙古人民出版社，1987:64.

按：汗出入浴，寒湿伤阳，营卫不和发病，浮肿、黄汗、发热、恶风寒诸症迭现，正合芪芍桂枝苦酒汤证机，投之果效。

二、桂枝加黄芪汤证

【原文】

黄汗之病，两胫自冷。假令发热，此属历节。食已汗出，又身常暮盗汗出者，此劳气也。若汗出已，反发热者，久久其身必甲错；发热不止者，必生恶疮。若身重，汗出已辄轻者，久久必身瞤。瞤即胸中痛，又从腰以上必汗出，下无汗，腰髋弛痛，如有物在皮中状，剧者不能食，身疼重，烦躁，小便不利，此为黄汗。桂枝加黄芪汤主之。

桂枝加黄芪汤方：

桂枝　芍药各三两　甘草二两　生姜二两　大枣十二枚　黄

芪二两

右六味，以水八升，煮取三升。温服一升，须臾饮热稀粥一升余，以助药力，温服取微汗；若不汗，更服。

【提要】

本条继续论述黄汗病的证治以及与历节、劳气的鉴别。

【现代临床运用】

运用本方的辨证要点为身疼重，腰以上汗出，下无汗，腰髋驰痛，不能食。黄汗形成机理，与芪芍桂酒汤证相同，亦皆宜宣达阳气，排除水湿。临床使用时，其区别在于：彼为周身汗出，表气已虚，故重用黄芪为君，并加苦酒以敛汗；此为汗出不透，腰以上有汗，腰以下无汗，故主以桂枝汤调和营卫，另加黄芪以走表祛湿。由于黄汗多是湿热内蕴，临床在使用这些方剂时，常根据具体病情酌加茵陈、栀子、黄柏、赤茯苓、防己、滑石、通草、淡竹叶、白鲜皮等品，以增清热利湿之功。

现代运用本方治疗急性黄疸型肝炎见黄汗者。

【名家辑要】

黄元御注：黄汗之病，经热内郁，而不外达，故两胫自冷。假令发热，是寒湿格其阳气，外热内寒，此属历节。黄汗外冷内热，食后水谷未消，中气胀满，经热愈郁，皮毛蒸泄，是以汗出。又暮常盗汗出者，此卫气不敛，营气之外泄也。若汗出之后，反更发热者，经热不为汗减，久而营血瘀蒸，不能外华，皮腠肌肤枯涩，必生甲错。发热不止，血肉腐溃，必生恶疮。若身体沉重，汗后辄轻者，湿随汗泄，暂时轻松，久而汗夺血虚，木枯风作，必生瞤动。瞤即风木郁冲，胸中疼痛。风木升泄，故汗出腰半以上。风木郁勃，经经鼓荡，故腰髋弛痛，如有物在皮中。湿遏经络，故身体疼重，烦躁。湿旺木郁，故小便不利。此为黄汗，宜桂枝加黄芪汤。姜、甘、大枣，培土而和中，芍药、桂枝，通经而泻热，黄芪助卫气以达皮毛。辅以热粥，而发微汗，以泻经络之郁热也。——[清]黄元御.金匮悬解.北京：人民卫生出版社，1990：396.

邹谢注：黄汗者，因虽从外及内，病实从内外出，是火之不宣已明着矣，况只有身黄之水气，并无黄汗而身黄者，内本能宣，由外郁遏不得开，故越婢汤中用麻黄；黄汗本自有汗，且小便利，则外本无所阻，而内之倡导不力，故桂枝加黄芪汤并赖有桂枝。——[清]邹澍.本经序疏要.上海：上海卫生出版社，1957：69.

陈修园按：黄本于郁热，得汗不能透彻，则郁热不能外达。桂枝汤虽调和营卫，啜粥可令作汗，然恐其力量不及，故又加黄芪以助之。黄芪善走皮肤，故前方得苦酒之酸而能收，此方得姜、桂之辛而能发也。——[清]陈修园.金匮方歌括.上海：上海中医药大学出版社，2006：130.

【医家临证思维】

王付认为寒湿黄汗证之身重的病变证机是寒湿阻滞气机，经气不得畅通。如《金匮要略·水气病脉证并治第十四》29 条："若身重，汗出已辄轻者，久久必身瞤，瞤即胸中痛。"临床上可见于甲状腺功能异常、胸腺分泌失调、激素分泌失调等病，病证表现有汗出黄色，两胫自冷，身重，腰以上必汗出，以下无汗，腰髋弛痛，如有物在皮中状，病甚者不能食，身疼痛，烦躁，小便不利，舌淡，苔白腻，脉濡或缓等。其治当通阳益气，温化湿邪，以桂枝加黄芪汤与平胃散合方：桂枝 9g，白芍 9g，生姜 9g，大枣12 枚，黄芪 6g，甘草 12g，陈皮 15g，苍术 12g，厚朴 9g。若寒甚者，加大生姜、桂枝用量，以温阳散寒；若湿甚者，加茯苓、通草，以通脉利湿；若腹胀者，加枳实、青皮，以行气除胀等。——苗小玲，王付.经方合方辨治身沉重.中医药通报，2013：38.

马子密认为黄汗为病，两胫自冷，从腰以上汗出，下无汗，腰髋弛痛，如有物在皮中状，剧者不能食，身疼重，烦躁，小便不利，在上汗，在下痛，不治其汗，痛无由复（以汗非寻常之汗也），是则治上制方宜缓，缓则加甘草而减其分数也。——马子密,傅延龄.历代本草药性汇解.北京：中国医药科技出版社,2002:712.

陶汉华认为黄汗病既不同于水肿病，也不是黄疸病的一个症状，而是一个独立的疾病。按现代医学观点分析应是一种汗腺炎症。是由一类带黄颜色或产生黄色色素的细菌侵入汗腺所致。典型的黄汗病为水湿郁遏营卫、湿热蕴蒸。表现身重疼、发热、汗出色黄如柏汁等症。治疗当用芪芍佳桂酒汤益气解表，调和营卫，佐以清利湿热。久病不愈，汗出过多而伤阳，治疗当用桂枝加黄芪汤益气助阳调和营卫。——陶汉华.论金匮黄汗病.山东中医学院学报,1994:11.

【典型病案】

病案一

韩某，女，41岁，哈尔滨人。以肝硬化来门诊求治。其爱人是西医，检查详尽，诊断肝硬化已确信无疑。其人面色黧黑，胸胁串痛，肝脾肿大，腰髋痛重，行动困难，必有人扶持，苔白腻，脉沉细，黄疸指数、胆红素检查皆无异常，皮肤、巩膜无黄染。曾在当地多年服中西药不效特来京求治。初因未注意黄汗，数与舒肝和血药不效，后见其衣领黄染，细问乃知其患病以来即不断汗出恶风，内衣每日重换，每日黄染，遂以调和营卫，益气固表以止汗祛黄为法，与桂枝加黄芪汤治之：桂枝三钱，白芍三钱，炙甘草二钱，生姜三钱，大枣四枚，生黄芪三钱。嘱其温服之，并饮热稀粥，盖被取微汗。结果：上药服三剂，汗出身痛减，服六剂黄汗止，能自己行走，继依证治肝病乃逐渐恢复健康，返回原籍。二年后特来告之仍如常人。——胡希恕.黄汗论述.北京中医,1983(4):8.

按：本例是肝硬化并见黄汗之证，黄汗不去，则肝病长期治疗不效，提示了仲景学说的"先表后里"治则的正确性、重要性，也提示医者必须掌握黄汗的证治。

病案二

患者邹某，女，18岁，1991年7月15日初诊。1周前中午放学回家，时值炎夏，周身汗出如洗，闷热难忍，随即冷水淋浴，顿觉清爽，午餐食凉面，午休后即觉周身困重，次日头痛，身冷、腹痛、腹泻，其母予感冒通、藿香正气水，服药2天，发热、头痛止，腹痛、腹泻愈。但胸闷、头晕、夜少寐、双膝下觉冷，上半身汗出色且黄，白色手帕擦面额汗后，如橘汁黄染，汗液所浸衣服之处亦黄染，随汗出身体稍舒，但继之同前，并自觉胸闷、心慌、气短，小便量少，口干渴不欲饮。舌红、苔薄黄，脉沉缓。中医诊为黄汗证。治宜清热祛湿，益气解表，调和营卫。方取《金匮要略》桂枝加黄芪汤加减。处方：桂枝、绵茵陈各15g，炒白芍、黄芪、鲜扁豆花各12g，薏苡仁30g，淡竹叶6g。上方服4剂后，病情明显好转，汗出大减，其色已不黄，胸闷、心慌、气短除。仅黄昏时分出微汗，食欲增，双膝下冷感亦减，上方加防风12g，继服3剂而愈。随访至今未复发。——杨丁友.黄汗治验2则.新中医,1994,11:13—14.

按：本病为寒郁卫阳与内之郁热相合，湿热扰胸，故胸闷、心慌、气短，炎夏湿热上扰清窍故头晕重，并上身汗出甚，方取桂枝汤调和营卫，配黄芪以振奋阳气，益气走表逐湿；绵茵陈、薏苡仁、竹叶清泄湿热，扁豆花芳香使湿浊表散，故服后黄汗解，诸症除。笔者认为，仲景言黄汗乃遵循"略于常，详于变"之法，临床治疗只要其病机同，尽管其证与其不甚一致，取其方化裁仍能取满意之疗效。不可拘泥于"汗出入水中"。

病案三

李某，女，35岁，初诊1982年7月16日。自诉：去年夏季，因天气炎热，在田间劳动，汗出较多，午后突受暴雨所浸，周身潮湿如水浴，至晚身酸不适，稍有畏寒，10天后，皮肤出现汗色发黄，初起两腋窝黄汗较显，渐至全身汗黄，汗出沾衣染如柏汁，洗之不去，但身目不黄，伴有头昏腰酸，胸闷体倦，口内时而渗水，食欲不振，大便两日一行，小便少，苔白腻微黄，脉沉细。辨证：属黄汗。病由劳累汗出，暴雨浸湿所致。水湿之邪，郁于肌表，阳气不得宣泄，营卫运行受阻，湿热熏蒸，溢于肤外，而为黄汗。治以解肌固表，健脾除湿。仿《金匮》桂枝黄芪汤加减。处方：潞党参10g，黄芪15g，白芍15g，桂枝8g，薏苡仁20g，茯苓10g，炒苍术10g，泽泻10g，淮山药10g，牡蛎30g（先煎），车前草两棵，水煎服。服药3剂，身出黄汗减少，头昏腰酸亦好转，原方又进6剂，黄汗已除，汗色如常，余证亦无，继服2剂以巩固之，随访，黄汗再未复发。——谢兆丰. 黄汗一例治验[J]. 黑龙江中医药,1984(4):40.

按：黄汗，是临床较为罕见之证。本病临床特征是：汗出沾衣，黄如柏汁，同时尚有发热，骨节疼痛，胸中窒，脉沉迟等证。本例患者，根据汗出色黄沾衣，洗之不去，以及胸闷体倦，口中渗水等，故诊断为黄汗。病由汗出雨浸，湿热郁蒸，致使汗液呈黄色。何氏《医碥》说："寒水遏郁汗液于肌肉，为热所蒸而成黄汗"。故治疗以固表和营，健脾除湿之法，用《金匮》方加减，共服药11剂，黄汗即除。方中以参、芪、桂枝解肌固表，配芍药调和营卫，山药、苓、术、薏苡仁健脾祛湿，牡蛎固涩止汗，诸药合用，固表和营，祛逐水湿。

第二十六章　黄疸病

　　黄疸病是以目黄、身黄、小便黄为主要临床表现的一类病证。湿热、寒湿、火劫、燥结、女劳以及虚劳为其基本病因病机。但以湿热为多。根据黄疸病的病因：临床表现的不同而有谷疸、酒疸、女劳疸、黄疸及黄疸兼证、变证之分。通常黄色鲜明，寒热不食，食即头眩，心胸不安，小便不利者称为谷疸；黄色鲜明，心中懊侬热痛，足下热，小便黄赤，大便干者称为酒疸；日晡不发热，反恶寒，膀胱急，少腹满，身尽黄，额上黑，足下热，腹皮绷紧，按之坚硬胀满，大便黑，时溏者称为女劳疸。黄色鲜明，腹满便结，小便短赤者称为黄疸。临床可根据黄疸病的不同病因和临床表现来对证治疗。谷疸宜清利湿热退黄；酒疸宜泄热除烦；女劳疸若兼瘀者宜活血化瘀，清泄湿热，不兼瘀者则属肾虚，多用补肾之法。黄疸宜通腑泄热退黄。黄疸病在一定时期内经过治疗病情减轻者为正胜邪退，预后良好，反之，迁延不愈，病情加重者为邪胜正衰，预后较差。故临床治疗把握好时机，有益于疾病的好转。

一、茵陈蒿汤证

【原文】

　　黄疸之为病，寒热不食，食即头眩，心胸不安，久久发黄，为谷疸，茵陈蒿汤主之。

　　茵陈蒿汤方：

　　茵陈蒿六两　栀子十四枚　大黄二两

上三味，以水一斗，先煮茵陈，减六升，内二味，煮取三升，去滓。分温三服，小便当利，尿如皂角汁状，色正赤，一宿腹减，黄从小便去也。

【提要】

本条主要论述谷疸属湿热俱盛的证治。

【现代临床运用】

运用本方的辨证要点为寒热不食，食则头眩，心胸不安，阳黄见大便干，小便不利者，此方三味均属苦寒，茵陈之量三倍于大黄，主要是清三焦和血分之热，使湿热之邪从小便而去。

现代运用本方可治疗急性黄疸型肝炎、亚急性黄色肝萎缩、重症肝炎以及新生儿溶血症、母婴 ABO 血型不合性先兆流产、妊娠合并肝内胆汁淤积症、崩漏、血液透析患者皮肤瘙痒症、原发性肝癌栓塞化疗后发热、复发性口疮等证属湿热及预防新生儿高胆红素血症。

【名家辑要】

吴昆注：大热之气，寒以取之，故用茵陈；苦入心而寒胜热，故用栀子；推除邪热，必借将军，故用大黄。又曰，茵陈、栀子能导湿热，由小便而出。——[明] 吴昆. 医方考. 北京：人民卫生出版社，2007：40.

吴谦注：茵陈禀北方之气，经冬不凋，傲霜凌雪，偏受大寒之气，故能除热结，率栀子以通水源，大黄以调胃实，令一身内外瘀热悉从小便而出，腹满自减，肠胃无伤，乃合引而竭之法。此阳明利水之圣剂也。以推陈致新之茵陈佐以屈曲下行之栀子，不用枳、朴以承气与芒硝之峻剂，则大黄但可以润胃中，而大便之不隧行可知，故必一宿而腹始减，黄从小便去而不由大肠去。——[明] 吴谦等. 医宗金鉴. 北京：人民卫生出版社，2006：1131.

柯琴注："太阳、阳明俱有发黄证，但头汗而身无汗，则热不外越；小便不利，则热不下泄，故瘀热在里而渴饮水浆。然黄有不同，证在太阳之表，当汗而发之，故用麻黄连翘赤小豆汤，为凉散法。证在太阳阳明之间，当以寒胜之，用栀子柏皮汤，乃清火法。在阳明之里，当泻之于内，故立本方，是逐秽法。茵陈能除热邪留结，佐栀子以通水源，大黄以除胃热，令瘀热从小便而泄，腹满自减，肠胃无伤，乃合引而竭之之义，亦阳明利水之奇法也。"——邓中甲.方剂学.北京：中国中医药出版社,2011:40.

【医家临证思维】

张希纯认为且统观仲景治内伤外感黄疸之方，皆以茵陈蒿为首方，诚以茵陈蒿为青蒿之嫩者，其得初春生发之气最早，且性凉色青，能入肝胆，既善泻肝胆之热，又善达肝胆之郁，为理肝胆最要之品，即为治黄疸最要之品。——张锡纯.医论医话.北京：中国医药科技出版社,2014:131.

胡希恕认为谷疸病初作，亦恶寒发热，由于里湿热，故不欲食，食即头眩，心胸不安，久久则发黄，即所谓谷疸之为证，宜茵陈蒿汤主之。此即说明急性黄疸型肝炎证治，但此病单用本方，反不如以本方和大柴胡合方应用机会为多，须注意。——冯世纶,张长恩.胡希恕病位类方解.北京：人民军医出版社,2008:187.

尤怡认为谷疸为阳明湿热瘀郁之证，阳明既郁，营卫之源壅而不利，则作寒热；健运之机窒而不食，食入则适以湿热而增逆满，为头眩心胸不安而已。——陈纪藩.金匮要略.北京：人民卫生出版社,2011:522.

【典型病案】

病案一

孙某某，男，56岁，1992年4月21日初诊。三年前，洗浴之后汗出为多，吃了两个橘子，突感胸腹之中灼热不堪，从此不能吃面食及鸡鸭鱼肉等荤菜，甚者也不能饮热水，如有触犯，则胸腹之中顿发灼热，令人烦扰为苦，须饮冷水方安，虽数九隆冬，只能饮凉水而不能饮热水，去医院检查，各项指标正常，多方医治无效专从东北来京请刘老诊治。经询问，患者素日口干咽燥，腹胀，小便短黄，大便干，数日一行。视其舌质红绛苔白腻，切其脉弦而滑。据脉证特点，辨为"瘅热之病"，《金匮》则谓"谷疸"。乃脾胃湿热蕴郁，影响肝胆疏通代谢之能为病。治法：清热利湿，以通六腑，疏利肝胆，以助疏泄。处方：柴胡茵陈蒿汤。柴胡15g，黄芩10g，茵陈15g，栀子10g，大黄4g。服药7剂，自觉胃中舒适，大便所下秽浊为多，腹中胀满减半。口渴欲饮冷水，舌红、苔白腻，脉滑数等证未去，此乃湿热交蒸之邪，仍未驱尽，转方用芳香化浊，苦寒清热之法：佩兰12g，黄芩10g，黄连10g，黄柏10g，栀子10g。连服7剂，口渴饮冷已解，舌脉恢复正常，胃开能食，食后不作胸腹灼热和烦闷，瘅病从此而愈。——陈明，刘燕华，李芳，等.刘渡舟临证验案精选.北京：学苑出版社，1996：65.

按：本案为"瘅热病"，为脾胃素有湿热，因饮食不节而发。脾湿胃热，湿热交蒸，导致肝胆疏泄不利，进而又影响脾胃的升降纳运，使木土同病，湿热并存。瘅通"疸"，说明湿热郁蒸日久，小便不利，可发为黄疸。"谷疸"当用"茵陈蒿汤治疗"，刘老结合本案有"咽干、脉弦，而加柴胡、黄芩，取小柴胡汤之意"，清利湿热而又调达气机。其第二方则以黄连解毒汤清热泻火，火去则湿孤；加佩兰以芳香醒脾化湿而除陈腐，《内经》即对湿热困脾的"脾瘅病"而有"治之以兰，除陈气"之说。

病案二

齐某，男，31岁，2001年1月28日就诊，有肝炎病史10余年，常反复发作，发作时伴黄疸，近期病情加重，乏力纳呆，遍身黄染，精神烦躁，时有昏睡，诊为肝性昏迷，经西医治疗效果不佳，中医会诊见昏昏思睡，巩膜及皮肤深度黄染，腹胀，无移动性浊音，肝右下胁触及，中等硬度，脾左肋下4cm，舌质红，苔黄腻，脉细数；总胆红素105μmol/L，锌浊试验17U/L，谷丙转氨酶240U/L。证属湿热夹毒，热毒炽盛。治宜清热利湿，凉血解毒。处方：茵陈 60g，栀子 15g，大黄 20g，黄连 10g，黄柏 30g，茯苓 50g。每日 1 剂，水煎服，另配合能量合剂及降血氨药物，3 剂后神志略清，继服 4 剂，神志清醒，小便量多色赤，黄染减退。再按原方加减服 40 剂食欲大增，体力增加，小便清，肝功正常，继用逍遥散调理，2 年未复发。——蒋健，朱抗美. 金匮要略方药临床应用与研究. 上海：上海科学技术出版社，2012：247.

按：茵陈蒿汤以茵陈为主药，清热利湿，疏泄肝胆，使邪从小便中去，配伍大黄泻下行滞，使邪从大便中去，以栀子清热，使邪从外而去，是治疗湿热黄疸之名方。

病案三

患者男性，24 岁，1973 年 5 月 11 日初诊。1 周前，恶寒发热，伴泛恶，渐见眼白发黄，浑身皮肤瘙痒，就诊时见一身黄染，黄色鲜明，胸胁满闷，时时隐痛，泛恶加剧，口苦，不欲食，见荤腥即恶心，小便量少如浓茶，大便秘结，下肢酸重，舌红苔黄，脉滑数。实验室检查：黄疸指数 40U/L，锌浊度 8U/L，谷丙转氨酶 226U/L，西医诊断为"急性黄疸型肝炎"。治宜：清利湿热，通腑泄热退黄。方用茵陈蒿汤加味。茵陈 50g，生大黄 6g，炒枳实 15g，川朴 8g，焦山栀 15g，黄芩 10g，柴胡 10g，白茅根 30g，鸡内金 8g，郁金 12g，竹茹 10g，半夏 10g，5 剂，水煎服。一周后二诊，大便通畅，身黄渐退，泛恶渐平，皮肤作痒亦减轻，原方续进 7 剂。两周后三诊，诸症均除。身目不黄，泛恶已除，饮食有味而量增加，舌红退，黄苔去，脉仍带弦，再予药物调理月余后，即能参加农轻便劳动。——何任. 金匮方百家医案评议. 杭州：浙江科学技术出版社，1991：40.

二、栀子大黄汤证

【原文】

酒黄疸，心中懊侬或热痛，栀子大黄汤主之。

栀子大黄汤方：

栀子（十四枚）　大黄一两　　枳实（五枚）　豉（一升）

上四味，以水六升，煮取二升，分温三服。

【提要】

本条论述酒疸热盛的证治。

【现代临床运用】

运用本方的辨证要点为湿热积于中焦，上蒸于心，故心中郁闷烦乱之酒疸者。湿热中阻，气机不利，故心中热痛。治用栀子大黄汤清心除烦，方中栀子、豆豉清心除烦，大黄、枳实除积泄热。

现代运用本方可治疗热重湿清之肝胆疾患或心经郁热，如急性黄疸型传染性肝炎以及其他黄疸病，也可用于无黄疸型肝炎，本方亦可用于胸膈兼有腑气不通的神经官能症，亦可治疗痛症、软组织损伤、关节扭伤等。

【名家辑要】

尤在泾注：酒之湿热积于中而不下出，则为酒疸，积于中则心中热，注于下则足下热也。——冯明. 经典名著入门必读·第2版. 太原：山西科学技术出版社，2013：261.

葛洪注：酒疸者，心懊痛。足胫满，小便黄，饮酒发赤斑黄黑，由大醉当风入水所致。治之方（即本方）。——［晋］葛洪. 肘后备急方. 天津：天津科学技术出版社，2005：117.

汤本求真注：本方证之黄疸，于肝或胆囊部肿胀硬结，而有自己觉得疼痛，或懊憹，或热痛者，故有此腹证时，不论是否酒客，总以用本方，与大小柴胡汤合用之机会为多。——［日本］汤本求真. 皇汉医学. 北京：人民卫生出版社，1956：433.

【医家临证思维】

何任认为栀子大黄汤为治热积里实之酒疸，达上下分消之功，与茵陈蒿汤相比较，方法相同而功效不同，本方泄热除烦，病在心下，以心中懊憹或者热痛为主证，而茵陈蒿汤泄热去满，力专下行，病在腹中，以心胸不安、腹满为主证，临证当细辨。
——何若苹.何任金匮汇讲.北京：中国中医药出版社，2012：116.

黄仰模认为临床使用本方，可以酌加茯苓、滑石等渗湿之品，黄疸较明显者，可加茵陈，腹满者可加郁金、大腹皮、香附、川楝子。如若恶心呕吐则加橘皮、竹茹；恶热盛，苔黄厚者加黄柏、黄芩。——黄仰模.常用金匮方临床应用.北京：人民卫生出版社，2011：365.

周安方认为酒疸除本条所述症状外，尚有心烦、病位偏上、腹满、不欲食、食欲吐，以及身黄、目黄，小便短赤而黄，大便干，舌苔黄等，此为酒热内结，湿从热化，邪热较重，腑气郁滞而致。——周安方.中医经典选读.北京：中国中医药出版社，2009：418.

【典型病案】

病案一

左某，男，39岁，木匠。1987年12月11日初诊。嗜酒成癖，每晚几乎半醉而睡，昨夜酒后烦躁不安，难以入睡，晨起发现身黄如橘子色，欲呕，心中懊恼，莫名难受，急求余诊治，舌质红，苔黄腻，脉弦滑，此乃酒疸也，治用栀子大黄汤加味：栀子、茵陈、赤小豆、炒枳实各10g，豆豉6g，生大黄（后下）4g。5剂，水煎服，日2次，嘱戒酒，忌油。药尽黄疸及余证渐减，原方去豆豉加六一散（包煎）18g，7剂，如前煎服，药尽病愈。——黄仰模，林昌松.金匮要略临床发挥.北京：科学出版社，2010：120.

按：长期饮酒，酒后发为黄疸，又见心中懊恼，为酒热、酒毒所致，用本方清利也是治本之举。酒疸病，临床从湿热辨证，把握住热偏盛即可。本案中，药证相符，故能药尽病愈。

病案二

万某，64岁。嗜酒，数斤不醉，适至六月湿暑，又加饮酒过量，遂致黄疸重症。壮热不退，面目遍身色如橘，口渴思饮，大小便不利，日渐加重，卧床不起。脉沉实而数，舌苔黄燥。察致病之由，参以脉证，知为湿热阳黄重证。阳黄证宜清解，隧仿仲景茵陈蒿加大黄栀子汤主之。茵陈 30g，生绵纹 9g，川朴 45g，炒黑山栀 9g，汉木通 45g。连进 2 剂，二便通，黄渐退，脉象较前柔和。原方减去木通，加茯苓 9g，六一散 12g 包煎，续进 2 剂。至四日黄疸已退过半，但年高气弱，不宜过于攻伐，因照原方减去大黄，加薏苡仁 12g。又连服 4 剂，未十日而黄疸逐渐痊愈矣。——[清]何廉臣.重印全国名医验案类编.上海:上海科技出版社,1959:177.

按：本案酒疸，患者热不退，面目遍身色如老橘，口渴思饮，大小便不利符合栀子大黄汤证，亦自消退。治疗以清解为主。后加茯苓、六一散以增强利湿之力，待病去八九，又恐久服苦寒伤脾，将上方药量再减其半，并加健脾之品。此案自始至终用清热利湿法，又注意顾护脾胃之气，故凑佳效。

病案三

吴某，男，45 岁，工人，1972 年 8 月 5 日就诊。患者心中懊恼，身黄，发热 2 周余，自述嗜酒 25 年余，酒后食少或不食，上月中旬，酒后胸中烦扰热闷，小便不爽，次日，身热瘙痒，腹满，因对西药过敏而求助中医。就诊时，见巩膜、全身肤黄如橘子色，大便秘结，小便不利，舌红，苔黄腻，脉沉弦。体温：38.2℃，血压 160/110mmHg，血液检查：肝功能和黄疸指数有明显改变。——秦书礼.《金匮要略》—清法临证运用举隅.江苏:江苏中医杂志,1987:8.

按：患者嗜酒成性，酒性蕴湿助热，湿热陷于血分，行于肌表，发为黄疸，故出现目黄、身黄、身热瘙痒；湿热内阻，上蒸于心，故心中懊恼烦热，气机不利，故上腹部满闷不适；腑气不通，故大便秘结；湿热下行，气化不利，故小便不利；舌红苔黄腻，脉沉弦亦为湿热内蕴之象，其病机为湿热郁结，胃热炽盛。治宜清泄实热而除烦。故用本方效果明显。

三、硝石矾石散证

【原文】

黄家日晡所发热，而反恶寒，此为女劳得之。膀胱急，少腹满，身尽黄，额上黑，足下热，因作黑疸。其腹胀如水状，大便必黑，时溏，此女劳之病，非水也。腹满者难治，硝石矾石散主之。

硝石矾石散方：

硝石　矾石（烧）等分

右二味，为散。以大麦粥汁和服方寸匕，日三服，病随大小便去，小便正黄，大便正黑，是候也。

【提要】

本条主要论述女劳疸转变为黑疸兼有瘀血湿热的证治。

【现代临床运用】

运用本方的辨证要点为瘀血兼湿热，黄疸反复、腹胀、便溏、面色灰滞或面额黑者。临床上应正确区分酒疸与女劳疸，二者皆可变为黑疸，但同中有异。病因上，酒疸误下，久之正虚，可变为黑疸。女劳疸本自肾虚，因作黑疸。症状上，二者均可见目青面黑，虽黑微黄，大便正黑，皮肤抓之不仁等征象。但从酒疸而来者，多见心中烦热不适之症。从女劳疸而来者，必以手足心热、额上黑、畏寒等肾虚症状较为突出。治疗上，除活血化瘀之外，从酒疸而来者宜清泄湿热，从女劳疸而来者宜酌加益肾之品。硝石、矾石均为石药，有伤胃之弊，临床用药宜顾护胃气，用大麦粥汁和服，旨在和胃。

现代运用本方可治疗急性黄疸型肝炎、慢性肝炎、肝硬化腹水、血吸虫病、胆石症等。

【名家辑要】

张璐注："色瘅者，身黄额上微黑，小便利，大便微黑，此因房事过伤，血蓄小腹而发黄，故小腹连腰下痛，大黄附子汤去细辛加肉桂，若神思困倦，头昏且重，脾气不运，大便不实者，四君汤下硝石矾石丸"。——陈纪藩.金匮要略.北京:人民卫生出版社,2000:534.

尤在泾注:女劳疸色欲伤肾得之。《金匮》云:"额上黑,微汗出,手足心热,薄暮即发,膀胱急,小便自利,名曰女劳疸。盖黄疸热生于脾,女劳疸热生于肾,故黄疸一身尽黄,女劳疸身黄,额上黑也。"——[清]尤怡.金匮翼.北京:中国中医药出版社,2005(10):125.

李用粹注:女劳疸者,黄如灰色,额黑头汗,手足心热,薄暮不发热,日反恶寒,小腹急满,小便不利,大便时溏,腹胀如水状,类黑疸。因过于劳伤,又于大热之中,犯房入水所致,病属下焦,非水气也。宜培脾肾,若腹满多渴者,难治。——[清]李用粹.证治汇补.太原:山西科学技术出版社,2011:130.

【医家临证思维】

蒋泽霖认为女劳疸为房劳伤肾,主要为阴虚火动或阴阳两虚,以日晡时不发热而反恶寒。膀胱急,小便自利,额上黑为主证,若单纯为肾虚无瘀血者治以益精补肾为主。总之,辨证治疗首当分清湿热与寒湿。湿热者必须辨湿胜、热胜与湿热俱盛。治黄疸诸方,但以辨证为主,可以通用。湿胜者用茵陈五苓散,热盛里实用大黄硝石汤,心胸实热用栀子大黄汤,湿热俱盛用茵陈蒿汤。——蒋泽霖,赵天才,董正华.杂病指南.西安:陕西科学技术出版社,1997:560.

刘尚义认为用补肾活血法,其学术渊源于仲景用硝石矾石散治疗女劳疸。女劳疸是肾虚,虚而致瘀,瘀而致虚,两者互为因果。故由此悟及,在治疗顽固性肾性水肿时,多在补肾药中加入活血药,且告诫学生"血不行则病水"。——刘英锋,黄利兴,鲁纯纵,等.当代名老中医成才之路续集.上海:上海科学技术出版社,2014:326.

吕志杰认为女劳疸是由肾劳引起,故尺脉浮。尺浮不是表证，是肾虚热浮的表现。额上黑是肾色外现；微汗出，手足中热，薄暮即发，皆是肾虚有热的证候；膀胱急，小便不利是肾虚气化失常所致。本证原属肾虚，若病至后期，表现腹如水状，脾肾两败，故称不治。——吕志杰.伤寒杂病论研究大成.北京：中国医药科技出版社，2010：699.

胡希恕认为日晡所发热，为阳明，但阳明里热不恶寒，今反恶寒，知非一般阳明证，而是由女劳得之，膀胱急、少腹满、大便黑、时溏，确为瘀血之候，虽一身尽黄，而额上独黑、足下热，尤为黑疸之征，定为女劳之病无疑。其腹胀满如水状，亦非一般之水气证，并发腹水者，黄疸此为难治，亦只宜本方主之。——冯世纶，张长恩.胡希恕病位类方解.北京：人民军医出版社，2008：324.

【典型病案】

病案一

黄根元，男，57岁，农民，1955年来我院黄疸专科门诊就诊。主诉：腹胀不适，遍身水肿伴肤黄乏力20余日。病史：胃部发胀已有半年，常觉不舒，近20余日，面目发黄，腹部膨胀，周身水肿，胸闷纳少，易怒，有移动性浊音，两下肢呈凹陷性水肿，脉濡细，舌苔干，白而腻。诊断：肝硬化腹水。予硝石矾石散。分3次服。历时5月，服药两个疗程时，黄疸渐退，此后继续服用，胃纳增加，精神振作，病愈。——章巨膺，庞泮池.硝矾散治肝硬化腹水初步报道.上海：上海中医药杂志，1956（7）：33.

按：肝硬化腹水，与女劳疸夹瘀血相近，亦直接呼为黑疸者，本案以身黄、腹满、水肿为主，发病时间较长，以腹满、腹胀为主要症状，瘀血内阻的其他见证不是很明显，但结合西医诊断，瘀血内停已无疑问。故用硝石矾石散效果显著。

病案二

梅某，男，46岁，工人，于2003年12月29日初诊。患者近月因房劳过度而双目眶黑、白睛黄、身黄如烟熏，小便黄而自利，2周后黄疸日益加深，伴肉眼血尿，无尿频、尿急、尿痛感。B超示：肝脾无异常，膀胱轻度积水。肝功能检查示：ALT、SAT正常。TBIL22.8μmol/L、DBIL9.2μmol/L、IBIL16.3μmol/L。尿常规示：PRO(+)。红细胞满视野。入院时诊为不明原因黄疸伴血尿。经西医抗感染、止血、退黄，以及输液、输血治疗1周，黄疸未退、血尿肉眼可见。遂要求中医治疗。症见：面色暗而少华，神色呆滞，烦躁不安，精神萎靡，渴欲饮水，但饮不多，入夜则身热，不恶寒，腰膝酸软，小腹微胀，大便溏。日行2次。汗不甚出。舌红苔微黄中后部少苔。脉细弦数尺旺。中医诊断：女劳疸，尿血。证属肾虚血瘀，郁而发黄，兼阴亏火旺，瘀热互结，灼伤血络。治以固肾坚阴、消瘀退黄、清热凉血、活血利湿。方以硝石矾石散加知柏地黄汤加味。药用：知母10g，黄柏10g，生地15g，山茱萸12g，淮山药12g，牡丹皮10g，泽泻10g，茯苓10g，白茅根15g，益母草15g，小蓟10g，藕节10g，淮牛膝10g，并嘱以硝石、矾石各等分研末，炼蜜为丸，每粒3g，米汤送服，每日1次，夜间服，禁房事。服药10剂，黄疸渐退，血尿渐止，肉眼已不见血尿。上方继服半月，诸症明显好转，黄疸已退，血尿已止。嘱携药出院，以资巩固。——王小龙.硝石矾石散治疗女劳疸伴血尿验案一则[J].武汉：湖北中医杂志，2006，28(10)：45—46.

按：《金匮要略》云："黄家，日晡所发热，而反恶寒，此为女劳得之；膀胱急，少腹满，身尽黄，额上黑，足下热。因作黑疸。其腹胀如水状，大便必黑，时溏，此女劳之病，非水也，腹满者难治。硝石矾石散主之。"

四、大黄硝石汤证
【原文】

黄疸腹满，小便不利而赤，自汗出，此为表和里实，当下

之，宜大黄硝石汤

大黄硝石汤方：

大黄　黄柏　硝石（各四两）　栀子（十五枚）

上四味，以水六升，煮取二升，去滓，内硝，更煮取一升，顿服。

【提要】

本条主要论述黄疸病热盛里实的证治。

【现代临床运用】

运用本方的辨证要点为腹满拒按，溲少色黄，自汗出，便秘或结者。黄疸腹满为邪热传里，里热成实。小便不利色黄为湿郁化热，膀胱气化不利。自汗出为里热熏蒸的表现。故本方黄柏清热除湿，大黄、硝石攻下瘀热，诸药合用具有清热祛湿、通腑泄热之功。临床若见里热炽盛、便坚者，可用芒硝代替硝石，以取芒硝软坚通腑泄热之功。

现代运用本方可治疗急性传染性肝炎大便燥结者以及钩端螺旋体病等。

【名家辑要】

魏荔彤注：若夫黄疸病，腹满而小便不利而赤者，知湿热之邪内盛也，加以自汗出，则表无外邪之郁而疸自成，是表和而里实也。里实当下之，宜大黄硝石汤，为实热内盛者主治也。大黄、黄柏、栀子之苦寒，兼用不害，加以硝石引从小便得出。服法煮后去滓，内硝更煮者，所以化苦寒之烈性为柔顺，清热邪而不致伤胃阳也。内硝顿服，治湿热必尽除其根，防其复作增剧也。前言下之，不出方。此乃宜下者，所宜主之方也。——［清］魏荔彤. 金匮要略方论本义. 北京：人民卫生出版社，1997：223.

喻嘉言注：湿热郁蒸而发黄，其当从下夺，亦便仿治伤寒之法，里热者始可用之。重则用大黄硝石汤，祛除其湿热，如大承气汤之例；稍轻则用栀子大黄汤，清解而兼下夺，如三黄汤之例；更轻则用茵陈蒿汤，清解为君，微加大黄为使，如栀子豉汤中加大黄如博棋子大之例。是则汗法固不敢轻用，下法亦在所慎施，以疸证多夹内伤，不得不回护之耳。——安徽中医学院．金匮要略通俗讲义．合肥：安徽人民出版社，1959：262．

唐宗海注：黄疸病湿热交郁，不得外通，今自汗出者，外已通也。腹满，小便不利而赤者，湿热仍实于里也。实者当下，故用大黄除满去实，硝石领热气下趋二便，又以黄柏除湿退黄，栀子散热解郁。湿热散，二调便，则里气亦和矣。——［清］唐宗海．金匮要略浅注补正．天津：天津科学技术出版社，2010：265．

【医家临证思维】

何任认为黄疸病有腹满、小便不利、颜色发红、自汗的，这是里实的症状；能自汗出，说明表是和的，但过分自汗，表也会虚，这里提表和是说明暂且不必顾表，只需对腹满小便不利色红等里实现象，采用下热法就行了。一般当用大黄硝石汤以通肠胃实热的壅结。大黄硝石汤由大黄、黄柏、硝石、栀子四味组成。方药虽比较猛烈，但却对表和里实证颇为对证。从药性上看来，本方与近代医学采用消炎通便的治法，有类似的意义。——何任．金匮要略新解．杭州：浙江科学技术出版社，1981：132．

曹颖甫认为凡热邪内壅阳明，小便必短赤，甚而宗筋内痛，时出白物，又甚则筋牵右髀而痛，此固审为大承气证矣。腹满、小便不利而赤，虽证属黄疸，其为阳明里实，则固同于伤寒；自汗出则为表和。病气不涉太阳，故宜大黄硝石汤，以攻下为主。疸病多由胃热上薰，故用苦降之栀子（此味宜生用）；湿热阻塞下焦，故加苦寒之黄柏。或云：栀子黄柏，染布皆作黄色，仲师用此，欲其以黄治黄。是说也，予未之信。——曹颖甫．中医临证经典·曹颖甫医学全书．太原：山西科学技术出版社，2011：141．

黄仰模认为大黄硝石汤临床可用于热盛里实证。其证可见于身目发黄，腹满拒按，便秘，溲黄，汗出口渴，苔黄等。常用于治疗急性、亚急性重证肝炎，病毒性肝炎伴肝硬化，胆结石，急性胰腺炎，急性胆囊炎，急性胃炎等消化系统疾病。对急慢性重症肝炎，尚可酌加丹皮、赤芍、紫草等。对胆石症可酌加赤芍、金钱草、鸡内金等。以身目发黄、腹满拒按、便秘、溲黄、汗出口渴、苔黄等为辨证要点。——廖世煌,黄仰模.金匮要略临床精要.北京:科学出版社,2010:175.

【典型病案】

病案一

何某，男，48 岁，于 1997 年 6 月 23 日来诊。患胆结石、胆囊炎、阻塞性黄疸。面、目、全身皮肤发黄，色鲜明如橘子色，发热，自汗出，烦渴饮冷，小便短赤，体温 39.5℃，已持续 5 天，右胁肋满痛，腹胀满拒按，大便已 3 日未解，舌红苔黄燥，脉滑数。诊为黄疸病，湿热壅盛，里实热结。治以通腑泄热，解毒退黄。方用大黄硝石汤加味：大黄 30g，黄柏 15g，栀子 15g，芒硝 10g（后下），枳实 10g，厚朴 10g。水煎，日 1 剂，分 3 次服。服 1 剂后发热及腹满痛稍减，大便已行，为干燥硬屎。再服 2 剂后发热已退，大便稀溏，日 2 次，症状明显好转，黄疸逐渐消退。上方大黄减至 15g，去芒硝。再服 6 剂后黄疸消退，诸症悉减，后以柴胡汤加减治疗月余，至今未复发。——黄仰模,林昌松.金匮要略临床发挥.北京:科学出版社,2010:122.

按：本案患者湿热壅盛，里实热结，以大黄硝石汤荡涤里实，逐三焦湿热从二便排出。湿除则黄疸自退。

病案二

郭某某，男，48 岁，工人。患者开始发热、恶寒、头眩、恶心，继而但热不寒，惟头汗出，心下烦闷，口干渴欲饮，下腹胀满，两胁下胀拒按，大便 4 日未解，一身面目尽黄，光亮有泽，小便短小如橘子汁，脉滑数有力。实验室检查：黄疸指数 52 个单位，硫酸锌浊度 22U/L，谷丙转氨酶 480U/L。病属热盛里实之阳黄，治宜通腑泄热，方用大黄硝石汤加减：茵陈18g，栀子18g，大黄9g，黄柏9g，芒硝9g，云苓18g，扁豆18g。5剂，水煎服。服5剂后，大便通利，小便转淡黄，腹部膨胀及其他症状亦好转，肝功能复查：黄疸指数7个单位，硫酸锌15个单位，谷丙转氨酶185个单位。以上方稍加减，去攻下通便之芒硝、大黄，加柴胡6g、龙胆草5g以平肝泄热，而勿伤脾土，续服17剂。——李哲夫.黄疸湿热辨.武汉：湖北中医杂志，1981(6):27.

按： 患者以目黄、身黄、小便黄为主要表现，病属黄疸，然其身黄有光泽，小便短小如橘子汁，且有头汗出，下腹胀满，两胁下胀拒按，大便不通，脉滑数有力等腑实证的表现，当辨之为热盛里实之黄疸，故以大黄硝石汤，通腑泄热，则病情缓解。

病案三

罗某某，男，31岁，1979年12月2日初诊。患者间歇发热，头痛甚剧。自觉头及胸中为热气充塞，烦闷胀迫不堪，喘促气逆，胸痞欲呕，昏冒酩酊；甚则反复颠倒，呼叫如狂。继而身瞤头摇，大汗涌出而热退神清。如此反复发作，2月余。唇焦，鼻黑，目赤，渴不欲饮，腹硬满，大便难，小便黄浊不利，足下恶风，舌质深红，有裂纹，苔黄厚腻而燥，中有黑苔，脉沉滑数。曾服西药，无效。辨证：内热泄而复壅，必是气机有所抑遏，不得宣畅。喘呕烦热诸症，可随汗出而减，知肺气未致闭塞，病根不在上焦。腹满便难，是中焦腑实之象；郁冒战汗，乃壅热蓄极而达之兆；渴不欲饮，胸痞苔腻，小便不利，属湿浊内蕴之候；此阳明湿热壅盛，结聚成实之证。实邪中阻则升降气郁，致热闭于上而足下恶风。湿热胶结黏滞，难以随汗外散，故汗、热起伏，辗转发作。汗多伤津，可使燥结益坚；腑实不除，势必遏气化热，更使汗溢津耗。患者唇焦鼻黑舌裂，已濒肺胃津涸、病从燥化之境。非峻下急夺，荡其瘀垢，不足以泄热存津，解其困厄。《金匮》曰："黄疸腹满，小便不利而赤，自汗出，此为表和里实，当下之，宜大黄硝石汤。"此证虽无身黄症状，但病机与之相同，故治法亦可相通。处方：大黄 12g（后下），硝石 12g（后下），黄柏 12g，生山栀子 12g。急煎顿服。服药 2 剂，得下利，质稠恶息，中有黑色粪块若干。烦热除，腹满去，喘呕定，汗止神安。改用栀子柏皮汤合猪苓汤方。服 6 剂，小便畅行，身热尽除。再书方：芦根 30g，天花粉 15g，淡竹叶 9g，浮小麦 30g，生甘草 12g。煎服代茶。逾四月随访，患者云：已遵嘱戒酒，远肥甘厚味，病未再复发。——王晓萌.经方治验案例三则.河南中医，1985，03，15—16.

按：前人曰："阳明若市，万物所归。"言其既是藏污纳垢之处，又是酿热化火之乡。湿浊中阻则胃气不舒；胃热蒸动则湿更弥漫。湿热交蒸互郁，转结瘀积成实。此时唯釜底抽薪，先攻其积，待腑气通降后，再议利水行湿之法。所谓对盛大之敌，必先拔其中坚而后能散其众属是也。患者汗出已多，复用攻下渗利之剂，肺胃津液难保无伤。故以甘淡生津之品调养善后，一则可续清肺胃中余蕴之热，二则可避免湿热实火方退而胃燥虚火复炽之变。此即所谓"甘守津还"之法。

五、茵陈五苓散证
【原文】
黄疸病，茵陈五苓散主之。一本云茵陈蒿汤及五苓散并主之。
茵陈五苓散方：
茵陈蒿末（十分）　五苓散（五分）方见痰饮中
上二物和，先食饮方寸匕，日三服。
【提要】
本条主要论述黄疸病湿重于热的证治。
【现代临床运用】
运用本方的辨证要点为形寒发热，食少，小便不利，苔腻不渴之黄疸病湿重于热者。在临床中，本方常加藿香、蔻仁、佩兰等芳香化浊之品，以宣利气机而化湿浊。若湿热交蒸较甚，可加栀子柏皮汤，以增强泄热利湿之功。若兼呕逆者，乃因胃浊上逆，宜酌加半夏、陈皮降逆止呕；若兼食滞不化，而大便尚通者，加枳实、神曲等消食和胃；若腹胀较甚，则加大腹皮、香附、木香行气消胀。

现代运用本方可治疗代谢综合征、高脂血症、肝炎后高胆红素血症、急性痛风性关节炎、传染性肝炎以及梗阻性黄疸等病。

【名家辑要】

曹颖甫注：黄疸从湿得之，此固尽人知之，治湿不利小便非其治，此亦尽人知之。五苓散可利寻常之湿，不能治湿热交阻之黄疸，倍茵陈则湿热俱去矣。先食饮服者，恐药力为食饮所阻故也。——钟相根.张仲景传世名方·金匮要略卷.北京：中国医药科技出版社，2013：230.

唐宗海注：五苓散功专发汗利水，助脾转输，茵陈蒿功专治湿退黄，合五苓散，为解郁利湿之用也。盖黄疸病由湿热瘀郁，熏蒸成黄，非茵陈蒿推陈致新，不足以除热退黄；非五苓散转输利湿，不足以发汗行水。二者之用，取其表里两解，为治黄之良剂也。黄疸，腹满，小便不利而赤，里实也。黄疸最难得汗，若自汗出，表和也，此为表和里实。实者当下之，宜大黄硝石汤。此为黄疸，而出其里实之方也。视栀子、大黄及茵陈蒿汤较峻。——[清]唐宗海.金匮要略浅注补正.天津：天津科学技术出版社，2010：264.

程国彭注：茵陈五苓散阴黄之证，身冷，脉沉细，乃太阴经中寒湿，身如熏黄，不若阳黄之明，如橘子色也。当问其小便利与不利，小便不利，宜本方；小便自利，茵陈术附汤主之。——[清]程国彭.医学心语.北京：中国中医药出版社，1996：89.

【医家临证思维】

陈宝田认为本方是五苓散加茵陈而成，因此应以口渴、小便不利、黄疸作为辨证要点。但没有黄疸者，也可投入。具体辨证与辨病如下：用于黄疸时，以口渴、小便不利、舌苔白腻或稍黄作为投药指征。不论是肝细胞性黄疸，还是溶血性黄疸，凡符合此投药指征者，均可投入；但阻塞性黄疸，要慎用。用于外耳氏病，以少尿或无尿作为投药指征。用于急性肝炎或慢性肝炎，以口渴、小便不利、黄疸作为投药指征；但没有黄疸者，也可投入。用于肝硬化，以腹水征、呈蛙状腹者或伴有黄疸、少尿、口渴作为投药指征。用于肾炎，以口渴、小便不利、浮肿作为投药指征。——谢炜，王福强.陈宝田教授经方临床应用第3版.广州：广东科技出版社，2014:408.

张仲才认为茵陈五苓散，用于湿热内蕴的阳黄而又湿重于热者，除身目俱黄外，兼有头重身困、倦怠少食、恶心厌油腻、舌苔白腻等湿盛诸症状，治以茵陈清利湿热除黄，合五苓散以利湿，使黄从小便去。——张仲才.金匮要略释义.兰州：甘肃人民出版社，1980:181.

程如海认为本方以黄疸，兼有小便不利，胸脘痞满，口淡不渴，舌苔厚腻为辨证要点。现代常用于治疗传染性肝炎、心源性黄疸、小儿胆汁瘀积综合征等病证。若黄疸重者，可加重茵陈用量，并加赤芍、秦艽；热重者，加升麻、寒水石；兼气滞者，可加陈皮、大腹皮。——程如海，李家庚.中国名方全书.北京：科学技术文献出版社，2002:680.

【典型病案】

病案一

患者鼻咽癌术后3月，出现胸闷、心悸气短、纳差、腹胀、尿少、黄疸再次入院。胸片报告：胸腔积液，B超提示：肝转移并中等量腹水。脉滑数，舌质红苔黄腻，证属湿热黄疸，治以清热利湿，泻肺除饮。方用：茵陈 30g，猪苓 10g，茯苓 10g，泽泻 10g，白术 6g，桂枝 2g，白茅根 30g，大腹皮 45g，葶苈子 10g，大枣 6 枚。服 3 剂后尿量显著增强，服 10 剂后诸症悉减，胸片示：胸腔积液较前明显减少，B 超腹水少量，仅于侧卧位时方可探及。继续服药 30 余剂，略有加减变化，诸症基本消失，好转出院。

　　按：茵陈五苓散为治疗湿热黄疸、小便不利，偏于湿重之有效方剂，其辨证要点为：①黄疸；②口渴不思饮；③小便量少。应用本方关键在于口渴而不思饮，若思饮则当用茵陈蒿汤以重在清热。就是没有黄疸，但有水肿、尿少等湿邪者，用之亦常可获满意效果。——王继红. 中医名方新解与应用. 西安：世界图书出版公司西安分公司, 1997：131.

　　病案二

　　姜某某，男，26 岁。久居山洼之地，又值春雨连绵，雨渍衣湿，劳而汗出，内外交杂，遂成黄疸。前医用清热利湿退黄之剂，经治月余，毫无功效，几欲不支。就诊时，黄疸指数 85 单位，转氨酶高达 500 单位。察其全身舌黄而暗，面色晦滞如垢。问其二便，大便溏，日行二三次，小便甚少。全身虚浮似肿，神疲短气，无汗而身凉。视舌质淡，苔白而腻，诊脉沉迟。脉证合参，辨为寒湿阴黄之证。治宜温阳化湿退黄。疏方：茵陈 30g，茯苓 15g，泽泻 10g，白术 15g，桂枝 10g，猪苓 10g，附子 10g，干姜 6g。初服日进 2 剂，3 天后诸症好转。继则 13 服 1 剂，3 周痊愈。化验检查：各项指标均为正常。——陈明，刘燕华，李方. 刘渡舟验案精选. 北京：学苑出版社, 2007：62—63.

　　按：本案辨证属阴黄范畴，治当健脾利湿，退黄消疸。方以茵陈蒿为主药，本品无论阳黄、阴黄，皆可施用。用五苓散温阳化气以利小便；加附子、干姜以复脾肾之阳气，阳气一复，则寒湿之邪自散。临床上，刘老常用本方治疗慢性病毒性肝炎、黄疸型肝炎、肝硬化之属于寒湿内阻者，服之即效，颇称得心应手。

病案三

曾某某，男性，20岁。病者1星期前发热，全身不适疲倦，数日后即出现黄疸，食欲更加不振，恶心呕吐，极度疲倦，便溏，肝区作疼，舌苔白腻，脉弦迟。查体：肝大二横指多，有触痛及叩击痛，脾阴性。化验室检查后，西医诊断为"急性黄疸型传染性肝炎"。中医诊断：阳黄（湿重于热）。嘱患者卧床休息，高糖低脂适量蛋白饮食，内服酵母片、维生素C，并投以茵陈五苓散加减。服至14剂黄疸消退，肝缩小至一横指，各种症状均有所改善。1个月后复查，病者无任何不适，肝已不大，肝功能恢复正常。——吕志杰. 伤寒杂病论研究大成. 北京：中国医药科技出版社, 2010:712.

按：《丹溪心法》："五疸者，但利小便为先，小便利者，其黄自退矣。"茵陈五苓散是利小便的代表方剂，凡黄疸病湿重于热者，皆可以本方为主治疗。

六、桂枝加黄芪汤证

【原文】

诸病黄家，但利其小便。假令脉浮，当以汗解之，宜桂枝加芪汤主之。方见水气病中。

【提要】

本条主要论述黄疸病的正治法，并提出黄疸兼表虚的证治。

【现代临床运用】

运用本方的辨证要点为诸黄兼有表证者。"诸病黄家"必有湿邪内郁，故利其小便，湿自除。若脉浮、自汗、恶风者，为卫表气虚，故宜用益气固表、发汗解肌、调和营卫之桂枝黄芪汤治之。

现代运用本方可治疗黄疸初起兼表证外，还用于治疗虚人外感汗多、湿疹、中耳炎、脐炎、化脓症、放化疗后以及原因不明之白细胞减少者。

【名家辑要】

唐宗海注：黄疸证多由湿热内郁而成，为病在内也。郁在内者，宜内解，故曰但当利其小便，小便通，则所郁皆去矣。假令脉浮者，在肌表也，当外解，故曰当以汗解之。桂枝汤解肌发表，加黄芪助之，以黄芪有发汗退黄之专长也。——[清]唐宗海.金匮要略浅注补正.天津：天津科学技术出版社，2010:262.

喻昌注：其方首云：诸病黄家，但利小便。假令脉浮，当以汗解之，宜桂枝加黄芪汤。可见大法当利小便，必脉浮始可。然瘅证之脉，多有营卫气虚，湿热乘之而浮。故用桂枝黄芪汤，和其营卫。——[清]喻昌.医门法律.北京：中国中医药出版社，2002:333.

柳宝诒注：面目身体皆黄而心中无痞闷，小便自利，此仲景所谓虚黄也，即以仲景法治之，桂枝、黄芪、白芍、茯苓、生姜、炙甘草、大枣。——[清]柳宝诒.柳选四家医案·静香楼医案.北京：中国中医药出版社，1997:40.

【医家临证思维】

吕志杰认为利小便以排除血分中的湿热疫毒，是黄疸病的治疗常法，故曰"诸病黄家，但利其小便"。可是，黄疸病的病因病机是复杂的，如黄疸初起，有恶寒发热、脉浮自汗等表虚证，审其内热不重者，仍当汗解，宜用桂枝汤调和营卫以解表；加黄芪补卫气以固表。——吕志杰.伤寒杂病论研究大成.北京：中国医药科技出版社，2010:709.

傅延龄认为本方由桂枝汤加黄芪而成，主治脾胃虚弱，气血亏虚所致的黄疸。方中桂枝温经散寒，芍药敛阴和营，二药配合可调和阴阳，升下焦阳气以散寒湿；黄芪补气固表敛阴，并可伸展阳气；生姜、大枣、甘草调和营卫；饮热稀粥，以助药力，取微微汗出，湿邪渐渐散去，则黄疸自愈。——傅延龄，李家庚.张仲景方方族.北京：中国医药科技出版社,2012:26.

刘献林认为凡黄疸，多属湿热为患，小便不利是形成黄疸的重要关键因素之一，小便通利则湿有去路，湿热除则黄疸自退，所以利小便是黄疸病的通治方法，假如黄疸初起，脉浮，有恶寒发热之表证，仍当汗解，宜桂枝加黄芪汤。——吕翠霞，陶汉华，刘鹏.金匮要略语释附翼.北京：中国医药科学出版社,2014:209.

张琪认为黄疸病皆由湿热蕴蓄而成，故利小便为治黄疸之正法，但亦有表证无热之黄疸，则脉浮无热候，宜桂枝加黄芪汤发汗解之。——张琪.张琪脉学诊义.北京：中国医药科技出版社,2014:50.

【典型病案】

病案一

黄某，女，11岁。因黄疸，右上腹微满，肝脾肿大住院。检查发现肝大肋下4cm，脾大肋下3cm，诊为"毛细胆管炎，肝硬化"。1974年5月12日中医会诊：黄疸暗而晦滞，食欲差，小便黄，右上腹满闷，胁下癥瘕，舌淡红苔白，脉缓弱。初用茵陈五苓散、逍遥散加茵陈等，黄疸仍不退。乃按寒湿不化，治用桂枝加黄芪汤，服药后平平，再加三棱、莪术，黄疸即明显日渐减退，连服10剂，黄疸消退，肝肋下2cm，脾肋下2cm，病情好转，自动出院，携方返乡调理。

按：此案四诊合参，病属"阴黄"。处方用桂枝加黄芪汤调补营卫、气血、阴阳，以利小儿稚阴稚阳之体，以助小儿春生之气。但该方只能助正治本，不能消癥治标，故加入三棱、莪术，标本兼顾，疗效始著。——吕志杰.伤寒杂病论研究大成.北京：中国医药科技出版社,2010:709.

病案二

章某，女，38岁。患白细胞减少症，病因不明。血常规检查：血红蛋白及血小板正常。白细胞数在2000~3000立方毫米之间，分类计数粒细胞百分率亦在正常范围。患者易汗出，常感冒，神疲乏力，余无他症，脉缓无力。用桂枝加黄芪汤：桂枝10g，白芍10g，甘草3g，生姜3片，大枣3枚，黄芪15g。连服10多剂，抵抗力增强，精神转好，白细胞数达6000/立方毫米。

——谭日强. 金匮要略浅述. 北京:人民卫生出版社,1981:269.

按：患者平时容易汗出，抵抗力差，经常感冒，精神疲倦，全身乏力，余无特殊，脉缓无力。此卫阳虚弱，腠理不固所致。拟温卫阳，固腠理为法。故用桂枝加黄芪汤，通阳益卫，散邪和营。

七、小柴胡汤证

【原文】

诸黄，腹痛而呕者，宜柴胡汤。必小柴胡汤，方见呕吐中。

【提要】

本条论述黄疸兼少阳证的证治。

【现代临床运用】

运用本方的辨证要点为黄疸兼少阳证者。黄疸初期或可出现少阳证，故宜用小柴胡汤治疗。方中人参甘温，能助湿生热，湿热重者当去人参，加茵陈或栀子。如里热渐甚，大便秘，则为少阳阳明合病，当用大柴胡汤和解少阳，攻下阳明。

现代运用本方可治疗外感热病、内伤杂病以及妇科、儿科、外科等方证相符疾病。

【名家辑要】

高学山注：诸黄，是兼黄疸、黄家而言。宜柴胡汤，是兼大、小柴胡而言。此总言先热后湿之疸，先湿后热之黄，流贯少阳之证治也。腹满已见，少阳得热，则从胁下而上逆，故其症善呕。但热疸湿黄，二者俱有此证，盖因热召湿之疸证。脾胃率多热实，脾胃热实之气，偏从腹之两旁而上熏于胁，便是少阳之部；因湿生热之黄家，胸膈率多湿热，胸膈湿热之气，偏从胸之两旁而横溢于胁，亦是少阳之部，故皆能致呕。但曰宜柴胡汤，而不指明大小柴胡者，因疸以热为本，而湿为标。治热，宜攻下，则主大柴。黄，以湿为本，而热为标。治湿，宜发汗，则主小柴，欲俟人之神而明之耳。大小柴胡汤意，俱别见。——张仲景. 金匮要略. 北京：中医古籍出版社，2013：261.

尤在泾注：黄疸之病，湿热所郁也。故在表者汗而发之，在里者攻而去之，此大法也。乃亦有不湿而燥者，则变清利为润导，如猪膏发煎之治也。不热而寒，不实而虚者，则变攻为补，变寒为温，如小建中之法也。其有兼证错出者，则先治兼证，而后治本证，如小半夏及小柴胡之治也。仲景论黄疸一证，而于正变虚实之法，详尽如此，其心可谓尽矣。——［清］陈修园. 陈修园医学全书. 太原：山西科学技术出版社，2011：222.

徐彬注：邪高痛下，此少阳证也，是黄虽脾胃之伤，实少阳郁热，故以小柴胡汤仍去其本经之邪，但小柴胡主和解，此必黄之不甚而亦未久者。——陈纪藩. 金匮要略. 北京：人民卫生出版社，2011：535.

【医家临证思维】

陶葆荪认为一般黄病，只见皮肤黄色，却不具备诸疸各应有证候，其见症不是腹部满而是腹痛，不是欲吐而是欲呕的，这全不是诸疸本症，只不过是属于一般肝胃不和的证候，那就应用和解法，宜借用转枢和解的柴胡汤来做治疗。——陶葆荪. 金匮要略易解. 广州：广东人民出版社，1963：349.

朱章志认为用小柴胡汤治疗的发黄证，虽属湿热为患，但病邪不盛，正气略有不足，以肝胆失疏、肝脾不和、胆胃不和以及三焦气机不利为突出表现。不同于用茵陈蒿汤治疗的发黄证，后者邪盛而正不虚，以湿热蕴结，熏蒸肝胆，兼腑气壅滞为主，三焦气阻程度较重。——朱章志. 伤寒论临床发挥. 北京：科学出版社，2010：207.

裴永清认为小柴胡汤治疗的湿热发黄，是以湿热闭阻气机为主要病机，表现为肝胆胃热兼脾湿相合。出现胁痛腹胀痛，呕吐，乏力嗜卧，以此区别于茵陈蒿汤、麻黄连轺赤小豆汤、栀子柏皮汤等证。——裴永清.伤寒论临床应用五十论.北京.学苑出版社,1995:99.

【典型病案】

病案一

曹某，男，45 岁，1996 年 6 月 5 日来诊。患传染性黄疸性肝炎，在某医院住院 2 个月余，症状有所好转，唯黄疸始终不退，出院后又在当地医治月余，查 TBIL 561μmol/l，DBIL58μmol/L，余项正常。现面、双目、皮肤黄染，寒热往来，小便黄，右胁不适，隐痛，心烦，口干苦，时有干呕，纳呆，大便正常，舌淡红少许薄白苔，脉弦细。已服中药 60 多剂，均为清热利湿、芳香化湿、泻火解毒、行气和血等药。仲景谓"诸黄，腹痛而呕者，宜柴胡汤。"辨为湿热郁伏少阳，肝胆失于疏泄。治宜和解少阳。方用小柴胡汤：柴胡 20g，黄芩 15g，太子参 15g，法半夏 12g，炙甘草 6g，生姜 6g，大枣 12g。水煎，日 1 剂，分 3 次服。服 5 剂后症状好转，原方继服 5 剂后黄疸全部消退而愈。——黄仰模，林昌松.金匮要略临床发挥.北京:科学出版社,2010:123.

按： 患者湿热郁伏少阳，肝胆失于疏泄而发黄。症见身目发黄，寒热往来，心烦欲呕，右胁疼痛，不欲饮食，舌红，苔薄白，脉弦细。以小柴胡汤和解少阳，肝胆疏泄功能正常，湿热之邪无处留附，随表里和解而黄自退。

病案二

患者，男，57 岁，1996 年 7 月 13 日初诊。腹痛胀满，身目俱黄，黄色鲜明，痛时连及两胁，兼有寒热往来，恶心微呕，小便黄赤，大便数日未行，已历 时 3 天。在当地医院就诊，B 超提示：胆管结石伴扩张，胆囊已切除，尿胆红素阳性。肝功能：胆红素 60μmol/L，胆红素定性试验直接反应阳性。谷丙转氨酶 40U/L。建议手术治疗，患者 4 年前因胆石症、胆囊炎在该院已手术治疗，此次拒绝再次手术，遂来本院要求中药治疗。证属：黄疸，阳黄。此因砂石阻滞而致胆汁外溢，湿热内蕴，热为阳邪，故黄色鲜明，邪在少阳，气机不利，则腹痛满、恶心酸呕，阳明热盛，则大便秘结，湿热下注，热耗津液则小便黄赤，苔黄腻质红，脉弦数均为湿热内盛之象。治宜清热利胆、内泻热结。处方：炒柴胡 12g，炒黄芩 12g，炒枳壳、炒枳实各 12g，赤芍、白芍各 12g，栀子 12g，茵陈 12g、，生大黄（后下）12g，金钱草 30g，郁金 12g，陈皮 12g，姜竹茹 12g，淮牛膝 18g，3 剂。每日 1 剂，水煎分 3 次服。

7 月 16 日二诊，服药后腹痛胀满大减，身目俱黄渐退，恶心呕吐、往来寒热，减而未尽，大便已行，小便色黄。上方仍服 3 剂，服法如前。

7 月 19 日三诊，腹痛恶心、身目俱黄明显好转，寒热、呕吐已除，大便每日 3 次，改生大黄 6g 后下。上方再服 3 剂。

7 月 24 日四诊，腹痛胀满已除，身目俱黄退净，食欲增进，小便色转清，大便日行 2 次。原方继服 7 剂，以巩固疗效，随防 2 年，未见复发。——刘国庆,刘援,张守华.大柴胡汤加减临床应用举隅.浙江中医学院学报,2001:44.

按：胆管结石阻塞引起的全身黄染属"黄疸"范畴。由于胆道砂石阻滞而致胆汁外溢。湿热内蕴，热为阳邪，故肌肤黄色鲜明，邪在少阳，邪正相争，故寒热注来、恶心欲呕。阳明热盛则大便秘结，用大柴胡汤，主治少阳阳明合病；加茵陈、栀子、金钱草清热利湿，退黄排石，牛膝活血化瘀，引药下行。诸药相配，共奏奇功。

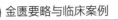
第二十七章　惊悸病

惊悸是指病人自觉心动数疾，惊慌不安的一种病证。惊和悸是两种疾病，惊指惊恐，精神不定，卧起不安；悸是自觉心中跳动不安。惊证的病因病机：外界刺激，神志受惊，气血逆乱，心无所倚，神无所归。悸证的病因病机：气血不足，心脉失于充养而致悸。对于惊与悸的鉴别，仲景以脉的虚实作为鉴别依据，如"寸口脉动而弱，动即为惊，弱则为悸。"临床上两者相互影响，如受惊可导致心悸，而心悸者易受惊，故并称为惊悸。

一、桂枝救逆汤证

【原文】

火邪者，桂枝去芍药加蜀漆牡蛎龙骨救逆汤主之。

桂枝救逆汤方

桂枝三两（去皮）　甘草二两（炙）　生姜三两　牡蛎五两（熬）　龙骨四两　大枣十二枚　蜀漆三两（洗去腥）

上为末，以水一斗二升，先煮蜀漆，减二升，内诸药，煮取三升，去滓，温服一升。

【提要】

本条论述火邪致惊的治法。

【现代临床运用】

运用本方的辨证要点为心悸，惊狂，卧起不安等。临床若兼呕恶者加半夏、生姜；若口渴者加党参、人参或天花粉；若阴虚者加麦冬、黄精、玉竹；胸脘痞满者加木香、枳壳或枳实等。

现代运用本方可治疗冠心病、风湿性心脏病、心神经官能症、室性心动过速、心律不齐、室性早搏、精神分裂症、精神抑郁症、神经性头痛等属心阳虚者。

【名家辑要】

尤在泾注：此但举火邪二字。而不详其证。按《伤寒论》云：伤寒脉浮，医以火迫劫之，亡阳，必惊狂，起卧不安。又曰：太阳病，以火熏之，不得汗，其人必躁，到经不解。必圊血，名为火邪。仲景此条，殆为惊悸下血备其证欤。桂枝汤去芍药之酸，加蜀漆之辛，盖欲使火气与风邪一时并散，而无少有留滞，所谓从外来者，驱而出之于外也。龙骨、牡蛎，则收敛其浮越之神与气尔。——[清]尤在泾.金匮要略心典.北京：中国医药科技出版社，2014：114.

高学山注：此条及方，旧本错编在本篇十二条下。细按汤意，确是治惊悸之方，且其文气，又确是依靠上文心下悸者而来，则火邪者三字，方不突兀，故移于此。有识者，自能辨之也。承上文，言实者责之，固主半夏麻黄丸。责中下之有余以治惊，又有以火逼劫其汗。汗为心肺之液，汗出而心肺夹空之气两虚，以致神明之宰，无所依着，而招中下之逆而惊悸者，是火邪者也。火邪之为惊悸者，责在上焦之虚，舍桂枝救逆一汤，其能填此阳气阳液乎！盖桂枝汤之桂甘姜枣，最为招来阳气阳液之橄，已见小建中注。东垣称蜀漆入心经，有飞针走线之功，先煮之以为主，则引桂甘姜枣之性，直达心肺之空，以填其虚。然后以牡蛎之静藏水底，龙骨之震摄山灵者为佐，则神明之摇动浮越者自安。是桂甘姜枣所以治悸，而龙牡所以定惊也。至于心肾同治少阴，而其气尝相升降。心气虚者，畏肾中之贼阴上凌真宰，故合牡蛎之水族，而与龙骨同用者此也。——[清]高学山.高注金匮要略.北京：中医古籍出版社，2013：265—266.

曹颖甫注：此条大旨，与火劫发汗同。火劫发汗，或为惊狂，或衄血吐血，要以惊狂为最剧，故《伤寒太阳篇》于火劫亡阳一证，出救逆汤方治，方用龙牡以收上浮之阳，加蜀漆以去痰。按火邪之为病，因火熏灼毛孔，汗液外泄，卫气太强，肌肉之营气不与卫和，故用桂枝、姜、枣，扶脾阳外达，使与在表之卫气融洽，一片外浮之阳气乃与里气相接，所以去芍药者，不欲过泄其营气故也。——曹颖甫.金匮要略发微.北京：中国医药科技出版社，2014：98.

【医家临证思维】

王廷富认为惊恐多属虚证或虚中夹痰，而狂多属热或阴虚夹痰。本方适于阳虚夹痰之惊悸，不可用于心火旺盛之狂证。煎煮时需先煎生姜以制约常山涌吐的弊端。——王廷富.金匮要略指难成都：四川科学技术出版社，1986：363.

王付认为本方适于心阳虚惊狂证且与心悸、汗出等症相并。本方与桂枝甘草汤、桂枝甘草龙骨牡蛎汤同可疗心阳虚证，可桂枝去芍药加蜀漆牡蛎龙骨救逆汤所主证机，不仅有心阳虚，更有阳虚生痰蒙遏心神，故治疗不仅补益心阳，更镇惊安神，寓有化痰饮以使神藏之意。——王付等.经方辨治疑难杂病技巧.兰州：甘肃科学技术出版社，1995：71.

马斌认为桂枝汤去芍药恐其敛阴恋痰故去之，桂、草、姜、枣，甘温益阳，以助心气，配蜀漆者去胸中痰浊；佐龙骨牡蛎镇静安神，以除狂妄之作，此证虽因火邪所致，临床中凡属心阳不足，痰扰心神而见惊狂不安，坐卧不宁者，皆可应用。本方对阵发性心动过速有良效。——马斌.经方方证今论.北京：科学技术文献出版社，2007：323.

【典型病案】

病案一

田某，男，53岁。有3年失眠病史，病轻者能睡5小时，重者仅能睡2小时，无论服用中药还是西药，或是并服中西药，都未能取得治疗效果。近因失眠加重而前来诊治。刻诊：失眠，多梦，心烦，急躁，手足不温，口淡不渴，咽中有痰，咯痰不利，舌淡，苔厚腻，脉沉弱。辨为心阳虚证，给予桂枝去芍药加蜀漆牡蛎龙骨救逆汤加味，药用：桂枝 10g，炙甘草 6g，生姜 10g，大枣 12 枚，牡蛎 15g，龙骨 12g，常山（因药市无蜀漆，故以常山代之）6g，茯苓 15g，远志 12g。6 剂，1 日 1 剂，水煎 2 次合并分 3 服。

二诊：失眠有好转，咽中痰消除，又以前方治疗 40 余剂，已能睡眠 6 小时。之后，改汤剂为散剂，每次 6g，每日分 3 服，治疗 2 个月。随访 1 年，未再复发。

按：按辨阳虚失眠，根据手足不温，口淡不渴辨为阳虚，咽中有痰辨为阳虚夹痰，仲景设桂枝去芍药加蜀漆牡蛎龙骨救逆汤既能温补心阳，又能化痰安神；加茯苓宁心安神，渗利痰湿；远志开窍化痰安神。方药相互为用，以奏其效。——任西娟.王付教授灵活运用经方辨治顽固性失眠经验.辽宁中医药大学学报，2008,10(4):265—266.

病案二

彭某，男，年 58 岁。患伤寒证十一日，虽经发汗三次，而发热恶寒不解，身体困顿不支，食欲不思，夜不能寐，口燥舌干，脉象浮软。此系过汗损伤津液，而外不解，阳气已伤。此时应以扶阳育阴之法，辅以宣邪外达之剂，助正以驱邪。医者不知，认为阳虚而邪不透，与以辛温补阳散邪法治之，参附和荆防并用。服药后，心中烦躁，惊狂不安，辗转床头，起卧叫喊。余诊其脉，细数而浮，按之无力，舌质绛而少津，此乃平素阳气不足，病后因汗不如法，经过多次发汗，津液先伤，阳气耗损。当津气两败之际，病邪仍胶结不解，既不经误治，已感困顿不堪，而医者，复以温燥辛散之品，竭阴助热，不但外邪不解，而辛温燥热之药，又复内迫以助病势，故现惊狂不安之症状。若不速为挽救，则一阵大汗，将变为虚脱之证矣。遂与桂枝去芍药加蜀漆龙骨牡蛎救逆汤。因患者汗出不禁，防止大汗淋漓，造成虚脱，故处方时，未去芍药。处方：桂枝 5g，生牡蛎 15g，生龙骨 15g，蜀漆 6g，芍药 12g，茯神 15g，生姜 3g，小枣 15 枚，甘草 10g。嘱其连煎 2 剂，隔 4 小时服 1 次。服药后，精神逐渐安静，略能入睡，惊狂之象不再发作。然胃呆仍不能食，遂以此方加养胃育阴之品，连服 4 剂，症状好转，食欲渐展，连服 20 余剂，始恢复正常。——邢锡波.伤寒论临床实验录.北京:人民军医出版社，2012:116—117.

按：本案病者经多次发汗，致使外邪不解，阳气渐衰，邢老深知病者病情之严峻，经辨证予以桂枝去芍药加蜀漆龙骨牡蛎救逆汤，遂挽病势于垂危，足见邢老医术之精湛。

病案三

何某某，男，35 岁，巴中县甘泉公社农民。1958 年 3 月因患病卧床 3 月左右，邀吾诊治。三月前因感冒，先恶寒后恶风，经治疗恶寒解，恶风仍在，常惊恐如人将捕之状，心下悸动不宁，卧床不能起，偶尔起卧不安，倦怠乏力，不能下床行走，纳差，面色浮白，舌淡苔白腻，脉缓滑无力。此心脾阳虚饮留心下痰扰心神之惊悸证，拟以通阳祛痰、镇惊化饮之法主治，方用：桂枝 9g，生姜 9g，大枣 15g，龙骨 12g，牡蛎 12g，甘草 3g，常山 9g（另包，生姜水先炒）。嘱服 2 剂。由于家属不识字，药房又嘱咐不清，将常山两剂 18g，不仅没有依法炮制，反而一剂煎服。患者服后半小时左右，发生剧烈呕吐，吐出痰涎 500 毫升左右，并出微汗。因此患者即急邀复诊。呕吐已止，自觉全身舒适，惊恐心下悸已减大半，要求进食，别无他恙。嘱将另一剂（无常山）服后再诊。

三日后复珍：病员服上方后，精神倍增，恶风消失，惊恐心下悸基本消失，胃纳基本正常，已能行走，舌脉同上。拟以健脾通阳，祛痰化饮之法主治。方用茯苓 15g，桂枝 9g，白术 12g，生姜 12g，法夏 12g，制南星 12g。服 2 剂。三日后来诊：病员服上方 2 剂后，饮食正常，惊悸消失，面色亦趋正常，仅精神稍差，舌淡苔少津润，脉象和缓。患者心阳已复，痰饮将尽，拟以六君子汤健脾祛痰，以善其后。

按：该患者体质阳虚，外感风寒，汗后寒邪虽解，风邪仍滞营卫，营气不足，故恶寒去而恶风仍在。同时汗后不仅损伤心阳，脾胃亦受其累，脾阳失运，心脾阳虚，阳气不化，聚湿生痰，痰饮停留心下，故出现一派心脾阳虚挟痰饮的证候。第一次服药后，呕吐大量痰涎，并出微汗，寒饮去风邪解，故而当即病减大半。由于抓住心脾阳虚，痰饮为患之本，故用通阳祛痰健脾化饮而获效。由于吐出痰涎，故收效之快，可见吐法之重要性。由于心阳复留饮去，正气尚虚，故用补脾益气祛痰之法，以全其功。——王廷富．金匮要略指难．成都：四川科学技术出版社，1986：363—364．

二、半夏麻黄丸证

【原文】

心下悸者，半夏麻黄丸主之。

半夏麻黄丸方：

半夏　麻黄等分

上二味，末之，炼蜜和丸小豆大，饮服三丸，日三服。

【提要】

本条论述水饮致惊的治法。

【现代临床运用】

运用本方的辨证要点为心下悸动不宁，头目昏眩，恶心呕吐等。临床若兼见心悸加桂枝、茯苓；若胸闷者加半夏、薤白；头晕者加白术、泽泻等。

现代运用本方可治疗室性心动过速、心律不齐、心肌炎、风湿性心脏病、贲门痉挛、幽门水肿、支气管炎、支气管哮喘等属饮邪凌心证者。

【名家辑要】

赵以德注：《明理论》云："悸者，心中惕惕然动，怔忡而不自安也。"悸有三种：《伤寒》有正气虚而悸者，又有汗、下后，正气内虚，邪气交击而悸者。病邪不同，治法亦异。正气虚者，小建中汤、四逆散加桂治之；饮水多而悸者，心属火而恶水，不自安而悸也；汗下后正气内虚，邪气交击而悸者，与气虚而悸又甚焉，治宜镇固，或化散之，皆须定其气浮也。《原病式》又谓：是病皆属水衰热旺；风火躁动于胸中，故怔忡也。若惊悸，亦以火暴制金，不能平木，风火相搏而然。欲究心悸之邪，则非一言而可尽也。或因形寒饮冷得之，夫心主脉，寒伤荣则脉不利，饮冷则水停，水停则中气不宣，脉不利，由是心火郁而致动。脉必不弱，非弦即紧。岂脉弱心气不足者，犹得用此药乎？——[明]赵以德. 金匮方论衍义. 北京：中国古籍出版社，2012：177—178.

高学山注：此双顶上文脉之动弱，证之惊悸而言，非单言悸也。而半夏麻黄丸一方，却又是治惊之药，而非治悸者。古人文章，其承接处，往往错综如此。盖谓心下惊而且悸者，虽以心下之本气虚微，而为下焦之气冲犯之地，究当先责其冲气以治惊为正，故主半夏麻黄丸，下平其冲气，则脉不动而惊且自止矣。此春秋罪主令之法也。若寸口脉弱而动，只消于浮沉处倒见，则当责心下之弱为主。而主下条桂枝救逆，及伤寒论中苓术桂甘。并小建中等汤，而于此丸无取矣。——高学山. 高注金匮要略. 北京：中医古籍出版社，2013：263—264.

徐忠可注：此方治惊，乃治病中之惊狂不安者，非如安神丸、镇惊丸等之镇心为言也。"奔豚气"篇中虽有惊怖等四部病，皆从惊恐得之句，然病由虚声所惊，可以镇浮而愈。若因灸炳（灸熵），且热且惊，以致邪结胸中，惊狂不安，则必驱散其胸中之邪为主，故标之为火邪者。见胸中者清阳之所居，乃火劫亡阳，致神明散乱，故以桂、甘、姜、枣宣其上焦之元阳，则燔火自熄。惊则必有瘀结，故加常山苗、蜀漆破血，疗胸中结邪。而以龙骨之甘涩平，牡蛎之酸盐寒，一阳一阴，以交其心肾而宁其散乱之神。若桂枝汤去芍，病不在肝脾，故嫌其酸收入腹也。惊悸似属神明边病，然仲景以此贯于吐衄、下血及瘀血之上，可知此方重在治其瘀结，以复其阳，而无取乎镇坠。故治惊全以宣阳散结、宁心去逆为主。至于悸，则又专责之痰，而以半夏、麻黄发其阳、化其痰为主，谓结邪不去，则惊无由安，而正阳不发，则悸邪不去也。——徐彬.四库全书·金匮要略.南京：江苏科学技术出版社，2008：186—187.

【医家临证思维】

何任认为悸证因虚而起者可因情绪变化而作，或因时令而作者可考虑痰饮所致。半夏麻黄丸中半夏能燥湿，下气蠲饮，麻黄升引阳气，宣发水道。合用治水积成悸之证，这是从攻实方面着想。——何任.金匮撷记(六).上海中医药杂志，1984，(12)：20—21.

武简侯认为本方以身热、身疼、呕吐为主证。寒水停留心胸，肺胃受其侵凌，而出现悸喘、呕吐或身痛等，用麻黄以发散水气，半夏以驱除其污液，而以蜂蜜缓和两味之燥，调解肺胃之急，三味各尽其所能，此证即可解决矣。——武简侯.经方随证应用法.北京：中医古籍出版社，2007：83.

江尔逊认为桂枝汤原为平调阴阳，本证虽有阴伤，而以阳虚为主，欲以之复阳救逆，必去阴敛之芍药，否则有助阴抑阳之弊。蜀漆即常山之苗，质轻走上而祛心窍之痰浊，则清窍无阻，神无所扰。加龙骨、牡蛎者，潜镇已浮游之神气。如此，虚者得补而心阳复，实者得泄而痰浊除，散者得敛而神归于宅，共收阴平阳秘之功。本证与一般亡心阳是有区别的。本证心阳亡失多由误治而致心阳骤伤，多兼实邪内扰，表现以神志症状为主。而一般亡心阳之证，多由慢性疾病逐渐演变而成。先有心阳逐渐虚衰，可见面色不华、心悸、乏力、神疲、舌淡、寸脉浮而无力等，最后才演变为面色苍白、冷汗如珠、心动悸、短气、声音低微、肢冷、六脉微细如丝等心阳亡散的表现。——江尔逊等.桂枝汤类方证应用研究.成都:四川科学技术出版社,1989:83.

【典型病案】

病案一

朱某，男，21岁。自诉：在3年前，出现心悸，约1周左右，病证发作比较频繁，曾多次检查心肺，均未发现明显异常，也曾多次服用中西药治疗，都未能取得预期治疗效果。刻诊：心悸，口干不欲饮水，偶有胸中不适，舌体胖大，话音较硬，舌质略淡且滑，苔薄白略滑，脉沉滑。辨证为饮邪凌心，其治当温阳化饮，以半夏麻黄丸加味：半夏12g，麻黄10g，桂枝10g，龙骨12g，牡蛎12g，甘草3g。6剂，1日1剂，水煎2次分3服。

二诊：心悸基本消失，舌体胖大也有所好转，又以前方6剂。之后，复以前方服用有20余剂，心悸痊愈，舌体胖大解除。

按：根据病人心悸与舌体胖大，参验舌质与口干不欲饮水，则知病变证机是饮邪凌心，遂用半夏麻黄丸改汤加味，以半夏麻黄丸温阳化饮，通阳止悸，加桂枝以温心阳化饮邪，龙骨镇心安神，牡蛎软坚化饮，甘草益气，以冀气能化饮。方药相互为用，以建其效。——王付.经方实践论.北京：中国医药科技出版社，2006:145—146.

病案二

宋某，男，46岁，1979年1月20日诊。患咳病20年，遇寒则发。刻诊：恶寒无汗，喘咳心悸，痰白稀薄，不得平卧，神疲，舌淡苔白滑，脉沉细而滑。证系寒闭肺窍、宣降失职所致。

半夏麻黄丸主治：半夏 180g、麻黄 200g，共为末蜜制为丸，每次 6g，日 3 次。服药 3 天后恶寒罢，喘咳显减。继进 1 周已无喘咳，后予真武汤合香砂六君子汤送服丸药以善后。随访未复发。

按：半夏麻黄丸乃仲景《金匮要略》方，半夏、麻黄组成。具有通阳蠲饮降逆之能，专治水气凌心致悸与喘咳痰饮等症。本案为正虚邪实，寒痰闭肺之证，故用半夏麻黄丸温肺化饮，并用真武汤合香砂六君子汤善后调养，宿疾根除。——梅和干.半夏麻黄丸临床运用体会.上海中医药杂志,1990(5):27.

病案三

顾某，男，58 岁，入冬以来，自觉"心窝部"跳动，曾作心电图无异常，平时除有老慢支及血压略偏低外，无他病，脉滑苔白。予以姜半夏、生麻黄各 30g，研末和匀，装入胶囊。每日 3 次，每次 2 丸。服后心下悸即痊愈。——何任.金匮撷记（六）.上海中医药杂志,1984(12):20—21.

按：本案辨证要点为脉滑、苔白，为水饮内停之证。又心悸入冬而发，阳郁失宣，故用半夏麻黄丸属方证相对，而效如桴鼓。

第二十八章 吐衄下血病

吐血、衄血、下血同属血证范围，指血不循经，自九窍排出体外，或渗溢于肌肤。因外感六淫、饮食不节、情志过极或失治误治等导致火热亢盛，破血妄行，或脾气虚寒，气不摄血，使血不循经，溢出体外或肌肤而成。火热亢盛，破血妄行或脾气虚寒，气不摄血，是吐血、衄血、下血的病因病机。鉴别吐、衄、下血通过脉证合参。若病人脉见沉弦，为肝肾阴虚，阳气亢逆，血随气涌，故知衄血；脉见浮弱，按之而绝，则为虚阳外浮，阳不摄阴而血脱于下，故知下血；若脉弱而兼见心烦咳逆，虚热熏灼心肺，故必吐血。若脉弦大而中空，为精亏血亡之候。临床可根据疾病的脉象和伴随症状判断其预后。若衄血者尺脉浮，目睛昏黄，为肝肾阴虚，火热迫血妄行，可知衄血未止。若目睛清明，昏黄去，说明热退血宁，故血止。吐血及咳逆、脉数并见者说明阴虚阳亢，终将气随血脱，故其病难治。内伤出血者用汗法而出现震颤恶寒，说明汗后损伤阳气，故衄血者禁汗法。

一、柏叶汤证

【原文】

吐血不止者，柏叶汤主之。

柏叶汤方：

柏叶、干姜各三两　艾三把

上三味，以水五升，取马通汁一升，合煮取一升，分温再服。

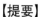

【提要】

本条论述吐血属虚寒的证治。

【现代临床运用】

运用本方的辨证要点为吐血，日久不止，血色淡红，面色不华，神疲乏力等。临床若兼见气虚者加红参、黄芪；若兼见肾虚者加巴戟天、淫羊藿、菟丝子等；若兼见血虚者加当归、阿胶；兼见阴虚者加生地、沙参、麦冬、太子参；兼夹血瘀者佐以三七粉、丹参、乌药；吐血多者，酌加藕节炭、花蕊石、棕榈炭等。

现代运用本方可治疗上消化道出血、胃溃疡、十二指肠溃疡、食管静脉曲张出血、肝硬化、肺结核出血等属于中焦虚寒，脾不统血者。

【名家辑要】

尤在泾注：按《仁斋直指》云：血遇热则宣行，故止血多用凉药。然亦有气虚挟寒，阴阳不相为守，营气虚散，血亦错行者，此干姜、艾叶之所以用也。而血既上溢，其浮盛之势，又非温药所能御者，故以柏叶抑之使降，马通引之使下，则妄行之血顺而能下，下而能守矣。——［清］尤在泾.金匮要略心典.北京：中国医药科技出版社，2014：115.

徐忠可注：此重"不止"二字，是诸寒凉止血药皆不应矣。吐血本由阳虚不能导血归经，然血亡而阴亏，故以柏叶之最养阴者为君，艾叶走经为臣，而以干姜温胃为佐，马通导火使下为使。愚意无马通，童便亦得。按本草载此方，乃是柏叶一把，干姜三片，阿胶一挺，炙合煮，入马通一升，未知孰是，候参。——徐彬.四库全书·金匮要略.南京：江苏科学技术出版社，2008：187—188.

曹颖甫注：吐血无止法，强止之则积为瘀血，而病变不测。尝见四明某患吐血，西医用止血针止之，遂至瘀结大肠，大便不通，后用猪胆汁导下其燥粪，投之水中，化为血色，又有用鲜生地、地骨皮止之者，其人腹中常痛。故虽吐而不止，断无强止之理，柏叶汤方治，用苦涩微寒清血分之侧柏叶，以除肺脏之热，又恐其血之凝滞也，用温脾之干姜以和之，更用逐寒湿理气血之艾叶以调之，惟马通汁不易制，陈修园谓："无马通汁可用童便代之，引上逆之血而导之下行，则不止血，而血自止矣。"——曹颖甫. 金匮要略发微. 北京:中国医药科技出版社,2014:139.

【医家临证思维】

刘方柏认为是针对虚寒出血证用以温阳摄血。方中柏叶属微寒，适合任何类型的出血；至于马通汁，今以童便代替，有滋阴降火，消瘀止血之功。对于出血不止，不论吐血、衄血、咯血、吐血，都可以此方加减治疗。(刘方柏. 刘方柏临证百方大解密. 北京:中国医药科技出版社,2013:87—88.)

朱良春治支扩咯血或肺痨咯血，遇咯血多症情急者均用仲景"柏叶汤"合刘鸿恩"独梅汤"加味。支扩咯血加仙鹤草、墨旱莲、白茅根，肺痨咯血加茜草、萆草、白及、白茅根、百部。用药经验是"柏叶汤"要重用柏叶。柏叶岁寒后凋，其气刚劲，中含挥发油、单宁酸，厥气沉郁，能降能宣，能涩能通，故重用柏叶有以通为止之妙。大抵血证通治之法有止血、消瘀、宁血、养血补血。此方是止血消瘀的应急良方，尤宜咯血，生柏叶辛通苦涩，止血、和血、宣肺、通络、降逆止咳。止血要重用，止咳宜轻用。经方剂量宜适用，更有仲景不传之秘在剂量之说。姜炭、艾叶之剂量亦很有讲究，初用于咯血量多之急证，姜炭、艾叶用至10g还嫌少，乃取其温阳摄血，非温不止，温则生，寒则死之理。出血量少姜炭只用 3~6g，艾叶仍用 10g，有童便引下，当无姜艾辛热之虞。——邱志济等. 朱良春用温阳护阴等法治疗出血急证经验选析—著名老中医学家朱良春教授临床经验. 辽宁中医杂志,2003,30(4):246.

李金庸认为本方治疗中气虚寒引起的吐血证，除所吐之血黯红外，还当有其他中气虚寒证候，比如面色萎黄、腹部喜暖喜按、四肢不温、口淡不渴、舌淡苔白滑、脉象迟缓等等。方中马通汁乃是马粪绞汁，近人以童子小便代替。——李金庸. 李金庸金匮要略讲稿. 北京：人民卫生出版社，2008：207.

【典型病案】

病案一

段某某，男，38 岁，干部，1960 年 10 月 1 日初诊。旧有胃溃疡病，并有胃出血史，前 20 日大便检查隐血阳性，近因过度疲劳，加之公出逢大雨受冷，饮葡萄酒一杯后，突然发生吐血不止，精神萎靡，急送某医院检查为胃出血，经住院治疗 2 日，大口吐血仍不止，恐导致胃穿孔，决定立即施行手术，迟则将失去手术机会，而患者家属不同意，半夜后请蒲老处一方止血。蒲老曰：吐血已两昼夜，若未穿孔，尚可以服药止之。询其原因由受寒饮酒致血上溢，未可以凉药止血，宜用《金匮要略》侧柏叶汤，温通胃阳，消瘀止血。处方：侧柏叶 9g，炮干姜 6g，艾叶6g。浓煎取汁，兑童便 60 ml，频频服之。次晨往诊，吐血渐止，脉沉细涩，舌质淡，无苔，原方再进，加西洋参 12g 益气摄血，三七（研末吞）6g，止血消瘀，频频服之。次日复诊，血止，神安欲寐，知饥思食，并转矢气，脉两寸微，关尺沉弱，舌质淡无苔，此乃气弱血虚之象，但在大失血之后，脉证相符为吉，治宜温运脾阳，并养营血，佐以消瘀。主以理中汤，加归芍补血，佐以三七消瘀。服后微有头晕耳鸣，脉细数，此为虚热上冲所致，于前方内加入地骨皮 6g，藕节 9g，浓煎取汁，仍兑童便 60ml 续服。再诊：诸症悉平，脉亦缓和，纳谷增加，但转矢气而无大便，继宜益气补血、养阴润燥兼消瘀之剂。处方：白人参 9g，柏子仁 6g，肉苁蓉 12g，火麻仁 12g（打），甜当归 6g，藕节 15g，新会皮 3g，山楂肉 3g，浓煎取汁，清阿胶 12g（烊化）和童便60ml 纳入，分 4 次温服。服后宿粪渐下，食眠俱佳，大便检查隐血阴性，嘱其停药，以饮食调养，逐渐恢复健康。——中国中医研究院.蒲辅周医案.北京:人民卫生出版社,2005:34—35.

按： 本例旧有胃损之证，素不饮酒，骤因受寒而饮酒，寒热相攻，致血上溢，非热极吐血可比，故主以温降之法，采用侧柏叶汤温中摄血，吐血霍然。若误用寒凉，则祸不旋踵。

病案二

彭某某，男，43岁。患支气管扩张、咯血并有结核病史。一般来说，此类病人多属阴虚血热之体，治宜养阴清肺。但此患者咳痰稀薄，形寒畏冷，舌苔薄白，脉象沉缓。前医用四生丸加白芍、白及、仙鹤草之类，反觉胸闷不适，食纳减少，此肺气虚寒，不能摄血所致。拟温肺摄血，用柏叶汤：侧柏叶12g，干姜炭5g，艾叶3g，童便一杯兑。服2剂，咯血已止，仍咳稀痰，继用六君子汤加干姜、细辛、五味子，服3剂，咳嗽减轻，食欲转好。——谭日强.金匮要略浅述.北京:人民卫生出版社,1981:306.

病案三

徐某某，男，60岁，干部，咳喘20余年，反复发作。近半月来由外感诱发咳嗽咯血，经北京某医院诊为支气管扩张咯血、肺结核瘤、肺不张。久服中西药乏效，特邀李老赴京会诊。病人精神萎靡，面色㿠白，形体虚浮，烦躁汗出，尤以头部为甚。语微声怯，少气不足一息。咳嗽痰中带血，有时咯浅红而夹黯淡无泽之血块，量约100~300ml/日不等。心悸乏力，二便尚可，舌质淡而胖嫩、苔黑而润，脉虚数。前医用过输血、吸氧、控制感染、止血镇静等西药，中药如十灰散、咯血方等均未效。综观诸症，乃阳虚挟寒不能摄血所致，宜《金匮要略》柏叶汤加减。处方：柏叶20g，炮姜15g，艾叶10g，西洋参25g，水煎频服。童便100ml，每饮药前先服5~10ml。李老昼夜观察，药后咯血渐少。翌晨会诊，诸医皆有悦色。服至6剂，血已全止。遂用生脉散加阿胶，以西洋参代人参扶掖气阴，以资善后。服药十余剂，患者纳增体健，神态奕奕，临床症状消失。

　　按：吐血患者，一般地说，属血热妄行者居多，法当凉药以止血，但亦有因失血已多，热随血去，阳气亦虚，不能摄血者，法当用温药温经以止血。仲景方如柏叶汤之用干姜、艾，黄土汤之用炮附子，甘草干姜汤之用干姜，皆属此法。至于本例之辨证着眼点，在于患者年高病久，面㿠，语声微而怯，少气、心悸、舌质淡而苔黑润，脉虚数等症状，皆是阳虚挟寒不能摄血之证。共中脉数，属"隔气虚，脉乃数也"之虚数脉。若不识脉证，误用清热止血之品，虽塞流而血不止。本方以柏叶汤温经止血，童便代马通汁，咸寒降逆消瘀。加西洋参以补气益血而又无人参升发之弊。惟嫌干姜辛热刚燥，故炒黑取其苦温收涩。继以生脉散损益，补肺之气阴而善其后。——白长川.李寿山运用经方治疗急重病的体会. 新中医,1983(7):51.

二、泻心汤证

【原文】

心气不足，吐血，衄血，泻心汤主之。

泻心汤方（亦治霍乱）

大黄二两　黄连一两　黄芩一两

上三味，以水三升，煮取一升，顿服之。

【提要】

本条论述热盛吐衄的证治。

【现代临床运用】

运用本方的辨证要点为上部出血，量多色鲜红、心烦、目赤、心下痞等。临床若见吐血者加丹皮、生地、柏叶；便血者加赤芍、地榆；尿血者加白茅根、小蓟；目赤者加龙胆草、菊花；口舌生疮者加竹叶、木通等。

　　现代运用本方可治疗咯血、吐血、衄血、子宫出血、痔疮出血、眼底出血、鼻出血、肠出血、牙龈出血、脑溢血、结膜炎、扁桃腺脓肿、口臭、牙周炎、牙周脓肿、毛囊炎等属实热火盛者。

【名家辑要】

赵以德注：心者，属火，主血。若心气不足者，多非心火之不足，是真阴之不足也。真阴不足，则火热甚而心不能养血，血从热溢为吐衄。大黄、黄芩，《本草》治血必治其吐衄者用之，而伤寒家以泻心汤之苦寒，泻心下痞热。是知此证以血由心热而溢，泻其心之热而血自安矣。如麻黄、桂枝汤之治衄，衄为寒邪郁其经脉，化热迫成衄也，故散寒邪，寒邪散则热解，热解则血不被迫而自安矣。此用泻心汤正其义也。若《济众方》用大黄治衄血，更有生地汁，则是治热凉血，亦泻心汤类耳。——[明]赵以德. 金匮方论衍义. 北京：中国古籍出版社，2012：180.

高学山注：柏叶汤证，则主温剂；泻心汤证，则又主寒剂。几不知仲景之所谓心气者何在？毕竟是寒是热，且柏叶、泻心两证之所以异，并泻心一证之何以或吐或衄也？余曰：悉哉问也。夫心气者，托于心之血，而又为神之奥宅，外与心肺夹空之宗气相因。譬之于水，心气如井泉，心下之气如江河，虽不相通，然而井泉尝视江河以为消长者也。其性温温，其道存存，如太和生气之在春，故遇寒则畏，结而不伸；遇热则恶，焦而欲奔。尝立于不寒不热之间，而独尊者也。若夫沉取脉绝，虚寒在下，上冲于肺，肺恶寒湿，形缩喘咳，气血上并，涌出内络，是为寒因。寒者热之，理所宜也。至于寸口动弱，沉弦在尺，动弱上虚，沉弦下实，虚者招侮，实则上击，以实乘虚。地僭天德，阳位扁浅，气血逼侧，出从上窍，其理可得。掘地疏河，神禹妙策，地平天成，圣人之则，是为塞因。塞者通之，乌可已哉！脏腑内主，经络外裹，内外相通，各有玄窍。经络实，而胸分之气虚者，实热之邪，从肠胃之大络而扛抬其气血于直上。则由喉嗓而见于吐。宗气充，而经分之气虚者，实热之邪，从脏腑之别络而外逼其气血于经隧，则由巅顶而见于衄矣。吐衄虽殊，而其为实热上冲则一，故皆主泻心，以泻其亢害耳。——[清]高学山.高注金匮要略.北京：中医古籍出版社，2013：276—277.

曹颖甫注：太阳真阳下陷，则心气以下不足而虚，气结成痞，与阳明燥气相合，则大便不行，燥气上迫于心，则心气愈形不足。燥热上冲于脑，则病衄血，大肠燥热挟血海之血上出于口，则病吐血，方用芩、连、大黄引热下泄，则心藏以不受薰灼而自舒矣。尝见同乡韩筠谷治红木作吐血证用此方，一下而吐血立止，盖亦釜底抽薪之旨也。——曹颖甫.金匮要略发微.北京：中国医药科技出版社，2014：140.

【医家临证思维】

叶景华认为本方能泻三焦之实热，是泻火剂中的代表方，对于热毒、浊毒生热、腑气不通诸疾多有效用。主张根据病情和患者体质情况决定大黄的运用，病情缓者，以制大黄清其热；病情急迫者以生大黄通腑泻浊。——云等.叶景华活用三黄泻心汤治疗杂病举隅.辽宁中医杂志，2008，35（3）：445—446.

朱良春治疗胃火内盛所引起的胃脘痛，轻证用"大黄黄连泻心汤"加知母、竹茹（药用大黄、黄芩各6g，黄连3g，知母、竹茹各9g）。重证则用"大黄黄连泻心汤"加生石膏、知母、银花（或蒲公英）（药用大黄、黄芩各6g，黄连3g，生石膏、知母、银花各10g（或蒲公英15g），此方泄热和胃，适用于胃火、胃热引起的胃脘热痛。症见胃中灼热，舌赤脉数，时痛时止，或痛时不敢吃冷食、喝冷水，痛剧时全身出汗，手足发凉，额上有汗。亦适用于肝胃郁热，火邪犯胃，症现胃脘灼痛，痛势急迫，烦躁易怒，泛酸嘈杂，口干口苦，舌红苔黄，脉弦或数。用上方加吴萸、蒲公英、生白芍、生甘草，清肝泄热，和胃养阴，肝热盛者加丹皮、炒栀各15g。大黄黄连泻心汤本治胃家实热，胃在心下，故仲圣取名"泻心汤",历代医家临床应用范围较广,一治心火炽盛,火犯胃络,吐血、衄血,二治误下而引起之心下痞热,三治伤寒先下后汗,致邪热内陷,而"心下痞按之濡,其脉关上浮"。后人有谓治一切实热火证,高热烦躁,神昏发狂;或目赤肿痛,吐血衄血,头痛便秘,口舌生疮;或下痢脓血及疮疡肿毒等症。临床见证有热极出现假寒的症状时,须加少许辛热药以反佐,如症状明是胃热疼痛,但患者诉说胃脘部怕冷,不敢吃冷食、喝凉水,这种证情提示证属假寒,必须在寒凉药中加少许温药,如生姜汁,或走窜药,才能调和热邪对寒凉药的格拒之性。上面提及的肝胃郁热,火邪犯胃,胃脘灼痛,痛势急迫,烦躁易怒,泛酸嘈杂症,须鉴别于胃热疼痛,有痛中兼胀连及两胁,脉象弦数的肝火犯胃症,如遇肝火胃痛连胁。当用"金铃子散"效果最好,汤剂:炒金铃子(川楝子)用30g以上,元胡可用20g,一剂即痛除。散剂:金铃子、元胡等量,每次可用10g,亦屡获佳效。——邱志济等.朱良春治疗胃脘痛的廉验效方临床运用.江西中医药,2004(7):10.

【典型病案】

病案一

余某,男,42岁。患脂溢性脱发,每晨起则见枕席之上落发片片,因之头顶光秃而人亦苍老许多。经人介绍,前来就诊,余问曰:"头皮痒否?"答:"痒甚。"问:"头皮所出脂液味否?"答:以指甲揩而嗅之,似有臭味。切其脉数,视其舌绛。乃命侍诊学生书三黄泻心汤予服。学生执笔不解用方之旨,三黄泻心汤能治脱发耶?余晓之曰:"发为'血余',而主乎心,其人头皮痒甚,是为心火上炎,脂液味臭,乃火之味也,脉数舌绛,非心火独旺而何?心火伤血,则血不荣发,反为焦灼之变,是以毛脆发脱而为病也。"今用三黄泻心汤,皆苦寒之药,大能清心凉血,使心血能上荣于发,则发必不脱落。患者服药三剂,大便作泻,小便黄甚，然头皮之痒立止，而发从此不脱。

按：发为血之余而心主于血。心火内盛则血热，血热则不能荣于毛发，发根不固，所以脱落。用三黄泻心汤泻心火而凉血，所以能坚固毛发，这也是不治而治的一种体现。——刘渡舟.伤寒论临证指要.北京:学苑出版社,2010:45.

病案二

李某某，男，56岁，干部。以呕血4次，便血2次为主诉，于1983年12月15日急诊入院。接受中药治疗前呕血4次，量1400ml；便血2次，量约1500ml。伴头晕心慌，烦躁，上腹满闷不适，口苦，咽干，小便黄，精神萎顿，面色憔悴，眼睑苍白。便血初为柏油样溏便，后为黯红色或鲜红色血便，血压70/30mmHg，血色素40g/L，大便潜血（++++），心音低钝，上腹部拒按，舌苔薄黄乏津，质淡红，脉芤数。投泻心汤加味：大黄粉1g（冲），黄连12g，黄芩12g，赭石粉18g，肉桂粉1g（冲）。加水500ml，煎至200ml，每次100ml，不拘时频服，间断进藕粉、牛奶。药进1剂，输同型鲜血650ml，未再呕血。5小时后再度便血300ml（肠内潴留的离经之血），但一般情况良好。32小时后大便一次，呈黄色软便，量约100g。9天后大便潜血转阴，但舌似镜面，乏津，舌体有裂纹，脉弦细，改服一贯煎。1984年1月27日痊愈出院。

按：上消化道出血的治疗，除食道-胃底静脉破裂出血应用三腔管止血可肯定外，在内科范围内是亟待解决的问题，临证时只要胆大心细，辨证得当，运用经方，投药对的，疗效是确切的。若在24小时内出血势猛量大，出现休克，危及生命者，用中药治疗不力，应把握契机，及时转手术治疗，方为稳妥。——陈亦工.泻心汤、黄土汤治疗血证的体会.国医论坛,1986(3):20.

病案三

陈某，男，60岁，1994年4月20日初诊。述患"十二指肠球部溃疡"多年，近日因劳累胃脘部疼痛难忍，今晨饭后即感恶心欲吐，随之呕出鲜血约 300ml，夹有瘀块和未消化食物，继而恶心呕血频作，遂来就诊。舌红，苔薄黄，脉弦滑数。诊为吐血。证属胃中积热，迫血妄行。治宜清胃泻热、化瘀止血。方药：大黄 30g，黄芩 9g，黄连 9g，代赭石 30g。上药急煎服。药后吐血立止，胃脘痛消失。续服 2 剂以清余邪。

按：方中大黄为主，直入阳明胃肠，导热下行，活血止血。唐容川曰："大黄一味能推陈出新……即速下降之势，又无遗留之邪。"至于方中增赭石之意，取其既降逆、又止血。近代名医张锡纯曾指出："降胃之力最著者，莫代赭石也。"——罗卫东. 经方治验 4 则. 国医论坛, 1995, (6):18.

三、黄土汤证

【原文】

下血，先便后血，此远血也，黄土汤主之。

黄土汤方：（亦主吐血衄血）

甘草　干地黄　白术　附子（炮）　阿胶　黄芩各三两

灶中黄土半斤

上七味，以水八升，煮取三升，分温二服。

【提要】

本条论述虚寒便血的证治。

【现代临床运用】

运用本方的辨证要点为大便下血，血色黯淡，面色萎黄，腹痛喜按等。临床若兼气虚者加人参、黄芪；出血量多者加白及、艾叶炭；伴呕血者加旋覆花、半夏等。

现代运用本方可治疗慢性胃肠道出血、功能性子宫出血、先兆流产、血小板减少性紫癜等属中焦虚寒，脾不统血者。

【名家辑要】

高学山注：此承七条脉浮弱，按之绝者下血句。夫浮为上焦有余之邪火，凭凌胃中之血液，故中取以弱应。灌注大肠之虚脱而下，故按之以绝应。先便后血，便在大肠而血在胃，是血从胃而下注大肠者，胃比大肠较远，故曰远血。主黄土汤者，以浮为上焦之实热，故用黄芩，撤胸膈之火，以缓其吹嘘之势。弱为中取而见，则知脾胃之阴阳两空，故以灶中黄土为君；白术、甘草为臣，而益其中焦之气；以地黄、阿胶为佐，而并益其中焦之血；然后殿之以附子者，盖又以辛热而托其按欲绝之脉，并以提其下脱之血也。——[清]高学山.高注金匮要略.北京：中医古籍出版社，2013：274.

徐忠可注：下血较吐血势顺而不逆，此病不在气也，当从腹中求责。故以先便后血，知未便时血分不动，直至便后努责，然后下血，是内寒不能温脾，脾元不足，不能统血。脾居中土，自下焦而言之，则为远矣。故以附子温肾之阳，又恐过燥，阿胶、地黄壮阴为佐，白术健脾之气，脾又喜凉，故以黄芩、甘草清热，而以经火之黄土与脾为类者，引之入脾，使暖气于脾中，如冬时地中之阳气而为发生之本，真神方也。脾肾为先后天之本，调则荣卫相得，血无妄出，故又主吐衄。愚谓吐血自利者尤宜之。——徐彬.四库全书·金匮要略.南京：江苏科学技术出版社，2008：188.

曹颖甫注：脾寒不能统血，则下陷而便血。尤在泾谓：脾去肛门远，故曰远血是也。黄土汤方法，温凉并进，以血之下泄，久久必生燥热也，故用地黄、黄芩、阿胶以润而清之；以脾藏之虚寒下陷也，故用甘草、白术以补虚，炮附子以散寒，更用灶中黄土以去湿而其血当止。——曹颖甫.金匮要略发微.北京：中国医药科技出版社，2014：139.

【医家临证思维】

刘继安认为本方能治疗虚寒型出血，是止血良剂。对于便血、咯血、鼻衄、尿血、崩漏、皮下出血等属脾阳虚寒，气不摄血者，临床随证加减均可治疗。——马有度. 医方妙用. 北京：人民卫生出版社，2003：210.

焦树德用甘草、干地黄、白术、炮附子、阿胶、黄芩各9g，灶中黄土60g（煎汤代水），先用水800ml左右，煮灶中黄土10分钟，去滓取汤，俟温，用此汤400ml，煮其他药（需要时可加适量冷水），煎取200ml；再用剩下的灶心土汤（如太少可稍加冷水）煎第二煎，也取200ml。然后将两次的药汁相混合，分两次温服。本方为温脾摄血之剂。方中灶心土（伏龙肝）温脾和胃，震摄中焦为主药；辅以白术、炮附子温脾阳而祛中寒，以复脾统血之功；佐以地黄、阿胶养血止血；反佐黄芩，味苦坚阴，以防温燥太过而不利于止血；甘草和中调百药为使。诸药相合，温阳止血而不伤阴，滋阴养血而不妨脾，共达温阳健脾、养血止血之效。故能主治脾虚中寒，不能统血而致大便下血、呕血、吐血、衄血以及妇女血崩，四肢不温，舌淡苔白，脉沉细弱之证。本方加艾炭15~30g、川断炭12~20g、桑寄生30g，可用于中焦虚寒，脾不统血而致的妇女崩漏病。呕血、便血、崩漏兼有气虚证者，可加党参（重证可用人参）10~15g以益气摄血。兼有心悸、失眠者，可加远志10g、炒枣仁15g（先下）、夜交藤15~20g。舌苔腻，胃纳差者，可加陈皮6g，阿胶改为阿胶珠。如呕血、便血来势凶猛者，也可加服三七粉3g，分2次冲服，或再加白及10g、生藕节30g、棕榈炭30g水煎服。痔疮便血属于虚寒证者，可用此方加槐花炭10g、槐角10g、地榆炭20g、防风5g治疗，有良效。——焦树德. 方剂心得十讲. 北京：人民卫生出版社，2004：55—56.

【典型病案】

病案一

王某，男性，39 岁，1968 年 6 月 12 日初诊。患胃脘痛，大便下血已 9 年未愈，经各种检查诊断为"结肠炎出血"。近症，时有黑便，时有黑紫血，常左腹痛及胃脘隐痛，晚上心烦口干思饮，但饮不多，纳尚可，但食不香，时有头晕，自感四肢发凉，苔白腻，脉沉细。证属饮久生热，伤络血溢，治以温化寒饮，养血止血，与黄土汤加减：生地 24g，党参 10g，白芍 10g，干姜 6，当归 10g，川芎 6g，艾叶 10g，川附子 6g，炙甘草 6g，伏龙肝 60g（煎汤代水）。上药服 9 剂，腹痛胃脘痛已，便血渐止。——冯世纶. 经方传真. 北京：中国中医药出版社，1994：272—273.

按： 方中灶心土为收敛性的止血药，据作者经验，用时可先煮澄清取汁，再煎余药。阿胶配伍地黄，可增强止血之力，白术、甘草调中和胃，黄芩清出血后的烦热，附子亢进血管功能，恢复收摄之功。

病案二

常某某，男，38 岁。患鼻出血 10 多年，每年总有数次发作，每发作一次连续出血四五天，每日流出量 20~30ml，经服凉血、止血药即愈。近 2 年来病势略有加重，病发作时再服前药，或效或不效，后改为西药止血针剂，如安络血、仙鹤草素等，当时止血，尔后仍不断复发。1969 年秋天的一次鼻出血，血量很多，曾用各种止血药都止不住。当时患者面色苍白，手足厥逆，消化迟滞，脉沉迟无力，舌胖而淡。诊断为中气虚寒，统摄无权。投以黄土汤，1 剂后血即减少，3 剂全止。后用此方加减配制丸药服两三个月，数年来未见复发。——赵明锐. 经方发挥. 北京：人民卫生出版社，2009：12.

按： 鼻衄因血热者居多，本例患者病初正处于年轻气盛，故出血之时，以寒凉止血药投之获效。由于病程日久，反复发作，热随血去，阳气遂虚，寒自内生，再用寒凉则属误治，投以黄土汤，方证相对，故药到血止。

病案三

苗某某，女，58岁。患者大便后流鲜血，或无大便亦流大量鲜血，每次流血量1~2茶碗之多，每日2~3次，已20余日。两少腹隐痛，头昏心慌，气短自汗，脸肿，饮食尚可，素有失眠及关节疼痛，月经已停止2年，脉沉数，舌淡无苔。《内经》谓："结阴者，便血一升，再结二升，三结三升。"以阴气内结，不得外行，血无所禀，渗入肠间，今去血过多，治宜温养脾肾，方用《金匮要略》黄土汤加味：熟地50g，白术18g，炙甘草18g，黑附子9g，黄芩6g，阿胶15g（烊化），侧柏叶9g（炒），黄土100g（用开水泡黄土，澄清取水煎药）。服2剂。复诊时，服上方已有好转，昨日大便3次，只有1次流血，今日又便后流血1次，仍有心跳气短，已无头晕及自汗出，饮食尚可，眠佳，舌无苔，脉仍沉数，原方再服3剂。三诊便血已很少，心跳气短亦减，舌苔薄微黄，脉如前。此证血虽渐止，但日久伤血，中气亦伤，仍宜益气滋阴补血以资善后。处方：生黄芪15g，当归6g，干地黄12g，东阿胶9g（烊化），甘草6g，生地榆6g，侧柏叶（炒）6g，枯黄芩3.9g，炒槐花6g，地骨皮6g，5剂。3个月后随访，未再便血，心跳气短亦较前为佳。——中国中医研究院．蒲辅周医案．北京：人民卫生出版社，2005：36—37.

按：便血有远近之分，近血出血部位距肛门较近，血出之后，未经变化，随即流出，故血色鲜红；远血出血部位距肛门较远，血出之后，在肠停留时间较久，已经变化，故血色如漆。可知苗某某所患为近血，故以黄土汤加侧柏叶，增强止血作用。善用经方者常能应手而效。

第二十九章　呕吐病

呕吐是指饮食、痰涎等物自胃中上涌，从口而出的病证。其中呕与吐又有区别，所谓有声有物谓之呕，有声无物谓之吐，因呕与吐多同时发生，很难截然分开，故多呕吐并称。另呕吐还包括胃反，胃反呕吐，特点是朝食暮吐，暮食朝吐，宿谷不化。邪气犯胃，或脏腑本身功能失调，致胃失和降，胃内容物随胃气上逆是呕吐的主要病因病机。根据呕吐的原因和症状，可分为虚寒、实热、饮停、寒热错杂等类型，如呕吐者本应口渴，而反不渴，这是饮停心下所致。因口渴饮水而呕吐者，为饮水内停不得运化所致。对于呕吐的治疗并非一味强调止呕，而需审证求因，治病求本。如医家发汗过多而伤中阳，水谷不化，浊阴上泛而致吐。因痈脓而呕者不可止呕，脓去则呕止。

一、茱萸汤证
【原文】
呕而胸满者，茱萸汤主之。
干呕，吐涎沫，头痛者，茱萸汤主之。
茱萸汤方：
吴茱萸一升　人参三两　生姜六两　大枣十二枚
上四味，以水五升，煮取三升，温服七合，日三服。
【提要】
本条论述胃虚肝寒上逆的呕吐证治。

【现代临床运用】

运用本方的辨证要点为呕吐痰涎、头痛、吐利而手足厥逆等。临床若呕多者加陈皮、半夏、砂仁；头痛者加白芍、川芎；寒甚者加附子、干姜；腹胀者加厚朴、砂仁；腹痛加白芍；气虚者加黄芪、党参；吞酸者加煅瓦楞子、牡蛎等。

现代运用本方可治疗神经性呕吐、妊娠恶阻、食管癌、急性胃炎、贲门痉挛、幽门痉挛、瘢痕性幽门梗阻、更年期顽固性呕吐、高血压脑病、颅内压增高性头痛、结核性脑膜炎、血管神经性头痛、习惯性头痛、顽固性头痛、高血压病、梅尼埃综合征、慢性胃炎、消化性溃疡、慢性胆囊炎、癫痫等属肝胃虚寒，浊阴上逆之呕吐者。

【名家辑要】

赵以德注：《伤寒论》以是方治食谷欲呕阳明证，以中焦反寒故也。吴茱萸能治内寒降逆；人参补益阳气，大枣缓脾；生姜发越胃气，且散逆止呕。逆气降，胃之阳行，则腹痛消矣。此脾脏阴盛逆胃，与夫肝肾下焦之寒上逆于中焦而致者，即用是方治之。若不于中焦，其脏久寒者，则以本脏药佐之。如厥阴手足厥冷，脉细欲绝，内有久寒者，于当归四逆汤加吴茱萸、生姜是也。——［明］赵以德.金匮方论衍义.北京：中国古籍出版社，2012：185.

尤在泾注：干呕吐涎，上焦有寒也。头者诸阳之会，为阴寒之邪上逆而痛。故亦宜茱萸汤，以散阴气而益阳气。——［清］尤在泾.金匮要略心典.北京：中国医药科技出版社，2014：119.

曹颖甫注：胃浊不降，脾阳不升，则气机痞塞。呕而胸满者，脾虚生湿，中气寒而胃浊上泛也，盖脾藏吸收小肠津液上出胸中，胸中阳气充足，则清者散为汗液，膏者上达心肺二藏，化而为血（西医谓之淋巴干）。胸中阳气不足，则津液停蓄，悉化为湿。胸中为宗气所居，气为湿阻，至不得噫嗳，则胀满欲死，此其所以呕而胸满也。吴茱萸汤，吴茱萸以降逆散寒，人参、姜、枣以和胃扶脾，但使膈间阳气渐舒，咽中时得噫嗳，或呵欠，或吐出痰涎，则胸满去而呕逆亦止，盖仲师虽言"呕而胸满"，其实由胸满而呕也。——曹颖甫．金匮要略发微．北京：中国医药科技出版社，2014：144.

【医家临证思维】

何任认为本方适于肝胃虚寒，浊阴上逆之证，以头痛，伴有恶心呕吐、心下痞为辨证要点。若只有呕吐或眩晕等浊饮上逆的症状，也可用本方加减治疗。——谢炜等．陈宝田教授经方临床应用．广州：广东科学技术出版社，2014：309.

陈亦人认为吴茱萸汤证以呕吐为主症，下利、厥冷不是必备的症状。证属中虚肝逆，而浊阴是犯，与四逆汤的阴盛阳虚不同，是以虽有下利，但并不太严重。其烦躁欲死，因阴阳剧争所致，所以用吴茱萸汤温降肝胃，泄浊通阳。四逆汤证是脾肾虚寒证，此是胃虚肝逆证。——南京中医药大学．伤寒论译释．上海：上海科学技术出版社，2010：866.

李心机认为呕吐是少阴病的常见症状，但不是主要症状。呕吐或作为或然症，或是作为下利的伴随症状出现，或是表现轻微"欲吐不吐"等，多属于少阴里寒迫胃所致。唯有309条吴茱萸汤证的呕吐具有明显的特点而成为本证的最主要症状，即呕吐剧烈，乃至烦躁欲死。本证之呕吐，在病机上，不仅仅是少阴阳虚阴寒之邪上逆迫胃所致，更重要的是外邪侵袭，病发少阴，由于少阴病是全身性虚寒，所以在少阴病的发病总过程中，形成了胃虚寒凝的局部过程。从标本关系上讲，少阴病的基本病机为本，胃虚寒凝为标。本着急则治标的原则，先以吴茱萸汤温胃散寒下气以治标，待呕吐平降以后，再以四逆汤治其本。——李心机．伤寒论少阴病吴茱萸汤证论析．北京中医药大学学报，1996（4）：9.

金匮要略与临床案例

【典型病案】

病案一

武昌周某某，38岁，体质素弱，曾患血崩，平日常至余处治疗。此次腹部不舒，就近请某医诊治，服药后腹泻，病即陡变，晕厥瞑若已死，如是者半日许，其家已备后事，因族人以其身尚微温，拒入殓，且争执不休，周不获已，托其邻居来我处婉商，请往视以解纠纷，当偕往。病人目瞑齿露，死气沉沉，但以手触体，身冷未僵，扪其胸膈，心下微温，恍惚有跳动意，按其寸口，在若有若无间，此为心体未全静止，脉息未全厥绝之证。族人苦求处方，姑拟参附汤：人参3g，附子3g，煎浓汁，以小匙微微灌之，而嘱就榻上加被。越二时许，复来邀诊，见其眼半睁，扪其体微温，按其心部，跳跃较明晰，诊其寸口，脉虽极弱极微，亦较先时明晰。予曰：真怪事，此病可救乎？及予扶其手自肩部向上诊察时，见其欲以手扪头而不能，因问："病人未昏厥时曾云头痛否？"家人曰："痛甚。"因思仲景头痛欲绝者，吴茱萸汤主之。又思前曾患血崩，此次又腹泻，气血不能上达巅顶，宜温宣冲动，因拟吴茱萸汤一方：吴茱萸9g，人参4.5g，生姜9g，大枣4枚。越日复诊，神志渐清，于前方减吴茱萸之半，加人参至9g。一周后病大减，用内补当归建中汤、炙甘草汤等收功。——舟雪峰.舟雪峰医案第2辑.北京：人民卫生出版社，2010：17—18.

按： 厥阴乃阴尽阳生之地。此例前患血崩，继病腹泻，以致阳随液脱，根本动摇，头失温养则痛剧，生阳欲绝则昏厥。患者病情垂危，幸遇起死回生之良医，先予参附汤回阳救逆，待病有转机后，及时投以吴茱萸温扶生阳，一剂神志渐清，转用扶助正气方法以收功。

病案二

杨某某，男，42岁。偶尔食不适时即呕吐，吐出未经消化之物及黏沫，吐出量并不多，为此未引起足够的重视，如此延续了将近 10 年。近 1 年多以来病情加重，发展为每日饭后隔 1 至 2 小时，即频频呕吐不休，天气寒冷时尤其严重。曾用过不少止呕和胃健脾药，未曾获效。现手足厥逆，消化迟滞，脉沉而迟。治以吴茱萸汤。处方：吴茱萸 12g，人参 6g，生姜 30g，大枣 5 枚。服 3 剂后，呕吐减 5/10。继服 3 剂呕吐又复发到原来的程度，经询问才知道因当时未找到生姜，而以腌姜代替，不仅无效反而使病情反复。后配以生姜再进 4 剂，呕吐减 7/10，饮食增加，手足厥逆好转。宗此方化裁，共服 20 余剂，呕吐停止。观察 1 年来，未见复发。

按：本案之要在于说明用吴茱萸汤必须用生姜，而且要重用，否则会影响止呕效果，甚至无效。——赵明锐.经方发挥.北京：人民卫生出版社，2009：137—138.

病案三

李某，50 岁。患者经常头痛，历时已 2 年多，痛时眩晕或呈空虚状，甚至呕吐，须卧床休息，经服中西药均未取效。就诊时，自述头痛欲按，痛则以头顶为甚，有时呕吐，食纳减少，精神不振，两便正常，略恶寒，脉象细弱，舌苔滑润。辨证为肝寒上犯，拟用温肝散寒法，处以吴茱萸汤加味：吴茱萸 9g，党参 15g，法夏 9g，生黄芪 15g，生姜 3 片，大枣 3 枚。先服药 3 剂。药后头痛大减，精神好转，食纳增加，舌脉同前。原方再服 4 剂后，头痛如失，改用六君子汤加黄芪、当归，以善后调理。

按：头痛原因颇多，有外感内伤之别。从本例来看，陈师认为，患者头痛、恶寒、呕吐等证象是由于阳气不振，浊阴引动肝气上逆所致。与《伤寒论》"干呕，吐涎沫，头痛者，吴茱萸汤主之"的病机一致，又因其久痛多虚，治以吴茱萸汤温中补虚，降逆化痰，药证相合，故获良效。痛止后继用六君子汤补益中气，调理脾胃而愈。——舒彤.陈瑞春治疗痛证经验.江西中医药,1996,27(2):6.

二、大半夏汤证

【原文】

胃反呕吐者,大半夏汤主之。(《千金》云:"治胃反不受食,食入即吐。""《外台》云:治呕心下痞硬者。")

大半夏汤方

半夏二升(洗完用) 人参三两 白蜜一升

上三味,以水一斗二升,和蜜扬之二百四十遍,煮取二升半,温服一升,余分再服。

【提要】

本条论述邪热迫胃致呕的证治。

【现代临床运用】

运用本方的辨证要点为反胃呕吐,朝食暮吐,心下硬满等。临床若兼血虚便秘者加当归、火麻仁、熟军、郁李仁;兼口干口苦者加黄芩、麦门冬、白及;气虚者加黄芪;腹胀满者加枳实、厚朴;寒甚者加生姜、川椒等。

现代运用本方可治疗神经性呕吐、胃及十二指肠溃疡、急性胃炎、胃扭转、贲门痉挛等证属中焦虚寒呕吐者。

【名家辑要】

尤在泾注:胃反,呕吐者,胃虚不能消谷,朝食而暮吐也。又胃脉本下行,虚则反逆也,故以半夏降逆,人参、白蜜益虚安中。东垣云:辛药生姜之类治呕吐,但治上焦气壅表实之病。若胃虚谷气不行,胸中闭塞而呕者,惟宜益胃推扬谷气而已,此大半夏汤之旨也。——[清]尤在泾.金匮要略心典.北京:中国医药科技出版社,2014:121.

徐忠可注:以前皆论呕,即或兼言吐,不过饮食之后,或吐些少出来耳。若食久即尽出,此乃胃虚不能消谷,因而上逆,故使胃反，反后火逆，呕吐兼挟燥矣。故以半夏降逆下痰涎为主，加人参以养其正，白蜜以润其燥，而且扬水240遍以使速下。《千金》治不受食，《外台》治呕而心下痞硬，要知不受食虚也，痞硬亦虚也。——[清]徐彬.四库全书·金匮要略.南京:江苏科学技术出版社,2008:1961.

曹颖甫注：反胃之证，大便如羊屎，艰涩而不下，不类阳明燥屎，可用大承气汤以下之，况水气太甚，渗入于胃，胃底胆汁不受，因而呕吐，呕吐伤及胃阴，时时上泛，胃因不和，水气所以不降者，又因大肠干涸之故（胃中谷食，久不下十二指肠，肠中粪秽一似阴干者然）。故大半夏汤方治，生半夏以去水，人参以益胃汁，白蜜以润肠，使渣滓下通，水乃得降而胃反之病愈矣。——曹颖甫.金匮要略发微.北京：中国医药科技出版社，2014:147.

【医家临证思维】

朱进忠认为本方不但用于朝食暮吐、暮食朝吐的胃反，而且可用于其他情况的呕吐。如《千金方》用于"胃反不受食，食入即吐"，并在原方中加入了白术、生姜二味药。《外台秘要》用于"呕心下痞硬者""反胃支饮。"《三因方》用于"心气不行、郁生涎饮，聚结不散，心下痞硬，肠中沥沥有声，食入即吐。"方中的半夏降逆止呕，化饮散结；人参大补元气、安胃和中、止渴生津，蜂蜜补虚安中润便。一方面本方用于脾胃虚损不能消化水谷，反挟冲气上逆的胃反呕吐。另一方面还用于脾虚挟饮，呕吐久久不能痊愈，胃阴受伤者和食入即吐，久久不愈，脾胃气阴两伤的证候。——朱进忠.大半夏在临床的应用.山西医药杂志，1975,(3):38.

何任本方的主要症状是朝食暮吐，暮食朝吐，宿谷不化。其病机为中焦虚寒，脾胃功能失调，食入之物不能腐熟运化，反出于胃而为呕吐。由于健运失职，不能化气生津以滋润大肠，可见心下痞硬，大便燥结如羊屎。故用大半夏汤和胃降逆，补虚润燥。方中重用半夏开结降逆，人参、白蜜补虚润燥。大半夏汤证不仅有"朝食暮吐，暮食朝吐，宿谷不化"，据证分析，当兼见面色不华，倦怠乏力，舌淡苔白脉弱等症状。——何任. 金匮要略临证发微. 上海：上海科学技术出版社，2008：484.

【典型病案】

病案一

张某某，男，24 岁，武警战士，1991 年 5 月 8 日初诊。患青光眼半月余，眼痛，视力急剧下降，头痛剧烈，如束铁箍，恶心而呕吐频作，且控制不住，大便偏干。查眼压：左眼 37 mmH$_2$O，右眼 32 mmH$_2$O。舌质红，苔白腻，脉来弦滑。刘老抓住呕吐不止，脉又弦滑，辨为痰浊之邪上犯清阳，天气冒明之证。治当健脾和胃，化痰降浊。急疏《金匮》大半夏汤：半夏 20g，生姜 30g，党参 12g，蜂蜜 50g，于蜂蜜中加两大碗水，以勺扬之约十余分钟后煮药，温服。

5 月 15 日：二诊：服药后，一周内仅呕吐一次，查眼压：左眼 28mmH$_2$O，右眼 26mm H$_2$O。两目充血，低头时眼胀，大便正常。舌苔白略腻，脉弦。药已奏效，守方续进 7 剂，患者头痛、眼胀、呕吐诸症悉除。查眼压：左眼 21mmH$_2$O，右眼 18mmH$_2$O，已属正常。

按：本案为脾胃虚弱，痰浊上犯所致，其辨证的眼目在于青盲伴有呕吐频作，苔白腻，脉弦滑。值得注意的是，本案脾胃虚弱不但是脾胃气虚，且有脾胃阴虚之象，案中所见舌红、大便偏干等症，皆为土燥不润之候。脾胃气阴不足，运化水谷力衰，酿生痰浊，挟肝气而上犯清窍，目因邪壅而压力增高，导致头痛目痛，视力下降。胃虚而燥，其气不濡而上逆，呕吐乃作。故欲增加视力而去头痛、目痛、止呕吐，必降眼压，平胃气；欲降眼压，平胃气，必化痰浊；欲化痰浊，又必须补脾之气阴，刘老用

《金匮要略》"大半夏汤"加生姜，颇能切中病机。方以半夏降痰浊，止呕吐，和胃气；以党参、白蜜补脾之气阴。且将蜜以勺扬之数百遍，取其轻灵清柔之性，则润脾阴而不腻。此外，白蜜亦可制约半夏之燥，缓解半夏之毒，使其温降之中不伤脾胃，可谓一举而数得。加生姜者，既能助半夏降浊和胃止呕，又能助党参补益脾气。本方通中有补，温中能润，以和降为其特性，故可治疗"土虚浊犯"之清窍病疾。若挟肝气上逆者，酌加代赭石以镇纳之。——陈明等.刘渡舟临证验案精选.北京：学苑出版社，1996：185—186.

病案二

范某某，男，38岁，1974年9月5日初诊。4年来食后即吐，无恶心，吐物为食物及黏液，经北京、西安、上海、太原等多个医院检查未发现器质性病变，并反复住院治疗，呕吐不见改善，期间并服中药数剂亦未见效。大便干，二日一行，舌苔白，脉弦滑、重按无力。脾虚不运，郁生涎饮，聚结不散。半夏12g，东参9g，生姜9g，蜂蜜50g。9月20日，服药2剂后呕吐停止，服2剂以后痊愈。——朱进忠.大半夏在临床的应用.山西医药杂志，1975(3)：38.

按：本案病者长期食后即吐，并有大便干，与大半夏汤证相符，服4剂而顽疾竟愈，可见经方魅力之所在。

病案三

郑某，女，24岁，2001年4月10诊。已婚2年，月经2月未潮，3月中旬起常感腹胀，恶心呕吐，厌食油腻，疑为"肝炎"，后行肝功能检查为正常。复经妇检为早孕（乳酸妊娠试验阳性），经中西药物治疗未效。现头晕，面色不华，神疲肢倦，涎多而淡，频频作呕，恶闻油腻，进食即吐，胃脘胀闷，心窝部疼痛，掌抚片刻其痛即减，小便少，大便时溏时秘，苔薄白、舌淡微胖，脉右关沉紧。为妊娠恶阻。治以和中降逆，温脾化饮。

方以大半夏汤加味。红参（另煎）6g，姜半夏15g，白术10g，生姜3片，蜂蜜（冲入）40g。水煎，分2次服。服药3剂后，证减其半，遂以原方加减，药用红参（另煎）、白术各6g，姜半夏、苏梗各9g，生姜3片，蜂蜜（后冲入）40g。水煎，分2次服。服药后症消，唯胃口未开，神疲未复，遂用补中益气汤，水煎，分2次服。服3剂后病愈。

按： 大半夏汤方中以半夏降逆止呕，人参、蜂蜜补虚润燥，三药共用可收和胃降逆、润燥补虚之功。本案为脾胃虚寒而有饮邪，故以大半夏汤和胃降逆，另加白术、生姜温脾化饮。半夏为呕家之圣药，但《别录》有堕胎之谓，故后世医家议论不一。而仲师干姜人参半夏丸乃为妊娠呕吐而设，方中半夏亦倍于他药，并无堕胎之戒。——林瑛瑛.大半夏汤治疗妊娠恶阻体会.实用中医杂志,2005,21(7):431.

三、小柴胡汤证

【原文】

呕而发热者，小柴胡汤主之。

小柴胡汤方：

柴胡半斤　黄芩三两　人参三两　甘草三两　半夏半斤　生姜三两　大枣十二枚

上七味，以水一斗二升，煮取六升，去滓，再煎取三升，温服一升，日三服。

【提要】

本条论述少阳邪热迫胃致呕的证治。

【现代临床运用】

运用本方的辨证要点为呕吐、往来寒热、胸胁苦满等。临床若兼口渴者去半夏，加人参、天花粉；若咳嗽者去人参、生姜、大枣，加五味子、干姜等。

本方运用广泛，既可用于外感热病、也可用于内科、外科、妇科、儿科等疾病。不仅用于高热、低热，也可用于咳嗽、呕吐等呼吸道和消化道疾病。

【名家辑要】

赵以德：《伤寒论》出太阳证中，又出厥阴证。小柴胡汤，本少阳半表半里药也，何为太阳、厥阴亦治之？盖太阳传里而未尽入里；厥阴受传而未尽受，所以二者俱在半表半里之间，故呕而发热。病同则其方亦同也。自此而言，病之半表半里者，独伤寒有哉？故更集《要略》。——[明]赵以德.金匮方论衍义.北京：中国古籍出版社,2012：188.

高学山注：呕因胃中虚寒者居多，故轻易无发热证，除上条虚阳格于寒而作微热之外，凡呕而发热者，是少阳之逆气，从两胁之边旁而上冲，故呕且上冲者，必兼外浮，故发热也。小柴胡之降逆以止呕，解肌以退热，为正治矣。——[清]高学山.高注金匮要略.北京：中医古籍出版社,2013：287.

徐忠可注：前章热微见厥是寒重，故责少阴。若不见厥而发热不微，则少阳证原有呕，竟从少阳治矣。故主小柴胡以和解之，内有半夏、生姜，亦治呕也。——[清]徐彬.四库全书·金匮要略.南京：江苏科学技术出版社,2008：196.

【医家临证思维】

刘渡舟用之治疗虚人感冒。认为虚人感冒多属太阳，而竟用少阳之方，是因为体虚之人，卫外不同，外邪侵袭，可直达腠理。腠理者，少阳之分也。故虚人感冒纵有太阳表证，亦为病之标也；纵无少阳正证或变证，却总是腠理空疏，邪与正搏，故可借用小柴胡汤，从少阳之枢以达太阳之气，则太阳表证亦可除矣。虚人感冒之病因病机，与仲景所揭出的病因病机理无二致，此皆不任发汗，故可用小柴胡汤统治之。方中参草枣补益中焦脾土，令谷气充沛，以为胜邪之本，合柴芩夏姜，从少阳之枢，以达太阳之气，逐在外之邪，此为扶正祛邪之妙用也。

刘老从少阳病提纲证"少阳之为病，口苦、咽干、目眩也"悟而得之，应用时只要见到"口苦"一证，必用柴胡类方。论"但见一证"，当以口苦为先。——张保伟.刘渡舟教授对小柴胡汤的理解与应用探微.北京中医药大学学报，2002，25（4）：48.

陈瑞春认为小柴胡汤证，若仅见口苦或咽干，或目眩，就算抓住病机实质，多有失误。口苦、咽干、目眩三者为胆火肆虐证，若方中用党参、法夏，姜枣草之辛甘调和补益的功能，就犯了虚虚实实之戒。若能看到"上焦得通，津液得下，胃气因和"的反面，这才是"但见一证"的最好注脚。因此先生临证除见"邪在半表半里，寒热虚实夹杂"外，更能看到小柴胡汤病机暗含：表里失和，营卫失谐，脾胃失调，肝胆不利，肺气失宣，胸阳不畅，阴阳失衡，气血不调。强调宣畅三焦，运转气机。——胡正刚等.陈瑞春小柴胡汤证337份病案观察与分析.江西中医药，2004，35（260）：5—6.

何任认为呕而发热，是邪在少阳之证，少阳邪热迫胃，胃气上逆则呕，临床可伴有口苦咽干，胸胁苦满等症。欲止其呕，必解其少阳邪热，故用小柴胡汤疏解清热，和胃降逆。本方证与四逆汤证均有呕而发热之证，一则发热，一则微热，本条是肝郁气滞，枢机不利，病属郁热，故云"发热"，此乃真热；四逆汤是治疗阳微阴盛，阴盛格阳，故云"微热"，属于假热。恐后人将微热与发热相混，故将此二条并列，以资鉴别。——何任.金匮要略临证发微.上海：上海科学技术出版社，2008：487.

【典型病案】

病案一

王某某，女，62岁，退休工人。患者体弱多病，每于气候变化时则出现感冒症状。近1月余，常感恶寒，时有低热，自服板蓝根冲剂、罗红霉素2天，症状未见改善，且恶寒尤甚，体温可达 38℃，伴头昏头痛，午后尤甚，肢体酸楚。又自服扑热息痛 1 片，汗出，体温渐降，但数小时后体温继续上升至 38℃。WBC 4.2×10⁹/L（N 72%，L 27%，E1%）。西医诊断为病毒性感冒。症见：发热，微恶寒，汗出不解，面色晦暗，周身酸楚，胸脘痞闷，恶心欲吐，微咳少痰，不思饮食，舌淡紫、苔薄白，脉细弦而弱。处以小柴胡汤加味：柴胡 10g，黄芩 10g，法半夏 10g，生姜 4 片，大枣 4 枚，桂枝 10g，白芍 10g，党参 15g，前胡 10g，苏叶 10g。服 1 剂后，体温降至 37.5℃；2 剂后体温正常，诸症悉除。唯有头痛而昏，原方去前胡、苏叶、桂枝、白芍，加白蒺藜 10g、川芎 6g，再服 5 剂而愈。

按：患者体弱多病，过汗则耗伤卫气。因此，在用桂枝汤发表时，合用小柴胡汤，外透肌表，内和脾胃以扶正达邪。陈师对体弱感冒者常用小柴胡汤加减，尤其是年老体弱者，常用小柴胡汤合桂枝汤，取仲景柴胡桂枝各半汤之义。为此，陈师称道此方，可作为老年人的保健良方。——李旭. 陈瑞春运用小柴胡汤加味的体会. 江西中医药，1998，29（1）：5—6.

病案二

沈某，女，42 岁。始因恚怒伤肝而心胸发满，不欲饮食。继而又外感风寒邪气，往来寒热，休作有时，伴胸胁苦满，头痛身疼，脉弦苔白滑。此少阳受邪，气郁不舒，枢机不利之证。柴胡 12g，黄芩 9g，半夏 9g，生姜 9g，党参 6g，大枣 7 枚，炙甘草 6g，服药 1 剂，则寒热俱减，又服 1 剂后诸症皆消。

按：寒热往来，是小柴胡汤的主证之一，也是少阳病枢机不利，止邪交争的典型临床表现。先有恶寒，后见发热，恶寒时不发热，发热时不恶寒，二者交替发作，所以称之为"休作有时"。临床凡见到往来寒热，就应该首先考虑用小柴胡汤治疗。——刘渡舟. 经方临证指南. 天津：天津科学技术出版社，1993：82.

病案三

梅某，男，44岁。2008年2月初诊，胃镜示：慢性糜烂性胃炎、十二指肠球炎并糜烂、胃潴留。西医诊断为：胃贲门失弛缓综合征，属中医噎膈病证。现症见：食饮胸骨下端梗死10余年，嗳气，反酸，不痛胀，脉缓，苔薄白。该证症状单一，临床少发，故难辨证难立法、难用药，且临床疗效不太理想。梅师辨证分析为枢机开阖不利，肝寒犯胃，寒热交错，木郁土壅，浊阴上逆。先选用小柴胡与吴茱萸汤及左金丸合方加减变裁，使厥阴病邪转出少阳，即所谓脏邪还腑，开阖少阳枢机，达邪外出。处方：柴胡10g，黄芩10g，法半夏10g，吴茱萸10g，生姜12g，太子参10g，黄连10g，乌贼15g，郁金10g，玄胡15g，降香10g，姜黄10g，陈皮10g。7剂。

二诊：梗死减轻，不吐，饮水则稍舒，纳可，二便调，泛酸减轻，苔薄白，脉弦缓，原方加炒川楝子10g，7剂。

三诊：梗死食完后明显，稀饮则梗死较轻，胸后胀，脉弦缓，苔薄白，守上方加枳壳10g，橘皮10g，煅牡蛎10g，青皮10g，刀豆角30g，7剂。

四诊：梗死好转，食完后稍梗，食后饮水则舒缓，中途不梗，苔薄白，脉缓，守三诊方加全栝楼10g，14剂。

五诊：米饭硬度适中，无梗死感，苔白略厚，脉弦缓。处方：柴胡10g，黄芩10g，法半夏10g，全栝楼10g，黄连10g，吴茱萸6g，乌贼骨15g，藿香10g，佩兰10g，枳实25g，僵蚕10g，姜黄10g，降香10g，14剂。——程方平.梅国强辨治贲门失弛缓综合征之思维.湖北中医杂志,2011,33(9):22.

按：根据噎膈的临床表现，二诊、三诊因证或加炒川楝以疏肝理气；再加枳壳、橘叶、煅牡蛎、青皮、刀豆角以开结破气平治胸后胀；四诊无特殊不适，食完后稍加全栝楼以开结化痰。五诊无特殊不适，无梗死感，苔白略厚，再改用柴胡小陷胸汤以和解少阳枢机，化痰开结，升降气机以善后。

四、大黄甘草汤证

【原文】

食已即吐者，大黄甘草汤主之。（《外台》方，又治吐水）。

大黄甘草汤方：

大黄四两　甘草一两

上二味，以水三升，煮取一升，分温再服。

【提要】

本条论述胃肠实热呕吐的证治。

【现代临床运用】

运用本方的辨证要点为食入即吐、口渴、胃脘热痛或热胀等。临床若兼呕甚者加竹茹、芦根、瓦楞子；热甚者加黄连、黄芩、栀子；大便秘结者加芒硝；吐出物酸苦者宜合用左金丸等。

现代运用本方可治疗贲门痉挛、妊娠恶阻、急慢性胃炎、幽门水肿、急性食管炎、神经性呕吐、先天性贲门扩张症、急性胆囊炎、习惯性便秘等属胃肠实热之呕吐者。

【名家辑要】

赵以德注：胃气生热，其阳则绝，盖胃强则与脾阴相绝，绝则无转运之机，故食入即吐也。用大黄泻大热，甘草和中耳。——[明]赵以德.金匮方论衍义.北京：中国古籍出版社，2012：189.

高学山注：此胃热上熏之吐，为吐家之变证变治，而非胃反也。火性炎上而躁急，胃中火盛，上冲胃脘者势也，以食压而实之，则火势受屈而迸出，故食已即吐也。以苦寒泻火之大黄为君，而佐以守中之甘草，不特浮大黄下趋之性，使从胃脘而下，且治急冲者，惟宜以缓降胜之也。——[清]高学山.高注金匮要略.北京：中医古籍出版社，2013：288.

徐忠可注：食已即吐，非复呕病矣，亦非胃弱不能消，乃胃不容谷，食已即出者也。明是有物伤胃，荣气闭而不纳，故以大黄通荣分已闭之谷气，而兼以甘草调其胃耳。《外台》治吐水，大黄亦能开脾气之闭，而使散精于肺，通调水道，下输膀胱也。——[清]徐彬. 四库全书·金匮要略. 南京：江苏科学技术出版社，2008：197.

【医家临证思维】

黄煌认为本方对属里热证的"食入即吐"有较好的疗效，呕吐多为突发性，程度也颇剧烈，且多伴有面红目赤、舌红有刺、心烦口苦、腹胀便秘、脉实有力等证。所治之法乃上病下取，故大便以通畅为度。若腹满胀甚，疼痛拒按者当选承气类方。——黄煌. 经方100首. 南京：江苏科学技术出版社，2005：16.

何任认为本方证与大半夏汤证都有呕吐而食谷不下之证，但病机不同，治法迥异。本方治疗胃肠实热壅滞，虽能食，但"食入即吐"；大半夏汤为脾胃虚寒，不能消谷，故见朝食暮吐，暮食朝吐，宿谷不化。前者治以通腑泄热，后者治以补虚降逆。"食已即吐"是应用本方的关键，但据证分析，临床当有胃肠实热的见证：如口渴、口臭、便秘、苔黄、脉实等。——何任. 金匮要略临证发微. 上海：上海科学技术出版社，2008：488.

王付认为方中大黄清泻胃中结热，降胃中浊气上逆，涤胃中浊物宿结，理胃中清浊升降。甘草之用有五，一缓大黄之泻下，二留大黄于胃以洁府，三免苦寒伤中气，四藉正以和中，五在调中有补以愈疾。此乃大黄甘草合用之妙也。应用本方当注意方中大黄与甘草的量比，方可取得应有疗效。——王付等. 经方配伍用药指南. 北京：中国中医药出版社，1998：156.

【典型病案】

张姓，女孩，生甫一周，秽浊郁积肠胃，胎粪不下，热邪格拒。3天来腹部胀满，大便不通，不吮乳，呕吐，面赤，啼哭，烦躁不安，舌苔微黄浊腻，指纹紫黯，法当清泄肠胃秽浊：大黄

5g,甘草3g。每日1剂,3日后,腹胀满消失,便通,即能吮乳。

按:《普济方》婴孩篇中以大黄、甘草等药配伍治疗小儿热积、下痢、疮毒、黄疸诸疾共百余方。可见大黄甘草汤对新生儿疾病的防治具有一定作用。——虞秦冠等.大黄甘草汤对新生儿疾病的运用.浙江中医药,1979(12):446.

病案二

白某某,女,65岁,1979年6月2日诊。一月前,因家庭纠纷,大怒而病,出现呕吐,食入即吐,有时汤水难下,经X线食管钡餐检查报告:钡剂在贲门部通过困难,食管下端有约2厘米长的、对称的、黏膜纹正常的漏斗形狭窄。印象:贲门痉挛。经口服西药对症治疗无效,且越发越严重,直至卧床不起,靠输液维持,曾服旋覆代赭汤、橘皮竹茹汤等,罔效,甚至有时药入即吐。刻诊:形体消瘦,精神萎靡,食入即吐,腹软,口中乏味,苔厚略腻,脉缓。此乃胃失和降,气逆作呕,前医投大方而未能及,故拟仲景大黄甘草汤治之。处方:大黄12g,甘草6g,水煎分2次服。药进1剂,食入而不吐,继进2剂而告痊愈。

按:《金匮要略》云:"食已即吐者,大黄甘草汤主之。"历代注家大都认为该条文是指的大便秘结所致的呕吐,然而该患者热象并不明显,却得治愈。其机理诚如《别录》云:"大黄'平胃下气,破痰实',甘草'温中下气。'二药相须为用,则有安和胃气,降逆止呕之功。"又因药少力专,便于入胃吸收,故食已即吐者,得大黄甘草汤自愈。——房景芬.仲景小方应用举隅.河南中医,1989(5):14.

病案三

束某某,女,26岁,1983年5月26日初诊。停经52天,查为有孕,头痛恶心泛泛,食入即吐,尚伴尿痛,以往有热淋病史,先予泄肝和胃,清热利湿之剂,尿痛、尿频好转,但呕吐不已,渐至米难进,察苔薄黄而偏干,脉弦滑。仲师云:"食已即吐者，大黄甘草汤主之。"陈林曰："食已即吐，是胃热上逆而不能容食，与反胃寒呕水饮不同。此案系胎气夹热上循，但恐药过病所，有伤胎元，故取其味而变其制。处方：生军2g，生甘草5g，分2次泡茶频饮。

6月1日复诊：自述当天下午用保温杯将药泡后，约半小时喝一大口，三四次后，口干明显缓解。晚上进少量稀饭未见呕吐。次晨又泡服上药，中午吐止，已能正常进食。后又见胃内嘈杂恶心，仍用上法一次即已。

按：笔者在临床中喜以大黄、甘草二味，用治妊娠及其他疾病引起的严重呕吐，证属胃火者甚验。属寒者，合生姜；夹湿者，加藿香或砂仁；中虚者配大枣。药不过三四味，总量不到10g，常能应手取效。生军有攻下破瘀之力，常为孕妇所忌，然笔者用量颇轻（一般1~2g），又是泡服，意在降胞中之火，务使胎火降而不上冲，头眩，恶心，呕吐诸症自可平息。——吴汉民.仲景小方应用举隅[J].江苏中医杂志，1984(3)：39.

五、黄芩加半夏生姜汤证

【原文】

干呕而利者，黄芩加半夏生姜汤主之。

黄芩加半夏生姜汤方：

黄芩三两　甘草二两（炙）　芍药一两　半夏半升　生姜三两　大枣十二枚

上六味，以水一斗，煮取三升，去滓，温服一升，日再夜一服。

【提要】

本条论述湿热干呕下利的证治。

【现代临床运用】

运用本方的辨证要点为下利腹痛，身热口苦，恶心呕吐，纳少不馨等。若胃寒气逆者，加陈皮、干姜；若胆热口苦者，加柴胡、栀子；若胁痛者，加川楝子、延胡索；若胸满者，加紫苏、木香等。

现代运用本方可治疗急性肠胃炎、慢性胆囊炎、慢性肝炎肠胃神经官能症等证属热利胃气不和之证者。

【名家辑要】

尤在泾注：此伤寒热邪入里作利，而复上行为呕者之法，而杂病肝胃之火，上冲下注者，亦复有之。半夏、生姜散逆于上，黄芩、芍药，除热于里。上下俱病，中气必困。甘草、大枣合芍药、生姜以安中而正气也。——［清］尤在泾.金匮要略心典.北京：中国医药科技出版社，2014：119.

高学山注：此上焦虚寒，下焦积热，与上条同。上条为因虚而其热并于上，故痞而单呕；本条系下热不与上虚相并，而自为奔迫下陷，故寒自呕而热自利也。黄芩、苦寒而直根，为下焦泻热之要药，得酸敛之芍药，甘缓之甘草为使，则引入肝脾而泻其热，热势缓而奔迫者自平，故利可止。姜半温胃降逆，而以甘浮之大枣为使，则温降之性，留恋膈间，而寒逆又平，故呕可止也。——高学山.高注金匮要略.北京：中医古籍出版社，2013：285.

徐忠可注：《伤寒论》芩、甘、枣、芍四味为黄芩汤，治太阳少阳合病。盖太少之邪，合而内之，则协热而利。故以黄芩为主也，然邪既内入或有复挟饮者呕多，此其明证矣，故加半夏、生姜。——徐彬.四库全书·金匮要略.南京：江苏科学技术出版社，2008：194.

【医家临证思维】

何任认为本方证与半夏泻心汤证皆有呕而下利之见证，但病机迥异。本方治疗肠热而胃失和，症以下利为主，兼见干呕，或呕吐，主治肠而兼治胃。而半夏泻心汤为寒热互结中焦，气机升降失常，上见呕吐，中见心下痞，下见肠鸣下利，以"心下痞"

为主，故用半夏泻心汤主治胃而兼治肠。——何任. 金匮要略临证发微. 上海：上海科学技术出版社，2008：491.

李金庸认为本方除有呕利症外，当还有肛门灼热、小腹疼痛、小便黄赤、舌苔黄腻、脉象细数等症状。本方既可以治疗干呕而暴注下迫的热泻，又可以治疗干呕而下利脓血的热痢。——李金庸. 李金庸金匮要略讲稿. 北京：人民卫生出版社，2008：216.

王廷富认为方中黄芩、白芍清热而止痛，生姜、半夏散寒而和胃，降逆以止呕，甘草、大枣之甘，亦取中州之义，促使热邪去，中焦健运有权而呕利可止。本证之下利，虽属热迫下泄，里急后重不明显，亦不兼脓血；干呕口不干不渴，舌质淡红，苔中心白腻，乃寒邪犯胃所致，此热邪滞于肠，下利兼粘浊而腹痛，或腹痛即下利，而寒饮犯胃之证者宜之。——王廷富. 金匮要略指难. 北京：人民卫生出版社，1986：390.

【典型病案】

病案一

刘某，女，50 岁。初诊日期：1965 年 9 月 12 日。因吃不洁葡萄后，患急性胃肠炎，出现身热恶寒、腹泻稀水便，温温欲吐，服葛根加半夏汤后，热退而吐痢不止，苔白厚，脉弦细数。证属太少合病，为黄芩加半夏生姜汤证：黄芩 10g，炙甘草 6g，白芍 10g，大枣 4 枚，半夏 12g，生姜 10g。上药服一剂，体温恢复正常，腹泻止，胃稍和，仍不思饮食，服二剂，身微汗出，食饮如常，仍感乏力。——冯世纶等. 经方传真. 北京：中国中医药出版社，2008：2331.

按：急性胃肠炎热退之后仍吐痢不止，胃肠仍有湿热，胃气尚未平复，故用黄芩汤清热化湿止利，加半夏生姜降逆止呕。

病案二

王某某，男，28 岁。初夏迎风取爽，而头痛身热，医用发汗解表药，热退身凉，头痛不发，以为病已愈。又 3 日，口中苦甚，且有呕意，而大便下利黏秽，日 4~5 次，腹中作痛，且有下坠感。切其脉弦数而滑，舌苔黄白相杂。辨为少阳胆热下注于肠而胃气不和之证。黄芩 10g，白芍 10g，半夏 10g，生姜 10g，大枣 7 枚，甘草 6g。服 3 剂而病痊愈。

按：本案以邪郁少阳为主。少阳有邪，则胆气郁滞，横犯肠胃，上逆于胃则呕吐，下迫于肠则下利。少阳疏泄不利，气机不畅，则腹痛，里急后重，肛门灼热，正合黄芩加半夏生姜汤之证机，故三投而愈。——刘渡舟.新编伤寒论类方.太原：山西人民出版社，1984：123.

病案三

吕某，男，52 岁，干部。因饮食过度而发生吐利之证。初起时腹部剧痛，继发吐利，气势汹涌，吐利无度。家人认为霍乱急送医院治疗，经过详细检查确诊为急性胃肠炎，服西药效果不明显，仍不断作呕，大便隔 20~30 分钟泄泻 1 次，饮水即吐。邀余诊查，脉弦滑，舌苔黄腻。证属：胁热下利，胃失和降。治宜和解表里，降呕止泻。处方：白芍 15g，黄芩 12g，枳壳 10g，泽泻 10g，藿香 10g，猪苓 10g，半夏 10g，佩兰 6g，厚朴 6g，生姜 6g，甘草 3g。服药 3 剂后，呕止，腹泻减轻，心烦宁，小便顺利。后以和胃理肠止泻之剂，调理而愈。

按：本例系时值夏令饮食不节，伤及胃肠，而脉象弦滑，心中烦热，为热邪内犯所致，宜黄芩加半夏生姜汤为主以镇呕止泻。——邢锡波.中医临床传薪集：邢锡波学术经验集萃.北京：中医古籍出版社，2004：123.

六、半夏泻心汤

【原文】

呕而肠鸣，心下痞者，半夏泻心汤主之。

半夏泻心汤方：

半夏半升（洗）　黄芩三两　干姜三两　人参三两　黄连一两　大枣十二枚　甘草三两（炙）

上七味，以水一斗，煮取六升，去滓，再煮取三升，温服一升，日三服。

【提要】

本条论述寒热错杂的呕吐证治。

【现代临床运用】

运用本方的辨证要点为上腹部满闷不适，有轻度胀痛，但按之无抵抗感，可伴有恶心、呕吐、腹泻、肠鸣等，若痛者可加用芍药甘草汤，泛酸可加用左金丸，大便秘结可加用大黄，胃火盛者加蒲公英、重用黄连等。

现代运用本方可治疗急性胃炎、消化性溃疡、慢性肠炎、消化不良、慢性胆囊炎、慢性胰腺炎等属寒热互结痞证者。

【名家辑要】

赵以德注：《伤寒论》呕而心下痞者，有属半表半里，亦有属于里。半表半里者，泻心汤治；治属里者，则以十枣汤、大柴胡汤治；如心下痞，腹中鸣，有水气不利，则以生姜泻心汤治；有下利完谷不化，则以甘草泻心汤治；治痞，恶寒、汗出者，用附子；关上脉浮者，用大黄。心下痞，又不独泻心汤治，或用解表，或用和里，或吐或下，或调虚气，随所宜而施治。自今观之，是证由阴阳不分，塞而不通，留结心下为痞，于是胃中空虚，客气上逆为呕，下走为肠鸣，故用是汤分阴分阳，水升火降，而留者去，虚者实。成注是方：连、芩之苦寒入心，以降阳而升阴也；半夏、干姜之辛热以走气，而分阴行阳也；甘草、参、枣之甘温，补中而交阴阳，通上下也。——[明]赵以德.金匮方论衍义.北京：中国古籍出版社，2012：186.

徐忠可注：呕本属热，然而肠鸣则下寒而虚。痞者，阴邪搏饮，结于心下，即《伤寒论》所谓胃口不和腹中雷鸣也，故主半夏泻心汤。用参、甘、枣以补中，干姜以温胃泄满，半夏以开痰饮，而以芩、连消痞，且苦寒亦能泄满也。——徐彬.四库全书·金匮要略.南京：江苏科学技术出版社，2008：193—194.

曹颖甫注：上膈寒湿，下陷于胃，胃底胆汁不能相容，则病呕逆，此属寒，宜用吴茱萸者也。胃中浊热合胆火上奔，则亦病呕逆，此属热，宜用黄连者也。二证寒热不同，故降逆之药品亦因之而异（近人不辨寒热，合萸连用之，模糊之见耳），此节证象为呕而肠鸣，为心下痞，变热在上，寒水在下，与"伤寒，胸中有热，胃中有邪，腹中痛，欲呕吐"之黄连汤证略同，故半夏泻心汤方治，所用半夏、干姜、甘草、人参、黄连、大枣皆与黄连汤同。唯彼以寒郁太阴而腹痛，用桂枝以达郁。此为气痞在心下，热邪伤及肺阴，兼用黄芩以清水之上源，为不同耳。又按《伤寒太阳篇》云："但满而不痛者，此为痞，柴胡汤不中与之，宜半夏泻心汤。"知此方原为治痞主方，所以不与腹中雷鸣下利之证同用生姜泻心汤者，亦以水气不甚，不用生姜以散寒也。——曹颖甫.金匮要略发微.北京：中国医药科技出版社，2014：144—145.

【医家临证思维】

梅国强认为本方的药物组成，实为小柴胡汤去柴胡、加黄连，以干姜易生姜而成。因本方具有和阴阳、顺升降、调虚实的功用，故亦属和解之剂，是治痞之良方。方云"去滓再煎"，其目的在于使药性和合，而利于和解。他认为，消化系统疾病，涉及肝胆、脾胃诸脏腑，新感内伤、虚实寒热错杂。经方虽药证明确，配伍精当，但今日之时移世易，古今疾病难同，故主张复用经方，以治疗复杂之病，以补单一经方难以为功者之缺憾。其复用之原则大体如下：上下病情歧异，脏腑病变不同，兼证明显，表里寒热不一。其常用方如半夏泻心汤合枳术汤治胃病心下痞硬而痛证。——吕文亮等.梅国强辨治消化系统疾病经验述要.中国中医药学报,2004,19(1):43—44.

熊继柏认为:痞胀一证,系胃脘痞闷而兼有腹中作胀,痞为无形,病在心下胃脘,胀乃有形,病在腹中。痞胀有因中气虚弱,不能运化精微所致者,有因饮食痰积,填塞中焦所致者,有因肝胃气滞,郁结不开所致者,有因肝胆湿热,内蕴乘脾所致者,亦有因虚实相兼、寒热错杂所致者。他认为,痞胀治法,不可过用气药疏利、导下,只宜上下分消其气,如果有内实之证,方可疏导;若虚实夹杂者,宜补虚为主,佐以驱邪;寒热错杂者,当温中健脾为主,稍佐苦寒清热。——杨维华.熊继柏教授从寒热错杂辨治脾胃病经验.湖南中医药导报,2003,9(6):18—19.

陈瑞春从临床观察看,本方辛开苦降,调和寒热,治脾胃同病、气机阻滞的痞满。若在方中加入行气药则更为完善,如木香、枳壳、厚朴、神曲或合良附丸等。在使用此方时尤注重患者的舌苔,把舌苔黄白相兼而腻作为此方的应用指征。胃炎、胃十二指肠溃疡、慢性胆囊炎、慢性肝炎、慢性肠炎等消化系统疾病,属湿热并存者均可用此方加减治疗。——李婕.陈瑞春教授经方治验举隅.新中医,2007,39(6):67—68.

【典型病案】

病案一

焦某,男,30岁,2010年10月20日初诊。口腔溃疡反复发作1年,发病时便服用维生素,及外敷冰硼散,但终未能彻底治愈,平素工作繁忙,作息不定,时饥时饱,日久胃脘痞闷不舒,肠鸣辘辘却不思饮食。诊见:腹胀不舒,肠鸣辘辘,纳差,便溏,口干苦。舌红,苔腻,脉滑数。诊断:口腔溃疡。证属:脾胃亏虚,阴火上乘。方药:半夏泻心汤加减。处方:清半夏25g,黄芩15g,黄连10g,干姜20g,党参25g,陈皮15g,厚朴20g,甘草10g。7剂,水煎服,日1剂,分2次服。

二诊:药后溃疡见小,痞满减轻。上方加淡竹叶15g,莲子心20g。7剂，水煎服，日1剂，分2次服。

三诊：溃疡愈合，未复发，自觉心下舒畅，口中渐润。减苦寒之品，再服5剂，以巩同疗效。

按： 口腔溃疡的发病机理多与心胃之火上炎有关。李东垣之《脾胃论》有云："脾胃气衰，元气不足，而心火独盛。心火者，阴火也，起于下焦，其系于心，心不主令，相火代之。""有时胃火上行独燎其面"，故泄其胃火，补其元气。一诊法效，二诊再投以清心之品加大效力，遂药到病除。——吴限.李延学术经验集.北京:中国医药科技出版社,2014:209.

病案二

朱某，男，40岁，2002年9月21日初诊。腹泻多年。患者面丰体胖，嗜食肥甘厚味，大便素不成形，且夹有黏液，每天3~4次，无里急后重感，无腹痛，舌苔黄白厚腻，脉缓。诊断：泄泻，证属脾胃湿热。治以健脾祛湿，方以半夏泻心汤加减。处方：半夏、干姜、黄芩各10g，党参、神曲、败酱草、薏苡仁各15g，炙甘草5g，黄连6g。5剂，每天1剂，水煎，早晚分服。

二诊：大便恢复正常。守方继服7剂后病愈。

按： 本例患者恣食肥甘所致，湿热内蕴，脾胃运化失职，升降失调，而致水反为湿，谷反为滞，清浊不分，混杂而下。治当清热燥湿，升清降浊，方用半夏泻心汤泄热消痞，寒热并调；配合神曲行气、消食滞；薏苡仁、败酱草清热解毒，渗湿健脾。陈教授在使用此方时尤注重患者的舌苔，把舌苔黄白相兼而腻作为此方的应用指征。胃炎、胃十二指肠溃疡、慢性胆囊炎、慢性肝炎、慢性肠炎等消化系统疾病，属湿热并存者均可用此方加减治疗。——李婕.陈瑞春教授经方治验举隅.新中医,2007,39(6):67—68.

病案三

肖某某，女，29岁。因脘腹痞胀反复4年余，服诸理气药不效，于 2000 年 9 月 23 日来诊。诉近 4 年来脘腹痞胀不适，每因感冒、劳累等加重，时恶心呕逆，伴脐周隐痛，肠鸣，大便溏而不爽，每日 1 次，舌淡红，苔薄微黄，脉左弦数右细数。拟半夏泻心汤加味：黄连、干姜各 5g，党参、法半夏、黄芩、大枣各 10g，厚朴 15g，甘草、广香各 6g、生姜 2 片。7 剂。

2000 年 9 月 30 日二诊：脘腹胀痛减轻，仍偶有轻微恶心，口中多清水痰涎，舌淡红，苔白腻，脉滑，再拟半夏泻心汤加味：黄连、黄芩各 3g，党参、大枣各 10g，厚朴 15g，法半夏 20g，茯苓 30g，干姜、甘草、广香各 6g，生姜 2 片。15 剂。

2001 年 10 月 14 日三诊：脘腹痞胀及腹痛大减，口中清涎减少，有时肠鸣，大便有不消化食物，舌淡红，苔薄白，脉细滑。仍守上方加减：黄连 4g，黄芩、甘草、广香各 6g，党参、厚朴、茯苓各 15g，法半夏、砂仁、大枣各 10g，干姜 5g，生姜 3 片。10 剂，后因他病来诊，诉药后脘腹痞胀一直未发。

按：此例患者脘腹痞胀不适，每因感冒、劳累等加重，属脾虚可知；恶心呕逆清水痰涎，乃为胃中有寒饮；脐周隐痛，肠鸣，大便溏而不爽，苔薄微黄，为肠中湿滞而有化热之象；脘腹痞胀，脉左弦数右细数，则为脾虚肝郁之征。综合诸症，属虚实相兼、寒热错杂之痞胀，故熊老以半夏泻心汤加味治之。方中干姜、党参、法半夏、大枣、厚朴、甘草、广香、生姜诸药相伍，温中健脾，化饮消痞，黄连、黄芩与厚朴、广香并用，导滞清肠。纵观诸药，以温胃健脾为主，兼散结消滞，甘温、辛香，佐以苦寒清热，故其效大验。——杨维华.熊继柏教授从寒热错杂辨治脾胃病经验.湖南中医药导报,2003,9(6):19.

第三十章　哕病

　　哕病是指胃气上逆动膈,气逆上冲，出于喉间，呃呃连声，声短而频，不能自制的一种病证。其病因主要为饮食不节，情志不和，正气虚弱，外邪诱发等；病机为胃气上逆动膈；病位在膈，而病变关键在胃、肺两脏，且与肝、胆、肾相关，降逆止哕为基本治疗法则。仲景将哕病分为三种证型，实证、寒证、虚热证，为后世划分虚实寒热辨证施治奠定了基础。其治有通利二便、理气和胃、补虚清热，如因水湿阻滞，气机不利，或由于里实积滞所致"哕而腹满"者，治之以通利之法；因胃寒气逆所致，胃寒气逆，胃失和降，中阳为寒气所遏，不能达于四末而干呕呃逆，手足厥冷者，用橘皮汤理气和胃；因气虚有热而气逆作哕者，用橘皮竹茹汤温补清降。

一、橘皮汤证
【原文】
干呕、哕，若手足厥者，橘皮汤主之。
橘皮汤方：
橘皮四两　生姜半斤
上二味，以水七升，煮取三升，温服一升，下咽即愈。
【提要】
本条论述寒邪客胃呃逆的证治。
【现代临床运用】
本方以干呕、呃逆，手足厥逆，但不畏寒怕冷，脉象有力为辨证要点。若临床兼见食欲不振，加白术、茯苓、神曲；腹胀加木香、砂仁、枳壳；呃逆气冷，或胃脘隐痛，加吴茱萸、干姜；心下痞闷，加柴胡、枳实、芍药等。

现代临床可用于治疗膈肌痉挛、神经性呕吐、慢性胃炎等属本方证者。

【名家辑要】

吴谦注：干呕哕，犹言干呕，即哕也。东垣以干呕为轻，哕为重，识仲景措词之意也。而手足厥，乃胃阳虚，是吴茱萸汤证也。若初病形气俱实，虽手足厥，非阳虚阴盛者比，乃气闭不达于四肢也，故单以橘皮通气，生姜止哕也。——[清]吴谦.医宗金鉴.北京：中医古籍出版社，1995：287.

尤在泾注："干呕哕，非反胃，手足厥，非无阳，胃不和则气不至于四肢也。橘皮和胃气，生姜散逆气，气行胃和，呕哕与厥自己，未可认为阳虚而遽投温补也。"——[清]尤在泾.金匮要略心典.太原：山西科学技术出版社，2008：127.

徐灵胎注：此胃气不通之吐。——[清]徐灵胎.兰台规范.北京：中国中医药出版社，2008：146.

【医家临证思维】

黄杰熙认为胃寒气塞，胸阳下达，寒热相激，互相牵引而不下则干呕而哕，哕则胃气逆，寒浊反上，围困心阳肺气，阳气不能从胸中四布，则手足厥冷，此厥非阴盛阳虚之厥，乃阳气一时被郁所致。治之以橘皮汤温阳散寒、降逆通滞，则阴霾一扫，阳气四布，则厥回手足温，滞气理而降下，则干呕哕除，故曰服此汤，下咽即愈。——黄杰熙.伤寒金匮方证类解.太原山西科学技术出版社，1999：346.

赵凌云认为本证为胸阳痹阻的表现。其气逆呕吐非反胃所致，其手足厥冷非无阳所致。此方下咽，气行痹开，阳气通达，气逆呕吐可止，同时四肢亦回温。——赵凌云.甲子试效力.北京:中国中医药出版社,2010:109.

刘献琳认为橘枳姜汤与橘皮汤均为胸阳闭阻之证,但前者以胸中气塞为主,故倍橘皮加枳实以降气行气;后者以胃寒呕、哕、手足冷为主,故倍用生姜不用枳实以宣通胃阳。本方与小半夏汤所异者,以本方有胸中痹之证,彼则无之;又本方以呃逆为主,以呕为副;彼则以呕吐为主,呃逆为副;此为胃寒气逆,彼为胃有停饮。——刘献琳.金匮要略语释.济南:山东科学技术出版社,1981:322.

【典型病案】

病案一

1972 年秋,某日黄昏后,余自觉有气从胃部上冲,欲呕而不得,欲呃而不能,四肢微冷,病苦难以名状。窃思此乃水饮停于中脘,阻碍气机,欲升不得,欲降不能,阳气不达于四肢之故。遂搜寻橘皮、生姜二物,各取 6g 许,煎汤温服。药汤下咽须臾,诸症即愈,与数分钟前判若两人,真简便良方也。

按:本案为饮停中脘,气机阻塞而致水气上逆,故投以橘皮汤,以橘皮降逆气,生姜散水饮,气降水消,诸症自愈。——何任.金匮方百家医案评议.杭州:浙江科学技术出版社,1991:318—319.

病案二

何某,女,18 岁,巴中县恩阳镇农民。1958 年 8 月,母女同来求治。近几天降雨,今晨起床时,突感吸冷气一口,于是呃逆频频不止,呃声高,膈间疼痛,面色正常,精神尚可,舌淡苔白腻,脉弦滑。此寒气动膈之呃逆证,拟以解逆散寒法,方用陈皮 12g,姜半夏 15g,生姜 12g,茯苓 12g,甘草 3g。嘱服 1 剂,服药 2 小时后复诊。当天上午 11 时许,母女同来,说:女儿服药后约 20 分钟,呃逆止,胸膈舒适而疼痛亦消失,舌苔同上,脉滑。嘱将上方服完,以资巩固。

按：本例患者体质健壮无病，因天雨数日，气温下降，未予重视，起床较早，呼吸之间偶触寒气，寒气动膈，膈气横逆，膈间之气机不利而致呃逆，从舌脉和病因，乃寒气搏结之证，故用上法而获效。——王廷富. 金匮要略指难. 成都：四川科学技术出版社，1986：403.

二、橘皮竹茹汤证

【原文】

哕逆者，橘皮竹茹汤主之。

橘皮竹茹汤方：

橘皮二斤　竹茹二斤　人参一两　甘草五两　生姜半斤　大枣三十枚。

上六味，以水一斗，煮取三升，温服一升，日三服。

【提要】

本条论述述胃虚有热呃逆的证治。

【现代临床运用】

本方以干呕、呃逆、苔薄黄为辨证要点。若临床兼痰多者，加茯苓、半夏；若胃阴不足者，加石斛、麦冬；若呃逆不止者，加柿蒂；呕哕不止者，加枇杷叶。

现代主要用于急慢性胃炎、膈肌痉挛、胃神经官能症、反流性胃炎、食管裂孔疝、妊娠呕吐等病属本方证者。

【名家辑要】

刘信甫注：治咳逆呕哕，胃中虚冷，每一哕至八九声相连，收气不回，至于惊人。——刘信甫. 活人事证方后集. 上海：上海科学技术出版社，2014：92.

庆云阁注：口中哕味吐难禁，宜用生姜橘与参，大枣竹茹甘草入，半攻半补义弥深。——庆云阁. 庆云阁医学摘粹. 沈阳：辽宁科学技术出版社，2011：165.

吴谦注：哕即干呕也。因其有哕哕之声，而无他物，故不曰干呕，而曰哕逆，属气上逆为病也。上逆之气，得出上窍，皆能作声，故肺虚气上逆，则作咳，气从喉出而有咳逆之声，若为邪所阻，则为喘满，故无声也。胃虚气上逆，则作哕，气从咽出而有哕逆之声。若与物凝结，则为痞痛，故无声也，是知气病也明矣。然邪气所凑，正气必虚，故用橘皮、竹茹、生姜以清邪气，人参、甘草、大枣以补正气。则上逆之气自可顺矣。 ——[清]吴谦. 医宗金鉴. 北京：中医古籍出版社，1995：287.

【医家临证思维】

黄杰熙认为哕逆多为寒热错杂，扰乱胃气而上逆所成，故用此方调寒热，降胃胆之气上逆，并补中土升肝脾之气而调阴阳以治之，则邪去虚补而安。亦有属于寒气壅塞，而胃气上逆所造成者，则属上条之橘皮汤证，总以降逆散寒为主，此治法之大要。——黄杰熙. 伤寒金匮方证类解. 太原：山西科学技术出版社，1999：347.

刘献琳认为呃逆一证，有虚有实，属实者必兼腹满。若大便不通者，通利大便；小便不通者，通利小便，即可痊愈。属虚者，有寒、热之分，橘皮汤是胃寒气逆；本方用橘皮之量大于前方，且兼用人参补虚，竹茹清热，故属胃虚热无疑。因此前方是一般的胃寒呃逆；本方则治疗病久胃中虚热上逆的呃逆。——刘献琳. 金匮要略语释. 济南：山东科学技术出版社，1981：323.

王廷富认为本方橘皮、竹茹为主药，以理气清热，解除横逆之气，竹茹清热，生姜散寒，一寒一热，以调寒热二气之偏，缓解搏击之气机，再以人参、甘草、大枣之甘，以益气补虚，促使膈间之气机调达，正复滞解，其哕可愈，此祛邪扶正的配伍方法。但在临证运用时，当辨其寒热之多少，虚滞之轻重，而决定其用量。——王廷富. 金匮要略指难. 成都：四川科学技术出版社，1986：404.

【典型病案】

病案一

周某某,男,22 岁。因发热头痛 15 天,于 1980 年 5 月 21 日住我院治疗。入院第八天出现呃逆,逐日加重,白天连续发作 7~8 小时,夜间亦发作,严重时影响睡眠及进食,且出现呕吐,上腹部疼痛不适。经中医辨证:认为本例一年来患多种疾病,久病必虚,舌质红,脉细弱无力,为胃虚挟热之证,治应益胃气,清胃热,降逆止呕,橘皮竹茹汤加味主之:党参 15g,竹茹 9g,白术 12g,茯苓 12g,橘皮 9g,生姜 3 片,大枣 4 枚,麦芽 9g,甘草 2g。上方每日 1 剂,服 1 剂后,哕逆减轻,共服 3 剂,哕逆完全停止,停药后至今无复发。

按:对哕逆治疗必须辨清寒热虚实,寒宜温,热宜清,虚应补,实应泻,更结合和胃降逆之品,则胃和呃止。严用和以本方加茯苓、半夏、麦冬、枇杷叶等,而增强补虚清热降逆之效,对治疗气阴两虚之呃逆,有一定参考价值。——李克光.金匮要略.北京:人民卫生出版社,1989:502.

病案二

某男,52 岁。发热八九日不退,热势夜甚,咳嗽痰黏,口干欲热饮,胸闷,纳少,小溲热赤,昨起呃逆频作,苔薄腻,脉虚滑而数。湿痰挟热交阻,肺胃不和,宜清解达邪,清肺和胃而化湿痰,用二陈汤合橘皮竹茹汤加减,服三剂。

二诊:热退咳平,呃逆未止,胸闷,脘痛,泛恶吞酸,口干,溲黄,舌红,苔薄黄,脉濡。湿热未清,肝胃不和,胃阴已伤,用左金丸、橘皮竹茹汤加减,参用养阴之品,服三剂。

三诊:食欲增强,大便正常,小溲清长,胸闷,渴欲热饮,吐痰、呃逆未平,自觉有气自下腹上冲而作呃,呃声低怯而频,苔薄腻,脉濡迟。诊为湿痰未清,胃失和降,肾阳已虚,不能纳气。用熟地 12g,半夏 9g,砂蔻仁各 0.7g,柿蒂七个,丁香 0.7g,

化橘红 3g，沉香 6g，炙甘草 3g，炮姜 0.5g，肉桂 0.3g，五味子 9g，次日呃止。

按： 上例的三诊方之意是纳肾气、和胃气、开痰湿，用药在于熟地、沉香、肉桂、五味子、砂蔻仁、半夏之得力。——金寿山.金匮诠释.上海：上海中医学院出版社，1986：200.

病案三

袁某某，女，24 岁，1971 年 4 月 14 日就诊。诉急行汗出较多，饮冷开水，即呃逆连声，平素胃弱而饮食不多，宜养胃降逆。橘皮 9g，淡竹茹 12g，党参 12g，炙甘草 6g，生姜 2 片，大枣 5 枚，柿蒂 6g，丁香 4.5g。本方仅服 1 剂，呃即止。

按： 本案患者素体胃弱，复由饮冷，寒邪客逆中焦，胃气上逆，而致呃逆。经投橘皮竹茹汤加丁香、柿蒂，具有温胃散寒，降气止呃之效，故 1 剂即愈。——何任.金匮方百家医案评议.杭州：浙江科学技术出版社，1991：320.

第三十一章　下利病

　　下利病是以大便次数增多，粪质稀薄为主要临床表现的病证，病变部位在肠间。感受外邪、内伤饮食等原因损及脾胃与肠而导致下利病。脾胃运化功能失调是下利病的基本病因病机。根据下利病的临床表现可分为泄泻、痢疾。鉴别点主要在于泄泻以排便次数增多，粪便稀溏，甚至泻出如水样为主症；痢疾以腹痛，里急后重，便下赤白黏液为主症。泄泻亦可有腹痛，但多与肠鸣腹胀同时出现，其痛便后即减；而痢疾之腹痛是与里急后重同时出现，其痛便后不减。临床可根据下利病的脉象和伴随症状判断其病性之寒热、病情的进退及预后。脉沉迟为寒利之候，脉浮数为热利之候。若下利，见脉微弱而数、微热、口渴等症表明正复邪去，此为自愈之征；若下利，脉不弱而紧或大者，为邪气较盛而正气未复；若下利，见脉数有力，口渴喜冷饮，则为阴气未复阳复太过，下利病证之寒热是可以相互转化的。下利，手足厥冷，无脉者为危候，治以艾灸；若四肢仍不见温，又见微喘，此为阴阳离决之危象，预后不良；若手部无脉，而足部尚有脉，且少阴肾脉弱于趺阳胃脉，为脾胃阳气有来复之机，此为顺也。阴寒下利的危候可见"格阳证""戴阳证"；虚寒下利，下利后若脉出手足回温，预后较好，反之预后不良。胃气存亡与否，是判断其预后吉凶的依据。治疗下利病，当利其小便以实大便，并以存胃气为本。同时要注意虚寒下利，由于阳虚于里阴寒内盛，卫阳之气亦因之不足，故外见恶寒之证，虽有表邪未解，亦应急温其里。若误攻其表，必汗出而阳气益虚阴寒更盛，以致气机不行，则腹部胀满不舒。

一、四逆汤证
【原文】

下利腹胀满，身体疼痛者，先温其里，乃攻其表。温里宜四逆汤，攻表宜桂枝汤。

四逆汤方：

附子一枚（生用）　　干姜一两半　甘草二两　（炙）

上三味，以水三升，煮取一升二合，去滓，分温再服。强人可大附子一枚，干姜三两。

【提要】

本条主要论述了虚寒下利证兼表证的证治。

【现代临床运用】

运用本方辨证要点为下利，当是下利清谷，并伴脾肾阳衰的症状。体壮之人，可用生附子12g；若一服未愈而有气虚现象，需再服药者，宜加人参以益气固脱；汗多面红脉微者，可加龙骨、牡蛎以震摄固脱。

现代运用本方可治疗心力衰竭、心肌梗死、急慢性胃肠炎吐泻过多，或急性病大汗出而见虚脱，证属脾肾阳虚者。同时本方加味可用于顽固性风湿性关节炎。

【名家辑要】

尤怡注：下利腹胀满，里有寒也。身体疼痛，表有邪也。然必先温其里，而后攻其表。所以然者，里气不充，则外攻无力。阳气外泄，则里寒转增，自然之势也。而四逆用生附，则寓发散于温补之中。——［清］尤在泾.金匮要略心典.上海:上海科学技术出版社,1958:137.

周扬俊注：出厥阴证中。盖内有虚寒，故下利腹胀满。表邪未解，故身体疼痛，以下利为重，先治其里，后治其表。若伤寒论，太阳证，以医下之，续得下利清谷身疼痛者，当先以四逆治其里，清便自调。——周扬俊.金匮玉函经二注.上海：上海科学技术出版社，1959：20.

陈修园注：下利后，腹胀满，里有寒也，身体疼痛者，为表有寒也。一时并发，当以里为急，先温其里，乃攻其表，所以然者，恐里气不充，则外攻无力，阳气外泄，则里寒转增也。——陈修园.金匮要略浅注.上海：上海科学技术出版社，1958：162.

【医家临证思维】

陆渊雷：原方生附子温经回阳，干姜温中散寒，炙甘草和中益气，合之能回阳救逆，主治三阴伤寒，太阳病误汗亡阳，吐利腹痛，四肢厥逆，脉沉或微细者。陆氏认为"仲景于亡阳虚脱之证，必用生附子配干姜，甚或依证更配以人参。""四逆汤为强心主剂。""今之生附子皆用盐渍，饱含水分，一枚约重今秤24g至30g，大者乃至60g许，则四逆汤每服当用生附子12g至30g，干姜当至9g。时医但用淡附子、淡干姜，几经浸淡，等于药滓，用量又仅数分，苟遇四逆证，唯有坐以待毙耳。"又谓"干姜与附子俱为纯阳大热之药，俱参使功能亢进。惟附子之效遍于全身，干姜之效限于局部，其主效在温运消化管而兼及于肺。故肺寒、胃寒、肠寒者，用干姜；心脏衰弱，细胞之生活力退减者，用附子。""仲景于阳虚证，心脏衰弱不甚者，则用炮附子，量亦不大。""至于镇痛，乃用大量炮熟附子。"陆氏还对四逆汤与西药强心之洋地黄类进行比较，"临床实验，干姜、附子之效，实不亚于毛地黄、樟脑诸剂。初用时，虽不及西药之效速而确，然连续用之，至回阳之后，往往从此遂愈，更无流弊。"——杨枝青，毕丽娟.陆渊雷医案.上海：上海科学技术出版社，2010：102—103.

元简：下利腹胀满，里有寒也；身体疼痛，表有邪也。然必先温其里，而后攻其表，所以然者，里气不充，则外攻无力，阳气外泄，则里寒转增，自然之势也。而四逆用生附，则寓发散于温补之中，桂枝有甘、芍，则兼固里于散邪之内，仲景用法之精如此。——丹波元简.金匮玉函要略辑义.北京：学苑出版社，2011：390.

【典型病案】

病案一

王某，女，50岁，患者患腹泻4年，反复发作，泻下物为清水样便，无脓血，无呕吐，无腹痛及里急后重。偶食生冷、油腻后腹泻发作，日达十余次，多次求治无效。于2004年3月来我处求治，查形体消瘦（呈脱水貌），面色淡白，自觉倦怠乏力，脘腹胀满，纳差，舌淡苔白，脉缓弱。笔者认为：此乃脾胃虚弱，受纳失职，运化减退，聚水为湿，积谷为滞，致使脾胃升降失司，清浊不分，混杂而下，遂成泄泻。处方参苓白术散，无效。观夫前之医者处方皆为参苓白术散加减，余甚不解，故按六经分辨证分析：证属太阴脾经，久病及肾，肾阳虚，火不温土，土虚失运，湿从水类，直走肠道，故泄泻不止。遂处方四逆汤加减：熟附子50g（另包先煎2小时），干姜20g，炙甘草15g，赤石脂30g，红参15g，粳米20g，服1剂，腹泻次数减至每日2~3次，服3剂后，腹泻消失，大便成形，后服附子理中汤6剂善后，至今约3年未复发。——王礼.四逆汤的应用心得.中国民族民间医药杂志，2007(85)：101—102.

按：本病为脾肾虚寒之下利病。患者有腹泻病史，反复发作，不耐生冷油腻，偶食而引发，服用参苓白术散加减无效，医者考虑"自利不渴者，属太阴，以其藏有寒故也"，从六经辨证入手，脾脏虚寒日久，由脾及肾，伴有肾阳虚，火不温土，湿无从而化直走肠道，泄泻不止，处以四逆汤加减，四逆汤回阳救逆驱除阴寒，加以赤石脂固涩，红参大补元气，粳米和中养胃。服一剂即取得良效。

病案二

林宝宝，初诊，疹出3天，尚未退净。神疲，脉数而弱。但欲寐，下利，舌色甚白。此殆多服寒凉药所致，有危象。葛根6g，杏仁9g，云苓12g，生炙草各1.5g，麻黄2.1g，象贝9g，黑附块9g，生石膏18g（打，先煎），淡芩4.5g，干姜3g。

二诊：神气较清醒，抚之知哭吵，咳较畅，痢较瘥，可望有生路，今鼻煽，多水泡声。麻黄1.8g（连根节用），象贝9g，炒白术6g，炙草3g，生石膏18g（打），北沙参9g，炒扁衣9g，桔梗4.5g，海浮石9g，黑附块6g。

按：从原文可知，患儿初有麻疹表证，而前医用药寒凉过度，致宣透不足，疹出不畅，"疹出3天，尚未退净""神疲，脉弱，欲寐，下利，舌色甚白"皆为少阴之象，而"脉数"则显示其麻疹尚有内郁而未完全透发者，依此推之此孩或可有心烦、口渴之感。《伤寒论·辨少阴病脉证并治》有云："少阴病，欲吐不吐，心烦，但欲寐，五六日，自利而渴者，属少阴也。"故陆氏云"有危象"。初诊方用四逆汤以温阳救逆，防止危象出现；麻杏石甘汤宣发透疹；葛根芩连汤去黄连止利，去黄连者畏其寒凉；另加象贝母、茯苓化痰益阴行气，以调畅阴阳之气。二诊时经过前方1剂，神气转清醒，说明阳气已回。咳、利、鼻翼煽动显示肺气之宣发肃降亦未竟全功，气道之中痰液较盛，兼中焦阳气尚有不足，故用麻黄、石膏宣畅肺气；桔梗、象贝母、海浮石之属化痰止咳；炒白术、炒扁豆衣、黑附子、炙甘草诸药温中止利。上述两方药味虽不多，却切中病机。陆氏辨证思路清晰，擅长使用伤寒经方并加以化裁，处方直指要害，三剂病愈收桴鼓之效，将一个有可能出现阴阳离决危象的患儿全力挽回。近代伤寒名家祝味菊在《伤寒质难·少阴上篇第十五》中说："少阴伤寒，抵抗不足也。形气虚弱之人，在太阳开始抵抗之时，即有不足之征，此太阳、少阴合病也。具太阳证，准用太阳药，见不足，即当用加入温壮之品，仲景之麻附细辛汤，乃其一例也。"这段文字对于我们理解陆渊雷先生本案以温宣为主的用药精神有很好的参考意义。——杨枝青，毕丽娟.陆渊雷医案.上海：上海科学技术出版社，2010：99—100.

病案三

董宝宝，初诊，痧子后，身热弥月不退。下利日四五行。面色白，神气委顿，大有危象。黑附块 6g，白术 6g（生用），生、炙草各 2.1g，干姜 3g。案注：痧子，即麻疹，江浙一带将麻疹称为痧子。

按：此案董氏婴儿出麻疹后，发热一个月尚未退去，阳气在抵抗病邪过程中被大量耗散，麻疹之邪直接内陷于少阴，近代名医祝味菊在《伤寒质难·少阴上篇第十五》中有"少阴伤寒抵抗不足，其故有二；素秉虚弱，一也；伤于药物，二也。人体素质之弱，或因先天不足，或因后天失调，或困于痼疾，或伤于新病，元气既怯，使人抵抗不足，久服寒凉，滥与攻下，发汗太多，生冷无节，元气既伤，亦能使人抵抗不足。"此例即属于"伤于新病，元气既怯，使人抵抗不足"的少阴伤寒抵抗不足。前一例林氏小儿则属于"久服寒凉，滥与攻下……元气既伤，亦能使人抵抗不足"的太阳、少阴合病。此例少阴伤寒之征明显，"下利日四五行"乃中阳被伤，"面色㿠白，神气委顿"，亦阳气不足乃至神气不足之明证，故陆氏曰："大有危象。"阳气虚衰、神气不足既已明确，法当全力回阳救逆，故用四逆汤为主，另加生白术、生甘草健脾益气止利。此方虽仅 5 味药却能拨动枢机，效果明显。——杨枝青，毕丽娟.陆渊雷医案.上海：上海科学技术出版社，2010：100.

二、通脉四逆汤证

【原文】

下利清谷，里寒外热，汗出而厥者，通脉四逆汤主之。

通脉四逆汤方：

附子（大者）　一枚（生用）　干姜三两（强人可四两）

甘草二两（炙）

上三味，以水三升，煮取一升二合，去滓，分温再服。

【提要】

本条主要论述寒厥下利，阴盛格阳的证治。

【现代临床运用】

运用本方的辨证要点是少阴病，阴盛格阳证。有手足厥逆，下利清谷，脉微欲绝，身反不恶寒，面赤等症状。临证见面赤，加葱白；腹痛者，加芍药；干呕者，加生姜；咽痛者，加桔梗；利止脉不出者，加人参。

临床上凡急性传染病高热后期，出现阴寒内盛，格阳于外之病机及身反不恶寒、烦躁、面赤、咽痛等假热现象者均可运用本方。

【名家辑要】

尤怡注：挟热下利者，久则必伤脾阴，中寒清谷者，甚则并伤肾阳，里寒外热，汗出而厥，有阴内盛而阳外亡之象，通脉四逆，即四逆加干姜一倍，所谓进而求阳，以收散亡之气也。——尤在泾. 金匮要略心典. 上海：上海科学技术出版社，1958：140.

周扬俊注：里寒外热，格阳于外也，阳不得内和，故下利清谷，阴不得外和，故发身热。凡汗出于阴，阳气和则热解，此出于相格，故热不去而阳气反虚，不能布于手足，而厥不止者死，发热汗不止者亦死，此二证兼之，犹可治者。为其厥未至阳绝，汗未至阴脱也，方见解明理论矣。然尚有可言者，附子之热，走而不止，通行经脉，自里达表，以至手足，汗止治厥也，干姜之热，止而不走，内守腑脏，消谷养正，温补中气，以和阴阳，解其拒格，更调二药之走止，合适其用也。——周扬俊.金匮玉函经二注.上海：上海科学技术出版社，1959：25.

高学山注：下利而至清谷，则里寒已甚，阴寒格阳，故外热，微阳自遁，故汗出，里寒而阳气外泄，故其气不相接而厥也，是宜以大热之姜附为主，而佐以守中之甘草，使先温其里，则表阳从类而内附，故热汗可除，悍气得温而外通。故厥亦可愈也，究之胃阳复而变化自神，脾气暖而水谷自别，则下利清谷，当与诸症同解矣，名之曰通脉四逆者，以脉气行于中焦之精悍，里寒外厥者，其脉必伏，或沉迟，温中而精悍自起，则气行而脉通故也。——［清］高学山.高注金匮要略.上海：上海科学技术出版社，1959：251.

【医家临证思维】

吴谦：下利手足厥冷，脉绝无者，有阴无阳之脉证也。虽用理中四逆辈，恐其缓不及事，急灸脐下，以通其阳。若脉还手足温者生。脉不还手足不温，反微喘者，阳气上脱也，故死。——吴谦.郑金生整理.医宗金鉴.北京：人民卫生出版社，2006：515.

丹皮元简：挟热下利者，久则必伤脾阴；中寒清谷者，甚则并伤肾阳。里寒外热，汗出而厥，有阴内盛而阳外亡之象。通脉四逆汤，即四逆加干姜一倍，所谓进而求阳，以收散亡之气也。——丹波元简.金匮玉函要略辑义.北京：学苑出版社，2011：397.

尤怡：此寒中少阴，阴盛格阳之证。下利清谷，手足厥逆，脉微欲绝者，阴盛于内也。身热不恶寒，面赤色，格阳于外也。为真阳之气，被阴寒所迫，不安其处，而游散于外，故显诸热象，而实非热也。通脉四逆，即四逆加干姜一倍，为阴内阳外，脉绝不通，故增辛热以逐寒邪，寒去则阳复返，而脉复出，故曰其脉即出者愈。——［清］尤在泾.伤寒贯珠集.太原：山西科学技术出版社，2006：128.

【典型病案】

病案一

栾某，女，36岁。初诊：1995年5月12日。患者双手雷诺氏现象10年，面部四肢皮肤变硬6年，经外院查血抗RNP抗体阳性，皮肤活检证实为硬皮病。患者每逢秋冬季节则四肢皮肤冰冷，色紫，皮肤肌肉肿胀，僵硬，近年病情更剧，即使天气转热仍四肢不温，遇寒冷加重，四肢肘膝关节以下皮肤色暗变硬，纳差便溏，时易腹泻，平素易感，舌苔薄腻，质淡胖稍暗，脉沉细。时近暑天，患者仍厚衣戴手套，神情倦怠，四肢扪之湿冷，肌肤皮纹消失。陈师认为：患者属阳气不足之体，遇寒则血凝于四末，经脉运行失畅，故见手足逆冷；中虚脏寒，则便溏神倦；脾阳不足，皮脉寒凝，则成皮痹之病。治当温阳散寒，活血通脉。方拟通脉四逆汤加减。处方：干姜9g，制川乌30g，炙甘草6g，生黄芪15g，仙灵脾15g，仙茅20g，地龙15g，川芎9g，红花10g，当归12g，煨木香9g，炒白芍15g。服上方14剂后，患者自觉诸症减轻，再予原方加减服用近2个月，四肢手足得温，大便已成形，四肢皮肤稍软而转服西药，至1998年10月28日随天气转寒，雷诺氏征又趋明显，伴四肢浮肿，面部虚浮，腰酸怕冷，四肢乏力，皮肤暗褐触之僵硬，偶有心悸胸闷，大便稀溏，时伴腹痛，纳差神疲，舌紫暗、边齿痕、苔薄，脉沉细略结。陈师认为患者仍为阳虚寒凝之证，只是寒象更显，此因阳虚日久累及肾阳，使全身阳气衰弱，故见全身性畏寒，心脾肾俱不足，水道不利之象。治疗在前方基础上合用真武汤，以温通表寒，温振肾阳，兼以利水活血。处方：熟附块30g，干姜12g，炙甘草18g，生黄芪30g，猪茯苓各30g，桂枝9g，红花10g，白芍60g，泽兰泻各15g，地龙30g，蜈蚣2g，细辛9g，莪术30g，当归12g，鹿角片15g，仙灵脾30g，巴戟肉30g，白术15g，车前草20g，王不留行15g。6剂之后，患者怕冷明显好转，心悸胸闷消失，大便成形，上方加减再服用4个月，肢肿渐退，两手雷诺氏现象消失，安然过冬。

按：病者先天阳气不足，不能温于四末，久之脉络瘀阻，寒凝之后血滞更甚，乃发为肢端青紫之证，久成皮痹。一诊以通脉四逆汤方而起效，但停药过久，复归原状，乃体质使然。日久累及真阳，命门之火衰，而见畏寒怕冷、肢肿面浮、腰酸心悸之象。陈师再以通脉四逆汤合真武汤应手起效。二次所处之方均以大辛大热之姜、附温经散寒通阳；不同之处，初诊邪以肌表为主，附子选用走肌表兼祛寒湿之制川乌，第二诊则因肾阳虚日重，改用直趋肾脏之熟附块，并辅以鹿角片、仙灵脾、巴戟天、肉苁蓉之类温补命门之火；地龙、蜈蚣等虫类药配合红花、当归、莪术、王不留行以搜剔经络、破血散瘀；合真武汤旨在温肾利水；此外更佐以养血益气之黄芪、当归、白芍及利水消肿之车前草、猪苓等，使标本兼顾，而祛寒温阳为先，既治所见之证，更治致病之源，方为正治。——顾军花.陈湘君运用通脉四逆汤治疗雷诺氏征的经验.中医文献杂志，2004（3）：44—45.

病案二

许小逊医案：周某，年届弱冠，大吐大泻之后，汗出如珠，厥冷转筋，干呕频频。面色如土，肌肉消削，眼眶凹陷，气息奄奄，脉象将绝，此败相毕露。处方：炮附子30g，干姜150g，炙甘草18g。一边煎药，一边灌猪胆汁，幸胆汁纳入不久，干呕渐止，药水频投，徐徐入胃矣。是晚再诊：手足略温，汗止，惟险证尚在。处方：炮附子60g，川干姜45g，炙甘草18g，高丽参9g。急煎继续投药。翌日其家人来说："昨晚服药后呻吟辗转，渴饮，请先生为之清热。"观其意嫌昨日姜附太多也。吾见病人虽有烦躁，但能诉出所苦，神志渐佳，诊其脉亦渐显露，凡此皆阳气复振机转，其人口渴，心烦不耐，腓肌硬痛等症出现，原系大吐大泻之后，阴液耗伤过甚，无以濡养脏腑肌肉所致。阴病见阳证者生，且云今早有小便一次，俱佳兆也。照上方加茯苓 15g，并以好酒用力擦其硬痛处。两剂烦躁去，诸症悉减，再两剂，神清气爽，能起床矣！后用健脾胃，阴阳两补诸法，佐以食物调养数日复原。

按： 吐泻之后，阳虚至极，阴津不继，而见厥冷转筋，脉微欲绝诸症。治当回阳救逆，然又虑阴寒太盛，恐对辛热之品拒而不受，故加猪胆汁以反佐之，引阳入阴。服药后病人出现渴饮，乃阴退阳复之象，但又有烦躁一症，故加茯苓，即成茯苓四逆汤而除烦躁。法施有序，其效立竿见影。——陈明. 伤寒名医验案精选. 北京：学苑出版社，1998：414—415.

病案三

李德成医案：王某，女，29 岁，1985 年 5 月 16 日诊。患者失音 23 天，加重 6 天。28 天前因咽喉肿痛，吞咽碍食，发热（体温 38.6℃），头痛，干呕，自以鲜蒲公英 60g，地龙（活者）2 条。水煎后兑入白糖 25g 搅化服，服 2 剂后，觉发热、咽痛、干呕减轻，继服 4 剂，出现胸膈满闷，频吐清涎，腹中隐痛，语声低哑，发音不易听清，饮食、茶水皆不受纳而从口鼻呛出。视其扁桃体虽有 Ⅱ°肿大，但色淡不鲜，舌面笼罩一层薄白滑润苔，脉象沉细。综观脉证，其频吐清涎，胸闷，纳呆，舌质淡，苔白滑润，诸症当属寒邪郁遏，阳气不通，治当温通阳气，方用通脉四逆汤：乌附片 10g，炒干姜 10g，炙甘草 6g，连须葱白三寸。水煎待温服，另用乌附片 10g 伴以白蜜入碗中搅匀放锅内蒸透徐徐含咽其汁。服第 1 剂后，偶能发出一二句声音，胸闷减轻，饮食及茶水不再咳呛。第 2 剂服后，频吐清涎消失，语音清晰渐壮。3 剂服完，说话声音恢复正常。唯觉胃纳呆滞，继用原方加白蔻仁 6g、炒麦芽 12g 以醒脾和胃。

按：《张氏医通》云："盖暴喑总是寒包火邪，或本内热而后受寒，或先外感而后食寒物。"本案过用寒凉之品，郁遏胸中，痰浊中阻，阴霾弥漫，阳气失宣，故用通脉四逆汤略加变通，扶阳抑阴，阳和经通而失音得愈。——陈明.伤寒名医验案精选.北京：学苑出版社,1998:415—416.

三、桃花汤证

【原文】

下利便脓血者，桃花汤主之。

桃花汤方：

赤石脂一斤（一半剉、一半筛末）　干姜一两　粳米一升

上三味，以水七升，煮米令熟，去滓，温服七合，内赤石脂末方寸匕，日三服。若一服愈，余勿服。

【提要】

本条主要论述虚寒下利便脓血的证治。

【现代临床运用】

运用本方的辨证要点为脾阳虚衰，肠失固摄者。以久痢不愈，腹痛喜温喜按，舌淡苔白，脉迟弱或微细为使用依据。若久痢而脾肾虚寒较甚者，宜加附子、人参；若气血失和而见腹痛、下痢脓血者，加当归、白芍、木香。

现代运用本方可治疗慢性阿米巴痢疾、慢性细菌性痢疾、慢性结肠炎、胃及十二指肠球部溃疡合并出血、功能性子宫出血等疾病属于脾阳虚衰，固摄无权者。

【名家辑要】

周扬俊注：此少阴证，少阴肾水也，肾寒则水盛，与血相搏，渗入肠间，积久化腐，遂成便脓，成注。下焦不约而里寒，用赤石脂寸匕，日三服，一服愈，即止。涩以固肠胃虚脱，干姜散寒，粳米补胃，然赤石脂在血理血，在水理水，在脱则固，在涩则行，所以知其行泣也。本草用治难产，胎衣不下，干姜非惟散寒，且能祛寒止血。欲诸药入肠胃，必粳米引之，虽然，有不

可固者，如云便脓血者可利，利非行气血乎，然气血欲行者不可温，温者不可行，二者实相反。仲景两出之，后人不可不审也。若成注阳明下利便脓血者，协热也，岂阴经病尽属脏寒，而不有其邪热蓄之者乎，病邪相乘，不可一言穷矣，仲景不过互相举例，以俟后人之消息处治耳。——周扬俊.金匮玉函经二注.上海：上海科学技术出版社，1959:22—23.

陈修园注：下利便脓血者，由寒郁转为湿热，因而动血也，以桃花汤主之，此为利伤中气，及于血分，即内经阴络伤则便血之旨也。桃花汤姜米以安中益气。赤石脂入血分而利湿热，后人以过涩疑之，是未读本草经之过也。——陈修园.金匮要略浅注.上海：上海科学技术出版社，1958:164.

黄元御注：木郁血陷，寒湿腐败，风木摧剥，故便脓血。桃花汤，粳米补土而泻湿，干姜温中而驱寒，石脂敛肠而固脱也。——李玉宾.黄元御读伤寒—伤寒悬解.北京：人民军医出版社，2010:207.

【医家临证思维】

张锡纯：少阴之病寒者居多，故少阴篇之方亦多用热药。此二节之文，未尝言寒，亦未尝言热。然桃花汤之药，则纯系热药无疑也。乃释此二节者，疑下利脓血与小便不利必皆属热，遂强解桃花汤中药性，谓石脂性凉，而重用一斤，干姜虽热，而只用50g，合用之仍当以凉论者。然试取石脂68g、干姜3g煎服，或凉或热必能自觉，药性岂可重误乎？有谓此证乃大肠因热腐烂致成溃疡，故下脓血。《神农本草经》谓石脂能消肿去瘀，故重用一斤以治溃疡，复少用干姜之辛烈，以消溃疡中之毒菌。然愚闻之，毒菌生于热者，惟凉药可以消之，黄连、苦参之类是也；生于凉者，惟热药可以消之，干姜、川椒之类是也。桃花汤所主之下脓血果系热毒，何以不用黄连、苦参佐石脂，而以干姜佐石脂乎？虽干姜只用50g，亦可折为今之9g，虽分三次服下，而病未愈者约必当日服尽。夫一日之间服干姜9g，其热力不为小矣，而以施之热痢下脓血者，有不加剧者乎？盖下利脓血原有寒证，即小便不利亦有寒者。注疏诸家疑便脓血及小便不利皆为热证之发现，遂不得不于方中药品强为之解，斯非其智有不逮，实因临证未多耳。——张锡纯.医学衷中参西录.太原：山西科学技术出版社，2009：366.

尤怡：少阴病，下利便脓血者，脏病在阴，而寒复伤血也。血伤故腹痛，阴病故小便不利，与阳经挟热下利不同。故以赤石脂理血固脱，干姜温里散寒，粳米安中益气。用刺法者，以邪陷血中，刺之以行血散邪耳。刺法未详。——［清］尤在泾.伤寒贯珠集.太原：山西科学技术出版社，2006：131.

李中梓：少阴病，二三日至四五日。腹痛，小便不利，下利脓血。二三日至四五日，寒邪入里深也。腹痛者，里寒也。小便不利者，水谷不分也。下利脓血者，肠胃虚弱。下焦不固也，涩可去脱。石脂之涩，以固肠胃，辛以散之。干姜之辛，以散里寒，甘以缓之。粳米之甘，以养正气。——李士材.伤寒括要.上海：上海科学技术出版社，1985：71.

【典型病案】

病案一

示吉医案：毛方来忽患真寒证。腹痛自汗，四肢厥冷，诸医束手，予用回阳救急而愈。吴石虹曰：证虽暂愈，后必下脓血，则危矣。数日后，果下利如鱼脑，全无臭气，投参、附不应。忽思三物桃花汤，仲景法也，为丸与之，三四服愈。赤石脂30g，干姜3g，粳米30g。

按：本案为虚寒下利便脓血证。患者下利脓血如鱼脑，全无臭气，其为少阴虚寒滑脱下利甚明。投参、附无效，换投桃花汤为丸，三四服即愈者，因石脂留涩于肠胃，止利之力倍强也。少阴里寒便脓血，色黯而不鲜，乃肾受寒湿之邪，水谷之津液为其凝聚，酝酿于肠胃之中而为脓血，其人脉必微细，神气静而腹喜温，欲得手按之，而腹痛乃止。阳证内热，则溢出鲜血，阴证内寒，则下紫黑如猪肝，此其辨也。方用赤石脂性味甘温重涩，入下焦血分而固脱；干姜辛温，暖下焦气分而补虚；粳米甘平，佐石脂干姜而润肠胃，为崇土清脓之温剂。——熊寥笙.伤寒名案选新注.成都：四川人民出版社，1981：119—120.

病案二

刘渡舟医案：程某某，男，56岁。患肠伤寒住院治疗40余日，基本已愈。惟大便泻下脓血，血多而脓少，日行三四次，腹中时痛，屡治不效。其人面色素来不泽，手脚发凉，体疲食减，六脉弦缓，舌淡而胖大。此证为脾肾阳虚，寒伤血络，下焦失约，属少阴下利便脓血无疑，且因久利之后，不但大肠滑脱，而气血虚衰亦在所难免。治当温涩固脱保元。赤石脂30g（一半煎汤、一半研末冲服），炮姜9g，粳米9g，人参9g，黄芪9g。服3剂而血止，再服3剂大便不泻而体力转佳。转方用归脾汤加减，巩固疗效而收功。——刘渡舟.新编伤寒论类方.太原：山西人民出版社，1984：180.

按：本案特征：①大便稀溏，浓血杂下；②腹痛阵发，手足发凉；③舌胖脉弦。符合桃花汤证特点，投之果效。——陈明.伤寒名医验案精选.北京：学苑出版社，2005：451—452.

病案三

林上卿医案：曾某，女，42岁，1978年4月5日就诊。自诉1977年10月起，即作腹胀，少腹拘急，尿少而尿意频频，日排尿仅100~200毫升，住某医院内科治疗，因尿常规及各项生化、物理检查均未见异常而不能确诊，仅拟诊"少尿原因待查和内分泌机能紊乱"，而据尿少、尿意频频给予维生素类、双氢克尿塞、速尿等剂治疗。初时药后尿增至1500~2000毫升，腹胀随减，但纳食渐差，且停药诸症又发，再以前药治而难有起色，转中医治疗，以八正散、五苓散等利水剂出入，亦仅服药时证情好转，停药复如旧，病趋重笃，转省某医院治疗，全面检查亦未见异常。建议继续中医治疗。改济生肾气丸、滋肾通关丸等剂加减也仅取一时之效。数日后复旧状。经人介绍前来求诊：其人面色苍白，形体肥胖，口和纳呆，恶心欲呕，心烦易怒，少腹拘急，腹胀，尿少，尿意频频，尿色白浊，大便干，三四日一行，舌黯淡肥大，脉沉紧。此属脾肾阳气衰惫，枢机不运，气化无权。治宜温运脾肾阳气、枢转气机，方拟桃花汤：赤石脂60g，干姜、粳米各30g，清水煎至米熟烂为度，弃渣。二日后大便通，小便利，色白浊，精神好转，寐安，纳食稍增，余症减轻。嘱再服2剂，煎服法同前。四日后，尿量增，腹胀、少腹拘急和心烦欲呕等症已除，面色转红润，纳增，舌体肥胖苔净，脉沉，此中阳已运，肾气来复，原方再进。10日后舌脉复如常人，小便正常，大便通畅，遂以调理脾肾之剂善后。

按： 脾阳不足，累及肾阳，不主二便，遂生"腹痛，小便不利，下利不止，便脓血之证"。其病位，除大肠外，尚应包括膀胱，概为下焦病变。在临床运用时，不能仅以赤石脂有一定收涩作用，断本方为固涩剂，而应认为是温里剂更切合，其中赤石脂、粳米补益脾土，干姜温中固肾，全方具有温运脾肾阳气，枢转中下焦气机之功。不仅用于便脓血一证，对临床表现为小便不利的腹胀、癃闭，用他药无效时投予桃花汤往往奏效。——陈明.伤寒名医验案精选.北京：学苑出版社，2005：451—452.

四、小承气汤证

【原文】

下利谵语者，有燥屎也，小承气汤主之。

小承气汤方：

大黄四两　厚朴二两（炙）　枳实大者三枚（炙）

上三味，以水四升，煮取一升二合，去滓，分温二服。（得利则止）。

【提要】

本条主要论述下利实证的证治。

【现代临床运用】

运用本方的辨证要点腹胀满或痛，大便硬。凡阳明热盛，津伤气滞，燥屎邪结，腹部胀满，里虽实而燥坚不甚之腑证，皆可运用本方。

现代运用本方可治疗痢疾、痘疹、时疫胃热等，通过化裁还可用于流行性乙型脑炎、手术后肠梗阻、肠功能紊乱等。

【名家辑要】

尤怡注：谵语者，胃实之征，为有燥屎也，与心下坚脉滑者大同。然前用大承气者，以因实而致利，去之唯恐不速也，此用小承气者。以病成而适实，攻之恐伤及其正也。——尤在泾. 金匮要略心典. 上海：上海科学技术出版社，1958：139.

陈修园注：下利谵语者，火与阳明之燥气相合，中有燥屎也。燥屎坚结如羊屎，若得水气之浸灌不骤者，可以入其中，而润之使下。若荡涤过急，如以水投石，水去而石自若也，故不用大承气，而以小承气汤主之，此言为下利谵语，下不宜急者，出其方治也。——陈修园. 金匮要略浅注. 上海：上海科学技术出版社，1958：163.

郑钦安注：谵语多缘内有燥屎，兹何又称下利谵语？若下利而谵语，必非实证，必非下证。然谵语亦似是而非处，学者务当细求。苟下利而谵语，其人有神，脉大而实，口渴、舌干、饮冷，此为协热而下利，皆在可下之例；若其人下利谵语，身重无神，舌润不渴，脉微，又当温肾扶阳，不得以谵语而尽为热证，亦不得尽为可下之证也。——[清]郑钦安. 伤寒恒论. 北京：学苑出版社，2009：87.

【医家临证思维】

吕震名：小承气以大黄为君，微加枳朴以开气结，不用芒硝迅走下焦，经所谓微和胃气，勿令大泄下也，故曰小。凡矢未定成硬，未可与大承气者，可先以小承气试之。腹中转矢气者，大便已硬，乃可攻也；不转矢气者，但初头硬，后必溏也。同一承气而有大小之分者，大承气枳朴重而益用芒硝以峻攻，小承气枳朴轻而不用芒硝以缓下，故里证急者宜大承气，里证不甚急者宜小承气，是当细辨。——[明]吕震名.伤寒寻源[M].上海:上海科学技术出版社,1985:171—172.

丹皮元简：下利里虚证也，谵语里实证也，何以决其有燥屎也？若脉滑数，知有宿食也；其利秽黏，知有积热也。然必脉证如此，始可知其有燥屎也，宜下之以小承气汤。于此推之，而燥屎又不在大便硬不硬也。——丹波元简.金匮玉函要略辑义[M].北京:学苑出版社,2011:393.

尤怡：若与或同，病在太阳，或吐或下或汗，邪仍不解而兼微烦，邪气不之表而之里也。小便数，大便因硬者，热气不之太阳之本而之阳明之腑，可与小承气，和胃除热为主，不取大下者，以津液先亡，不欲更伤其阴耳。初服汤，当更衣，不尔者，尽饮之。若更衣者，勿服之。汗生于津液，津液资于谷气，故阳明多汗，则津液外出也。津液出于阳明，而阳明亦藉养于津液，故阳明多汗，则胃中无液而燥也。胃燥则大便硬，大便硬则谵语，是宜小承气汤，以和胃而去实。若一服谵语止，更莫复服者，以津液先亡，不欲多下，以竭其阴，亦如上条之意也。——[清]尤在泾.伤寒贯珠集[M].太原:山西科学技术出版社,2006:81—82.

【典型病案】

病案一

梁某，男，28岁。因流行性乙脑住院。病已6日，曾连服中药清热、解毒、养阴之剂，病势有增无减。会诊时，体温40.3℃，脉象沉数有力，腹满微硬，哕声连续，目赤不闭，无汗，手足妄动，烦躁不宁，有欲狂之势，神昏谵语，四肢微厥，昨日下利纯青黑水，此虽病邪羁踞阳明，热结旁流之象，但未至大实满，而且舌苔秽腻，色不老黄，未可与大承气汤，乃用小承气汤法微和之。服药后，哕止便通，汗出厥回，神清热退，诸症豁然，再以养阴和胃之剂调理而愈。——高辉远，等.蒲辅周医案.北京:人民卫生出版社,1972:94.

按： 流行性乙脑，连服清热解毒养阴之药而无解，结合其舌苔脉象及临床症状可判断患者阳明热盛，燥屎内结，然舌苔秽腻色不老黄，可知里实而燥坚不甚，故与小承气汤缓缓而下。

病案二

岳某，男，21岁，学生。腹痛、泄泻四十余日，一日多则五六次，少则两三行，便前腹痛，便后痛减，嗳腐纳呆，饮食稍多则痛泻加剧。校医先后予氟哌酸、庆大霉素、理中丸、人参健脾丸，服之不效。病历日久，神疲形瘦，面黄少华，自谓已成痼疾，遂萌辍学之念。其舅为余乡人，今日导引来诊。视其舌，淡红苔黄。诊其脉，沉滑有力。触其腹，腹胀如鼓，脐左右拒压。观其脉证，知为伤食泄泻。体虽虚，证则实，所谓大实呈羸状是也。当攻下以治，攻即扶正，泻实补也。若以形瘦神疲予以温补，恐难有逾期矣。拟小承气汤：川军10g，枳实10g，厚朴6g。一剂。药后大便黏秽四五次，痛泻遂止。嘱服参苓白术散半月，并须调其饮食，适其寒温，以护脾胃。——闫云科.临证实验录[M].北京:中国中医药出版社,2012:71.

按： 本病为伤食泄泻，与下利谵语虽有不同，但在疾病的发展过程中具有相同的病机，即阳明热盛，津伤气滞。所以，依据异病同治原则，可同用小承气汤进行治疗。以小承气汤缓下燥屎，攻即扶正，再与参苓白术散平补脾胃之气。

病案三

张某，男，年逾六十。素患心胃痛，泛酸嗳逆，时轻时重。因囊中乏金，服药一曝十寒，痛减便中断其治。近又疼痛七日，夜间尤甚，且胀满难耐，不得俯仰，蜷卧于床。口干口苦，水谷不思，大便干秘，二三日始一行。望其面色萎黄，舌质带青。触之心下拒压，腹不胀满。切知脉象沉弦。心胃痛，有九种。分别辨识，本例当属血瘀为患。书谓：久痛入络。久病宿瘀。仲圣云：腹不满，但自称满者，血瘀也。治当宽中行气，逐瘀导滞，拟小承气汤加味：枳实 10g，川朴 6g 川军 6g，桃仁 10g，赤芍 10g，郁金 10g。2 剂。

二诊：服后痛益剧，随之大便黑粪甚多，解后痛减乃至消失，胃纳大增。自谓方药价廉功宏，遂信步来诊。思胃为水谷之海，脾乃生化之脏，今瘀滞已尽，则宜健脾强胃，中土得健，坤德厚载，病从何来？拟参苓白术散加三棱、莪术善后。

按：胃溃疡，服碱性药、解痉药，疼痛一直不止，而活血化瘀得愈者何也？盖其胃内壁破裂，脉络损伤，溢血与食物凝集，宿占于内，痹塞不通，故而疼痛。血为阴，故夜间尤痛。本案针对痛位不移、拒压、夜甚、舌暗四证，遵久痛入络之说而予逐瘀导滞，非无的放矢也。用小承气汤加桃仁、赤芍、郁金者，以瘀宿上腹也。若瘀在下腹，则用桃仁承气汤以治，以下腹为至阴也。

——闫云科.临证实验录.北京：中国中医药出版社,2005：51—52.

五、白头翁汤证

【原文】

热利下重者，白头翁汤主之。

白头翁汤方二两　黄连　黄柏　秦皮各三两

上四味，以水七升，煮取二升，去滓，温服一升；不愈，更服。

【提要】

本条论述热利的证治。

【现代临床运用】

运用本方的辨证要点为下痢脓血，赤多白少，腹痛，里急后重，舌红苔黄，脉弦数。临床若兼恶寒发热，表邪未解而里热又炽盛者，可加葛根、金银花、连翘；腹痛里急明显者，可加木香、槟榔、白芍；腹痛拒按，苔厚腻，挟食滞者，可加枳实、山楂；血分热甚，纯下赤痢，可加丹皮、赤芍、地榆；若发病急骤，利下鲜紫脓血，壮热口渴，烦躁，舌绛者，则属疫毒痢，可再加升麻、马齿苋、金银花、穿心莲。

现代运用本方可治疗细菌性痢疾、阿米巴痢疾证属热毒较盛者。

【名家辑要】

陈修园注：热利下重者，热邪下入于大肠，火性急速，邪热甚，则气滞壅闭。其恶浊之物，急欲出而未得遽出故也，以白头翁汤主之，此为热利之后重，出其方治也，辨证全在后重，而里急亦在其中。——[清]陈修园.金匮要略浅注.上海：上海科学技术出版社，1958：164.

吕震名注：按此方寒以胜热，苦以坚阴，用治热利下重欲饮水者。盖下重则热邪奔迫，欲饮水则津液为热所伤矣，或通或涩，皆所不宜，但清其热而利自止。——[明]吕震名.伤寒寻源.上海：上海科学技术出版社，1985：214.

周扬俊注：此亦厥阴证中。成注，热伤气，气虚不利，则后重，下焦虚，以绝苦之味坚之。虽然，后重不可概论，前条有下利沉弦者，下重，为气虚寒不能升举也。然亦有热伤为气滞闭塞者，有血虚者，有血泣者，大孔痛亦然，不独气虚不能升也。大率皆固燥气外郁束敛所致，刘河间谓下利，由燥郁肠胃之外，湿聚肠胃之内，又谓血行则粪自止，气行则后重除，解燥郁必分寒热之微甚，热微用辛温以行气，热甚用苦寒以治热，张子和歌曰，休治风，休治燥。治得火时风燥了，血虚补之，泣者行之，血调则气和，气和则郁解，用苦寒以治燥。宁独坚其下焦之虚乎，要略。于下利一证，独引伤寒少阴厥阴二论为多，然其论中又先指何经，今则去其经与各部所病之原，将谓伤寒有传变之故，杂病则不问其传否。随所病处而云故耳。产后下利虚极，亦用白头翁汤者，可概见矣。——［清］周扬俊．金匮玉函经二注．上海：上海科学技术出版社，1959：23—24.

【医家临证思维】

吴谦：三阴俱有下利证。自利不渴者，属太阴也；自利而渴者，属少阴也。唯厥阴下利，属于寒者，厥而不渴，下利清谷；属于热者，消渴下重，下利便脓血也。此热利下重，乃火郁湿蒸，秽气奔迫广肠，魄门重滞而难出，即《内经》所云：暴注下迫者是矣。君以白头翁，寒而苦辛；臣秦皮，寒而苦涩。寒能胜热，苦能燥湿，辛以散火之郁，涩以收下重之利也。佐黄连清上焦之火，则渴可止；使黄柏泻下焦之热，则利自除也。治厥阴热利有二：初利用此方之苦以泻火，以苦燥之，以辛散之，以涩固之，是谓以寒治热之法；久利则用乌梅丸之酸以收火，佐以苦寒，杂以温补，是谓逆之从之，随所利而行之，调其气使之平也。——［清］吴谦．医宗金鉴．北京：人民卫生出版社，2006：226—227.

丹皮元简：钱氏《溯源集》云：白头翁，《神农本经》言其能逐血止腹痛，陶弘景谓其能止毒痢，故以治厥阴热痢；黄连苦寒，能清湿热厚肠胃；黄柏泻下焦之火；秦皮亦属苦寒，治下痢崩带，取其收涩也。《外台》《古今录验》白头翁汤，疗寒急下及滞下方。本方，去黄柏，加干姜、甘草、当归、石榴皮。《证类本草》阿胶条，引《续传信方》张仲景调气方，治赤白痢，无问远近，小腹绞痛不可忍，出入无常，下重疼闷，每发面青，手足俱变者。黄连 50g（去毛），阿胶手许大（碎），蜡如弹子大，三味，以水一大升，先煎胶令散，次下蜡，又煎令散，即下黄连末，搅相和分为三服，唯须热吃，冷即难吃，神效。案，此方，亦见《玉函经·附遗》，名调气饮。用三味，各 9g，知却是系于后人改定，并附备考。——丹波元简.金匮玉函要略辑义.北京：学苑出版社，2011：396.

张锡纯：白头翁汤所主之热利下重，当自少阴传来，不然则为伏气化热窜入厥阴，其证虽热，而仍非外感大实之热，故白头翁汤可以胜任。乃有病在阳明之时，其病一半入府，一半由经而传于少阳，即由少阳入厥阴而为腑脏之相传。则在厥阴者既可成厥阴热利之下重，而阳明府中稽留之热，更与之相助而为虐，此非但用白头翁汤所能胜任矣。愚遇此等证，恒将白头翁、秦皮加于白虎加人参汤中，则莫不随手奏效也。——[清]张锡纯.医学衷中参西录.太原：山西科学技术出版社，2009：615.

【典型病案】

病案一

曹颖甫医案：治一人。年高七十八，而体气壮实，热利下重，而脉大，苔黄，夜不安寝，宜白头翁汤为主，合小承气汤治之。白头翁 9g，秦皮 9g，川黄连 1.5g，黄柏 9g，大黄 9g，枳实 3g，桃仁 9g，芒硝 6g。

按：本案为厥阴热痢。患者脉证俱实，年虽高而体壮，不但用本方，更伍小承气汤以下之，方与证合，其效可必。白头翁苦寒，止痢解毒；黄连苦寒，清湿热，厚肠胃；黄柏苦寒，泻下焦之火；秦皮性味苦寒，又涩，止痢清热。三阴俱有下利证，自利不渴者属太阴。自利而渴者属少阴。唯厥阴下利，属于寒者，厥而不渴，属于热者，消渴，下利，下重，便脓血。此案患者热痢下重，乃火郁湿蒸，胆气不升，火邪下陷，故下重。白头翁清理血分湿热，佐秦皮以平肝升阳，协之连柏，清火除湿而止痢，为治热痢之清剂。更伍承气以导滞泻邪，桃仁之苦平以活血润肠，是釜底抽薪法也，用治热痢，疗效卓著。——熊寥笙.伤寒名案选新注.成都：四川人民出版社，1981：110—111.

病案二

胡荫鹏医案：治一人。诊脉数象，经谓数则为热，热伤血分，致成血痢。夫脱肛者，湿热甚也。干呕者，火毒冲胃也，宜防噤口之虞。但滞下纯红，先哲已云不治。勉拟白头翁汤加味：滑石、赤茯苓、苡仁、炒陈仓米、秦皮、白头翁、黄连、黄柏。又治一人。痢久未止，曾服攻补收敛等剂，刻下诊脉沉数，痢赤多白少，按此脉证，乃热蕴下焦，宜白头翁汤加味，苦以坚之，酸以收之。白头翁、秦皮、黄连、黄柏、白芍、乌梅。又治一人，滞下经年，腹痛后重。脉沉数，此热蓄下焦，伤及阴分，延绵难愈。拟清热和阴，调气厚肠，倘脉仍不解，当议通因通用法。白头翁 12g，秦皮 12g，生地 15g，五味 3g，胡黄连 1.5g，广木香 1.5 克，乌梅肉 3g。

按：以上三案皆属热痢，均以白头翁汤为主而随证加减，随证化裁，可谓心灵手巧。白头翁汤证，为湿热秽气，郁遏广肠魄门，故后重窘迫难出。凡下重皆属于热，热邪传入厥阴，内耗血液，故多便脓血，热气胜则腹大痛，湿气胜则腹不痛。胡治一案为噤口痢，湿热均甚，故用白头翁汤加滑石之甘寒，赤苓、苡仁之甘淡以渗湿，陈仓米以和胃。二案为久痢不止，湿热未尽，热重湿轻，热蕴下焦，故用白头翁汤加白芍、乌梅酸以收之，苦以坚之，纯用苦寒，以胜热而厚肠也。三案为热痢经年，伤及阴分，故用白头翁、秦皮、胡黄连之苦寒，以清热除湿，生地以和阴，木香以调气，五味乌梅之酸以厚肠。三案病情各殊，白头翁汤之加减化裁，亦各自不同，非高手，其谁能之？——熊寥笙.伤寒名案选新注.成都：四川人民出版社，1981：111—112.

病案三

曾治一中年妇人，于孟春感冒风寒，四五日间延为延医。其左脉弦而有力，右脉洪而有力，舌苔白而微黄，心中热而且渴，下利脓血相杂，里急后重，一昼夜二十余次，即其左右之脉象论之，断为阳明、厥阴合并病。有一医者在座，疑而问曰：凡病涉厥阴，手足多厥逆，此证则手足甚温何也？答曰：此其所以与阳明并病也，阳明主肌肉，阳明府中有热，是以周身皆热，而四肢之厥逆，自不能于周身皆热时外现也。况厥阴之病，即非杂以阳明，亦未必四肢皆厥逆乎？医者深赜愚言，与病家皆求速为疏方，遂为立方如下：生石膏捣细150g，生杭芍24g，生怀山药24g，野台参200g，白头翁24g，秦皮18g，天花粉24g，甘草9g，上药八味，共煎三盅，分三次温饮下。

按：方中之义，是合白虎加人参汤与白头翁汤为一方，而又因证加他药也。白虎汤中无知母者，方中芍药可代知母也。盖芍药既能若知母之退热滋阴，而又善治下利者之后重也。无粳米者，方中生山药可代粳米也，盖山药汁浆浓郁，既可代粳米和胃，而其温补之性，又能助人参固下也，至于白头翁汤中无黄连、黄柏者，因与白虎汤并用，有石膏之寒凉，可省去连、柏也。又外加天花粉者，因其病兼渴，天花粉偕同人参最善生津止渴。将此药三次服完，诸病皆减三分之二。再诊其脉仍有实热未清，遂于原方中加滑石15g，利其小便，之所以止其大便，俾仍如从前煎服，于服汤药之外，又用鲜白茅根半斤煎汤当茶，病遂痊愈。——[清]张锡纯. 医学衷中参西录. 太原：山西科学技术出版社，2009：615.

六、紫参汤证

【原文】

下利肺痛，紫参汤主之。

紫参汤方：

紫参半斤　甘草三两

上两味，以水五升，先煮紫参，取二升，内甘草，煮取一升半，分温三服。

【提要】

本条主要论述下利变证之肺痛的证治。本条"肺痛"一词争议较大：一认为即指胸痛，多从肺居胸中，与大肠相表里立论；一认为"肺痛"是"胸痛"之误。且本方所用紫参亦有存疑，有人认为紫参即今拳参，因为拳参的别名也叫紫参，并为治下痢要药，药证相对。也有以为紫参并不治咳，可能是紫菀之误者。还有人疑紫参即今丹参。甚者怀疑该方非仲景方。

【现代临床运用】

运用本方的辨证要点下利，里急后重，或胸痛，或腹痛。若腹痛者，加白芍、延胡索；兼气滞者，加木香、槟榔；兼便脓血者，加当归、赤芍。

现代运用本方可治疗消化道、大叶性肺炎、支气管炎等疾病。

【名家辑要】

周扬俊注：下利，肠胃病也。乃云肺病何哉，此大肠与肺合故也。大抵肠中积聚，则肺气不行，肺有所积，大肠亦不固，二害互为病。大肠病，而气塞于肺者痛，肺有积者亦痛，痛必通用。紫参，本草谓主心腹积聚，疗肠胃中热积，九窍可通，大小肠可利，逐其陈，开其道，佐以甘草，和其中外，气通则愈，积去则利止。注云非仲景方，以紫参非仲景常用也。——［清］周扬俊. 金匮玉函经二注. 上海：上海科学技术出版社，1959：26.

高学山注：下利肺痛，其因有二。以利则下虚，而膈间之气，有下趋之势。肺为气之总司，而作悬痛者，一也；又利则虚热上浮，而肺管如作胀痛者，二也。紫参味苦气寒，性畅功补，用为主病之君，盖以味苦气寒者，坚其悬痛，而以性畅功补者，除其胀痛耳，然后佐以甘浮之甘草。是欲其托之在上。而直行肺中者可见矣。——高学山注.高注金匮要略.上海：上海科学技术出版社，1959：251.

尤怡注：赵氏曰，大肠与肺合，大抵肠中积聚，则肺气不行，肺有所积，大肠亦不固，二害互为病。大肠病而气塞于肺者痛，肺有积者亦痛，痛必通用。紫参通九窍，利大小肠，气通则痛愈，积去则利自止。喻氏曰，后人有疑此非仲景之方者。夫讵知肠胃有病。其所关全在肺气耶。程氏疑是腹痛，本草云，紫参治心腹积聚，寒热邪气。——［清］尤在泾.金匮要略心典.上海：上海科学技术出版社，1958：140—141.

【医家临证思维】

黄元御：肺与大肠为表里，肠陷而利作，则肺逆而痛生。而肺肠之失位，缘中气之不治，脾土不升，而后肠陷，胃土不降，而后肺逆。紫参汤，甘草补中而缓急，紫参清金而破瘀，瘀开而气调，各复肺肠升降之旧，则痛定而利止矣。——［清］黄元御.金匮要略悬解.山东：齐鲁书社，1997：97.

彭子益：大肠金气陷于下则利，肺金之气逆于上则痛。下陷上逆，中气之虚，甘草补中，紫参理金气之滞，以复升降也。——彭子益.圆运动的古中医学.北京：学苑出版社，2007：273.

李彣：肺与大肠为表里，下利，则大肠虚热，上逆迫肺，故肺痛，紫参主心腹积聚，肠胃邪热，佐甘草以和中也。——［清］李彣.金匮要略广注.北京：中国中医药出版社，1992：169.

【典型病案】

病案一

2006 年 9 月 26 日。林某，34 岁，月经周期基本规则，26~32 天一潮，宫内放置节育环之后，经期过长已经 5 年，每次均长达 10 余天左右方净。末次月经 9 月 6 日来潮，至今 21 天未净，经量先多后少，偶夹血块，今经量已少，咖啡色，伴腰骶酸痛，倦怠乏力，纳可，二便正常。生育史：1-0-1-1。舌淡红，苔薄白，脉细。治法：清湿热，止血。方剂：紫参汤合栀子柏皮汤加味。紫参 20g，生甘草 6g，炒栀子 20g，炒黄柏 10g，地榆 20g，槐花 20g，4 剂。

二诊：2006 年 9 月 30 日：经净 2 天，带黄，大便稍软，舌脉如上。妇科检查：外阴无殊，阴道通畅，宫颈光滑，宫体前位，正常大小，质地中等，活动，无压痛，两侧附件轻压痛。西医诊断：两侧输卵管炎。治法：调气清湿热。方剂：四逆散加味。药用：柴胡 10g，枳壳 10g，白芍 10g，败酱草 10g，红藤 15g，椿根皮 15g，半枝莲 15g，土茯苓 15g，蒲公英 15g，大蓟 15g，小蓟 15g，萆薢 15g，生甘草 6g，7 剂。

按：紫参是临床较少使用的药物，其味苦，性微寒，小毒，功能清热利湿，凉血止血，解毒散结。《全国中草药汇编》称"用治肝炎、痢疾、肠炎、痔疮出血、子宫出血。"内服煎汤常用量为 3~12g。本案为放置宫内节育环后经期过长，这是临床比较常见的疾病，以湿热为患居多。就诊时经期已过二旬，量少咖啡色，腰骶酸痛，倦怠乏力，此时当以清湿热止血为先，用紫参汤合栀子柏皮汤加地榆、槐花，药未尽而血已止。——马大正.妇科证治经方心裁:206 首仲景方剂新用广验卷.北京:人民卫生出版社,2007:770.

病案二

2006 年 9 月 30 日。谢某，因未避孕未孕半年前来就诊。月经周期规则，经量较前减少，经色紫暗，6~7 天净，平时带下不多。大便溏软 3 天，日解 2~3 次，肠鸣。末次月经 9 月 6 日来潮。舌淡红，苔薄白，脉细。治法：清理湿热。方剂：紫参汤合四逆散加味。紫参 20g，生甘草 6g，柴胡 10g，炒白芍 10g，枳壳 6g，薤白 10g，神曲 10g，5 剂。

二诊：2006 年 10 月 7 日。大便已经正常。

按：本案为腹泻，症见大便溏软而数，肠鸣，此为《素问·六元正纪大论》中的"肠鸣而为数后"，乃湿热气阻之象，故以紫参汤治"下利"，用四逆散加薤白调气疏导，加神曲消食，其应如响。——马大正. 妇科证治经方心裁:206首仲景方剂新用广验卷. 北京:人民卫生出版社,2007:771.

病案三

2006年11月11日。李某，32岁，10月22日妊娠43天发生自然流产后，阴道少量出血，色淡红，至今未净，夹带，伴小腹隐痛，腰痛，B超检查未发现异常。血β-绒毛膜促性腺激素测定：72IU/L，纳可，二便正常。10月27日曾服生化汤（《胎产秘书》）加减4剂无效。舌淡红，苔薄白，脉细。治法：清理湿热，止血。方剂：紫参汤加味。药用：紫参20g，甘草5g，阿胶（烊冲）10g，地榆20g，槐花20g，贯众炭20g，3剂。

二诊：2006年11月14日。阴道出血日见减少，色淡红，夹带，小腹及腰隐痛，舌脉如上。中药守上方加椿根皮15g，3剂。

三诊：2006年11月18日。阴道出血净已2天，腰痛，小腹微坠，舌脉如上。治法：补益脾肾。方剂：补中益气汤（《脾胃论》）加野荞麦根20g、续断12g，4剂。

按：本案为人工流产后恶露不绝，症见阴道少量出血，色淡，夹带，小腹及腰痛，由于B超检查正常，又曾服生化汤，故瘀血内阻可除，当以湿热定论，用紫参汤清理湿热，加阿胶、地榆、槐花、贯众炭以增强清湿热止血之功。——马大正. 妇科证治经方心裁:206首仲景方剂新用广验卷. 北京：人民卫生出版社，2007:771—772.

七、栀子豉汤证

【原文】

下利后更烦，按之心下濡者，为虚烦也，栀子豉汤主之。

栀子豉汤方：

栀子十四枚　香豉四合（绵裹）

上二味，以水四升，先煮栀子，得二升半，内豉，煮取一升半，去滓，分二服，温进一服，得吐则止。

【提要】

本条主要论述下利后虚烦的证治。

【现代临床运用】

运用本方辨证要点为太阳病热郁胸膈证。临床若兼见少气者，加炙甘草；兼呕者，加生姜；心烦腹满，卧床不安者，去豆豉，加厚朴、枳实；外感热病，表邪未净者，加薄荷、牛蒡子；里热盛口苦苔黄者，加黄芩、连翘；夹湿见呕恶、苔腻者，可加藿香、半夏。

现代运用本方可治疗食管炎、胃炎、胆囊炎、神经官能症。

【名家辑要】

尤怡注：下利后更烦者，热邪不从下减。而复上动也，按之心下濡，则中无阻滞可知，故曰虚烦。香豉、栀子，能撤热而除烦，得吐则热从上出而愈，因其高而越之之意也。——尤在泾. 金匮要略心典.上海：上海科学技术出版社，1958：140.

周扬俊注：伤寒论，太阳病。用药下后而虚烦者，仍叙太阳证中，此必自下利虚烦，不由他故，注故叙厥阴证中，虽有二经之异，然热趁虚入客，病烦则一。皆用栀豉汤之苦，吐其客热也。——周扬俊. 金匮玉函经二注.上海：上海科学技术出版社，1959：24—25.

成无己注：栀子豉汤，吐胸中虚烦者也。栀子味苦寒。《内经》曰：酸苦涌泄为阴。涌者吐之也。涌吐虚烦，必以苦为主，是以栀子为君。烦为热胜也，涌热者，必以苦；胜热者，必以寒，香豉味苦寒，助栀子以吐虚烦，是以香豉为臣。《内经》曰：气有高下，病有远近，证有中外，治有轻重，适其所以为治，根据而行之，所谓良矣。——成无己.伤寒明理论.北京：学苑出版社，2008：85.

【医家临证思维】

吕震名：此非吐法之主方也。因误汗吐下后，正气已伤，邪留上焦，扰动阳气，因生烦热。无论虚烦实烦，皆宜此方取吐。虚烦者，若经中所指虚烦不得眠、反复颠倒、心中懊恼、胃中空虚、客气动膈、按之心下濡、舌上苔白，饥不能食、不结胸、但头汗出，皆虚烦之候也。实烦者，若经中所指胸中窒、心中结痛，皆实烦之候也。此方主宣膈上之热，使得涌吐而解。若本有寒分者不宜，故经有病患旧微溏不可与之戒。今人用栀子俱炒黑，不能作吐，本方生用，故入口即吐也。香豉蒸而成，性主上升，故能载之以作吐，乃吐法中之轻剂也。凡用吐法，当先审邪之高下。心下满而硬痛者，结胸证也，宜陷胸法。心下痞硬者，虚痞也，宜泻心法。此则心中懊恼，心中结痛，心下濡，故宜涌吐。毫厘千里，须当辨之。——［清］吕震名.伤寒寻源.上海：上海科学技术出版社，1985：162.

张璐：按仲景太阳例中，用栀子豉汤有三，皆主汗下后虚邪不解之证。其栀子必取肥者生用。一吐而膈上之邪与火俱散也。若其时行疫疠，头痛发热，此汤加葱白最捷。多有服之不吐者，胃气强也，加齑汁服之，或以鹅翎采之，或借用以清解膈上郁结之火。不欲其吐，又须山栀炒黑用之，便屈曲下行小便矣。如卫气素虚人感冒客邪，自汗多者，此方中香豉须炒熟用之。至于少气，为胃气之虚，则加甘草以缓调之。呕为痰饮之逆，则加生姜以开豁之。下后心烦腹满，明是浊气内陷，乃于本方除去香豉表药，加枳、朴以涌泄之。丸药大下后，身热不去微烦，明是虚火外扰，本方亦不用香豉，而加干姜以温顺之。其有身黄发热，明是湿邪郁发，亦于本方去香豉，而加柏皮以苦燥之。下后劳复食复，明是正不胜邪，本方加枳实以清理其内，用清浆水煮，取味微酸，使之下行而不上越也。若有宿食，则加大黄如博棋子大五六枚。同一栀子豉法，功用之妙，神化莫测，非庸俗所能拟议也。——［清］张璐.张氏医通.北京：中国医药科技出版社，2011：562—563.

李中梓：汗吐下后，虚烦不得眠，若剧者，必心中懊憹，栀子豉汤主之。若少气者，栀子甘草豉汤；若呕者，栀子生姜豉汤。邪气自表传里，留于胸中，为邪在高分，则可吐也。所吐之证不同，如未经汗下，邪郁于膈者，乃实邪也，以瓜蒂散吐之；若汗吐下后，邪气乘虚，留于胸者，乃虚烦也，以栀子豉汤吐之。经曰，酸苦涌泄为阴，涌者，吐也。涌吐虚烦，必以栀子之苦为君；清除伏热，必以香豉之寒为臣也。——李士材.伤寒括要.上海：上海科学技术出版社，1985：58.

【典型病案】

病案一

邢某某，男，21岁。初诊：身热8日未退，头晕胸闷，腰际酸楚乏力，大便黏腻不爽，因导而下，临圊腹痛，脘痞，嗳噫不舒，小溲色黄不畅。舌白苔腻，脉象沉缓而濡，暑热湿滞互阻不化，湿温已成。先用芳香宣化、苦甘泄热方法。鲜佩兰10g，鲜藿香10g，大豆卷10g，炒山栀10g，苦杏仁10g，法半夏10g，陈皮6g，姜竹茹6g，白蔻仁2g（研冲），2剂。

二诊：药后身热渐退，头晕胸闷渐减，腰酸已减而未除，腹痛未作，大便如常，时有嗳噫，舌仍白腻，脉来沉濡。汗泄已至胸腹，此湿温邪有渐化之机，病已十日，得此转机，势将热减湿化，仍拟芳化湿郁，兼调气机，饮食当慎。藿苏梗各6g，佩兰叶10g，淡豆豉10g，炒山栀6g，前胡6g，苦杏仁10g，半夏曲10g，新会皮6g，焦麦芽10g，鸡内金10g，2剂。

三诊：身热渐退。昨日食荤之后，今晨热势转增，大便二日未近，小溲色黄。舌苔根厚黄腻，脉象两关独滑。此湿温虽有转机，却因食复增重，当防其逆转为要。再以栀子豉汤增损。淡豆豉 10g、炒山栀 6g、前胡 6g、苦杏仁 10g、枇杷叶 10g、保和丸 15g（布包入煎）、焦麦芽 10g、炒莱菔子 10g、枳壳 10g、白蔻仁 2g（研冲），2 剂。

四诊：药后大便畅通，身热略减，体温仍高，38.5℃，舌苔渐化，根部仍厚，脉象两关滑势已退，自觉胸中满闷大轻、小溲渐畅。湿温有渐解之机，积滞化而未楚，仍须清化湿热积滞，少佐清宣，希图 21 日热退为吉。饮食寒暖，诸宜小心。淡豆豉 10g、炒山栀 6g、杏仁 10g、前胡 6g、厚朴 6克、新会皮 6g、白蔻仁 3g、炒苡米 10g、方通草 2g、焦三仙各 10g，2 剂。五诊：身热已退净，皮肤微似汗出，津津濡润，已遍及两足，两手脉象沉滑力弱，舌苔已化净，二便如常。湿温重证，三周热退，是为上吉，定要节饮食，慎起居，防其再变。白蒺藜 10g、粉丹皮 10g、香青蒿 5g、大豆卷 10g、炒山栀 5g、制厚朴 6g、川黄连 3g、竹茹 6g、炙杷叶 10g、保和丸 15g（布包）、半夏曲 10g、鸡内金 6g，3 剂药后身热未作，食眠、二便如常，停药慎食，调养两周而愈。

按：湿温病湿与热合，如油入面，难解难分。故其病程较长，发热持续难退。治当芳香宣化，宣展气机，分消湿热之邪，使气机畅，三焦通，内外上下宣通，乃得周身汗出而解。且汗出必得周匝于身，从头至足，遍体微汗，是气机宣畅，腠理疏通之征，如此则热必应时而退。按七日为一候，热退必在满候时日，如二候 14 日、三候 21 日、四候 28 日等。此等规律皆从实践中来。此案初诊后已有转机。本当 14 日退热，因患者不慎口味，致食复热增，遂用仲景治食复法，于宣化方中，合入栀子豉汤为治，并增入消导积滞保和丸、莱菔子、焦麦芽等，食滞一去，则湿热之邪无所依附矣。凡湿温之病（不独湿温）极当慎饮食、节口味，肥甘助湿，辛辣增热，皆当忌之。否则，虽用药精良，亦不能效也。——彭建中，杨连柱.赵绍琴临证验案精选.北京：学苑出版社，1996:20—21.

病案二

王某，女，30岁，护士。邻人恶作剧，毒死家养母鸡五只，气愤难忍，然力小势薄，不得伸张，嗳逆叹息，胸脘胀闷，未几更增心烦不宁，坐立不安，吞咽时胸骨后灼痛难忍，及于后背。消化科诊为食管贲门炎，服用螺旋霉素、B族维生素等治疗，逾月不见转机，改求中药。望其舌边尖红，苔黄白相杂。诊其脉，沉滑略数。观其脉证，此懊憹证也。因气郁在胸，肝木不达，日久化火，上逆而不降，填胸扰心。治宜清热除烦，宣郁宽胸。拟栀子豉汤加味：栀子10g，豆豉15g，紫苏10g，连服3剂，懊憹不再，诸症俱失。——闫云科.临证实验录.北京：中国中医药出版社，2012:151.

按：本病为肝郁化火之懊憹证，与虚烦下利虽有不同，但在疾病的发展过程中却具有相同的病机，即热郁胸膈。所以，依据异病同治原则，可同用栀子豉汤加味进行治疗。方中栀子豉汤清热除烦，再取紫苏行气宽中之功，即可药到病除。

病案三

江应宿医案：治蕲相庄。患伤寒，十余日，身热无汗，怫郁不得卧，非躁非烦，非寒非痛，时发一声，如叹息之状。医者不知何证，迎予诊视，曰：懊憹怫郁证也。投以栀子豉汤一剂，十减二三，再以大柴胡汤，下燥屎，怫郁除而安卧，调理数日而起。栀子9g、淡豆豉9g。

按：本案为邪热乘虚客于胸中不之懊憹证。患者身热无汗，怫郁不得卧，前医无知，不识病情，周知所措，江氏辨为栀子豉汤证，一剂而病减。栀子豉汤，功能泄热除烦，故主之；栀子味苦性寒，苦能泄热，寒能胜热，热邪得泄，不致留扰胸膈。豆豉味苦性寒，由黑大豆制成，轻浮上行，功能化浊为清，宣透解郁，又能敷布胃气，对余热留扰胸膈所致之懊憹，确有良效。本案患者未经发汗吐下，但细审其怫郁懊憹情况，其病机与栀子豉汤证无殊。栀子豉汤原为汗吐下后，余邪未尽，壅滞胸膈，烦扰不宁，为治泄热除烦之辛凉清剂。但临床实践证明，无论汗吐下前，或汗吐下后，只要是因热邪烦扰所致之虚烦懊憹证，皆可用之。继以大柴胡汤下其燥屎，怫郁除而安卧，病得以愈，此治法之有序也。今人以一方治多病，往往无功者，未明病变之主次故也。——熊寥笙.伤寒名案选新注.成都：四川人民出版社,1981：44—45.

第三十二章　肠痈病

　　肠痈病是以持续的阵发性加剧的右下腹痛、肌紧张、反跳痛为主要临床表现的一类病证。多因饮食失节，暴怒忧思，跌仆奔走，使肠胃部运化功能失职，湿热邪毒内壅于肠而发。气滞、血瘀、湿阻、热壅而致肠络受损，血腐肉败成痈是肠痈病的基本病因病机。根据肠痈病的临床表现可分为脓已成证和脓未成证，两者的鉴别要点主要在是否皮肤甲错，是否腹部有积聚。在肠痈病主要临床表现的基础上兼见皮肤甲错，按之濡软，如肿胀为脓已成证；若兼见疼痛拒按，甚或局部肿痞为脓未成证。

一、薏苡附子败酱散证

【原文】

　　肠痈之为病，其身甲错，腹皮急，按之濡，如肿状，腹无积聚，身无热，脉数，此为腹内有痈脓，薏苡附子败酱散主之。

　　薏苡附子败酱散方：

　　薏苡仁十分　附子二分　败酱五分

　　上三味，杵末，取方寸匕，以水二升，煎减半，顿服。小便当下。

【提要】

　　本条主要论述肠痈脓已成的证治。

【现代临床运用】

　　运用本方的辨证要点为皮肤甲错，腹皮拘急，按压肿胀濡软，脉数而无力。临床若腹痛甚者加白芍；发热加银花；局部化脓明显者加天花粉、金银花、白芷；大便干者加大黄；瘀血明显者加桃仁；热毒明显者加蒲公英、紫花地丁、红藤；脘闷口黏纳差者加藿香、砂仁、茯苓；腹胀明显者加木香、厚朴、炒莱菔子等。

现代运用本方可治疗阑尾脓肿、慢性阑尾炎、慢性盆腔炎、慢性附件炎、卵巢囊肿、前列腺炎、精囊炎等。

【名家辑要】

陈修园注：肠痈之为病，因气血为内痈所夺，不得外荣肌肤，故其身枯皱。如鳞甲之交错，腹皮虽急，而按之则濡。其外虽如肿状，而其腹则无积聚。其身虽无热，而其脉则似表邪之数。此为营郁成热，肠内有痈脓，以薏苡附子败酱散主之。此痈之在于小肠也。——［清］陈修园.金匮要略浅注.上海：上海科学技术出版社，1958：170.

尤怡注：甲错、肌皮干起，如鳞甲之交错，由营滞于中，故血燥于外也。腹皮急，按之濡，气虽外鼓，而病不在皮间也。积聚为肿胀之根，脉数为身热之候。今腹如肿状而中无积聚，身不发热而脉反见数，非肠内有痈，营郁成热而何，薏苡破毒肿，利肠胃为君，败酱一名苦菜，治暴热火疮，排脓破血为臣，附子则假其辛热以行郁滞之气尔。——［清］尤在泾.金匮要略心典.上海：上海科学技术出版社，1958：142—143.

周扬俊注：血积于内，然后错甲于外，经所言也。肠痈何故亦然耶，痈成于内，血泣而不流也，惟不流，气亦滞，遂使腹皮如肿，按之仍濡，虽其患在肠胃间，究非腹有积聚也。外无热而见数脉者，其为痈脓在里可知矣，然大肠与肺相表里。腑病而或上移于脏，正可虞也。故以保肺而下走者，使不上乘，附子辛散，以逐结，败酱苦寒，以祛毒而排脓，务令脓化为水，仍从水道而出，将血病解而气亦开，抑何神乎。——［清］周扬俊.金匮玉函经二注.上海：上海科学技术出版社，1959：2.

【医家临证思维】

高学山：但本条为小肠痈，下条为大肠痈之别耳。小肠之痈，起于阳虚。不能运水而聚湿，湿久则生虚热，湿热交蒸于小肠，则肠中之气血壅塞，而拥起成痈矣，大肠闭结。而其气积热，气热而郁滞，则血不流行，故痈。此前后两方，一系责阳虚，而除湿热，一系责血热，而攻气滞之不同也，小肠紧承胃之下口。其气虚寒，则不能胜湿而化热，小肠湿热，则上逼胃中，胃土外应肌肉，湿热熏蒸，则血色不化，故身必甲错。湿热外浮，而腹与小肠为尤近，故其皮如急状。盖湿鼓而腾热之应也，然湿热蒸腹皮，而痈肿在肠内。与皮内肠外之空处无涉，故按之濡，腹如肿状，而实非肿者，此也。夫腹中有积聚，则气机之往来短促，而脉数于里者有之。身有表热，则阳浮气胜，而脉数于表者有之，若俱无此。而脉见数，则数为气血不通，而热聚搏激之应，以证准之，则为腹内痈脓无疑矣，主本方者。湿为本病，故君甘寒之薏苡以除湿，但除湿者，非扶真阳以何导之，则其湿不能骤去，故佐以生阳之附子也，热为标病，故兼用苦寒而攻暴热。及善破痈脓之败酱耳，为散、水煎而顿服，欲其少停胃中，所以并治身之甲错，及腹皮之急如肿状也，小便当下，合未脓已脓而言，盖未脓而小便不通，则附子扶阳，薏苡渗湿，败酱泄痈脓于扶阳渗湿之中，而痈自消散。已脓而小便下通，则败酱破脓，薏苡泄毒，而以生阳之附子，为内合疮口之助。仲景之方，真海市蜃楼，顷刻万状者也。——［清］高学山．高注金匮要略［M］．上海：上海科学技术出版社，1959：254—255.

张璐：详肠痈始发，证未昭着。但以腹之支急，按之如肿，或身有块垒，便为真候。若腹无积聚，身无热，洵为沉寒固结，虽下无济，故用薏苡附子败酱散。专以破散沉寒为务也。周禹载云，附子辛散以破结，败酱苦寒以排脓，务令脓化。仍从水道而出，将血病解而气亦开矣。——［清］张璐．张氏医通．北京：中国医药科技出版社,2011:225.

曹颖甫:客曰:审如君言,薏苡附子败酱散将无用武之地矣。答曰:非也,特其用武之时不同耳。依《金匮》法,肠痈实分为两种。一种为热性者,为大黄牡丹汤所主;一种为寒性者,为薏苡附子败酱散所主。热性者多急性,寒性者多慢性。热性者痛如淋,寒性者痛缓。热性者时时发热,寒性者身无热。热性者常右足屈,患起于瞬时。寒性者则身甲错,羌生于平日。热性者属阳明,故大黄牡丹汤即诸承气之改方,寒性者属太阴,故薏苡附子败酱散乃附子理中之变局,且散与丸为近。热性者病灶多在盲肠。寒性者病灶不限于盲肠。能知乎此,则二汤之分,明矣。客憬然若悟而退。——招荸华.曹颖甫医案.上海:上海科学技术出版社,2010:265.

【典型病案】

病案一

张某某,男,23岁。腹痛1天,发热呕吐,继则腹痛转入右下腹,经西医诊断为急性化脓性阑尾炎。先后用抗生素等药物治疗,疼痛持续不解,且发热呕吐。患者不愿手术而求治于周师。症见面色青黄,神色困惫,右少腹持续疼痛,阵发性加剧,有明显压痛,反跳痛及肌紧张,包块如掌大,畏寒发热,剧痛时四肢冰冷,舌黄有津,脉滑数。体温38.7℃,血中白细胞20000/立方毫米。此属寒湿邪结化热,治宜温阳祛湿清热。方用薏米90g,炮附子30g(先煎),败酱草30g。嘱其浓煎顿服。4剂后疼痛大减,呕吐止,体温正常,白细胞下降为13000/立方毫米。续服上方6剂,白细胞总数10000/立方毫米,仅在右小腹下包块不消。再服上方20余剂,包块消失而愈。

按:寒湿郁结化热,热象不甚,否则不宜使用本方。本案药量为大,附子宜先煎半小时,以减缓毒性。——陈明.金匮名医验案精选.北京:学苑出版社,2000:479—480.

病案二

甘某某，女，15岁，学生。患者于两月前因胆道蛔虫被摘除胆囊，术后一周肝区疼痛不休，引流口淌脓，屡用青链霉素、龙胆泻肝、柴胡清肝等，疗效不佳。某医院欲为其二次手术，患者惧拒。1971年10月19日延余诊治：胸右侧第九肋下端，有1×9厘米暗红色垂直切口斑痕一条，下端之引流口1厘米×1厘米×3厘米，色淡红、平塌，有咖啡色之稀薄脓液流出，气微腥臭，引流口与斑痕四周，皆有1.5厘米宽之淡黑晕。右上腹稍现膨隆，肝脏触诊有明显压痛和叩击痛，肝脏肿大在肋缘下2.5横指、质略硬、边缘钝。肝区隐痛，夜间较重。颜面暗黄，形体瘦削，脘胀纳少，口苦咽干，渴不欲饮，溲黄便溏，舌淡苔白，脉弦细无力。此属术后毒物不净，正不胜邪，邪踞成痈。宜温肝疏木，助正荡邪。方药：薏米、制附子、生黄芪各40g，败酱50g，柴胡、木香各15g。水煎，每日1剂，分早、中、晚、夜4次服。引流口局部敷提毒散，外贴麝香回阳膏，隔日一换，至愈为止。次方服2剂后痛减轻。服5剂后痛止，脘胁舒，纳谷馨。继进6剂，脓色转白，质稍稠，余症亦均减轻。遂改为日服上方半剂，1日2次，两周后病瘥。

按： 此证当与非手术之肝化脓区别治疗，既往未识此机，屡以苦寒之品虚其虚，致使肝阳日衰，邪气久羁，经云"损者益之"，因此用薏、附、芪扶阳益气以温肝，"结者散之"，故予败酱、柴、香排毒散结以疏肝。肝阳得复，疏泄有权，邪气自消。

——陈明.金匮名医验案精选.北京：学苑出版社,2000:480—482.

病案三

赵士魁医案：马某某，女，25岁，已婚，工人。1970年3月21日诊。前年10月份右腿挫伤，用活血镇痛药，肿痛非但未消，反而导致月经复至、量多，且发展为急性骨髓炎。手术后屡以抗生素、托里消毒散等续治，病势日渐转剧而来就诊。右腿内侧阴谷穴下，有 1 厘米×6 厘米垂直刀口，口内有 0.5×3×1.5 厘米之溃槽，其色粉白，脓液清稀、量少、腥臭，创口周围暗红、凹陷，全腿明显萎缩，膝关节弯曲成 90 度，已半年多不能直伸。近年来腹冷便溏，日行二次，善饥纳少，肌肤枯糙，形体羸瘦，颜面萎黄，畏寒身酸，四末不温。舌暗无苔，脉沉细而迟。证乃脾阳虚衰，便多血亏，肢失润养，邪气久陷。法宜温中止泻，益气泄浊。药用：制附子 40g，白术 20g，干姜 10g，薏仁、败酱各 30g，木香 10g。水煎，饥则频饮，不拘剂数。溃槽局部敷提毒散，外贴麝香回阳膏，隔日一换，以愈为止。服上方 32 剂，纳谷增多，大便日行一次，略成形，脓量多，质转稠，并排出瓜子大死骨三片，余证皆好转。原方去术、姜、香，加黄芪 40g，狗脊 20g，牛膝 15g，附子减半，之后随证加减，继服 80 余剂，腿复如常。

按：慢性骨髓炎之治，莫不以扶正为主。但扶正之法，必须因人而异，因势利导，奏效方捷。本例之正虚，乃初病时服活血药太过，引起月经量多，阴血受损，此其一；术后屡服托里消毒散，尽阅其方，连翘、地丁等苦寒之品大量使用（驱邪药超过扶正药将两倍），中气受损，纳少便多，化源乏绝，此其二。基此两因，并据以上见证，而用附、术、姜止泻健脾，木香畅膈开胃，薏仁、败酱逐瘀泄浊。药后中气渐复，纳、化转常，更易益气生血、补骨壮肾之黄芪、狗脊等品续治，终使其气血旺盛，顽疡随之而除。——陈明.金匮名医验案精选.北京：学苑出版社，2000：483—484.

二、大黄牡丹汤证

【原文】

肠痈者，少腹肿痞，按之即痛如淋，小便自调，时时发热，自汗出，复恶寒，其脉迟紧者，脓未成，可下之，当有血。脉洪数者，脓已成，不可下也，大黄牡丹汤主之。

大黄牡丹汤方

大黄四两　牡丹一两　桃仁五十个　瓜子半升　芒硝三合

上五味，以水六升，煮取一升，去滓，内芒硝，再煎沸，顿服之，有脓当下，如无脓，当下血。

【提要】

本条主要论述急性肠痈未成脓的证治。

【现代临床运用】

应用本方的辨证要点为少腹肿痞，疼痛拒按，发热自汗出，恶寒，小便自调等。临床若见腹痛明显者，加芍药、制乳香、制没药以和营止痛；腹胀明显者，加厚朴、木香、枳实、槟榔以宽肠行气，破积去滞；腹壁紧张疼痛者，加青皮、延胡索、川楝子以行气止痛；伴大便下血者，加地榆、槐角、荆芥炭以凉血止血；脓已成未溃者，加白花蛇舌草、败酱草、薏苡仁、天花粉以清热解毒，消肿排脓；肿块久结不散者，加炮山甲、皂角刺、白芷、牡蛎以散结消肿。

现代运用本方可治疗急性阑尾炎、急性胆囊炎、急性肝脓疡、盆腔残余脓肿、急慢性盆腔炎、血栓性外痔等。

【名家辑要】

陈修园注：痈之在于大肠者，何如？大肠居于小肠之下，若肿高而痛甚者，逼处膀胱，至少腹肿痞，按之即痛如淋，而实非膀胱为害，故小便仍见自调。小肠为心之合，而气通于血脉，大肠为肺之合，而气通于皮毛，故彼脉数身无热。而此则时时发热自汗出，复恶寒，再因其证而辨其脉，若其脉迟紧者，邪暴遏而营未变，为脓未成，可下之，令其消散。若其脉洪数者毒已聚而营气腐，为脓已成，虽下之，亦不能消，故不可下也。若大黄牡丹汤不论痈之已成未成，皆可主之，此为大肠痈而出其方治也。

——陈修园.金匮要略浅注.上海：上海科学技术出版社，1958：170.

周扬俊注：肠痈而少腹不可按，阳邪下结，部位牵引也，按之如淋，形容痛状，情所必至。夫血病而气不病，故小便自调。然阳邪已盛，卫气斯虚，遂发热汗出而畏寒也，痈证如是。治之者，须以脓成未成为异，欲知之法，舍脉无由。脉迟紧，知未熟，为血瘀于内，勿使成脓，下之须早，非桃仁承气汤乎。脉若洪数者，则已成矣，岂复有瘀可下，此大黄丹皮以涤热排脓，势所必用也，然内经曰，肠痈为病不可惊，惊则肠断而死。故患此者，坐卧转侧，理宜徐缓，少饮稀粥，毋失调养斯善。——周扬俊.金匮玉函经二注.上海：上海科学技术出版社，1959：3.

黄元御注：肿痈者，少腹肿痞，痈之外在肌肉者也。肌肉臃肿，内阻肠胃之气，结而不行，故痞硬不软。按之里气愈阻，膀胱经脉壅塞，木气郁迫，故其痛如淋。病不及腑，水道无阻，故小便自调。阳气郁蒸，皮毛不阖，故发热汗出。而阳郁不能透泄，故仍复恶寒。其脉迟紧，则血肉凝塞，隧路不通。脓尚未成，可以下之，当有血也。脉洪数者，热盛脓成，不可下也。大黄牡丹皮汤，丹皮、桃仁、瓜子排决其脓血，芒硝、大黄，洗荡其郁蒸也。——[清]黄元御.金匮要略悬解.山东：齐鲁书社，1997：138.

【医家临证思维】

高学山：此言痈在大肠之病脉证治也。大肠承小肠之下口，而连少腹。痈则气血壅塞而拥起，故少腹外肿而如痞。大肠与膀胱之下口相贴，热势从邻近而逼溺管，故按之而肠痈自痛，溺管自急如淋状，所以知其非真淋者。以小肠无病，而小便自调故也。小肠之痈为寒因，故不作表热，大肠之痈为热因，实热上蒸外被，故时时发表热也。自汗与大承证之自汗同义。肠实者，胃亦实也。恶寒与白虎证之背恶寒同义。里热者，外反寒也。前后两脉字，当指右尺而言。以内经之候大肠者，在此也。脉迟，为气阻之诊。脉紧，为聚痛之应。气方阻而尚在聚痛，故知脓未成耳，可下不可下，非谓下文之大黄牡丹汤，当指大承及桃核承气，或抵当丸而言。盖初起而痈势未成，大承下之，则实去热消，而痈固可散，即痈成而未脓者，犹可以桃核、抵当等方下之，泻血以泻气，而痈亦可除故也。若夫洪为阴虚，数为火炽，痈脉阴虚，非营血内溃而何？痈脉火炽，非热毒外搏而何？内溃之势已欲外搏，故知脓已成矣。脓已成者，不特大承之徒下实热不可任，即桃核、抵当之单下瘀血，亦不可任，故曰不可下。犹言此不得以寻常之例下之耳。主大黄牡丹汤者，妙在用瓜子一味，盖瓜子生在瓜穰中，而其仁则饱具生阳，常有努芽欲出之势，故能善入痈中，而主透痈溃毒之用，佐气窜性行之桃仁，以破瘀逐血。味咸润下之芒硝，以软坚消肿也。牡丹皮详肾气丸注，本方取以为使，却又另是一番妙义。盖牡丹之皮，固为升降生阳之品，入肾气丸之桂附阳药中者，取其升性而正用之，所以使之上补心气，而蒸填虚悸，入于本方之硝黄阴药中者，又取其降性而倒用之，所以使之外摄寒热，而下趋大肠也。然后统以苦寒沉雄之大黄，扫除涤荡之，则实热脓血俱去矣。名之曰大黄牡丹汤。而三物不与者，是以芒硝桃仁，建左攻右取之勋。瓜子奏诈降内应之捷，极其成功，元戎之外。惟檄文露布之参谋，转得同垂史册之道也。李氏旧注，谓本方当在脓未成可下之之下。误。如果为下未脓之方，则成脓者，将死不治乎。抑别有方未传，或传而残缺耶，且方后不得曰有脓当下矣。——[清]高学山.高注金匮要略.上海：上海科学技术出版社，1959：255—256.

　　张璐：脉迟紧，脓未成，可下之，当有血。则知脓未成时，其脉尚带迟紧，便当下而不可温矣。下法，用桃核承气，可不言而喻。至于脉洪数者，脓已成，不可下也，大黄牡丹汤主之。夫既曰不可下，而仍用大黄者，何也？盖痈脓既成于内，不下，毒从何泄？以意逆之，非谓概不可下也，必得排脓破瘀之剂，始为合宜。但戒泛用下药耳。——[清]张璐.张氏医通.北京：中国医药科技出版社，2011：225.

吴谦：此承上条，详发其证，以明其治也。肠痈者，其证则少腹肿硬，按之即痛，可知痛在内也；溺时如淋，尿色自调，可知肿碍之也。时时发热，汗出恶寒，似有表病，而实非表病也。其脉迟紧，则阴盛血未化，其脓未成，可下之，大便当有血也。若其脉洪数，则阳盛血已腐，其脓已成，不可下也。下之以大黄牡丹汤，消瘀泻热也。——[清]吴谦．医宗金鉴.北京：人民卫生出版社，2006：521.

【典型病案】

病案一

史惠甫，住上海城内方浜路 775 号三楼。史惠甫君前以病来诊曰：我时患腹痛，药则少瘥，隔日辄发，医者以为疝气，常用理气之剂云云。余细诊之，乃肠痈也，即西医所称盲肠炎、腹膜炎之类是。当用药攻之，稍瘥，数日又发，案及处方如下：腹痛偏右，瘥而复发，便燥结，拟大黄牡丹汤。生川军 4.5g，元明粉 9g 冲，桃仁 6g，丹皮 6g，败酱草 9g，生苡仁 12g，熟附块 3g，枳实炭 6g，大白芍 6g 钱，佛手 1.5g，此四月十八日方也，服三剂，所下甚多，腹痛大减。至二十五日，仅觉患处隐隐作痛矣，易医治之，与以疏泄厥气之剂，方为：软柴胡 1.5g，枳实炭 6g，大白芍 6g，青陈皮各 1.5g，云苓 9g，香附 6g，金铃子 9g，炙乳没各 2.4g，小茴香 2.4g，炙枸橘 9g，青桔叶 1.5g，路路通 9g。服后一日，病无进退。二日，腹胀转剧，又来请诊。察之，向之腹偏右胀痛者，今则满腹左右皆胀矣。按之不甚有反抗力，《经》文中"腹皮急，按之濡"六字，确是形容尽致，不能更易。病者蹙颏相告曰：将如之何？余曰：无虑，前方尚可用。乃书曰："肠痈旋瘥旋发，刻诊小腹四围作胀，按之濡，隐隐痛，大便不爽，再拟原法。"生川军 9g，粉丹皮 9g，冬瓜子 12g，芒硝 9g 冲，桃仁 9g，败酱草 9g，熟附块 4.5g，大白芍 12g，焦楂炭 9g，细青皮 4.5g，此方午刻服下，下午无动静，至夜半方欲便，下秽物甚多。次日又来诊，曰：下后腹中略舒矣。余视之，病虽减其一二，殊不了了。曰：昨方虽合，尚嫌轻也。史君曰：然则如之何？曰：当请吾师用重方，君有胆量服之否？曰：愿听命。乃谒师，作初诊。初诊：肠痈屡经攻下，病根未拔。昨由姜君用大黄牡丹汤，腹胀略减。以证情论，仍宜攻下，仍用原法加减。生川军15g后入，冬瓜仁30g，桃仁八十粒，粉丹皮30g，当归15g，芒硝9g冲，杜赤豆12g，煎汤浓后入前药。史君持本方至药铺配药，铺中人有难色。史君曰：毋虑，此种药予已屡服之矣。铺中人曰：然则此郎中年几何矣？曰：七十余龄矣。曰：然，是诚有经验学问之医也。乃慨予药。据史君言，服后4小时即得便下，较向之服予方用大黄9g，须逾10小时方得下者，爽快多矣。其夜所下最多，皆黑色臭秽之物。更衣频数，至不可数。而快下之后，腹痛大减，肿胀亦消，次日乃来二诊。

二诊：昨用大黄牡丹汤，加当归赤豆。所下黏腻赤色之物，非脓非血。此种恶浊久留肠中，必化为黑色之河泥状。服汤后，肠中有水下行，作辘辘声。盖此证肠中必有阻塞不通之处，故谓之痈。痈者，壅也。然则不开其壅，宁有济乎？病根未拔，仍宜前法减轻。生川军9g，丹皮15g，桃仁五十粒，当归15g，冬瓜仁30g，赤芍15g，芒硝6g冲，败酱草15g，杜赤豆200g，煎汤后入前药史君服此方凡二日，计二剂，夜间皆大下，甚至疲于奔波第床与便具之间。所下除河泥状污物外，更有白色之脓水。下此水时，每作剧痛。史君自曰，计吾三日夜所下之物，当已满一器有半。吾腹虽大，乃何来若许污物，斯亦奇矣！第三日史君服此原方，余亲访之于其私宅。史君曰：我昨未告老师以所下之物如河泥状，而老师立案，乃径曰："必化为黑色之河泥"，噫，何其神也！余笑颔之。座谈有顷，因询史君以得病之由，曰："昔年患病，常不服药。家严笃信仙佛，每以香灰令服，病因其在此乎？"但斯时史君所下者，已由黑色渐变为紫红之咖啡色矣。

三诊：两进加味大黄牡丹汤，肠中宿垢渐稀。惟脐右斜下近少腹处，按之尚痛，则病根尚未尽去也。仍用前法，减硝黄以和之。粉丹皮 30g，冬瓜子 30g，生苡仁 30g，桃仁泥 15g，败酱草 15g，京赤芍 18g，生甘草 6g，当归 15g，桔梗 9g，杜赤豆 200g，煎汤代水。史君服此凡 6 剂，所下之物，渐由咖啡色转为绿色。而绿色之中更杂有如蚕砂之黑粒。少腹痛处较瘥，惟上行之筋反觉微微牵引不舒。六剂之后，停药二天，乃行四诊。四诊：肠痛近已就瘥，惟每日晨起大便，患处尚觉胀满，恐系夙根未除。然下经多次，血分大亏，时时头晕，脉大，虚象也。当以补正主治，佐以利下焦水道。大川芎 30g，全当归 15g，大熟地 12g，春砂仁 3g，赤白芍各 9g，猪苓 9g，明天麻 12g，陈皮 9g，泽泻 6g，生白术 15g，冬葵子 15g。史君服此补正分利之剂后，前之大便时痛者，今已不痛矣。且其前色绿者，今亦转黄矣。惟 2.1g 黄之中，仍有 0.9g 绿耳。史君前有遗精宿恙，此时又发。或系本方分利药太重之故欤？惟遗后绝不疲劳，则亦无妨焉。——招荸华.曹颖甫医案.上海：上海科学技术出版社，2010：258—260.

按： 根据该患者腹痛偏右，腹皮急，按之濡等临床表现，均可判定为肠痈病未成痈期，因此使用大黄牡丹汤加减。服用本方后，泄下肠中宿垢。医者根据其泄下之物的颜色变化判断其病势进退，并结合患者自述症状变化，临证加减处方。在临证加减中，医者多配伍具有清热解毒、祛瘀排脓、活血利水之药品，如败酱草、薏苡仁、赤小豆、赤白芍等，并在后期加入桔梗、砂仁、陈皮等行气药物以行气和中，为防过下气血亏虚配伍熟地、白术等填精益髓，健脾益气。

病案二

陆左，初诊：痛在脐右斜下一寸，西医所谓盲肠炎也，脉大而实，当下之，用仲景法。生军 15g，芒硝 9g，桃仁 15g，冬瓜仁 30g，丹皮 30g。

二诊：痛已略缓，右足拘急，不得屈伸，伸则牵腹中痛，宜芍药甘草汤。赤白芍（各 15g），生甘草 9g，炙乳没各 9g，俗所谓缩脚肠痈者，此也。吾师移伤寒之方，治要略之病，神乎技矣！

三诊：右足已伸，腹中剧痛如故。仍宜大黄牡丹汤以下之。生川军 30g，芒硝 21g 冲，桃仁 15g，冬瓜仁 30g，丹皮 30g。愈。

按：肠痈病证，变化多端。上述各案尚不足以尽其情。吾友蒋冠周君偶抱孩上下阶沿不慎，稍一惊跌，顷之心中剧痛，不可耐。次日痛处移于少腹右旁盲肠处。医以定痛丸止之，而不能治其病。其令正来嘱余诊。余适以感暑卧床，荐就吾师治。吾师予以大黄牡丹汤加减，二剂将愈。不知何故，忽又发剧痛如前，改就西医诊，用药外敷，约十日，徐徐向愈。自后盲肠部分有一硬块如银元大，隐隐作痛，按之更显。蒋君以为病根犹在，虑其再发，意欲开刀，作一劳永逸之计。余力止之，用阳和膏瑙砂膏加桂麝散等香窜之品，交换贴之，一月而消，此一例也。曹颖甫曰：肠痈一证舍大黄牡丹汤以外，别无良法。《千金》肠痈汤虽与此方大略相似，而配合犹未尽善。但有时药虽对病，而治愈正未可必。尝治庄翔生次妻张氏，屡用本汤攻下，而腰间忽起流火，以至于死。考其原因，实由平日有鸦片瘾，戒烟后，不复吸烟，常用烧酒浸鸦片灰吞之，以至肠燥成痈。下后，鸦片灰毒内发，遂发流火，以至由肿而烂，终于不救，要不得归咎于方治之猛峻也。——招萼华. 曹颖甫医案. 上海：上海科学技术出版社，2010：260—261.

病案三

初诊：2006 年 10 月 16 日。黄某，31 岁，停经 2 个月，经治疗后月经于 9 月 29 日来潮，至今 18 天未净，经量已少，经色鲜红，伴小腹疼痛，腰部酸痛，乏力。平素月经周期先后不定，经量正常，经期小腹疼痛，5~10 天净。带下量多，色微黄，有臭气，纳可，二便正常。生育史：1-0-1-1，曾有子宫肌瘤剥除史。舌淡红，苔薄白，脉细。治法：清理下焦湿热。方剂：大黄牡丹汤加减。大黄炭 10g，丹皮炭 10g，桃仁 5g，冬瓜仁 30g，阿胶（烊冲）10g，贯众炭 30g，地榆 20g，槐花 20g，蚤休 20g，3剂。

二诊：经水将净，经色鲜红，舌脉如上。中药守上方加茵陈 15g、海螵蛸 20g，4剂。

三诊：2006年10月30日。药毕经水即净，腰腹疼痛亦减，舌脉如上。妇科检查：外阴无殊，阴道通畅，宫颈轻度炎症，子宫后位，大小正常，质地中等，活动，压痛，右侧附件压痛，左侧附件无压痛。西医诊断：（1）慢性盆腔炎；（2）慢性子宫颈炎。大黄 10g，丹皮 10g，桃仁 10g，冬瓜仁 30g，蒲公英 20g，红藤 30g，败酱草 20g，延胡索 10g，野荞麦根 20g，7剂。

按：本案为经期过长，量少色鲜，小腹腰痛，平素带多色黄臭，系湿热损胞络所致。由于大便不结，故以大黄牡丹汤去芒硝，加阿胶、贯众炭、地榆、槐花、蚤休，以清理下焦湿热，止血。其中大黄用炭，去其攻下之弊，增其收敛止血之力，一诊知，加茵陈、海螵蛸以增强清热止血之功，二诊血止，妇科检查之后证实为慢性盆腔炎，仍用大黄牡丹汤加减以治本。——马大正.妇科证治经方心裁:206首仲景方剂新用广验卷.北京:人民卫生出版社,2007:134—135.

第三十三章　妇人妊娠病

　　妊娠病是指在妊娠期间，发生与妊娠有关的疾病。妇女受孕以后，阴血下聚冲任养胎而阴阳失调，胎体渐长，肝脾气血失调是其主要原因。本篇内容包括有妊娠呕吐、腹痛、下血、小便难、水气、胎动不安、伤胎等病证的诊断和治疗。根据临床特点，首先应注意胎与癥病的鉴别。癥病下血的辨证要点有三：一是素有癥病史，如常见小腹胀满疼痛，或有癥块；二是经行异常，如闭经数月后又出现漏下不止；三是伴下血色暗夹块及舌质紫暗等瘀血症状。妊娠与癥病的鉴别，可从三方面考虑，即停经前3个月月经是否正常，胎动出现的部位和时间是否与停经月份相吻合，腹部柔软无痛还是疼痛有块。辨别清楚妊娠与癥病有助于我们更加准确的对证用药。张仲景治疗妊娠病以祛邪安胎为基本大法，并重视肝脾两脏气血的调治。

一、干姜人参半夏丸证

【原文】

妊娠呕吐不止，干姜人参半夏丸主之。

干姜人参半夏丸方：

干姜　人参各一两　半夏二两

上三味，末之，以生姜汁糊为丸，如梧子大，饮服十丸，日三服。

【提要】

本条论述胃虚寒饮恶阻重证的证治。

【现代临床运用】

运用本方的辨证要点是呕吐不止，呕吐物多为清水涎沫，且多伴口淡不渴，或渴喜热饮，纳少，头眩心悸，倦怠嗜卧，舌淡苔白滑，脉弦或细滑等。临床常加陈皮、白术、砂仁等。临床若兼伤阴者，可加石斛、乌梅；呕吐甚者，加连翘、苏梗。也可用治寒饮停胃的腹痛、呕吐、痞证、眩晕。

现代运用本方可治疗妊娠恶阻、慢性胃炎、美尼尔综合征、恶性肿瘤放化疗后胃肠道反应等。

【名家辑要】

高学山注：妊娠呕吐，其因有二。分母体之气血以养胎，于是母气自虚，虚则生寒，而饮食之机不下运，因而上出者一也。又胞胎在下，其生气潜滋暗长，有日增之势，而上鼓上冲者，二也。妊娠呕吐不止，是二者兼而有之。故重用降逆之半夏，以止呕吐之外，又佐干姜、人参以温补中气而安胃，则一举而两得矣。盖胎中之生气，于五行为木，于四时为春，于方位为东。方中干姜、半夏及姜糊为丸，俱辛辣之味，夫辛辣者，秋金之象。此所以能摄生气，而使之下缉之义也。胞胎三十日，如正月，六十日如二月，九十日如三月，其发生上鼓之气，犹之三春之地气上冲太虚之象，故呕吐晕眩诸症，必见于六七十日者。此风筝之起于二三月之义也，若至四月，地气平满，风筝不起，故妊娠于百日之外，子气平满，而呕吐、晕眩俱愈。我故曰，生气如日增之势，而上鼓上冲者此也。——[清]高学山.高注金匮要略.上海：上海科学技术出版社,1959:269—270.

尤怡注：此益虚温胃之法，为妊娠中虚而有寒饮者设也。夫阳明之脉，顺而下行者也。有寒则逆，有热亦逆。逆则饮必从之而妊娠之体，精凝血聚，每多蕴而成热者矣。按外台方，青竹茹、橘皮、半夏各五两，生姜、茯苓各四两，麦冬、人参各三两，为治胃热气逆呕吐之法，可补仲景之未备也。——[清]尤在泾.金匮要略心典.上海:上海科学技术出版社,1958:151.

周扬俊注：此即后世所谓恶阻病也。先因脾胃虚弱，津液留滞，蓄为痰饮。至妊二月之后，胚化成胎，浊气上冲，中焦不胜其逆，痰饮遂涌，呕吐而已，中寒乃起，故用干姜止寒，人参补虚，半夏生姜治痰散逆也。——周扬俊.金匮玉函经二注.上海:上海科学技术出版社,1959:6.

【医家临证思维】

丹皮元简：[魏]妊娠呕吐不止者，下实上必虚，上虚胸胃，必痰饮凝滞而作呕吐，且下实气必逆而上冲，亦能动痰饮而为呕吐。方用干姜温益脾胃，半夏开降逆气，人参补中益气，为丸缓以收补益之功，用治虚寒之妊娠家，至善之法也。《张氏医通》云：此即所谓恶阻病也。先因脾胃虚弱，津液留停，蓄为痰饮，至妊二月之后，浊阴上冲，中焦不胜其逆，痰饮遂涌，中寒乃起。故用干姜止寒，人参补虚，半夏生姜治痰散逆也。——丹波元简.金匮玉函要略辑义.北京:学苑出版社,2011:431.

陈修园：妊娠胃中有寒饮，则呕吐。呕吐不止，则寒而且虚矣，以干姜人参半夏丸主之，此为妊娠之呕吐不止，而出其方也。半夏得人参，不惟不碍胎，且能固胎。——陈修园.金匮要略浅注.上海:上海科学技术出版社,1958:180.

黄元御：中焦郁满，胃气上逆，则呕吐不止。干姜人参半夏丸，干姜、人参，温中而益气，半夏、姜汁降逆而止呕也。——[清]黄元御.金匮要略悬解.山东:齐鲁书社,1997:143.

【典型病案】

病案一

王某，25岁，金山铺人。妊子两月，恶心呕吐，水谷不入，强食少许，须臾吐出，日重一日，已十余日矣。身软如泥，体倦不支，起坐皆需人搀扶。望其面色萎黄，精神疲惫，憔悴甚，仿佛弱不胜衣。舌质淡红，苔薄白滑。口不苦，不思冷，大便七日未行。脉象滑数无力。《妇人良方·恶阻》云："妊娠恶阻……由胃气怯弱，中脘停痰。"观其脉证，本案恶阻属中土虚、冲脉盛。中虚则升降失调，冲盛则胃逆不降。盖冲脉隶于阳明。妊娠之后，月水闭止，血海充盛而上逆，水饮随之而动，故呕恶不止。治当补中调气，降冲和胃。仿《金匮》干姜人参半夏丸之意，拟：半夏 10g，人参 6g，陈皮 10g，赭石 30g，生姜 3 片。

二诊：一剂呕恶减，二剂呕吐止。拟理中丸合寿胎丸，改汤服之。党参 10g，白术 15g，茯苓 10g，杜仲 15g，桑寄生 15g，续断 15g，菟丝子 15g，红枣 6 枚，3 剂。

按：《傅青主女科》治恶阻立顺肝益气汤，方中苏子 50g，为降胃气而设，与本案用赭石同一意义。赭石一药。虽在妊娠禁药之列，然临床屡用未见其不良反应。李映淮老师评语：妊娠恶阻，多为脾虚，冲气上逆所致。治呕吐非半夏不止，然半夏为妊娠禁药。故须加用人参（或党参），既可防伤胎，又能健脾胃。陈修园谓："半夏得人参，不惟不伤胎，且能固胎。"恶阻之治，当辨寒热，热者宜黄芩、黄连，寒者宜干姜、吴萸。此外，尚需察兼夹证，如痰饮、食积、肝郁，当分别论治之。——闫云科.临证实验录.北京：中国中医药出版社，2005：134—135.

病案二

郭某某，女，成人，已婚。初诊：现妊娠一个半月，停经 30 天即有泛恶呕吐，近 4 天加重，不能饮水进食，呕吐黄水，头晕，大便干燥，舌苔薄腻，根微黄垢，脉软滑微数。证属肝胃气逆，痰浊不降，治以和肝胃，降痰浊。处方：北秫米 12g，清半夏 9g，2 剂。

二诊：入院后服药仍吐，心中烦热，口干且苦，但喜热饮，胃脘作痛，少腹坠胀，根微垢，脉左细弦数，右滑数，病因痰湿中阻，胃浊不克下降，治以益气温中，化痰降浊。处方：党参 3g，干姜 3g，清半夏 3g，三味研末，早晚各服 1.5g，服前再加生姜汁 4 滴，调和徐服。服上药后，呕吐止，诸恙渐安，以后未再服药。

按：此证由于痰湿中阻，阳气失宣，故用补气温中化浊之法，方剂采用《金匮要略》的干姜人参半夏丸，改为散剂，药后呕吐得止。——哈孝贤，哈小博. 金匮妇人篇集义. 北京：中国医药科技出版社，2007：55.

病案三

廖某某，女，22 岁，护士。停经 50 多天，经常泛吐清水及涎沫，饮食难入，得之则吐，畏寒思卧。诊断为妊娠恶阻，曾用葡萄糖液、维生素 B 等多次治疗，获效不显，乃转中医治疗。查：形体消瘦，面色㿠白，喜暖畏凉，大便自调，小溲清长。苔白厚滑，质淡红，脉迟而细滑。诊断为脾胃虚寒，痰饮上逆。治以温化寒饮，和中降逆。方宗仲景干姜人参半夏丸加味：干姜 6g，党参 12g，生半夏 6g，鲜姜 6g，砂仁 5g，橘皮 6g。加水稍多煎，取浓汁，缓缓呷服。进 2 剂后，呕吐缓和，畏寒好转，能进少量饼干。再步原意：党参 12g，炒白术 9g，干姜 4g，生半夏 4g，吴茱萸 3g，橘皮 6g，砂仁 5g，鲜姜 4g。2 剂，煎服法同前。服完上方后，病情更趋好转。再予香砂六君子汤加减善后，至足月，产一女婴，母女均健。——哈孝贤，哈小博. 金匮妇人篇集义. 北京：中国医药科技出版社，2007：56.

按：此案患者属恶阻重证，病证表现与干姜人参半夏丸相合，且寒象明显，兼有痰饮上逆，故将丸剂改为汤剂，加如干姜、砂仁、橘皮等，温中行气化痰，效果良好。

二、附子汤证

【原文】

妇人怀娠六七月，脉弦发热，其胎愈胀，腹痛恶寒者，少腹如扇，所以然者，子脏开故也，当以附子汤温其脏。（方未见）。

注：原方未见，后世注家多认为可能是《伤寒论·少阴病》篇的附子汤。

附子汤方：

炮附子二枚　茯苓三两　人参二两　白术四两　芍药三两

【提要】

本条主要论述阳虚寒盛腹痛的证治。

【现代临床运用】

运用本方的辨证要点有，腹痛伴少腹阵阵作冷，形寒怯冷，腹胀，舌质淡，苔白润，脉弦而无力或沉迟无力。而发热一证，则可有可无，若有，亦多为短暂的微热。

现代运用本方可治疗阳虚阴盛的妊娠腹痛、子肿、胎水、先兆流产、习惯性流产、早产等病证。亦可将本方重剂煎汤，温洗或热敷腹部。

【名家辑要】

尤怡注：脉弦发热，有似表邪，而乃身不痛而腹反痛，背不恶寒而腹反恶寒，甚至少腹阵阵作冷，若或扇之者然，所以然者，子脏开不能合，而风冷之气乘之也。夫脏开风入，其阴内胜，则其脉弦为阴气，而发热且为格阳矣。胎胀者，胎热则消。寒则胀也。附子汤方未见。然温里散寒之意。概可推矣。——［清］尤在泾.金匮要略心典.上海：上海科学技术出版社，1958：149.

陈修园注：妇人怀孕六七月，脉弦发热，有似表证。其胎愈胀，乃头与身不痛。而腹痛背不恶寒，而腹恶寒，甚至少腹阵阵作冷状如被扇，所以然者，子脏开而不能阖，而风冷之气乘之之故也。夫脏开风入，其阴内胜，则其弦为阴气。而发热且为格阳矣。胎胀者，热则消，寒则开也，当以附子汤温其脏。此为胎胀少腹如扇者，出其方治也。李氏云，子脏，即子宫也，脐下三寸为关元，左二寸为胞门，右二寸为子户，昔人谓命门为女子系胞之处。非谓命门即子脏也。金匮明明指出少腹。何荒经者之聚讼纷纷也。——陈修园.金匮要略浅注.上海:上海科学技术出版社,1958:178—179.

黄元御注:木郁则脉弦。木郁阳陷,故发热而恶寒。木郁克土,故胎胀而腹痛。木郁风生,故少腹凉气如扇。所以然者,土湿水寒,肝木不荣,陷而生风,疏泄失藏,致令子脏开张故也。当以附子汤,温其肾脏,苓、附泄水而驱寒,参、术补土而益气,芍药敛木而息风,水温土燥,木荣风息,则寒热止而痛胀消矣。——[清]黄元御.金匮要略悬解.山东:齐鲁书社,1997:142.

【医家临证思维】

丹皮元简:[徐]子藏者,子宫也,开者不敛也,宜以附子汤温其脏。原方失注,想不过《伤寒论》中附子合参、苓、术、芍之附子汤耳。案,《金鉴》云:方缺,文亦不纯,必有残缺。然尤注义通,今从之。《张氏医通》云:妊娠脉弦为虚寒,虚阳散外,故发热,阴寒内逆,故胎胀,腹痛恶寒者,其内无阳,子藏不能司闭藏之令,故阴中觉寒气,习习如扇也。用附子汤以温其脏,则胎自安。世人皆以附子为堕胎百药长,仲景独用以为安胎圣药,非神而明之,莫敢轻试也。——丹波元简.金匮玉函要略辑义.北京:学苑出版社,2011:426.

周扬俊:妊至六七月筋骨坚强之时。若其脉弦,弦为虚,为寒,内格其阳于外而发热。阴寒内逆而作胀,腹痛恶寒者,其内无阳,故子脏开,少腹如扇也。用附子汤复返其阳,以温其脏。——[清]周扬俊.金匮玉函经二注.上海:上海科学技术出版社,1959:3.

高学山注:妇人怀妊,除少阴君主之官,其经气血,不堪供应胞胎。手太阳与心经为表里,随心为主,故俱不养胎外。其余经脉,逐月轮滋。故一月始胚,足厥阴肝脉养之。二月始膏,足少阳胆脉养之。三月始胞,手厥阴心包脉养之。四月形体成,手少阳三焦脉养之。五月能动,足太阴脾脉养之。六月筋骨立,足

阳明胃脉养之。七月毛发生，手太阴肺脉养之。八月脏腑具，手
阳明大肠脉养之。九月谷气入胃，足少阴肾脉养之。十月诸神
备，足太阳膀胱脉养之，即产矣。妊娠六七月。是胃与肺养胎之
候。胃为悍气之源，肺司诸气之总。二者化醇，则阳气之柔者养
筋。而脉不瘦削弦急，阳虚故脉弦也。又里寒则逼微阳于外，故
发热。里阳充满而包裹胎气，则胎气受持而相安于不觉。阳虚而
失包裹之用，故其胞纵放，而殊觉愈胀也。腹痛者，里寒之应，
表虚，故恶寒也。少腹如扇，言少腹中如以冷风扇入之状。正阳
气失守，而不能温胎之应也。子藏开者，非子藏开解之谓。盖阳
主护卫周密之用，阳虚而不护不密，故曰开也。附子辛咸温热，
辛以散寒，咸以润下，温热以补助阳气，故可为下焦子藏之温药
也。原方虽缺。以鄙意拟之，或以附子为君，而加肉桂、芍药及
当归、茯苓之类耶。盖肉桂为皮，其性内裹，能伏表热以温里。
芍药酸敛，其性内行下走，能引桂附直至子藏。且气因于血，气
虚者，血必虚，故加温经补血之当归。又内寒者，多聚水，故加
茯苓以渗泄耳。并附于此，以正高明。或曰，六月胃脉养胎，七
月肺脉养胎，二经所喜，辛甘温畅，似于干姜、甘草无忤乎。
——[清] 高学山. 高注金匮要略. 上海：上海科学技术出版社，
1959：266—267.

【典型病案】

病案一

江某某，29 岁。患者第一、二次妊娠均 6 月小产，做卵巢瘤
手术后第三次妊娠，3 个多月小产，每次经西药治疗未效。本次
妊娠经闭于 1962 年。9 月 1 日，妊娠 4 个月始出现少腹发凉，脚
凉（下地尤甚），食不下等症。脉滑数，舌滑口淡，乃投附子，
每剂 6g，伍以吴萸、厚朴、枳实等，连用 20 天，当时下腹寒虽
轻，痛仍重，乃用少腹逐瘀汤等 10 余剂，近妊娠 6 个月时，又
以胃脘及少腹寒凉，故连用附子 6 方，每方附子 6 克。妊娠 7 个

月又第三次连用附子 10 方，每方附子 1.5~6g，后以凉痛减轻而停药，胎儿发育良好，足月产一 3400g 女婴。——哈孝贤，哈小博.金匮妇人篇集义.北京：中国医药科技出版社，2007:29.

按：根据患者既往习惯性流产史，当时的舌相以及少腹发凉、脚凉等症状，判断患者阳虚寒盛，脉象滑数属于虚热之征。故投以附子汤，温阳散寒，暖宫安胎。

病案二

谢某，女，28 岁，唐林村人。感冒后不欲食。本属脾胃虚弱，应补之益之，却以为胃中积滞，用盐卤泻之。泻后胃纳有减无增，并出现夜间不寐，迄今已十四日矣。询知胸闷心悸，倦怠畏寒，身重跗肿，四末发冷。食后心下沉闷，大便溏，小便不利，口不干苦。视其舌，淡红无苔。切其脉，沉缓无力。诊其腹，心下痞满，无抵抗。脉证分析：温病伤阴，伤寒损阳，《素问·生气通天论》云："阳气者，若天与日，失其所则折寿而不彰。"今伤寒后阳气不足，复经攻下，阳气更虚，致水饮泛滥，凌心则神不安宅而心悸不寐；饮邪弥漫，中州无光，土不制水而水肿便溏。治当温阳健脾，化气利水，阳气旺则阴自消，脾土健则水自落。调兵遣将，真武汤、附子汤皆可胜任，然本案脉象无力，似更宜附子汤也。拟：附子 10g，白术 15g，茯苓 15g，白芍 10g，党参 10g，生姜 10 片，2 剂。

二诊：夜寐可达 5 小时，小便增多，身重跗肿大减，畏寒亦轻，四肢转温，纳化仍差，脉舌如前。阳气恢复一分，水饮退却一分，今效已昭然，恢复健康，企踵可待。原方三剂。三诊：夜寐甘甜，纳化几近正常，令服归脾丸以善后。

按：不寐一证，以血虚阴亏、心神失养及痰火扰心为多。阳虚阴盛，水饮不化，致多寐者有之，致不寐者，之前余未尝得见。本案根据畏寒、肢冷、跗肿、小便不利等阳虚水饮不化症状，拟用附子汤温阳气，消阴霾。仅五剂，便阴阳交泰，睡寐甘

甜。特志之。——闫云科.临证实验录.北京:中国中医药出版社,
2012:144~145.

病案三

陈某某,女,27岁。妊娠6月,两足肿胀,下肢重坠,行动
不便,精神倦怠,胃纳不佳,口淡不渴,小便不利,舌淡,脉细
滑。证属脾肾阳虚,气机不运,水气凝聚而成子肿。治从温肾
阳、健脾运、养血行水为主:附子、党参、茯苓各30g,苍术、
白术、桂枝各20g,干姜、当归、川芎各14g,炙甘草7g,煎服;
外用苏叶、苍术、桂枝各30g,水煎浸洗足部。7剂后,小便较
长,足肿渐消,原方加熟地、黄芪、白芍各15g。服2剂,患者
自觉口渴思饮,两目多眵,而脉舌同前。考虑到患者阳气尚虚
微,但辛燥之品不宜过量,乃遵《内经》"大毒治病,十去其
六"之训,仿前法减其制,先后共服17剂(外用方持续使用),
服后溲畅肿退,按期顺产,母子健康。——哈孝贤,哈小博.金匮
妇人篇集义.北京:中国医药科技出版社,2007:30.

按:附子汤主治妊娠阳虚寒盛腹痛,患者妊娠6月,两足肿
胀,下肢重坠,精神倦怠,舌淡,脉细滑等病症与附子汤证相
合,且气机不利,水气停滞明显,加苍白术、桂枝、干姜、当归
等,行气利水,温中养血。

三、当归芍药散证

【原文】

妇人怀娠,腹中疞痛,当归芍药散主之。

当归芍药散方:

当归三两　芍药一斤　茯苓四两　白术四两　泽泻半斤　芎
劳半斤(一作三两)

上六味,杵为散,取方寸匕,酒和,日三服。

【提要】

本条论述妊娠肝脾失调腹痛的证治。

【现代临床运用】

运用本方的辨证要点，一是肝血虚少，见面唇少华，头晕，目眩，爪甲不荣，肢体麻木，腹中拘急而痛，或绵绵作痛，或月经量少，色淡，甚至闭经等。二是脾虚湿阻，可见纳少体倦，白带量多，面浮或下肢微肿，小便不利或泄泻。同时，可见舌淡苔白腻或薄腻，脉弦细。临床治疗胎位不正，加续断、菟丝子、桑寄生、大腹皮、苏叶、陈皮等；治先兆流产，加川断、桑寄生、菟丝子、苎麻根；治慢性盆腔炎，加白花蛇舌草、红藤、薏苡仁；治心绞痛，加太子参、丹参、水蛭；治慢性阑尾炎，加败酱草。

现代运用本方可治疗病机与肝脾失调，气郁血滞湿阻有关的妇科、内科、五官科、外科等病证。如，胎位不正、先兆流产、功能性子宫出血、慢性盆腔炎、特发性浮肿、痛经、不孕、妊娠高血压综合征、妊娠贫血、妊娠坐骨神经痛、子宫肌瘤、更年期综合征、心绞痛、慢性阑尾炎等。

【名家辑要】

丹皮元简注：《和剂局方》当归芍药散，治妊娠腹中绞痛，心下急满，及产后血晕，内虚气乏，崩中久痢。常服通畅血脉，不生痈疡，消痰养胃，明目益津。——丹波元简.金匮玉函要略辑义.北京：学苑出版社，2011：431.

黄元御注：胎成气滞，湿土贼于风木，则腹中疠痛。当归芍药散，芎、归、芍药，润肝而行瘀，苓、泽、白术，泻湿而燥土也。——[清]黄元御.金匮要略悬解.山东：齐鲁书社，1997：143.

陈修园注：徐忠可云、绞痛者。绵绵而痛，不若寒疝之绞痛。血气之刺痛也。乃正气不足，使阴得乘阳，而水气胜土，脾郁不伸，郁而求伸，土气不调，则痛绵绵矣。故以归芍养血，苓术扶脾，泽泻泻其有余之旧水，川芎畅其欲遂之血气。不用黄芩。痛因虚，则稍挟寒也，然不用热药，原非大寒，正气充则微寒自去耳。——陈修园.金匮要略浅注.上海：上海科学技术出版社，1958：179.

【医家临证思维】

尤怡：按《说文》疗音绞，腹中急也。乃血不足，而水反侵之也。血不足而水侵，则胎失其所养。而反得其所害矣，腹中能无绞痛乎。芎、归、芍药，益血之虚。苓、术、泽泻，除水之气。赵氏曰：此因脾土为木邪所客。谷气不举，湿气下流，搏于阴血而痛。故用芍药多他药数倍，以泻肝木，亦通。——[清]尤在泾.金匮要略心典.上海：上海科学技术出版社，1958：150.

周扬俊：此与胞阻痛者不同。因脾土为木邪所克，谷气不举，浊淫下流，以塞搏阴血而痛也。用芍药多他药数倍以泻肝木，利阴塞。以与芎归补血止痛。又佐茯苓渗湿以降于小便也。白术益脾燥湿，茯、泽行其所积，从小便出。盖内外六淫，皆能伤胎成痛，不但湿而已也。——周扬俊.金匮玉函经二注.上海：上海科学技术出版社，1959：5.

高学山：此胞胎吸血以自养，血不足而因燥留饮，且以水气应胞胎之候也。血不足则腹中之络脉急痛。因燥留饮，而且以水气应胞胎，则胎中之络脉格痛，以下行。而善于养营之芍药为君，而以辛温补血之归、芎两佐之，则血足。而已有替去其水之地。然后以滋阴而善于利水之泽泻，为臣。而以培土燥湿之苓、术两副之。则腹中与胞中之水气俱去矣。其绞痛宁有不愈者哉。——[清]高学山.高注金匮要略.上海：上海科学技术出版社，1959：269.

【典型病案】

病案一

刘某，26岁。结婚三年不孕。行经日准，惟经期腹痛，量少色淡，质稀无块，带下素多，色白不秽。腰重腹胀，纳谷不香，恶心欲吐，胸胁苦满，大便稀溏，口干不欲饮。舌苔白腻，脉象沉缓。冲为血海，任主胞胎。经来色淡，量少质稀，即示冲脉虚衰；带下如注，当系任脉之病；胁胀呕恶，纳呆便溏。为肝木犯胃；腰重腹痛，属湿瘀为患。由是观之，此乃肝郁脾伤，痰湿内生，凝注下焦，瘀阻胞脉，任不通，冲不盛，故难成孕。治宜先舒肝和胃，化湿消瘀；填补冲任，为不急之务，日后再议。拟当归芍药散加味：当归15g，川芎10g，白术15g，泽泻15g，茯苓15g，赤芍15g，柴胡12g，香附10g，3剂。

二诊：此次经汛未见腹痛，经量增多，呕恶止，胃口开，大便正常。今经后第三日，宜将调补冲任合于上法。原方加熟地15g，党参15g，鹿角霜15g。上方共服6剂。两月后喜告经停，后足月生一女婴。

按：瘀湿留滞下焦，精卵如隔银河，故难以孕。临证针对腰重、腹痛、呕恶、便溏等瘀湿之证，予以健脾化湿，舒肝行瘀。继而针对经少带多，合以填补冲任。依法用之，竟然如愿。——闫云科.临证实验录.北京：中国中医药出版社，2012：181—182.

病案二

傅某某，女，24岁，农民。1979年10月，分娩一男婴，生产时出血较多，产后两月仍阴道不规则出血，淋漓不断，色淡。伴下腹疼痛，纳呆，精神萎靡不振，面黄肌瘦。妇科检查：子宫复旧不良。给当归芍药散2剂，4天后复诊，阴道出血极少，腹痛消失。嘱服第三剂当归芍药散加党参、黄芪。药后诸症若失，半年后随访未见复发。——哈孝贤，哈小博.金匮妇人篇集义.北京：中国医药科技出版社，2007：47.

按：当归芍药散主治妊娠肝脾失调之腹痛，本案患者属肝血不足，脾失健运，伴中气不足之证，投以本方，并佐党参、黄芪健脾升清，服之效良。

病案三

童某某，女，24岁。妊娠4月，腹痛2天，以阑尾炎收住外科，经检查诊断，胆囊炎待排，妊娠并肠蛔虫。因是孕妇故邀用中药治疗。诊得面色不华，神疲倦怠，腹痛隐隐，辄时加重，喜暖，食欲不佳，口淡乏味，大便不爽，舌胖大质淡，苔薄白，脉细紧而滑。此妊娠已排除外科急腹证，患者不愿用抗生素及驱虫药而求治于中医。以肝脾不调，脾虚湿滞，经脉失濡辨治，故用当归芍药散养血健脾，柔肝缓急止痛。当归身15g，杭芍50g，川芎5g，茯苓20g，泽泻15g，白术15g。二诊，服上方后痛减大半，食欲不佳，口淡乏味，神倦，继服上方加砂仁、炙草。三诊，腹痛除，余证减，继服上方加桑寄生3剂善后，调理而愈。

——哈孝贤，哈小博.金匮妇人篇集义.北京：中国医药科技出版社，2007:47.

按：本案患者临证表现是典型的当归芍药散证，治之养血调肝，健脾渗湿。腹痛明显，故重用芍药，后加入砂仁、炙甘草，渗湿健脾，理气安胎。

四、胶艾汤证

【原文】

师曰：妇人有漏下者，有半产后因续下血都不绝者，有妊娠下血者，假令妊娠腹中痛，为胞阻，胶艾汤主之。

芎归胶艾汤方：（一方加干姜一两。胡洽治妇人胞动无干姜）。

芎劳　阿胶　甘草各二两　艾叶　当归各三两　芍药四两　干地黄四两

上七味，以水五升，清酒三升，合煮，取三升，去滓，内胶，令消尽，温服一升，日三服。不差，更作。

【提要】

本条主要论述妇人冲任脉虚三种下血的证治。

【现代临床运用】

运用本方的辨证要点为冲任虚损，血虚兼寒。临床可见所下之血色多浅淡，或黯淡，质清稀，并常伴头晕目眩，神疲体倦，舌淡，脉细等。如治下血腹不痛，去川芎；血多者，当归用量酌减，加贯众炭、地榆炭；气虚伴少腹下坠者，加党参、黄芪、升麻；腰酸痛者，加杜仲、川断、桑寄生；胎动不安者，加苎麻根。

现代运用本方可治疗多种妇科出血病，包括崩漏、产后恶露不绝、胎漏、胎动不安、滑胎，涉及功能性子宫出血、宫外孕、先兆流产、习惯性流产等。

【名家辑要】

陈修园注：师曰：妇人有漏下者。妊娠经来，俗谓之激经也。有四五月堕胎，谓之半产。半产后，伤其血海，因续下血，都不绝者。有妊娠下血者，如前之因者，固有之。假令妊娠无癥而下血。惟见腹中痛者，则为胞阻。胞阻者，胞中之气血不和，而阻其化育也，以胶艾汤主之。推而言之，凡妇人经水淋沥，及胎阻前后下血不止者，皆冲任脉虚，阴气不守也。此方皆可补而固之，此为胞阻者而出其方治也。然此方为经水不调，胎产前后之总方。——［清］陈修园. 金匮要略浅注. 上海：上海科学技术出版社，1958：179.

黄元御注：非经期而下血，如器漏水滴，谓之漏下。土弱木郁，不能养胎，则胎落而半产。半产后，肝脾遏陷，阳败而不能温升，因续下血不止。肝脾阳衰，胎成气滞，木郁血陷，故妊娠下血，如宿癥漏下之类。假令妊娠，腹中疼痛而下血，此为胞气阻碍，经血不得上行而下也。胞阻之病，因木郁风动，经脉寒涩而成。胶艾汤，芎、地、归、芍，养血而行瘀涩，阿胶、艾叶，润燥而温寒凝，甘草补土而暖肝气，木达则阻通矣。——［清］黄元御. 金匮要略悬解. 山东：齐鲁书社，1997：143.

尤怡注：妇人经水淋沥，及胎产前后下血不止者，皆冲任脉虚，而阴气不能守也。是惟胶艾汤为能补而固之。中有芎、归，能于血中行气，艾叶利阴气，止痛安胎，故亦治妊娠胞阻。胞阻者，胞脉阻滞，血少而气不行也。——［清］尤在泾.金匮要略心典.上海：上海科学技术出版社，1958：150.

【医家临证思维】

丹皮元简：［魏］用芎劳行血中之凝，阿胶、甘草、当归、地黄、芍药五味，全补胞血之虚，艾叶温子脏之血，寒证见，加干姜，热证见者，干姜烧灰存性，温经散寒，开凝通阻而血反止矣。干姜之加，乃注中所增，实不易之药。余治妇人经血，屡试屡效者也，故竟僭而添入方中，高明鉴焉。——丹波元简.金匮玉函要略辑义.北京：学苑出版社，2011：428.

周扬俊：经水与结胎，皆冲任也，冲任乃肾用事者也。肾属坎，坎者时与离会，则血满经水行，犹月之禀日光为盈亏也。精有所施，心神内应，血即是从。故丁壬合而坎离交，二气凝结。变化胚胎矣。然持守其阴阳交合，长养成胎者，皆坤土资之也。阴阳抱负，则坤土堤防，故不漏。若宿有瘀浊客于冲任，则阴自结而不得与阳交合，故有半产漏下不绝也。若妊娠胞阻者，为阳精内成胎，阴血外养胞，负坤土失其堤防，用此方皆治之。芎、归辛温，宣通其阳血；芍药味酸寒，宣通其阴血；阿胶之甘温。内经曰：肺合外皮毛，皮毛生于肾水。东垣谓其入于太阴足少阴厥阴。尝思在身气化成形，金石草木之药，终不如血肉之资养同类者以养之。此方用阿胶安胎补血，塞其漏泄宜矣，甘草和阴阳，通血脉，缓中解急，其气内入，开利阴血之结，而通于阳。地黄犹是补肾血之君药也。调经止崩，安胎养血，妙理无出此方。然加减又必从宜。若脉迟缓，阴胜于阳，则加干姜、官桂。若数大，则宜加黄芩。——［清］周扬俊.金匮玉函经二注.上海：上海科学技术出版社，1959：4—5.

高学山：此辨胞阻之证治也。言妇人血证，种种不同。即妊娠下血，尚有各别。必下血而腹痛，然后谓之胞阻。勿误认误治也。漏下是临经不畅，经后陆续见红，如渗漏之状，故曰漏下。即二条所谓癥痼害，而漏下不止是也。此就未妊者而言，故曰妇人。半产后下血不绝。妇人杂证十一条曰：寸口脉弦而大，弦则为减，大则为芤，减则为寒，芤则为虚，虚寒相抟。妇人则半产漏下，是半产之故。由于上焦气减，不能提挚，下焦血虚，不能固守之所致。则产后之下血不绝，益可知矣。妊娠下血不止胞阻，其胎动胎漏，虽已详二条注，但胎动之故。除心肺间之天气上空，不能下提，以致自陷自脱。如瓜果无力而萎黄落蒂之外。余皆登高临深，弯腰扭体，以内伤其胎。如瓜果之突遭冰雹，风摇而落者。故其血由子藏而下，而其证重也。若胎漏之故，其因不外三者。气虚失提，亦漏中之一，癥痼二也，胞阻三也。夫气虚失提，尤为易辨。独癥病胞阻，分别甚微，不可不察也。病为气血尚能养胎，特胎络为死血所逆，失其入胎之路而下，故桂苓丸，惟去癥而不补血者此也。胞阻为胎络并无郁瘀，特其血室中气血两虚，而自阻其养胎之妙，故名胞阻。血虚失养，故腹痛。气虚失守，故下血。此本汤大补其血，而并温其气，且绝不用破癥之药者，又可证也。汤意合胶归芎地而全用者，以阿胶之皮性，善外走。芎藭之擗性善上走，所以滋十二经脉之血，而内注血室也。以当归之直根者，深入厥阴。以地黄之黑色者，下入少阴。所以滋肝肾阴藏之血，而浮注血室也。然后重用行阴之芍药，以统御之。则由血室而渐可灌溉胞胎矣。艾味辛苦，而气性温浮。盖辛能利入胞之络，苦能坚下脱之血，气温性浮，得甘浮之甘草，以为副，则又能养气而上提其血矣。酒性温润浮行，温则为艾叶、甘草之使，润则为胶、归、芎、地之臣。浮以固脱，行以走滞。且醇酒味浓生热，清酒薄则生气，将并气虚失提之漏血者，亦可主治也。——[清]高学山. 高注金匮要略. 上海：上海科学技术出版社,1959:268—269.

【典型病案】

病案一

于某某,女,40岁,1993年11月29日初诊。素来月经量多,近月余淋漓不断,某医院诊为"功能性子宫出血"。经色鲜红、质稀、头晕乏力、腰酸腿沉、口渴、口苦、便干。舌体肥大,舌边有齿痕,苔白,脉沉按之无力。此证属气血两虚兼有虚热。经云:冲为血海,任主胞胎。今冲任不固,阴血不能内守,而成漏经。治当养血止血,益气养阴调经,方用胶艾汤加味。阿胶珠12g,艾叶炭10g,川芎10g,当归15g,白芍15g,生地20g,麦冬20g,太子参18g,炙甘草10g。服7剂而血量大减,仍口苦,腰酸,大便两日一行,于上方中加火麻仁12g。又服7剂,诸症皆安。

按:综合本案脉证,月经不止、质稀、头晕、乏力、舌胖、脉沉无力;究为气血两虚,冲任不固,故用胶艾汤调补冲任,固经止血。又见经色鲜红、口渴,此出血日久,伤阴损津所致,故加麦冬以养阴生津也。——陈明.刘渡舟临证验案精选.北京:学苑出版社,1996:164—165.

病案二

2005年9月27日。黄某,24岁,因口服紧急避孕药之后,月经提前5天,于9月16日来潮,经量不多,色鲜红,至今12天未净,平时月经基本正常,经前腰痛,白带不多,纳可,寐安,二便正常。生育史:2-0-2-0。舌淡红,苔薄白,脉细。西医诊断:避孕药引起月经失调。治法:凉血和血止血。方剂:胶艾汤加味。生地15g,炒白芍10g,当归6g,川芎3g,阿胶(烊冲)10g,艾炭5g 甘草6g,水牛角(先煎)20g,竹茹10g,仙鹤草20g,3剂。

二诊:2005年9月30日。经水将净,咖啡色,头晕,舌脉如上。生地 15g，炒白芍 10g，当归 6g，川芎 3g，阿胶（烊冲）10g，艾炭 5g，甘草 6g，仙鹤草 20g，荆芥炭 10g，贯众炭 15g，4 剂。三诊：2005 年 10 月 5 日。上药服 1 剂，经水净。妇科检查未见异常，舌脉如上。用乌鸡白凤丸调理善后。

按：本案为口服紧急避孕药引起经期过长，经量不多，但经色鲜红，以血热论治，故以胶艾汤改熟地为生地，加水牛角、竹茹、仙鹤草，凉血和血止血。——马大正.妇科证治经方心裁:206 首仲景方剂新用广验卷.北京:人民卫生出版社,2007:425.

病案三

2005 年 2 月 17 日。金某，26 岁，孕 58 天，劳累之后阴道少量出血 20 天，咖啡色，腰骶坠痛，B 超检查提示宫内胚胎存活。生育史：0-0-0-0。舌淡红，苔白腻，脉滑数。西医诊断：先兆流产。治法：温经和血安胎。方剂：胶艾汤加味。阿胶（烊冲）10g，艾叶炭 5g，熟地 12g，白芍 10g，当归 5g，川芎 4g，生甘草 5g，莲蓬 10g，仙鹤草 15g，4 剂。

二诊：2005 年 2 月 21 日。阴道出血已净，腰酸，舌脉如上。中药守上方去莲蓬，加荆芥炭 10g，桑寄生 15g，4 剂。

按：本案为胎动不安，亦即文中之"胞阻"。对于妊娠出血咖啡色者，清常无功，温屡取效。患者腰骶坠痛，《素问·脉要精微论》有"腰者，肾之府，转摇不能，肾将惫矣。"故以胶艾汤加莲蓬、仙鹤草，以温经和血，益肾安胎。——马大正.妇科证治经方心裁:206 首仲景方剂新用广验卷.北京：人民卫生出版社,2007:426.

五、当归贝母苦参丸证
【原文】

妊娠小便难，饮食如故，当归贝母苦参丸主之。

当归贝母苦参丸方：（男子加滑石一半两）

当归　贝母　苦参各四两

上三味，末之，炼蜜丸如小豆大，饮服三丸，加至十丸。

【提要】

本条主要论述妊娠血虚热郁小便难的证治。

【现代临床运用】

运用本方的辨证要点为妊娠血虚热郁，通调失职，兼膀胱湿热蕴结。可见小便短黄不爽，或尿频尿急，淋漓涩痛，伴小便灼热，小腹胀痛。临床若兼见偏阴虚者，加生地、枸杞、车前子、木通；偏实热者，加黄柏、淡竹叶、栝楼；兼气虚者，加黄芪、党参、川断。

现代运用本方可治疗妊娠膀胱炎、妊娠尿潴留、慢性支气管炎、肾盂肾炎、急慢性前列腺炎等。

【名家辑要】

丹波元简注：《张氏医通》云：此小便难者，膀胱热郁，气结成燥，病在下焦，所以饮食如故。用当归以和血润燥，贝母以清肺开郁，苦参以利窍逐水，并入膀胱，以除热结也。案，贝母，《本经》、甄权并云：治产难。而《外台·子痫门》《小品》葛根汤方后云：贝母令人易产，若未临月者，升麻代之。此说虽不可信，然足见其亦有利窍之功，本方所用，盖取之于利窍耳。《金鉴》云：方证不合，必有脱简，不释。殆不考药性也。时氏《产经》苦参圆，主疗与原文同。当归、贝母、苦参各9g，滑石1.5g。上为末，蜜丸如小豆大，以米饮下二十圆。——丹波元简. 金匮玉函要略辑义. 北京：学苑出版社，2011：433.

黄元御注：水生于肺金而泻于肝木，妊娠中气郁满，升降失职，金逆而生上热，木陷而生下热，源流堙塞，故小便艰难。当归贝母苦参丸，当归滋木而息风，贝母泻热而清金，苦参泻湿而利水也。——[清]黄元御. 金匮要略悬解. 山东：齐鲁书社，1997：144.

陈言：凡妊娠胎满逼胞，多致小便不利者，或心肾气不足，不能使胞冷，清浊相干，为诸淋病；或胞系了戾，小便不通，名曰转胞。又胎满，尿出不知时，名遗溺。治之各有方。——陈无择.三因极一病证方论.北京：中国医药科技出版社，2011:301.

【医家临证思维】

尤怡：小便难而饮食如故，则病不由中焦出。而又无腹满身重等证，则更非水气不行，知其血虚热郁，而津液涩少也。本草当归补女子诸不足，苦参入阴利窍除伏热，贝母能疗郁结，兼清水液之源也。——［清］尤在泾.金匮要略心典.上海：上海科学技术出版社，1958:151.

周扬俊：小便难者，膀胱热郁，气结成燥，病在下焦，不在中焦，所以饮食如故。用当归和血润燥，本草贝母治热淋，以仲景陷胸汤观之，乃治肺金燥郁之剂。肺是肾水之母，水之燥郁。由母气不化也，贝母非治热，郁解则热散，非淡渗利水也，其结通则水行。苦参长于治热，利窍逐水，佐贝母入行膀胱以除热结也。——［清］周扬俊.金匮玉函经二注.上海：上海科学技术出版社，1959:卷二十六.

高学山：妊娠小便难，其因有三：血短于养胎，而诸腑以及经脉，各借滋于水饮，而渗泄之气化自缓和，一也；胞胎具一团阳气，热逼小肠膀胱之界，使气壅所出之窍者，二也；又胞胎之生气，浮纵而鼓塞于少腹，以挨挤膀胱，俾膀胱逼窄而尝扁，不能容十分之二三，故水饮少入，即急满而欲尿，既短且数。且挤其溺管狭小，而出又艰难者，三也。今妊娠小便难，又不渴悸而饮如故，不呕满而食如故，是小便之难。不当责上中二焦，而为胎热胎胀无疑，故用贝母、苦参之苦寒者，殆寒以清火，苦以束胎也。然后合补血之当归以润血，而借滋之水饮，将得路而下渗矣。盖贝母体轻色白，能开郁滞之气。苦参味苦性沉，能坚散漫之气，故疡家为散火消肿之专药。夫母气之郁滞疏通，子气之散漫摄伏。又血液自裕，而替下借滋之水，则小便复何留连阻滞。

而尚有艰涩之苦乎，真神明之制也。尝读仲景妊娠诸条，并细按其病脉证治。而知妇人怀身十月，俱恩中生害，而前后方药，却又害中生恩者也。盖母身之气血自虚，则以不能荫胎。而胎弱者，将为子病，幸而子胞之气血自壮，则又以善能养胎，而胎盛者，复为母灾。甚至子胎病虚，更加伤母，母灾太甚，又复伤胎，非恩中之害而何，至其治法。于干姜人参半夏丸，则纯用西金辛辣之气，以克制其生机之上冲。于当归贝母苦参丸，又纯用苦寒收束之味，以坚拢其形质之放荡，盖权衡于母子之间，而以益母损子者为正治，则正保母以养子之意。故曰：害中之恩者此也。——[清]高学山.高注金匮要略.上海：上海科学技术出版社，1959：270—271.

【典型病案】

病案一

唐某某，女，38岁。患慢性肾盂肾炎急性发作。患者本人是医务工作者，据云：3年前曾患急性肾盂肾炎，经部队医院给服呋喃咀啶、肌注庆大霉素等治愈。此次复发已1星期，再用上药疗效不显。其症腰腹胀痛，尿频尿急，排尿点滴，灼热刺痛，伴有低烧，身体疲乏，食欲减退，舌苔黄腻，脉象濡数。此湿热之邪流注下焦所致，宜清热利湿，解毒排脓为治。用当归贝母苦参丸改作汤剂：当归10g，贝母10g，苦参10g，加黄芪15g，银花10g，连翘6g，赤小豆15g，鱼腥草15g，车前子10g，地龙10g，草梢10g，连服20多剂，诸症消失，尿常规正常，尿培养阴性。——哈孝贤，哈小博.金匮妇人篇集义.北京：中国医药科技出版社，2007：62.

按：本案患者膀胱湿热蕴结致小便不利，予以当归贝母苦参汤加减清热下气通淋，并佐黄芪补气。

病案二

陈某某，24岁。第2胎怀孕3个多月，小便不通已8天，经治无效。少腹胀坠，尿时更甚，小便点滴不能流，食欲稍减，口渴微苦，不敢多饮。脉左沉细，右中取微现弦滑，舌质红，苔薄白微腻。证属血虚热郁，膀胱津液涩少。治宜养血润燥，清热散结。当归、贝母、苦参、南沙参、柴胡、黄芩、白芍、麦冬各12g，半夏、泽泻、大枣各10g，生姜、川楝各6g，甘草3g。1剂小便即通，2剂后小便渐多，诸恙大减。稍加外感，咽痛微咳，前方加桔梗、薄荷，服2剂。后予沙参、百合、生地、麦冬、当归、桔梗、黄芩、知母、茯苓、紫菀、天花粉、甘草、川楝子等品，养血安胎，清肺金而愈。——哈孝贤，哈小博.金匮妇人篇集义.北京：中国医药科技出版社，2007：62.

按：本案患者舌苔脉象切合当归贝母苦参丸证，将丸剂改为汤剂，配合南沙参、麦冬、黄芩、半夏、柴胡、川楝、大枣、生姜等药物，清热行气，滋阴生津。

病案三

于某某，文，26岁。闭经2个月，呕吐便秘半月余，日呕吐5~10次不等，吐物黏稠，嗜酸，但不影响进食。大便秘结，五六日不行，勉强入厕偶便出几枚干粪，腹中满闷不适。尿少而黄，但无尿道涩痛。舌质红，苔黄略腻，脉濡数。诊断为妊娠呕吐。其证为痰热阻于中焦，胎气上逆，胃失和降而致呕吐，予加味温胆汤2剂，呕吐缓解。惟便秘仍在，腹仍不适，舌质红，黄腻苔已退，脉细数。此系妊娠呕吐伤及胃阴，又胎气初结，血聚养胎，阴血不足而生虚热，虚热耗津，致大便秘而不解。故用当归贝母苦参丸方，养血清热散结。重用当归40g，苦参15g，贝母10g。日1剂，分2次服，连服4剂，大便得通，舌红转淡，腹满消失。妊娠至6个月，便秘复作，再投此方3剂，至分娩，便秘未再出现。——哈孝贤，哈小博.金匮妇人篇集义.北京：中国医药科技出版社，2007：63.

按：当归贝母苦参丸证治妊娠小便难，方中所用贝母清热开郁下气，复肺之通调，肺为水之上源，且与大肠相表里，故应用本方亦可治疗妊娠大便难。本案患者系妊娠呕吐伤及胃阴，阴血不足而生虚热，故重用当归养血润燥，服用本方而见效。

六、葵子茯苓散证

【原文】

妊娠有水气，身重，小便不利，洒淅恶寒，起即头眩，葵子茯苓散主之。

葵子茯苓散方：

葵子一斤　茯苓三两

上二味，杵为散，饮服方寸匕，日三服，小便利则愈。

【提要】

本条主要论述妊娠水气的证治。妊娠水气即后世的"妊娠肿胀"，亦称"子肿"。

【现代临床运用】

运用本方的辨证要点为膀胱气化受阻，水气内停的实证，可见身重，身重，小便不利，洒淅恶寒，起则头眩。临床若兼见腹满，加紫苏、砂仁；头面四肢皆肿者，加泽泻、猪苓；喘者，加葶苈子、桑白皮。

现代运用本方可治疗子痫先兆、急性肾炎等。

【名家辑要】

陈修园注：妊娠有水气，谓未有肿胀，无其形，但有其气也。水气在内，则身重小便不利。水气在外，则洒淅恶寒。水能阻遏阳气上升，故起即头眩。以葵子茯苓散主之，是专以通窍利水为主也，葵能滑胎而不忌，有病则病当之也，此为妊娠有水气者，而出其方治也。——[清]陈修园.金匮要略浅注.上海：上海科学技术出版社，1958：180—181.

黄元御注：妊娠，内有水气，身体沉重。土湿木郁，疏泄不行，故小便不利。木郁阳陷，阴气外束，故洒淅恶寒。水邪阻格，阳气升浮，故起即头眩。葵子茯苓散，葵子、茯苓滑窍而泻水也。——黄元御.金匮要略悬解.山东：齐鲁书社，1997：144.

吴谦注：妊娠外有水气则浮肿，洒淅恶寒，水盛贮于肌肤，故身重；内有水气，则小便不利，水盛阻遏阳气上升，故起即头眩也。用葵子茯苓者，是专以通窍利水为主也。——吴谦.医宗金鉴.北京：人民卫生出版社，2006：530.

【医家临证思维】

尤怡：妊娠小便不利，与上条同。而身重恶寒头眩，则全是水气为病。视虚热液少者，霄壤悬殊矣。葵子、茯苓滑窍行水，水气既行，不淫肌体，身不重矣；不侵卫阳，不恶寒矣；不犯清道，不头眩矣。经曰：有者求之，无者求之；盛虚之变，不可不审也。——［清］尤在泾.金匮要略心典.上海：上海科学技术出版社，1958：151—152.

高学山：妊娠有水气，见上条小便难注。水性下沉，而滞其经络之气，故身重，然必以小便不利为确诊者。因水气不行而旁溢，且身重，尚有脾阳不运之别证故也。洒淅恶寒，言恶寒之状，如以冷水洒身上，而有淅栗之象。盖因水气在经络，而卫阳阻抑失守也。妊娠胎气下实，原多眩证，况小便不利，而复积水气以上冲乎，故头眩也。是则利其小便，使水气去，而诸症俱愈矣。葵子甘寒滑利，盖甘以走气，寒以清热，滑以行津，利以通窍。合茯苓以渗泄之，则小便当渐利矣。——［清］高学山.高注金匮要略.上海：上海科学技术出版社，1959：271.

丹波元简：《妇人良方》云：《产宝》论曰：夫妊娠肿满，由藏气本弱，因产重虚，土不克水，血散入四肢，遂致腹胀，手足面目皆浮肿，小便秘涩。陈无择云：凡妇人宿有风寒冷湿，妊娠喜脚肿，俗为皱脚，亦有通身肿满，心腹急胀，名曰胎水。——丹波元简.金匮玉函要略辑义.北京：学苑出版社，2011：433—

434.

【典型病案】

病案一

蒋某某，32岁。患者系经产妇，今产后2时许，胞衣未能娩出，阴道出血量少；有时甚至不见出血，腹部显著增大，按压腹部或子宫部位，有大量血块或血液流出，血色淡红，小腹微胀，面色㿠白，脉虚弱而涩。处方：炒冬葵子（杵碎）、云茯苓各30g，红参片、明附片（先煎）各10g，炙黄芪60g，炙甘草6g。1剂，煎两服，上午11:40时服头煎，药后自觉头晕、心悸、神疲气短、汗出肢冷好转，下午4:30时服二煎，下午6:10时胞衣自下，出血量约50ml。又服二剂而康复。

按：葵子茯苓散化气行水，滑利窍道，在回阳、益气、救脱的参、芪、草、附鼎力支持之下，取得捷效。——哈孝贤,哈小博.金匮妇人篇集义.北京：中国医药科技出版社,2007:68.

病案二

袁某某，23岁。产后次晨即发现小便点滴而下，渐次闭塞不通，小腹胀急疼痛。西医拟诊为膀胱麻痹，尿路感染，经用青霉素、庆大霉素、新斯的明、乌洛托品等药，治疗5天未效，无奈放置导尿管以缓解小腹胀痛之苦。闻其语言低弱，少气懒言；观其面色少华，舌质淡，苔薄白；察其脉缓弱。处方：炒冬葵子（杵碎）、云茯苓、党参各30g，黄芪60g，焦白术12g，桔梗3g。1剂服后，小便即畅通自如，小腹亦无胀急疼痛感。3剂服完，诸症悉除，一如常人。

按：患者产时失血耗气过多，致肺脾气虚，不能通调水道，膀胱气化不及，故产后小便不通。取葵子茯苓散化气行水，滑利窍道；加桔梗提壶揭盖，以利通调水道；参、术、芪补益脾肺之气虚，助膀胱气化复元，故小便自通。——哈孝贤,哈小博.金匮妇人篇集义.北京：中国医药科技出版社,2007:68.

病案三

初诊：2005 年 8 月 3 日。陈某，57 岁，尿频 2 月余，无尿急、尿痛。7 月 7 日及今日分别两次小便常规检测均正常。平素月经周期基本规则，近来月经周期紊乱，无带下，腹胀，尾骶部下坠感，纳可，寐欠安，多梦，大便调。末次月经 7 月 20 日来潮。原有高血压、高血脂病史。舌淡红，苔薄白，脉细。西医诊断：更年期综合征。治法：清热滋阴，通窍利湿。方剂：葵子茯苓散合当归贝母苦参丸、猪苓汤加减。冬葵子 20g，茯苓 20g，当归 6g，浙贝 10g，苦参 15g，猪苓 10g，泽泻 10g，阿胶（烊冲）10g，六一散 30g，车前子 20g，石韦 20g，6 剂。

二诊：2005 年 8 月 9 日。小便次数减少，尾骶部下坠消失，舌脉如上。中药守上方加淡竹叶 10g，7 剂。

三诊：2005 年 8 月 16 日。小便次数已正常，口苦，头晕，大便稍结，舌脉如上。中药守上方加海金沙 10g，7 剂。

四诊：2005 年 8 月 23 日。小便无殊，头晕已除，大便秘结，鼻息热，口苦，舌脉如上。中药守上方加炒栀子 10g，7 剂。

按：本案患者适值更年期，月经周期紊乱兼见小便频数，当为更年期综合征症状之一，因为患者小便无痛，故与中医淋证无关，属于《素问·本病》中的"小便数"。根据患者天癸将竭又见小便频数，则推断其阴分不足，湿热下注为患，只因湿热未甚，故小便不痛。故以葵子茯苓散合当归贝母苦参丸清湿热通窍，用猪苓汤滋阴利湿，加车前子、石韦、淡竹叶以增强清利湿热之效。三诊时患者出现口苦头晕现象，虽原有高血压、高血脂病史，仍以葵子茯苓散能治因湿邪引起的"起即头眩"，而未再易方，经加海金沙之后，头晕消失，加用炒栀子之后，口苦亦除。

——马大正.妇科证治经方心裁:206 首仲景方剂新用广验卷.北京:人民卫生出版社,2007:441—442.

七、当归散证

【原文】

妇人妊娠，宜常服当归散主之。

当归散方：

当归　黄芩　芍药　芎䓖各一斤　白术半斤

上五味，杵为散，酒饮服方寸匕，日再服。妊娠常服即易产，胎无苦疾。产后百病悉主之。

【提要】

本条主要论述血虚湿热胎动不安的治法。

【现代临床运用】

运用本方的辨证要点是脾虚失运，湿热内蕴而致胎动不安。可见胎动下坠或妊娠下血，或腹痛，或曾经半产等，并伴神疲肢倦，口干口苦，纳少，面黄形瘦，大便或结或溏，舌尖微红或苔薄黄，脉细滑。

现代运用本方可治疗妊娠腹痛、先兆流产。预防先兆流产，加生熟地、桑寄生、续断、菟丝子、阿胶、杜仲等；预防母婴血型不合之新生儿溶血病，加茵陈、大黄、丹参等。

【名家辑要】

陈修园注：徐忠可云生物者，土也。而土之所以生物者，湿也。血为湿化，胎尤赖之。故以当归养血，芍药敛阴。肝主血，而以芎䓖通肝气。脾统血，而以白术健脾土。其用黄芩者，安胎之法，唯以凉血利气为主。白术佐之，则湿无热而不滞。故白术佐黄芩，有安胎之能，是立方之意。以黄芩为主也，胎产之难，皆由热郁而燥，机关不利，养血健脾，君以黄芩，自无燥热之患。故曰常服易产，胎无疾苦，并主产后百病也。——[清]陈修园.金匮要略浅注.上海：上海科学技术出版社，1958：181.

黄元御注：胎之结也，赖木气以生之，藉土气以养之，妊娠所以多病者，土湿而木燥也。燥则郁热而克土，故妊娠所以宜常服者，培养土木之剂也。当归散，白术燥土，归、芍润木，芎劳、黄芩，清热而行瘀，土旺木荣，妊娠无余事矣。——[清]黄元御.金匮要略悬解.山东：齐鲁书社，1997：144.

高学山注：妇人妊娠。就未怀身，及怀身者，而两言之也。妇人妊娠之血，总贵充足而营运。故以补血行血之归、芎为主。而以行阴之芍药，引入肝脏，则血无枯槁及留滞之患矣。但血盛则气亦盛，而多生热，热则恐其耗血，故以黄芩清之。又血足则阴亦足，而或聚湿，湿则恐其滞血，故以白术燥之。此在妇人，则行经畅快，而无癥瘕漏下诸虞。在妊娠，则荫子裕如，而无半产腹痛等弊。故俱可以为常服之主药也。至于妊娠、产前、产后，更以血为根本。尤所宜服，故悉主之。——[清]高学山.高注金匮要略.上海：上海科学技术出版社，1959：272.

【医家临证思维】

尤怡：妊娠之后，最虑湿热伤动胎气。故于芎、归、芍药养血之中，用白术除湿，黄芩除热。丹溪称黄芩、白术为安胎之圣药，夫芩、术非能安胎者，去其湿热而胎自安耳。——尤在泾.金匮要略心典.上海：上海科学技术出版社，1958：152.

丹波元简：方氏《丹溪心法附余》云：此方养血清热之剂也。瘦人血少有热，胎动不安，素曾半产者，皆宜服之，以清其源而无患也。王氏《明医杂著》云：调理妊娠，在于清热养血，条实黄芩为安胎圣药，清热故也，暑月宜加之。养胎全在脾胃，譬犹悬钟于梁，梁软则钟下坠，折则堕矣，故白术补脾，为安胎君药。《外台》《古今录验》术汤，疗妊娠卒得心痛欲死。《千金》治妊娠腹中满痛，又心不得饮食。即本方，去芎、当归。上三味，切，以水六升，煮取二升半，分三服，半日全尽。微下水，令易生。《易简方》治经三四月不行，或一月再至。即本方，加山茱萸。——丹波元简.金匮玉函要略辑义.北京：学苑出版社，2011：436.

周扬俊：内经阴搏阳别。谓之有子，尺脉搏击者。由子宫之气血相搏，而形于脉也。精留血裹，阴阳纽合也。动搏则变化，而变化生于动。若静而不动，则不生不化。是以妊娠之血不可以静。静则凝，凝则泣，泣则亏少而虚，皆不得与化胎之火相合。要其胎孕生化，必脉动搏，故调之者。先和阴阳，利其气血。常服养胎之药，非惟安胎易产，且免产后诸病。芎、归、芍药之安胎补血。白术之用有三：一者益胃，致安气以养胎；二者胎系于肾，肾恶燥，能燥湿而生津；三者皆致中焦所化之新血，去腰脐间之陈瘀。至若胎外之血，因寒湿滞者，皆解之。黄芩减壮火而反于少火，则可以生气。与脾土湿热来伤，及开血之瘀闭。故为常服之剂。然当以脉之迟数虚弱加减之。有病可服，否则不必也。药者，但宜攻邪扶正。不比米谷，性味偏而不正，不可久服。内经曰：味之所入，各归所喜攻。气增而久，夭之由也。

——[清]周扬俊．金匮玉函经二注．上海：上海科学技术出版社，1959：7—8．

【典型病案】

病案一

李某某，女，27岁。婚后2年，孕三胎，均于孕后两个月左右流产，1976年7月来诊。经停40余天，微有恶心，头眩及轻微腹痛，无下血，脉濡滑而数，舌尖微红。为预防再次流产，给服当归散：当归10g，黄芩10g，炒白芍10g，川芎5g，白术10g，紫苏梗10g，青竹茹10g，服药20余剂，后足月妊娠。——哈孝贤，哈小博．金匮妇人篇集义．北京：中国医药科技出版社，2007：73．

按：本案舌苔脉象与当归散证相合，且加入紫苏梗、青竹茹行气、祛痰、安胎，故临床应用本方效果良好。

病案二

汪某某，女，30岁，工人。结婚3年内流产5次，既往流产时间于 60~70 天之间，末次流产期 1983 年 2 月 16 日，来诊时已停经 42 天，尿妊娠试验阳性，因精神恐惧紧张而来本院要求中药预防保胎。症见头昏乏力，心悸口干，纳差，苔薄黄，脉弦滑。处方：当归、白术、黄芩、川续断各 10g，白芍、茯苓、太子参、阿胶各 12g，桑寄生、菟丝子各 15g，川芎 5g，麦冬 10g，每周服 3 剂，至 3 个月时停服。于 1984 年 5 月，顺产一女婴。——哈孝贤，哈小博编著. 金匮妇人篇集义. 北京：中国医药科技出版社,2007:74.

按：本案患者有习惯性流产史，诊其舌苔脉象可知，患者气血不足，脾肾两虚，且伴阴虚之象。故于当归散中，加以太子参、茯苓、桑寄生、菟丝子、麦冬、黄芩等健脾补肾滋阴去虚热的药物。

病案三

吴某某，30 岁，护士。妊娠近 5 个月，右下腹痛已逾 3 日，头昏肢倦，纳少，口苦而干，咳嗽干呕，大便时结时溏，舌尖赤，苔薄白，脉滑数。心肺（–），肝脾未扪及，右下腹有局限性压痛，麦氏征（+），血象：白细胞 $9×10^9$/L，中性 78%，淋巴细胞 22%。诊为脾胃不和，湿热内阻，不通则痛。治宜清热解毒，健脾利湿，缓急止痛。予当归散加味，处方：当归 10g，炒白术 10g，白芍 10g，炒黄芩 9g，川芎 3g，银花 15g，连翘 10g，茯苓 10g，紫花地丁 15g，红藤 12g。3 剂，每日 1 剂，水煎服。8 月 16 日复诊：药后腹痛减，惟口苦诸症尚存，原方去红藤，加蒲公英 12g，服 5 剂病愈。——哈孝贤，哈小博. 金匮妇人篇集义. 北京：中国医药科技出版社,2007:74.

按：妇人妊娠后，最需重视肝脾两脏。脾胃不和，湿热内阻，易致胎动不安。故佐以黄芩、银花、连翘等清热药物。

八、白术散证

【原文】

妊娠养胎，白术散主之。

白术散方： （见《外台》）

白术四分　芎䓖四分　蜀椒三分（去汗）　牡蛎二分

上四味，杵为散，酒服3g匕，日三服，夜一服。但苦痛，加芍药；心下毒痛，倍加芎䓖；心烦吐痛，不能食饮，加细辛一两，半夏大者二十枚。服之后，更以醋浆水服之；若呕，以醋浆水服之；复不解者，小麦汁服之。已后渴者，大麦粥服之。病虽愈，服之勿置。

【提要】

本条主要论述脾虚寒湿的养胎方法。原文"妊娠养胎"是泛指之词，白术散只适用于脾虚而寒湿中阻之人，通过治病而达到养胎安胎之功。

【现代临床运用】

运用本方的辨证要点是脾虚寒湿，见脘腹疼痛，恶心，呕吐，不思饮食，肢倦，便溏，带下量多，甚至胎动不安，舌淡，苔白润或滑，脉缓滑。

【名家辑要】

黄元御注：胎之所以失养者，土湿水寒而木气郁结也。妊娠养胎，燥土暖水，疏木散结而已矣。白术散，术、椒，燥土而暖水，芎䓖疏木而达郁，牡蛎消瘀而散结，敛神而保精，养胎之善方也。——[清]黄元御.金匮要略悬解.山东：齐鲁书社，1997：145.

尤怡注：妊娠伤胎，有因湿热者，亦有因湿寒者。随人脏气之阴阳而各异也。当归散，正治湿热之剂。白术散，白术、牡蛎燥湿，川芎温血，蜀椒去寒，则正治湿寒之剂也。仲景并列于此，其所以诏示后人者深矣。——[清]尤在泾.金匮要略心典.上海：上海科学技术出版社，1958：152.

陈言：治妊娠宿有风冷，胎痿不长，或失于将理，动伤胎气，多致损堕。常服保护胎脏。——［宋］陈无择.三因极一病证方论.北京：中国医药科技出版社，2011：298.

【医家临证思维】

丹波元简：［程］白术主安胎为君，芎䓖主养胎为臣，蜀椒主温胎为佐，牡蛎主固胎为使。按瘦而多火者，宜用当归散，肥而有寒者，宜用白术散，不可混施也。芍药能缓中，故苦痛者加之。芎䓖能温中，故毒痛者倍之。痰饮在心膈故令心烦吐痛，不能食饮，加细辛破痰下水，半夏消痰去水，更服浆水以调中。若呕者，复用浆水，服药以止呕。呕不止，再易小麦汁以和胃。呕止而胃无津液作渴者，食大麦粥，以生津液。病愈，服之勿置者，以大麦粥，能调中补脾，故可常服，非指上药可常服也。——丹波元简.金匮玉函要略辑义.北京：学苑出版社，2011：437—438.

周扬俊注：四味，本草皆谓能去血而养胎，何也？盖血聚而后成胎。少遇邪则所聚之血，时宿而不运，反类瘀恶。必生新开陈，然后胎可养也。养胎不唯在血，而胎系于肾。养之又在于胃，所以补其肾，调其胃，补肾，固其精也。调胃和其中也，用术调胃，蜀椒开痹，痹开则阳精至。牡蛎治崩，崩止则阴精固。川芎下入血海，运动胎气，破旧生新。或阴血不利，肝木为害。在内抑屈而痛者，泻以芍药之酸通其阴。设冲逆而痛者，则欲以芎之辛温，宣通其阳。或挟瘀恶之气，上逆于胃而患吐，烦不能食者，用细辛温中，祛痰下气。半夏治心下急痛，和胃进食，止吐逆。若呕而不止者，由肝木不务德，舍己而忘。用小麦饮，养其本气以安之，又且平胃下气止烦，一举两得。大麦主消渴益气调中，故中气不足而渴者用之。——［清］周扬俊.金匮玉函经二注.上海：上海科学技术出版社，1959：9.

高学山注：白术祛湿气，芎䓖补血气，蜀椒束胎气，牡蛎安逆气，妊娠不足者之病，不过此四者，故可为常服之主药。苦痛者，以胎痛为苦之谓，胎痛。由于血短而气张，芍药敛气养血，故加之。心下毒痛，因膻中之阴阳，以养胎而自虚。阴虚则拘痛，阳虚则窒痛，芎劳为血中之气药，其性高而上浮，能两补心下之阴阳，故加之。心液短而龙雷之虚火乘之，故烦。膈气虚寒，失照临化被之妙，故吐痛而不能饮食。细辛辛温，盖温以祛寒，辛以伏火也。又半夏辛燥而降逆，能助细辛以伏电光之火，故并加之。服后、服醋浆水者，以酸敛降虚热，恐乍温之而不受，反助其上冲之虚热而作呕也。若服此而呕不解，是心气虚，而不能下御冲气之所致。与其下敛之而不服，毋宁填上而为自备之计乎，小麦为心之谷。煮汁服之，则补上以陛下，故其呕自已也。已而作渴者，阳气初复，而津液不足以副之，正心烦之余证也。大麦汁能润肺而生津液，故继小麦而为服耳。病指苦痛及心烦吐呕等而言，诸病虽愈，药犹勿置，防其复也。但服药用酒，是其定引。其醋浆大小麦汁，俱是服药后另服者。——［清］高学山. 高注金匮要略. 上海：上海科学技术出版社，1959:272—273.

【典型病案】

病案一

1996 年 3 月 8 日。陈某，29 岁，妊娠近两个月，下腹一直隐隐作痛，甚时胃脘亦痛，恶心口苦口干，身冷疼痛，大便溏软，时疏时频。舌稍淡，苔薄白，脉细。治法：温中化湿，佐清湿热。方剂：白术散合左金丸（《丹溪心法》）、香连丸（《和剂局方》）加味。川芎 3g，川椒 1.5g，白术 10g，牡蛎 10g，黄连 2g，吴茱萸 3g，木香 5g，乌梅 2g，半夏 12g，杜仲 12g，砂仁（冲）3g，3 剂。

二诊：1996 年 4 月 4 日。药服期间腹痛消失，近来每晚下腹疼痛，大便不畅，便后痛减，舌脉如上。治法：温中化湿，佐清湿热。方剂：白术散合戊己丸（《和剂局方》）、香连丸（《和剂局方》）加味。川芎 3g，川椒 1.5g，白术 10g，牡蛎 10g，黄连 2g，吴茱萸 3g，白芍 15g，木香 6g，陈皮 9g，槟榔 3g，3 剂。

三诊：1996 年 5 月 10 日。服药后腹痛消失。

按：本案患者为脾虚寒湿之妊娠腹痛，以白术散为基本方治疗，但其夹有肠道湿热，故以白术散安胎之外，以左金丸抑肝和胃，用香连丸清肠，加半夏、砂仁和胃降逆，杜仲益肾安胎，加乌梅者，以其与连、椒配伍，即效乌梅丸组方之意，可燮理阴阳，调整胃肠功能。二诊下腹疼痛，用白术散合戊己丸、香连丸而安。——马大正.妇科证治经方心裁:206 首仲景方剂新用广验卷.北京:人民卫生出版社,2007:23.

病案二

2006 年 1 月 4 日。李某，38 岁，不孕 5 年，经过治疗，现已妊娠 4 个多月，步行之后两侧少腹及腰部疼痛下坠一周，无阴道出血。舌稍淡，苔薄白，脉细滑。治法：温中化湿，益肾安胎。方剂：白术散合寿胎丸（《医学衷中参西录》）加减。炒白术 10g，川芎 5g，川椒 3g，牡蛎 12g，桑寄生 15g，杜仲 12g，续断 12g，菟丝子 12g，炒白芍 15g，生黄芪 15g，莲蓬 10g，4 剂。

二诊：2006 年 1 月 21 日。服药之后腰腹疼痛消失，前天步行时不慎而踬，两侧少腹坠痛 3 天，舌脉如上。中药守上方续进 7 剂，以巩固疗效。

按：本案患者为寒湿肾虚引起的妊娠腹痛和腰痛，故以白术散合寿胎丸、白芍、莲蓬等治疗。——马大正.妇科证治经方心裁:206 首仲景方剂新用广验卷.北京:人民卫生出版社,2007:24.

病案三

2007 年 1 月 4 日。郑某，28 岁，妊娠 2 个月，平卧时左侧髂骨上缘至髋关节处剧烈疼痛 5 天，难以睡眠，恶心，小腹隐痛。舌淡红，苔薄白，脉细。治法：健脾和血，散寒燥湿。方剂：白术散合芍药甘草汤加味。炒白术 10g，川芎 5g，川椒 3g，牡蛎 20g，炒白芍 15g，炙甘草 6g，桑寄生 15g，竹茹 10g，莲蓬

10g，半夏 10g，砂仁（冲）5g，4 剂。

二诊：2007 年 1 月 9 日。服药之后，上证即除，疼痛未再复发。

按： 本案为妊娠髂部突发疼痛，此证即属《素问·气交变大论》中的"髋髀如别"。根据当时气温寒冷，推断为寒湿凝滞经络所致。故以白术散健脾散寒燥湿，合芍药甘草汤、桑寄生、竹茹养血柔络，加莲蓬和血安胎，加半夏、砂仁和胃而安。——马大正.妇科证治经方心裁:206 首仲景方剂新用广验卷.北京:人民卫生出版社,2007:24.

第三十四章　妇人产后病

　　妇人产后病指孕妇在分娩后一月内或百日内，发生与分娩有关的疾病。其发病多因气血骤虚，元气受损，易受外邪侵袭与七情刺激，变生诸疾。或因恶露下行不畅，瘀血内留，致成诸病。基于此，初产妇有瘀血冲心而昏晕；冲肺而喘急；冲脾而胀满的"三冲"。及冲任寒侵，气闭而恶露不通；心肾乏竭而汗出不收；脾胃气化有伤而泄泻不止的"三急"。还有病痉、病郁冒、病大便难之"三病"。另常见有恶露不下、恶露不绝、产后腹痛及子宫不收等。由于产后气血骤虚，鉴于此生理变化，在诊法上有其特异之处。《张氏医通》谓："凡诊新产妇，先审少腹痛与不痛，以征恶露之有无；次审大便通与不通，以征津液之盛衰；再审乳汁行与不行及乎饮食多少，以征胃气之充馁。"此三审结合妊娠情况，临产经过，生产卫生，产妇体质以及脉证等进行综合分析，才能对产后诸病作出中肯的辨证诊断。

一、小柴胡汤证

【原文】

　　产妇郁冒，其脉微弱，呕不能食，大便反坚，但头汗出。所以然者，血虚而厥，厥而必冒。冒家欲解，必大汗出。以血虚下厥，孤阳上出，故头汗出。所以产妇喜汗出者，亡阴血虚，阳气独盛，故当汗出，阴阳乃复。大便坚，呕不能食，小柴胡汤主之。（方见呕吐中）

　　小柴胡汤方：

柴胡半斤　黄芩三两　人参三两　甘草三两　半夏半斤　生姜三两　大枣十二枚

上七味，以水一斗二升，煮取六升，去滓再煎，取三升，温服一升，日三服。

【提要】

本条主要论述产后发热和大便难的证治。

【现代临床运用】

运用本方的辨证要点为产后头晕目眩，郁闷不舒，又具有柴胡汤证者。根据病证表现，若胸中烦而不呕，去人参、半夏，加栝楼实；若渴者，去半夏辛燥，加人参、栝楼根；若腹中痛，是肝气犯脾，去黄芩加芍药；若胁下痞硬，去大枣之甘壅，加牡蛎，以软坚散结等。

现代运用本方可治疗消化系统之慢性胃炎、胃及十二指肠溃疡、慢性肝炎、肝硬化等，呼吸系统之急性支气管炎、上呼吸道感染等，泌尿系统之急慢性肾小球肾炎、肾病综合征等，妇科之痛经、经前期紧张综合征、更年期综合征、产褥期精神障碍症等病证而见上述证机者。

【名家辑要】

尤在泾注：郁冒虽有客邪，而其本则为里虚，故其脉微弱也。呕不能食，大便反坚，但头汗出，津气上行而不下逮之象，所以然者，亡阴血虚，孤阳上厥，而津气从之也。厥者必冒，冒家欲解，必大汗出者，阴阳乍离，故厥而冒，及阴阳复通，汗乃大出而解也。产妇新虚，不宜多汗，而此反喜汗出者，血去阴虚，阳受邪气而独盛，汗出则邪去，阳弱而后与阴相和，所谓损阳而就阴是也。小柴胡主之者，以邪气不可不散，而正虚不可罔顾，惟此法为能解散客邪，而和利阴阳耳。——[清]尤怡.金匮要略心典.沈阳:辽宁科学技术出版社,1997,08:51.

徐忠可注：谓产妇郁冒，虚多而邪少，故其脉微弱，中气虚也；中虚则阴火为逆而呕，且不能食，然不能食，似乎胃弱易泄，而不知亡津胃燥，故大便反坚；内虚燥而身之阴阳不和，故身无汗，但头汗出数证，乃郁冒中兼有之证也。因复详病因，谓所以冒者何？血虚则阴不能维阳而下厥，厥者，尽也，寒也，下寒，则上郁如冒。冒家欲解，必大汗出，见当听其自汗，非汗下所宜也。其所以头汗者何？既血虚下厥，则下之阴气尽，而阳为孤阳，阳孤则上出而头汗矣。然既头汗，仍喜其汗出而解者何？盖阴不亡，则血未大虚，唯产妇之血，至过多而亡阴，则阳为孤阳，自阴较之，阳为独盛，所以喜其汗，损阳而就阴，则阴阳平，故曰乃复。然大便坚非热多，乃虚燥也，呕非寒，乃胆气逆也，不能食，非实邪，乃胃有虚热则不能食也，故以柴胡、参、甘、芩、半、姜、枣和之。——［清］徐忠可.金匮要略论注.北京：人民卫生出版社，1993，08：308.

　　吴谦注：昏冒而曰郁冒者，谓阴阳虚郁，不相交通而致冒也。此承上条互详其义，以明其治也。产妇昏冒，脉微弱者，是气血惧虚应得之诊也。不能食者，是胃气未和应得之候也。大便反坚者，是肠胃枯干应得之病也。究之郁冒所以然者，由血虚则阴虚，阴虚则阳气上厥而必冒也。冒家欲解，必大汗出者，是阳气郁得以外泄而解也，故产妇喜汗出也。由此推之，血瘀致冒，解必当血下，是阴气郁得以内输而解也。最忌者，但头汗出，则为阴亡下厥，孤阳上出也。大便坚，呕不能食，用小柴胡汤，必其人舌有苔，身无汗，形气不衰者始可。故病得解，自能食也。若有汗当减柴胡，无热当减黄芩，呕则当倍姜、半，虚则当倍人参，又在临证之变通也。——［清］吴谦.医宗金鉴.北京：中医古籍出版社，1995，05：298.

【医家临证思维】

　　李开琼认为郁冒既是一种病名，也是一种症状，不一定单单发于产后。产后郁冒与产后血晕不同，产后血晕以突然发作的头晕眼花，不能坐起，甚至晕厥不省人事为特点，若抢救不及，可致死亡。血晕证有虚实之分，虚者因产后失血过多，气郁血脱所致，伴见虚脱症状；实者因产后恶露不下，血瘀于内，气反上逆面出现晕厥，多伴有腹胀等症状。产后郁冒属于产后亡血津伤，寒邪乘虚侵袭所致，该病津液亏虚乃主要病理基础，故产妇出现产后头晕目眩、郁冒不舒、呕不能食、大便坚、头汗出、脉微弱等症状。故治疗上以养血复阴为本多能取得较好疗效。——李开琼. 小柴胡汤加减治疗产后郁冒的体会. 齐齐哈尔医学院学报，2010，05：733.

张家礼认为在辨治郁冒时需注意，通常新产妇人，多有轻重不同程度的失血伤津，甚而阴虚阳盛的变化，而非人人皆患此证，这是因为产后续自汗，通过汗出阳气随汗外泄，以衰减其偏盛之阳，使产妇阴阳能恢复相对的平衡，而不致发生郁冒。——张家礼. 金匮要略读本. 北京：化学工业出版社，2006，06：435.

旷惠桃认为产后郁冒系产后体虚感寒，腠理闭塞，阳郁于内，逆而上冒所致，故治疗以小柴胡汤散寒解郁为主，待寒去郁解，宜续于养血之剂治本调理以善后。——旷惠桃. 产后郁冒病机初析. 贵阳中医学院学报，1987，03：58—60.

【典型病案】

病案一

某产妇，28 岁，产后 20 天，2010 年 6 月 2 日初诊，诉产后目昏郁闷伴发热、咳痰、纳差 10 天。患者于自然分娩后 10 天感寒，且多食肥甘滋腻之品，遂致昏冒，伴见发热，体温 39.2℃，咳嗽吐黄痰，颈部淋巴结肿大，经西医诊断为感冒。以头孢唑林、病毒唑静脉滴注治疗 7 天后，体温由 39.2℃降至 37.2℃~37.5℃之间，痰由黄变白，但痰量多而稠，乏力，时有汗出，口干、纳差，大便艰难，2 日行，神志清，精神差，面色苍白，舌边红，苔腻微黄，脉浮滑而略数。血常规示：白细胞 3.9×10^9/L，红细胞 3.5×10^{12}/L。胸部 X 线提示：双肺纹理紊乱增粗。崔师诊断为产后郁冒兼咳嗽，证属气血不足、寒闭卫郁而兼肺有痰热，治当补养气血、透邪解郁为主，兼以清肺祛痰，处方以小柴胡汤加减：柴胡 18g，黄芩 15g，党参 15g，半夏 15g，胆南星 12g，鱼腥草 30g，百部 12g，当归 12g，金银花 30g，连翘 15g，杏仁 12g，川贝母 9g，浙贝母 9g，甘草 9g，生姜 3 片，大枣 4 枚。上方 3 剂，日 1 剂，水煎取 500mL，分 2 次空腹温服。

2010 年 6 月 6 日复诊，患者发热已止，咳嗽次数、程度及痰量均大减，偶有咳嗽，吐少量白痰，补诉乳汁自产后一直偏少。遂去金银花、胆南星等清肺祛痰药而加益气补血、温肾通乳之品，处方以小柴胡汤合下乳涌泉散加减：柴胡 12g，黄芩 9g，党参 15g，半夏 12g，当归 15g，黄芪 30g，白芷 12g，木通 6g，王不留行 15g，穿山甲（冲服）6g，天花粉 15g，浙贝母 15g，甘草 6g，鹿角霜 15g，大枣 4 枚，生姜 3 片。上方 6 剂，日 1 剂，水煎取 500mL，分 2 次空腹温服。2010 年 6 月 13 日随访，患者已痊愈。

按：《金匮要略》云："新产妇人有三病，一者病痉，二者病郁冒，三者大便难……亡血复汗，寒多，故令郁冒……产妇郁冒，其脉微弱，不能食，大便反坚，但头汗出，所以然者，血虚而厥，厥而必冒。"郁即郁闷不舒；冒即昏冒而目不明，如有物盖蒙；郁冒即头昏眼花、郁闷不舒，多由产后亡血复汗外加感受风寒而致。因新产后失血较多，气随血脱故气虚，若再汗多则营卫外泄，营卫虚则不能固护肌表，寒邪乘虚袭表，寒性收引故而腠理闭塞，卫气郁闭，不得上宣外达，故而郁冒发热。此案中患者于新产后 10 天因感寒而导致昏冒、发热、咳嗽、纳差、大便难而时有汗出，其病因病机、症状均与经文相符，故而崔师诊断为郁冒。——刘春梅.崔玉衡应用小柴胡汤治疗产后郁冒验案.河南中医,2012,12:1597.

病案二

赵某某，女，29 岁，1981 年 1 月 5 日初诊。两月前分娩时感寒，产后便觉肩背冷痛。后又因外出受风，上证加重，遂就医服用中药。方用桂枝汤加附子、干姜、羌活等品。用药数剂后，肩背冷痛未减，恶寒反甚，渐至寒战发热，汗出不止。近 10 余日，已渐卧床不起。覆被 5 床后仍作寒战。稍露肘臂则寒冷不堪，且恶寒发热。头汗如洗，旋擦旋冒。伴头晕目眩，言微短气，周身痛烦，四肢逆冷而足心觉热。口渴欲饮，饮食不佳，大便秘结。病家于当日晚 9 时叩门求诊，因患者未至，四诊缺如。但据上所述，思病属危候。虑其为产后血虚气弱，亡血复汗，腠理不密，风寒外侵。医又投以大剂辛燥发散之品，燥血伤阴，津亏阳盛，以至寒束于外，热郁于内，血虚而厥，孤阳上出，故诊为产后郁冒。治拟养血益阴，方以柴胡四物汤加减：柴胡 15g，党参 12g，炒黄芩 9g，当归 12g，白芍 12g，白芍 12g，生地 15g，半夏 9g，炙甘草 9g，生姜 6g，大枣 5 枚。1 剂，嘱急煎顿服，揭去其被，周时观之。

二诊：上药头煎服后约半时许，恶寒汗出渐减，覆被渐除。二煎服后肩背冷痛减轻，汗出止。患者认为药已对证，再服 1 剂，体力渐支，热已退净，扶持可以下地行走。家人见药效若神，继进 3 剂，诸症似已。停药两日，又有寒热往来，肩背冷痛，方前来复诊。诊见病人面色无华，舌质淡红，苔薄白，脉细弱。断为血虚气弱，余邪未尽，守原方继服两剂。

三诊：上药服后，诸症已愈。遂嘱其继服养血益气中成药，并注意避风寒慎起居，以调善后。随访两年，体健如常。

按：本案的辨治有两点经验值得记取：即注意产后宜忌及辨清寒热真假。产后郁冒证是产后常见病之一，其病名及证治首见于《金匮要略》一书。在《金匮要略·妇人产后病脉证治第二十一》中指出："新产妇人有三病，一者病痉，二者病郁冒，三者大便难，何谓也？师曰：新产血虚，多汗出，喜中风，故令病痉，亡血复汗，寒多，故令郁冒。"对于产后郁冒的证候，《金匮要略》中还指出："产妇郁冒，其脉微弱，呕不能食，大便反坚，但头汗出。所以然者，血虚而厥，厥而必冒，冒家欲解，必大汗出。以血虚下厥，孤阳上出，故头汗出。"正如《金匮要略》所言，产后郁冒的产生多由亡血复汗寒中而致。盖产后血虚气弱，卫阳不固，腠理开泄，汗出阴伤，复感寒邪，致内热外寒，阳盛浮越，发为郁冒。治当养血益气，疏散寒邪。本案患者在患病初期，仅为产后感寒，但因治疗不当，以致病情加重，发为产后郁冒。

临证之时，辨清寒热真假尤为二要。常有辨析不清而贻误治疗之例发生。仲景曰："病人身大热，反欲得衣者，热在皮肤，寒在骨髓也；病人身大寒，反不欲近衣者，寒在皮肤，热在骨髓也。"此言说明病有寒热真假之分，医者应去伪存真，辨析明确。本案实为产后外寒里热，医者不清，用药温燥，误汗误治，致阴虚热盛，病反加重。症见寒战发热，为表寒里热之象；大汗淋漓为气虚热迫之势；四肢逆冷为热深厥深，足心觉热为真热之确候，口渴欲饮，为热灼津液，引水自救。本案既在明辨上述寒热因果之后，用药直指病害，故使疾病出现转机，并获得痊愈。

——刘小北，王玉芬. 宋孝志治疗产后郁冒验案 1 则. 中国农村医学，1994，06：48—49.

病案三

白某某，女，25 岁，2006 年 6 月 16 日初诊。产后第三天发热，体温 39.2℃。头痛寒热往来，微汗，少腹胀痛，恶露多兼血块，小便频数，舌质红、舌苔薄黄，脉浮弦数。证属血瘀兼外感。治以和解少阳，行瘀止痛。以小柴胡汤加减。方药：柴胡 15g，黄芩 12g，法半夏 10g，太子参 20g，当归 12g，蒲公英 20g，益母草 20g，丹参 20g，栀子 6g，荆芥 10g，防风 10g，茯苓 15g，甘草 6g，姜两片，大枣 5 枚。水煎服 3 剂后诸症消失。

按：产后伤血，又感受风邪，表卫调节功能失司，正邪相争，故寒热往来，外邪入侵，瘀血阻滞故少腹胀痛，恶露多兼血块，《金匮要略·妇人产后病脉证并治第二十一》谓"产后郁冒，小柴胡汤主之"。用此方加减疗效显著。——董俊.小柴胡汤治验 2 例.内蒙古中医药,2010, 29(1):70.

二、枳实芍药散证

【原文】

产后腹痛，烦满不得卧，枳实芍药散主之。

枳实芍药散方

枳实（烧令黑，勿太过）芍药等分

上二味，杵为散，服方寸匕，日三服，并主痈脓，以麦粥下之。

【提要】

本条主要论述产后郁滞成实的腹痛的证治。

【现代临床运用】

运用本方的辨证要点为产后腹痛，烦满不得卧，舌暗滞苔白，脉弦，产后正虚，气结血凝，郁而生热者。临床若兼见气郁甚者加香附、乌药；血瘀显者酌加当归、川芎、泽兰、桃仁、红花；郁热甚者加丹皮、栀子；正气虚甚者，加人参、黄芪、白术。

现代临床运用主要用于治疗产后腹痛、子宫脱垂、痛经、慢性痢疾、慢性阑尾炎以及各种原因引起的胃肠道痉挛等属气血郁滞者。

【名家辑要】

赵良仁注：仲景凡治腹痛，多用芍药，何也？以其能治气血积聚，宣行腑脏，通则痛止也。阴气之散乱成痛，用此收之也，以其能治血痹之痛也，以其能缓中而止急痛也。《本草》谓主邪气腹痛，故多用之。盖五气之邪，莫如厥逆，肝木之性急暴，一有不平，则曲直作痛。又肝为藏血之海，瘀积则海不清，而肝木之气塞矣。东方震木，出于纯阴，则振起发生，若出于散乱之阴，则肝本之气旺矣。木强直，更值邪气，则肝木与搏击矣，由此三者而言，芍药所治，皆肝木也。虽曰治之而亦补之，木之味酸，芍药亦酸，故云补也。枳实炒黑，入血破瘀，麦粥补血脉也。——[明]赵以德.金匮方论衍义.北京：中医古籍出版社，2012，06：222.

魏荔彤注：产妇血流不快，积于腹中作痛，烦满不得卧，此为实邪，非虚寒在血而痛矣，法应开散而行其瘀滞，则诸病可已。枳实烧黑者，入血中行积也。加以芍药走血分，而血证可开散矣。以麦粥下之者，取其滑润宜血，且有益胃气也。——魏荔彤.金匮要略方论本义.北京：人民卫生出版社，1997，09：274.

尤怡注：产后腹痛而至烦满不得卧，知血郁而成热，且下病而碍上也，与虚寒疞痛不同矣。——[清]尤在泾.金匮要略心典.上海：上海人民出版社，1975，05：148.

【医家临证思维】

何任认为产后腹痛有虚有实，本条腹痛兼烦满而不得卧，属于里实。因满痛俱见，病势较剧，故有不得安卧之证。此多因产后恶露未尽，瘀阻气滞，且气滞重于血滞，所以用行气散结、和血止痛的枳实芍药散治疗。枳实芍药散为行气和血散结之剂，对气滞血凝、恶露不尽者有良效，临床上除用于产后气血郁滞之腹痛外，凡气血郁滞、气行不畅的腹痛均可加减使用。——何任.金匮要略临证发微.上海：上海科学技术出版社，2008，06：601.

杨霖认为临床多因脏腑、经脉感受外邪，或寒凝、气滞、血瘀等因素，使得腹内脏腑、经脉受损，经脉气血失于运行，脏腑传化失司，气机升降失常，当行不行，当降不降，郁滞于中，经脉瘀阻，腑气失通，腹痛乃发。故不论哪种因素所致的急性脘腹痛，气血失和，气机郁滞，不通则痛，应为其共同的病理基础。治疗上当须行气和血，调畅气机，方可使之通则不痛。调畅气机，方可使之通则不痛。运用枳实芍药散加味，辨证地用于治疗该类疾病，方中枳实一味行气导滞以调畅气机，合以芍药养血和营以缓挛急，又敛枳实勇悍而耗散太过。二药配合，则有气结散而亦行，郁既解则腹痛自除之妙用，药证相合，故收到较满意疗效。——杨霖.枳实芍药散治疗急性脘腹痛的体会.中国中医基础医学杂志,1998,04:93.

班秀文认为产后少腹及小腹胀痛，按之不减，恶露量少，色黯而夹块，舌苔薄白，舌质正常或边尖有瘀点，脉象沉紧，证属产后虚瘀夹杂，瘀血内停之病变，轻者以枳实芍药散加味治之，重者以下瘀血汤治之。——班秀文.古方能治今病.中医函授通讯,1991,01:22—23.

【典型病案】

病案一

杨某某，女，21岁，1981年4月15日就诊。产后7天，恶露已尽，小腹隐痛，前医治疗无效。现小腹疼痛剧烈，面色苍白带青，痛苦面容，烦躁满闷，不能睡卧，拒按，舌质淡紫，苔薄白，脉沉弦，此乃气血壅结。治以破气散结，和血止痛，投枳实芍药散：枳实（烧黑）、芍药各12g，水煎服。当晚即安，1剂而愈。

按：产后腹痛，烦躁满闷，证合枳实芍药散证，投之立效，改散作汤，其效更捷。——张河占.尹光候医案二则.四川中医,1986,02:38.

病案二

吴某某，24岁。因产后腹痛，经服去瘀生新药而愈。继因深夜贪凉，致皮肤浮肿，气息喘急。余意腹痛虽愈，究是瘀血未尽，为今病皮肤肿胀之原因。是荣血瘀滞于内，复加外寒滞其卫气，且产后腹痛，病程已久，元气必亏。治应行血而勿伤正，补虚而莫助邪。用《金匮》枳实芍药散，以枳实行气滞，芍药行血滞，大麦粥补养正气，可算面面周到。服完后，肿消喘定，夙疾皆除。

按：本是病在血分，瘀滞致肿，故以枳实芍药散活血利气而愈。——湖南省中医药研究所. 湖南中医医案选辑·第一集. 长沙：湖南人民出版社.1960,03:221.

三、下瘀血汤证
【原文】

师曰：产妇腹痛，法当以枳实芍药散，假令不愈者，此为腹中有干血着脐下，宜下瘀血汤主之；亦主经水不利。

下瘀血汤方

大黄二两　桃仁二十枚　䗪虫（熬，去足）二十枚

上三味，末之，炼蜜和为四丸，以酒一升，煎一丸，取八合，顿服之，新血下如豚肝。

【提要】

本条主要论述产后瘀血内结腹痛的证治。

【现代临床运用】

运用本方的辨证要点为产后实证腹痛者，临床多表现为少腹刺痛拒按，痛处固定不移，按之有块，舌紫暗或有瘀点瘀斑，脉沉涩。若腹痛甚者，加芍药、郁金，以活血止痛；若气滞者，加枳实、青皮，以行气止痛；若经气不和者加当归、通草，以通利血脉；若经水不利者，加瞿麦、益母草，以化瘀利水等。

现代运用本方常用于治疗产后恶露不下、闭经、盆腔炎、宫外孕等病证。本方作为活血化瘀的基础方，适当加减还可治疗多种与瘀血有关的病证，如慢性肝炎、肝硬化、跌打损伤、肠粘连等瘀血病证。

【名家辑要】

赵良仁注：血之干燥凝着者，非润燥荡涤，不能去也。芍药、枳实不能治。须用大黄荡逐之；桃仁润燥，缓中破结；䗪虫下血；用蜜补不足，止痛和药，缓大黄之急，尤为润也，与抵当同类，但少缓尔。——[明]赵以德.金匮方论衍义.北京：中国中医药出版社，1993，09：223.

徐彬注：此言产妇腹痛，果是脾虚气阻，枳实芍药散逐恶气，敛正气，决无不愈。有不愈即不可责虚，必是有瘀血。然产后之血，不能瘀于上，故曰脐下。既有瘀血，即当专攻血，不得拘泥虚寒二字，掣肘其药力。故直以大黄桃仁䗪虫峻攻之，谓病去即是补耳。惟专去瘀血，故亦主经水不利。既曰新血，又曰如豚肝，骤结之血也。——[清]徐忠可.金匮要略论注.北京：人民卫生出版社，1993，08：311.

尤怡注：腹痛服枳实芍药而不愈者，以有瘀血在脐下，着而不去，是非攻坚破积之剂，不能除矣。大黄、桃仁、䗪虫下血之力颇猛，用蜜丸者，缓其性不使骤发，恐伤上二焦也。酒煎顿服者，补下治下制以急，且去疾唯恐不尽也。——尤怡.金匮要略心典.北京：中国中医药出版社，1992，06：147.

吴谦注：产妇腹痛，属气结血凝者，枳实芍药散以调之。假令服后不愈，此为热灼血干，着于脐下而痛，非枳实、芍药之所能治也，宜下瘀血，主之下瘀血汤，攻热下瘀血也，并主经水不通，亦因热灼血干故也。——[清]吴谦.医宗金鉴.北京：中医古籍出版社，1995，05：299.

【医家临证思维】

武简侯认为凡瘀血蓄热之证，原可以桃仁、大黄通而下之。但干血结者，成为坚瘀者，桃、黄力有未逮，故必须用具有破坚瘀之大力药品如䗪虫者，作为统帅，始得破其坚瘀，犹恐三味过于猛峻，则以蜂蜜为丸，缓其急，加酒壮其行，用力专而不分，强而不暴，有约束之意。——武简侯.经方随证应用法.北京：中医古籍出版社，2007，06：175.

张家礼认为原文中"产妇腹痛，法当以枳实芍药散"，说明产后腹痛，若属气郁血滞者，理当用枳实芍药散治疗，如果用之无效，证明药不对证。"此为腹中有干血着脐下"一句，点明了本证的病机。"腹中有干血"表示腹内有瘀血，"着脐下"则确定瘀血结滞的部位在脐下，结合本证发于产后，此"脐下"实寓胞宫。综上可见，瘀血内结于胞宫便是本证主要病机。——张家礼.金匮要略选读.北京：中国中医药出版社，1999，12：469.

黄煌认为本方中大黄用生者，初服时可引起便溏，大便次数增多，但连续服用即转正常，但若对大黄特别敏感者可用制大黄。下瘀血汤作为祛除体内瘀血的基本方，可加味或合方使用，如下瘀血汤合黄连解毒汤、下瘀血汤合苓桂术甘汤、下瘀血汤合四逆汤等。本方的加味药多为泽兰、牛膝、芍药、鳖甲、丹参等。本方毕竟属攻下逐瘀之峻剂，产后用之，须阳热旺盛、瘀血盛者方可酌情运用，不可过猛。——黄煌.经方100首.南京：江苏科学技术出版社，2013，02：262.

【典型病案】

病案一

何某某，女，26岁。月经常衍期，经来量少，腹痛拒按，色紫黑成块，有血块排出后，痛即缓解。舌边瘀紫苔薄白，脉沉涩。证属瘀血阻滞，用下瘀血汤加减。处方：桃仁6g，大黄6g，土鳖虫3g，桂枝9g，芍药24g，甘草6g，香附9g。7剂。

按：姜老经验，下瘀血汤活血化瘀，专治月经瘀滞不爽。桂枝与大黄同用，治月经衍期。芍药甘草汤加香附治经行腹痛，药后经来正常。——戴克敏.姜春华教授使用"下瘀血汤"之经验.辽宁中医杂志，1986，07：1—2.

病案二

石姓，女，37 岁。产后两日，胞衣不下，腹中冷痛，形寒怕冷。脉象弦迟，舌淡苔白。一医认为瘀血内阻，用抵当汤破血泻衣，胞衣不下；一医认为气血亏虚，用八珍汤扶正下衣，少腹胀痛更重。殊不知病因乃客寒外侵，血凝瘀阻，单用破瘀或纯用扶正，都不能下其胞衣。因为寒凝瘀阻，非温阳寒不解，非下瘀胞不下。所以用四逆汤温阳祛寒，下瘀血汤活血化瘀。处方：大黄10g，桃仁 10g，土鳖虫 8g，附子 6g，干姜 3g，甘草 4g，艾叶5g。1 日服 2 剂，胞衣即下，诸症消失。后用生化汤调治。

按：产后胞衣久不下，前医治疗效果差，只因破瘀不温阳，合上四逆病自拔。——张谷才. 从《金匮》方来谈瘀血的证治. 辽宁中医杂志,1980,07:1—3.

病案三

黄某某，女，35 岁，教师，住院号 00189，于 1981 年元月 2日住院。患者停经 40 余天，间歇性左下腹部剧痛一天入院。检查：血压 122/80mmHg，心率 76 次/分，体温 37℃，发育中等，营养尚可，神清合作，心肺听诊未见异常，肝脾未扪及，左下腹有明显压痛，可扪及一鸭蛋大包块，质软，阴道后穹窿穿刺有不凝血液，超声波探及前后径 3~5 厘米大小包块，妊娠免疫试验两次阳性，诊断为"宫外孕"，不稳定型。诊其脉弦涩，舌偏紫，苔黄。辨证为少腹血瘀，治拟活血化瘀，理气止痛。用下瘀血汤加味：酒炒川军 12g，桃仁 9g，土鳖虫 6g，香附 12g，蜈蚣 4 条（去头足），川牛膝 15g，甘草 3g。连服 7 剂，腹痛消失，妊娠免疫试验阴性，超声波未探及包块，原方除蜈蚣、川牛膝，加炮甲珠10g，全当归 15g。4 剂后，诸症消失，继以八珍汤善后。

按：本例宫外孕属不稳定型，因出血量不多，只用中药治疗。患者少腹部疼痛有包块，痛有定处，舌紫，均为少腹瘀血之征，此与本方原旨颇相吻合，故用本方加川牛膝、蜈蚣、香附等增强行气逐瘀之力而取效。——胡杰峰. 下瘀血汤新用. 江西中医药, 1982, 03:44—45.

四、竹叶汤证

【原文】

产后中风，发热面正赤，喘而头痛，竹叶汤主之。

竹叶汤方

竹叶一把 葛根三两 防风 桔梗 桂枝 人参 甘草各一两 附子（炮）一枚 大枣十五枚 生姜五两

上十味，以水一斗，煮取二升半，分温三服，温覆使汗出。颈项强，用大附子一枚，破之如豆大，煎药汤去沫。呕者，加半夏半升洗。

【提要】

本条主要论述产后中风兼阴虚的证治。

【现代临床运用】

本方辨证要点为恶寒发热，面赤，喘，头痛，脉数，主治产后中风兼阳虚证者。若颈项强急者可重用附子以扶阳祛风；若兼有呕吐可加少许半夏、砂仁、姜竹茹；若气虚甚者，加黄芪、白术等。

现代临床本方可以治疗流行性感冒、食道炎、支气管炎、慢性胃炎、神经性头痛、淋巴结炎、产后发热、妊娠发热、产后缺乳、带下等病证而见上述证机者。

【名家辑要】

徐彬注：中风发热头痛，表邪也。然面正赤，此非小可。淡红所谓面若妆朱，乃真阳上浮也。加之以喘气，高不下也。明是产后大虚，元阳不能自固，而又杂以表邪，自宜攻补兼施。故以桂、甘、防、葛、桔梗、姜、枣清其在上之邪，竹叶清其在胆腑之热。而以参附培元气，返其欲脱之阳。然以竹叶名汤，要知本寒标热，胆居中道，清其交接之缘，则标本俱安，竹叶实为功之首耳。——[清] 徐忠可. 金匮要略论注. 北京：人民卫生出版社，1993，08：313.

尤怡注：此产后表有邪而里虚之证。若攻其表，则气浮易脱；若补其里，则表多不服。用竹叶、葛根、桂枝、防风、桔梗，解外之风热；人参、附子，固里之脱；甘草、姜、枣，以调阴阳之气而使其平，乃表里兼济之法。凡风热外淫，而里气不固者，宜于此取则焉。——尤怡. 金匮要略心典. 北京：中国中医药出版社，1992，06：148.

吴谦注：产后汗多，表虚而中风邪病痉者，主之竹叶汤，发散太阳、阳明两经风邪。用竹叶为君者，以发热，面正赤，有热也；用人参为臣者，以产后而喘，不足也；颈项强急，风邪之甚，故佐附子；呕者气逆，故加半夏也。——[清] 吴谦. 医宗金鉴. 北京：中医古籍出版社，1995，05：300.

【医家临证思维】

李孔定认为本条的病机是血虚导致气虚，气虚导致卫阳不固，卫阳不固导致中风，中风则汗出益多，汗出多则阴虚，阴虚则阳无所附而浮越于上；阳浮于上与风寒相合则为喘为热，为下焦阳虚。这一连锁病机，合为阴阳气血俱虚，外感风寒之证。但治疗切忌面面俱到，其主治目际只应针对在表的风寒和在里的阳虚，故制方以表散风寒、温阳益气为主法。——李孔定. 李孔定论医集. 成都：成都科技大学出版社，1994，06：72.

王付认为竹叶清心除烦功效甚佳，而人参能益心安神。竹叶与人参相用，清心之中有益气，益气之中有清热，相互为用，则可达到清心而不寒凝，并有除烦安神之作用。——王付. 经方实践论. 北京：中国医药科技出版社，2006：102.

杨卓群认为妇人产后，阴血具虚，阳易浮散，血虚本足以导致发热；况血虚之后，营卫失调，腠理不实，抗邪力弱，更易感受外邪而发病，形成邪实正虚之证。治疗方法，与一般的血虚发热或外感发热不同，不能专事补虚而益其邪，否则反令表证不解；亦不能徒用攻表而伤其里，否则浮阳易脱。竹叶汤扶正祛邪，故为产后发热之主方。——杨卓群.竹叶汤治产后发热的临床体会.广东医学（祖国医学版），1966,04:43.

【典型病案】

病案一

赵姓妇，45 岁。近一年月经紊乱，一月行经数次，量多有块，有时经行淋漓不尽，持续月余。经西医检查确诊为多发性子宫肌瘤而行子宫全切手术，术后第三日感畏寒，发热，体温37.8℃，口服退热西药二日，体温增至 38.7℃，全身酸痛，动则有汗，虚烦不眠，上肢酸痛兼有麻胀感。又输液三日，发热持续，余往会诊。症见面色发黄兼青，口唇亦青，头额有汗，舌胖嫩，苔白腻，脉紧。系产后里虚兼湿，复受表邪侵袭，用竹叶汤治之，处方：附子60g，党参20g，淡竹叶 10g，葛根 10g，防风6g，桔梗 10g，桂枝 10g，生甘草 6g，生姜 10g，大枣 15g。1 剂体温降至37.2℃，2 剂而热退汗止，唯身体酸困，疲乏无力，苔腻已减六七，脉转沉迟。此乃表邪已解，营卫不和，用新加汤加味以调和营卫，益气化湿：太子参30g，桂枝 10g，杭芍 15g，白蔻仁 6g，生姜 10g，甘草 6g，大枣 15g，麦芽 10g。服药 3 剂，身痛消失，体力增强，饮食正常，病遂痊愈。

按：术前月经量多，气血损伤于先。术中更伤气血，正气大亏，风邪乘虚侵入，致发本案，虽非产后，情同产后，依旧是竹叶汤运用范围，服之见效。——戴慧芬.竹叶汤的临床应用及体会.国医论坛，1987,04:32—33.

病案二

曾某某，23 岁，化州镇纱布商店职工家属，1959 年 8 月 26日初诊。患者于 8 月 23 日初产一女孩，第二天即觉发热曾作风热感冒治疗而投清热解表药一帖，服后热反加甚，仍见恶风、头痛、微咳、有汗、骨节疼痛、口干、食欲不振、小腹闷痛等，恶露未净，面赤，脉数，舌红，苔薄白。因考虑前医以寒凉剂不能退热，乃拟竹叶汤。桂枝6g，炮附子6g，党参12g，葛根9g，桔梗6g，防风6g，竹叶9g，炙草4.5g，生姜3片，大枣4枚，一剂而症状大减，复与一剂而愈。

按：症见发热、口干、面赤、舌红而脉数，很易作为实热治疗，而忽视其为产后发热。须知产后耗血过多营阴亏损，所以每有面赤舌红脉数之征。病起于产后，正气大虚，复感外邪，为邪实正虚之征。治当固其阳气，散外邪。——杨卓群，陈贤. 竹叶汤治产后发热的临床体会. 广东医学·祖国医学版，1966，04：43.

病案三

邓某，女，40岁。分娩四五日，忽然恶寒发热头痛，其夫以产后不比常人，恐生恶变，急邀余治。患者面赤如妆，大汗淋漓，恶风发热，头痛气喘，语言迟钝，脉象虚浮而弦，舌苔淡白而润，询得口不渴，腹不痛，饮食二便均无变化，已产数胎，皆无病难，向无喘痰，而素体欠强。仔细思量，其发热，恶风头痛，是风邪在表之候；面赤大汗气喘，为虚阳上浮之征；语言迟钝，乃气液两虚，明系产后中风，虚阳上浮之证。幸发病未久，尚可施治，若稍迁延，法难图也。观其脉象虚浮而弦，已伏痉病之机矣。当温阳益气以固其内，搜风散邪以解其外，偏执一面，症必生变。《金匮》云："产后中风，发热，面正赤，喘而头痛，竹叶汤主之。"师其旨书竹叶汤原方一剂与之。竹叶9g，葛根9g，桂枝5g，防风5g，桔梗5g，西党参9g，附片6g，甘草5g，生姜3片，大枣5枚。1剂。翌日复诊，喘汗俱减，热亦渐退，仍以原方再进1剂。三诊病已痊矣。

按：本案所现与竹叶汤证完全吻合，师仲景之旨，书竹叶汤依法服之即效。——湖北卫生厅. 湖北中医医案选集·第一集. 湖北卫生厅出版,1965:75.

五、竹皮大丸证

【原文】

妇人乳中虚,烦乱呕逆,安中益气,竹皮大丸主之。

竹皮大丸方

生竹茹二分　石膏二分　桂枝一分　甘草七分　白薇一分

上五味,末之,枣肉和丸弹子大,以饮服一丸,日三夜二服。有热者,倍白薇,烦喘者加柏实一分。

【提要】

本条主要论述产后虚热烦呕的证治。

【现代临床运用】

本方辨证要点为产后呕逆、烦乱,兼有风热表证。除用于产后气阴两虚心烦呕逆外,还可用于妊娠呕吐、神经性呕吐等属阴虚有热者。若兼有阴虚热盛严重者可重用白薇;若兼有呕逆甚者,加半夏;若兼有阴虚热盛,大便燥结者,加大黄等。

现代运用本方可治疗更年期综合征、癔症、失眠、小儿夏季热、男性不育症、阳痿等符合上述病机者。

【名家辑要】

赵良仁注:妇人以阴血上为乳汁,必借谷气精微以成之。然乳房居胃上,阳明经脉之所过,乳汁去多,则阴血乏而胃中益虚,阴乏则火扰而神昏乱。胃虚则呕逆,用甘草泻心火安中益气。石膏疗烦乱。竹皮主呕逆,桂枝利荣气,通血脉,又宣导诸药,使无捍格之患。柏实,主恍惚虚烦,安五脏,益气。烦喘者,为心中虚火动肺,故以柏实两安之。——[明]赵以德.金匮方论衍义.北京:中国中医药出版社,1993,09:226.

徐彬注:乳者,乳子之妇也。肝气原不足,中虚者,中气大虚也,脾土复困弱。于是火上壅则烦,气上越则呕。烦而乱则烦之甚也，呕而逆则呕之甚也。病本全由中虚，然而药止用竹茹、桂、甘、石膏、白薇者，盖中虚而至为呕为烦，则胆腑受邪，烦呕为主病。故以竹茹之除烦止呕者为君。胸中阳气不用，故以桂、甘扶阳而化其逆气为臣。以石膏凉上焦气分之虚热为佐，以白薇去表间之浮热为使。要知烦乱呕逆而无腹痛下利等证，虽虚无寒可疑也。妙在加桂于凉剂中，尤妙在生甘草独多，意为散蕴蓄之邪，复清阳之气，中即自安，气即自益，故无一补剂而反注其立方之本意，曰安中益气，竹皮大丸，神哉！——[清]徐忠可.金匮要略论注.北京：人民卫生出版社，1993，08：313.

陈念祖注：喘加柏实，柏每西向，得西方之气最清，故能益金。润肝木而养心，则肺不受烁，喘自平也。有热倍白薇，盖白薇能去浮热，故《短剧》桂枝加龙骨牡蛎汤云：汗多热浮者，去桂加白薇附子各0.9g，名曰二加龙骨汤，则白薇之能去浮热可知矣。——[清]陈修园.陈修园医学全书.太原：山西科学技术出版社，2011，07：243.

【医家临证思维】

胡希恕认为产后血虚易生病，治疗要看具体证候表现。烦乱呕逆是阳明里热上逆，故用清降阳明里热的竹皮大丸治疗。如是阳明里实热或有痉发生者，则不能用本方。——冯世纶，张长恩.经方传真：胡希恕经方理论与实践.北京：中国中医药出版社，2008，06：88.

武简侯认为产后气虚火盛，上逆呕吐，心烦意乱，甚至狂惑，宜以清热降逆之品为治。竹茹凉降，清血热止呕；白薇亦凉降，解血热，益阴；石膏寒降，除烦热，止呕渴，得桂枝，以温能经脉，和营降冲；再以甘草、大枣，同为甘平中补虚之品，滋润之，安静之。则烦热去，呕吐止，神志清，而不伤脾胃。——武简侯.经方随证应用法.北京：中医古籍出版社，2007，06：368.

朱抗美认为本方适用于产后阴血不足、热扰心神犯胃导致的心烦意乱、呕逆之症。本方的组成有几个特点：一是方中甘草用量为七分，超过了其余四味药用量的总和，而且以枣泥和丸，其旨在安中益气。二是竹茹、石膏、白薇同用，意在清热降逆。三是加入少量的桂枝，意在反佐，同时又能平冲降逆。其所主治证候有两个特点，一是"烦"，二是"呕（胃气上逆）"，临床辨证上应牢牢把握重心。——朱抗美.金匮要略方药临床应用与研究.上海：上海科学技术出版社,2012,08：383.

【典型病案】

病案一

李某某，女，24 岁，1973 年 5 月 10 日诊。近一月来夜不能寐，精神欠佳，面色少华，自觉心跳、心慌，心中懊恼，头晕，腰腿疼痛，舌淡苔白，脉沉数无力。患者素体血虚，病前又受精神刺激，良由阴虚火旺，肝横气滞，从而神不守舍，经络郁滞。用竹皮大丸 5 剂病即减半，再服 3 剂则病愈。

按：失眠其因甚多，治法各异。胃不和用半夏秫米汤，心肾不交用黄连阿胶汤，虚热内扰用酸枣仁汤，都是有效之方。竹皮大丸治疗失眠者，乃因肝失条达，里热内炽，营血暗耗，神不守舍，热扰神明所致。方中取桂枝甘草汤之意，通心阳使神明有主；大枣补气生津；石膏、竹茹、白薇直清里热。——那素梅，董克伟.孙匡时运用竹皮大丸的经验.中医杂志,1986,06：13—14.

病案二

吴某某，男，28 岁，1981 年 6 月 20 日诊。3 年之前即患阳痿，逐渐加重。前妻因此离婚，续妻也因此要求离婚。先后曾服三肾丸、参茸丸等，毫无起色。现自觉头晕，身热，小便黄赤，大便燥结，梦多，舌红苔黄，脉弦数有力。此由过用峻补，郁热内蕴，宗筋弛缓，不能作强，用竹皮大丸连服 120 余剂，1982 年春病愈，其爱人已怀孕。

按：肾藏精，肝主筋，阳明为宗筋之会，故阳痿与这三经关系密切。壮年一般多气血充实，发病多与精神刺激、思虑过度等因素有关。治疗时用温燥之品补益，往往导致火热内生。孙老用竹皮大丸，意在清热降火，和肝理胃，因切中病机而获效。——那素梅，董克伟.孙匡时运用竹皮大丸的经验.中医杂志，1986，06：13—14.

病案三

张某，男，26岁，1983年3月19日初诊。患者新婚早泄，前医曰属正常现象。现婚后年余，仍早泄，阴茎虽能勃起，但甫交即泄，头晕乏力，耳鸣咽干，心烦气躁，干呕不止，身热（38.5℃）已七八天，偶有寒战状。舌质红、苔薄黄，脉虚数。精液常规检查无异常。此为肝火灼阴，肝胃不和，精室被扰。治宜清热降火，和肝理胃。药用：竹茹10g，生石膏15g（打碎，先煎），桂枝5g，白薇、生甘草、制半夏各10g，大枣5枚。煎服2剂，热除寒解，烦乱平，干呕止。前方去半夏，继服14剂，早泄病愈。

按：本例婚后年余出现早泄、干呕烦乱等症，为火盛而上逆所致。《素问·阴阳应象大论》曰："壮火之气衰，少火之气壮；壮火食气，气食少火，壮火散气，少火生气。"竹皮大丸并非补益之品，乃由除烦平逆、清热益气之药组成，寓有平壮火即不食气之意。——黄道富，肖美珍.竹皮大丸在治疗男性病中的运用[J].江苏中医，1990，06：30—31.

病案四

孙某，男，25岁，1985年8月18日初诊。近月来阴茎强而不萎，精液自流，面红赤，心烦喜呕，咽干唇燥，微喘，小便短赤涩痛。有手淫史。舌质红无苔，脉数。此属肝热灼阴，精室火旺。治拟清热泻火，益气安中。药用：竹茹10g，白薇、生石膏各20g（先煎），柏子仁10g，桂枝5g，甘草10g，大枣5枚。水煎服用5剂后病愈。随访4年余，已结婚生子，此病未复发。

按：本案因欲念时萌，阴虚火动而起，重用白薇滋阴降火，而轻用石膏清热和胃。顺其性为补，反其性为泻。肝气本喜辛散，而恶酸收，故佐以桂枝、甘草之辛甘以散肝郁，以制寒凉。

——黄道富,肖美珍.竹皮犬丸在治疗男性病中的运用.江苏中医,1990,06:30—31.

六、白头翁加甘草阿胶汤证

【原文】

产后下利虚极，白头翁加甘草阿胶汤主之。

白头翁加甘草阿胶汤方

白头翁 甘草 阿胶各二两 秦皮 黄连 柏皮各三两

上六味，以水七升，煮取二升半，内胶令消尽，分温三服。

【提要】

本条主要论述产后热利伤阴的证治。

【现代临床运用】

本方辨证要点为发热腹痛，里急后重，口燥渴，脉浮数，主治产后阴虚血弱，热痢下重腹痛者，此外此方亦可用于久利伤阴或阴虚血弱而病热利下重者。若便血较重，可加白及研末冲服；若腹泻后重脱肛者，可加三奇散（黄芪、枳壳、小防风）；若兼发热恶寒表证明显者，酌加葛根、黄连、黄芩、双花、连翘、马齿苋；若挟有食滞者，酌加炒三仙、莱菔子、鸡内金等。

现代运用本方可治疗产后痢疾、肠原性慢性腹泻、急慢性细菌性痢疾、阿米巴痢疾、急性坏死性肠炎、急性泌尿系感染、宫颈切除后引起的大出血、红斑性狼疮、滴虫性肠炎等符合上述病机者。

【名家辑要】

赵良仁注：伤寒厥阴证不利重者，白头翁汤，四味尽苦寒以治热，苦以坚肠胃。此产后气血两虚，因加阿胶补气血而止利，甘草缓中通血脉，然下利，血滞也。夫人之血行则利自止。甘草尤为要药。此方岂独治产后哉？——[明]赵以德.金匮方论衍义.北京：中国中医药出版社，1993，09：227.

魏荔彤注：产后下利虚极者，自当大补其气血矣。不知其人虽极虚，而下利者，乃挟热之利，切未可以补，补之则热邪无出路，其利必不能止也。主之以白头翁加甘草阿胶汤，清热燥湿，补中理气，使热去而利自止，亦治虚热下利之妙方，不止为产后论治矣。——魏荔彤.金匮要略方论本义.北京：人民卫生出版社，1997，09：278.

尤怡注：伤寒热利下重者，白头翁汤主之。寒以胜热，苦以燥湿也，此亦热利下重。而当产后虚极，则加阿胶救阴，甘草补中生阳且以缓连、柏之苦也。——[清]尤怡.金匮要略心典.北京：中国中医药出版社，1992，06：149.

黄元御注：产后阳衰土湿，木郁生热，风木疏泄，而病下利。亡血之后，复苦泄利，虚惫极矣。宜白头翁汤清其湿热，甘草以培中气，阿胶以滋风木也。——[清]黄元御.黄元御医学全书.太原：山西科学技术出版社，2010，09：552.

【医家临证思维】

王付认为原文中言"产后下利虚极"，参合方药用阿胶，以知病者之虚是血虚。辨产后血虚下利证或肝热血虚下利证常见证候有腹痛，下利，肛门灼热，里急后重，面色萎黄，舌淡，苔薄黄，脉细或芤。审证要点是肝热血虚下利，其证机是素体肝血虚弱。——王付，石昕昕.仲景方临床应用指导.北京：人民卫生出版社，2001，05：439.

李今庸认为白头翁加甘草阿胶汤，治产后热利下重，症见下利脓血里急后重、小腹疼痛、发热或口渴、虚惫疲极等，临床上治之多效。凡热利下重、虚惫疲极的患者，均可用此方。效果甚佳。——李今庸.李今庸金匮要略讲稿.北京：人民卫生出版社，

2008,01:256.

钟相根认为本方原为产后下利虚极所设,产后阴血亏虚,虚热内扰,挟热下利,故用本方清热滋阴而止下利。然临床并不拘泥于产后,凡是热邪下利,同时见阴虚明显者皆可使用,如放射性直肠炎及溃疡性结肠炎等。——钟相根. 大国医系列·张仲景传世名方. 北京:中国医药科技出版社,2013,02:363.

【典型病案】

病案一

王某某,女,49岁,干部,1993年4月26日初诊。患者2年前因腹痛阵作,带下量多伴有血丝,在湘京肿瘤医院诊为子宫颈癌。因惧怕手术,遂予以放射治疗。2个疗程后,诸症减轻。但半年后出现腹泻后重,时有便血。经湘京肿瘤医院诊为放疗后并发症,经服药(具体不详)治疗,腹泻减轻,但仍有后重便血现象。服中药槐角丸治疗无效,改服补中益气汤治疗仍不效。现患者肛门灼热,大便稀,日2~3次,便时带血,色鲜红,量不多,伴后重脱肛,乏力嗜卧,察舌淡红、苔薄微腻,脉细滑无力。诊为余毒未尽,气虚下陷。予白头翁加甘草阿胶汤合三奇散,再加白及粉吞服,每日1剂,3剂后诸症大减。续服5剂。病获痊愈。

按:放疗后放射物质灼伤胃肠道,致热蕴结,久则气阴耗伤,出现腹泻、便血、后重、脱肛等不良反应。白头翁加甘草阿胶汤中,白头翁、黄连、黄柏清解肠中余毒;甘草、阿胶益气补中、养血止血。药证相合,故能获良效。——朱树宽,王紫君. 白头翁加甘草阿胶汤治疗宫颈癌放疗后并发证25例. 浙江中医杂志,1996,09:395.

病案二

患者,女,35岁,1969年8月9日就诊。1969年8月5日发病,发热,下痢红白黏冻,时伴鲜血,日达二三十次,里急后重，痛苦不堪，口渴欲饮水，恶心欲吐，食欲不振，经他医治疗未效而于8月9日就诊。症见形体消瘦，精神困惫，舌苔黄，脉细数。此乃湿热郁遏肠道，气血郁滞，拟白头翁加甘草阿胶汤加味：白头翁12g，黄连10g，黄柏10g，广木香6g，秦皮10g，当归12g，炙甘草10g，地榆30g，阿胶（烊化）12g。上9味，以适量水先煎前8物，去渣取汁，纳阿胶于药汁中烊化，温服。药服1剂，大便转为正常，红白黏冻全无，里急后重消失，痢疾已愈。再以其方1剂取得疗效。

按：患者虽非产后，但其痢前身体衰弱，故本"白头翁加甘草阿胶汤主之"之法治之。但是否真能1剂告愈，尚需作肠镜检查方能证实。——蒋健，朱抗美.金匮要略方药临床应用与研究.上海：上海科学技术出版社，2012，08：384.

病案三

王某，女，21岁，学生，因患溃疡性结肠炎3年而辍学，1994年5月因宿疾复作入院。症见：下利脓血，血色鲜红，赤多白少，日行5~6次，腹痛后重，五心烦热，口干舌红苔少，脉细弦数。湿热下利，日久伤阴，投白头翁加甘草阿胶汤加味：白头翁30g，黄连8g，黄柏10g，秦皮10g，甘草6g，阿胶（烊化）18g，生白芍15g。

每日1剂。头煎及二煎药汁合并，纳阿胶烊化，留取药汁约100ml，每晚保留灌肠，余分2次服用，14天为1个疗程。1个疗程后症减，3个疗程后临床治愈。随诊1年未复发。

按：本案病程3年，久痢必伤阴，方以白头翁汤寒以清热，苦以燥湿，以除湿热而绝其根，加阿胶滋阴养血，甘草缓中。另加白芍意在养阴柔肝，合甘草以酸肝化阴，且阿胶能固护肠黏膜，促进溃疡愈合，口服与灌肠并用，既可整体调理，又使药物直达病所，故有良效。——蒋健，朱抗美.金匮要略方药临床应用与研究.上海：上海科学技术出版社，2012，08：384.

第三十五章　妇人杂病

　　妇人杂病是指除妊娠病、产后病之外妇人所特有或常见的疾病，妇女杂病的病因繁多，本篇重点强调"虚、积冷、结气"三个方面。虚是指气虚血少，抗病力虚弱，患者体质虚弱；积冷是指久积冷气，是寒邪在内凝结不散；结气指由情志刺激导致的气机郁结。这三者之中有一方面失常，日久便会导致妇女杂病。临床上常见病证主要包括月经病、带下病、脏躁、转胞、腹痛、热入血室及前阴疾患等。妇人杂病虽然变化多端，辨证时应辨清脉象的阴阳，证候的虚实寒热，并对病同脉异之证详加审察。在治疗上，内治方面有汤、散、酒、丸等剂；外治法中也有纳入阴道的坐药（包括丸剂和散剂），通利大便的润导剂，洗涤阴疮的汤剂，等。妇人杂病除经带及前阴疾患外，其余均与男子相同，故辨治也适用于男子。后世医家，对妇人杂病的种类和治疗多有较多的补充，都是由本篇的理论基础发展而来。

一、小柴胡汤证
【原文】
　　妇人中风，七八日续来寒热，发作有时，经水适断，此为热入血室，其血必结，故使如疟状，发作有时，小柴胡汤主之。
　　药物组成见产后病。
【提要】
　　本条主要论述热入血室的证治。

【现代临床运用】

本方的主要辨证要点是往来寒热如疟状，经行中断兼有小柴胡汤证者。若渴，去半夏，加大人参用量，并加栝楼根；若血未结，可加生地黄、炒山栀子、丹皮；若血已结，可加丹参、赤芍、桃仁；若胸中烦而不呕，去半夏、人参，加栝楼；若腹中痛者，去黄芩，加芍药等。

现代临床多用于治疗经行发热、经行头痛、月经不调、痛经、闭经、经期小便不畅、经期小便频数、经期眩晕、经前期综合征、经行呕吐、经行中断发热、经期晕厥、经期感冒、功能失调性子宫出血等符合上述病机者。

【名家辑要】

尤在泾注：中风七八日，寒热已止而续来，经水才行而适断者，知非风寒重感，乃热邪与血俱结于血室也。热与血结，攻其血则热亦去；然虽结而寒热如疟，则邪既留连于血室，而亦浸淫于经络。设攻其血，血虽去，邪必不尽，且恐血去而邪得乘虚尽入也。仲景单用小柴胡汤，不杂血药一味，意谓热邪解而乍结之血自行耳。——［清］尤怡.金匮要略心典.北京：中国中医药出版社，1992，06：150.

陈念祖注：此为中风热入血室经水适断者，出其方治也。盖以邪既流连于血室，而亦浸淫于经络，若但攻其血，血虽去，而邪必不尽，且恐血去而邪反得乘虚而入也。故小柴胡汤解其热邪，而乍结之血自行矣。——［清］陈修园.女科要旨.北京：中国中医药出版社，2007，10：67.

曹家达注：妇人中风，延至七八日，适当经水初断，热除身凉，既而续发寒热，发作有时，不似病中风时昼夜无间，虽在中工，亦当知其非桂枝汤证。究其所以然，则以经水初断，标阳乘虚而陷血室，因是血结胞中，乘营气夜行于阳，发为寒热，且即明了，一如疟之休作有时。但热邪甫陷，胞中定无干血，故但需小柴胡汤，使标阳之陷而入者，升发而出之，其病当愈。更不须桃核承气也，此虚实之辨也。——［清］曹家达.金匮发微.福州：福建科学技术出版社，2007，08：252.

【医家临证思维】

刘渡舟认为外感病重其和解少阳，疏利肝胆，通达内外之功；内伤杂病则倡其开郁调气，以利气机升降出入之枢，提出了柴胡治疗疾病的三大特点：第一，它能开郁畅气，疏利肝胆，通利六腑，推陈致新，调整气机的出入升降；第二，对木郁则能遮之，火郁而能发之；第三，独具清热退烧的特殊功能。所以，柴胡治疗疾病，既适用于外感，又能治疗多种内伤杂病。临证处方时，以原方为多，但也提倡灵活加减，使小柴胡汤的临床应用范围大大扩展。——王阶，张允岭，何庆勇.经方名医实践录.北京：科学技术文献出版社，2009，11：186.

王廷富认为本证与少阳证有相同和不同点：往来寒热，是两者相同点，但因外感而影响月经不当断而断，同时往来寒热如疟状，定时发作，又是两者之不同点，也是本证的特点。——王廷富.金匮要略指难.成都：四川科学技术出版社，1986：487.

陈宝田认为凡柴胡汤证，虽经误治，但不发生变证，仍可用小柴胡汤治疗。服药后，因枢机运转，三焦通利，正气振奋，与邪交争，可见高热寒战，然后正胜邪去汗出而解，此种现象称为"战汗"。若服柴胡汤或屡经误治后，病情发生变化。不见少阳证，出现他经证候，应观其脉证，随证施治。——谢炜，王福强，黄仕营.陈宝田教授经方临床应用 第3版.广州：广东科技出版社，2014：5.

【典型病案】

病案一

高某，女，30岁，2009年7月5日初诊。患者低热两月余。两个月里四处求医就诊，经血细胞、尿液、血沉、X线等常规检查，未发现明显异常。发热时体温在 37.2℃~37.8℃之间波动，遇劳尤甚。曾服用退热、抗炎药物仍不见缓解，遂转投中医治疗。诊见：低热，午后热起，热退后旋即又发冷，如此隔日发作。自觉胸胁胀闷不适，胃脘痞闷，口干引饮。舌质淡红，苔白腻，脉弦滑。诊断：内伤发热。证属：邪居少阳，痰湿中阻。方药：小柴胡汤加减。处方：柴胡 25g，黄芩 25g，清半夏 15g，厚朴 20g，陈皮 15g，石膏 20g，生姜 10g，大枣 4 枚，甘草 10g。3 剂，水煎服，日 1 次，分 2 次服。

二诊：连续 4 天未发热，自觉胸脘舒畅，舌苔转薄。遵前方继服 7 剂，痊愈。

按：本案发热两月余，寒热交错，病势迁延，为邪居少阳，痰湿中阻之发热。汗下均不适宜，唯有和解之法。又见胃脘痞闷，舌苔白腻为湿阻中焦之象，故加厚朴燥湿，佐以适量石膏乃防一味祛湿而化燥伤阴。和解而不攻伐，燥湿而不忘存津液，其效可见一斑。——吴限.李延学术经验集.北京：中国中医药出版社，2014:199.

病案二

史某，女，68 岁，2009 年 5 月 15 日初诊。阵发性心悸 3 年余，且发作有时，皆从凌晨 3 点起发作，自感如胸中捶鼓，悸动不已，随后便无法再次入睡。平素肢冷畏寒，发作时却手足汗出，心中烦热。曾以"冠心病"收治入院，每发作之时做心电图并无明显缺血及心律失常。遂诊断为植物神经功能紊乱。一直以来经中西医结合治疗症状仍反复发作，为求诊治前来就诊。诊见：胸闷、气短，不欲饮食，面色萎黄，精神焦虑，舌质淡白，脉沉弦。诊断：心悸。证属：邪阻少阳，气血不畅。方药：小柴胡汤加减。处方：柴胡 20g，党参 20g，黄芩 25g，清半夏 25g，生姜 10g，酸枣仁 15g，生龙牡各 25g，大枣 4 枚，炙甘草 10g。5 剂，水煎服，日 1 剂，分 2 次服。

二诊：阵发性心中悸动时间缩短，程度减轻，睡眠由此改善，汗止，胸闷消失，食欲有所增。将生龙牡各减至 10g，继服 7 剂加以巩同。之后患者亲自来告知诸症皆除，神清气爽，药服完 1 年皆未再发。

按：本案定时发病，皆在寅时，乃为肺经所主，少阳升发之时。因升发不足，少阳枢机不利，致气血不能输贯心肺而发为心悸。故疏解少阳之气机为主要治则。方中佐以酸枣仁、生龙牡益心安神，收敛耗散之正气，在寅时阴阳消长转化之节点，维系阴阳。由此诸药共助正气搏邪，阴阳调和，则病自除矣。——吴限.李延学术经验集.北京：中国中医药出版社，2014：199.

病案三

戴某某，女，39 岁，1993 年 5 月 7 日初诊。小便灼热，淋沥刺痛，伴寒战发热半月余，前医误投温阳剂致病势日增。刻诊：寒战发热，头痛如裂，头额阵阵汗出，神疲乏力，身若被杖，时恶心，小腹拘急，大便干结，舌尖红苔黄微腻，右脉弦滑，左脉弦细无力。尿常规化验：蛋白+，脓细胞+++，红细胞+++。予小柴胡汤合导赤散加减。处方：柴胡 12g，黄芩 9g，姜半夏 9g，党参 12 g，蒲公英 15g，泽泻 9g，木通 9g，淡竹叶 6g，生甘草 3g，3 剂，水煎服。

二诊：服 3 剂，寒战发热除，诸症减轻，仍小便频数，上方加栀子，又进 5 剂，尿常规复查正常。予知柏地黄丸调理半月。

按：邪郁三焦，少阳枢机不利，以小柴胡汤和解少阳，疏通表里，使"上焦得通，津液得下"。以导赤散清利小肠，乃"实则泻其子"，加山栀以清三焦热，《本草备要》认为蒲公英"专治乳痈、疔毒，亦为通淋妙品"，败酱草能"解毒排脓，治痈肿，破瘀血"，二药相伍可导下焦蕴毒。湿热久羁，必耗阴液，以知柏地黄丸养阴，清余热，竟收其功。——杨光.小柴胡汤妇科临床应用举隅.光明中医，1998，06：39—41.

二、半夏厚朴汤证

【原文】

妇人咽中如有炙脔，半夏厚朴汤主之。

半夏厚朴汤方 《千金》作胸满，心下坚，咽中帖帖，如有炙肉，吐之不出，吞之不下。

半夏一升　厚朴三两　茯苓四两　生姜五两　干苏叶二两

上五味，以水七升，煮取四升，分温四服，日三夜一服。

【提要】

本条论述妇人咽中痰凝气滞的证治，即后世所称"梅核气"。

【现代临床运用】

本方为治疗情志不舒，痰气互结所致的妊娠恶阻之常用方。临床应用以妊娠呕吐，吞吐不得，胸膈满闷，苔白腻，脉弦滑为辨证要点。若兼有胁肋疼痛者，酌加川楝子、延胡索；若兼有咽痛者，酌加桔梗、玄参；若兼有气郁较甚者，可酌加香附、郁金等。

现代常用于痰气交阻的妊娠呕吐、肝炎、胃炎，肝郁气滞之梅核气、咽喉异物感、食道痉挛、胃神经官能症，肝郁之闭经、带下病证等符合上述病机者。

【名家辑要】

尤在泾注：此凝痰结气，阻塞咽嗌之间，《千金》所谓咽中帖帖，如有炙肉，吞不下，吐不出者是也。半夏、厚朴、生姜辛以散结，苦以降逆；茯苓佐半夏利痰气；紫苏芳香，入肺以宣其气也。——[清]尤怡.金匮要略心典.太原：山西科学技术出版社，2008：148.

吴谦注：咽中如有炙脔，谓咽中有痰涎，如同炙肉，咯之不出，咽之不下者，即今之梅核气病也。此病得于七情郁气，凝涎而生。故用半夏、厚朴、生姜，辛以散结，苦以降逆；茯苓佐半夏，以利饮行涎；紫苏芳香，以宣通郁气，气舒涎去，病自愈矣。此证男子亦有，不独妇人也。——［清］吴谦.医宗金鉴.北京：中医古籍出版社，1995：301.

曹家达注：湿痰阻滞，咽中气机不利，如有物梗死，吐之不出，咽之不下。仲师于无可形容之中，名之曰如有炙脔，即俗所称梅核气也。方用姜夏以去痰，厚朴以宽胸，苏叶以开肺，茯苓以泄湿，务令上膈气宽，湿浊下降，则咽中出纳无阻矣。——［清］曹家达.金匮发微.福州：福建科学技术出版社，2007：254.

【医家临证思维】

董建华认为，同是痞满（胃动力障碍），中医有寒热虚实之分，治疗有温清补泻之别，这是中医治疗痞满证疗效显著的关键所在。在仲景方中，以半夏厚朴汤为基础方治疗胃动力障碍疗效最佳。原方由半夏、厚朴、茯苓、生姜、苏叶组成，寒热相宜，不腻不燥，临证配以木香、佛手、槟榔、香橼皮。若舌红苔黄有热象者，加黄连、黄芩；舌淡苔白有寒者加吴茱萸、砂仁；气虚者加党参、黄芪；便秘者加酒军；痰热者加黄连、栝楼；阴虚者加玄参、麦冬；血瘀者加丹参、降香，多随手取效。——王长洪.董建华运用仲景方治疗脾胃病的经验.上海中医药大学学报，1999，01：23—24.

黄煌认为半夏厚朴汤由半夏、厚朴、茯苓、紫苏、生姜等药组成，具有行气解郁、降逆化痰之功，仲景用本方治疗气郁痰凝之妇人："咽中如有炙脔"的病证。黄教授运用本方的指征有三：①咽喉不利，包括咽喉部异物感、咽痛、失音等；②恶心呕吐，胸闷腹胀眩悸，眩即眩晕，如坐舟中，悸指跳动，如心下悸、脐下悸、肌肉跳动等。黄教授对食道炎、支气管炎、哮喘、更年期综合征、小儿厌食症、帕金森氏综合征等具有上述指征的患者，运用本方加减治疗，均取得了令人满意的疗效。黄教授临证还发现，患者服用本方后，常易出现心烦不安、胸闷、寐差早醒、多梦易惊、咽红痛或暗等烦躁证，应加山栀、连翘、黄芩、甘草清心除烦，疗效卓著，称此加味方为"除烦汤"。——刘岳，顾炜.黄煌教授运用半夏厚朴汤的经验.国医论坛，1998，04：24—25.

高维坪认为半夏厚朴汤是治疗梅核气的良方。此方能行气降逆、化痰散结，对梅核气一病却有疗效。但对一些顽固患者效果不甚理想，若在原方的基础上加射干 15g、生地 30g、山豆根 30~50g，则速见疗效。因射干能宣肺豁痰散结、清利咽喉，生地能清热凉血、生津止渴，山豆根能清热解毒、利咽消肿。与原方合之，共奏理气豁痰、清热利咽之作用。——孙继芬.黄河医话.北京：北京科学技术出版社，1996：03.

【典型病案】

病案一

孙某某，男，54 岁，商人。患者就诊前三日，因争讼失利，终日悄悄不已，晚间进食，感胃脘不适，渐次觉凉，如针刺痛，辍食而寐，寐而不安，入夜忽吐暗红血液，并夹杂痰涎和食物残渣，量至盈碗。连夜至某医院治疗，经用安络血，维生素 K，中药如水牛角、生地、丹皮、赤芍、乌贼骨、参三七等凉血、止血类方药。连进 3 剂，出血量虽未见增，但吐血次数仍较频，断续一两口血液夹痰终未能止。症见：面色苍白，头昏眼花，自觉胸中窒闷，按之不适，频频嗳气，恶心呕吐，血液暗红，夹有少量痰涎，大便色黑而亮。舌质淡红，脉细弦。先父辨为情志失畅，肝气壅遏上逆，克犯胃络，气迫血行，胃失和降，由实致虚。治宜平肝降逆，顺气和胃。选用《金匮要略》方旋覆代赭汤合半夏厚朴汤化裁治之：煅赭石（先煎）25g，红参（另煎冲服）10g，法半夏 10g，炮姜炭 4.5g，旋覆花（布包）10g，云茯苓 10g，紫苏叶 6g，陈皮 10g，醋香附 10g，川厚朴 10g，生姜 3 片，大枣 5 枚。连进 2 剂，胸中觉畅，嗳气亦平，血出即止。

按：唐容川《血证论》谓："血之归宿在于血海，其脉丽于阳阴，未有冲气不逆上，而血逆上者也……阳明之气，下行为顺，今乃吐逆，失其下行之令，急调其胃气，使气顺吐止，则血不致奔脱矣!"至此，本案当以降气为先，气顺则血自止。——陶政燮.运用经方治疗急重证.河南中医,1985,06:14—15.

病案二

王某某，男，41 岁。夏季天热，过多进食生冷瓜果，午后又贪凉当风，醒来即感腹痛阵阵，肠鸣切痛，旋即下利清水，日达 4~5 次，脘胀呕恶，背微畏寒，脉弦滑，苔白腻，大便检查：脓细胞+++，黏液+，西医诊为急性胃肠炎，中医参合脉证，拟为寒湿泄泻，治宜散寒化浊。半夏 9g，川朴 9g，茯苓 12g，苏叶梗各 6g，神曲 9g，生姜 15g，陈皮 6g，甘草 6g，连服 2 剂，泄泻遂止。

按：泄泻虽与湿邪关系密切，故有"无湿不成泻"之说，但湿邪常与寒邪或暑热之邪，侵袭机体，损伤脾胃，导致泄泻，总与气滞湿阻有关。故用半夏厚朴汤有效。——庄奕周.半夏厚朴汤的临床运用.福建中医药,1987,04:43—44.

病案三

赵某某，男，48 岁，渔民。日前气候突变，出海捕鱼归来即觉畏冷发热，头痛体楚，自服红霉素、去痛片，症状似有减轻，昨起咽痒阵咳，气闷胸满，痰多色白，纳谷不香，脉浮紧，苔白腻，胸透见两侧肺纹理增粗，西医诊为急性支气管炎。中医辨证，拟为风寒袭肺，痰湿内生，治宜宣肺散寒，止咳化痰。处方：法夏 9g，厚朴 9g，苏叶 9g，茯苓 12g，生姜 15g，橘红 6g，甘草 3g。服 2 剂，咳止痰少，头痛若失，仅觉胸闷气满，按原方，苏叶易为苏梗 6g，再服 2 剂告安。

按：咳嗽一证，多责于肺，喻嘉言认为："咳者，肺之本病也。"风寒外袭，痰湿内生，肺气壅遏不宣，清肃之令不行，上逆为咳，也可用半夏厚朴汤加味，方中加重苏叶用量即可。——庄奕周.半夏厚朴汤的临床运用.福建中医药,1987,04:43—44.

三、甘麦大枣汤证

【原文】

妇人脏躁，悲伤欲哭，像如神灵所作，数欠喜伸，甘麦大枣汤主之。

甘麦大枣汤方

甘草三两　小麦一升　大枣十枚。

上三味，以水六升，煮取三升，分温三服，亦补脾气。

【提要】

本条论述脏躁的证治。

【现代临床运用】

本方辨证要点为情志不宁、常无故悲伤欲哭、频作欠伸、神疲乏力为主要症状的脏躁证。若兼有头目眩晕，脉弦细，肝血不足者，加酸枣仁、当归；若兼有心烦不眠，舌红少苔，阴虚较明显者，加生地、百合等。

现代应用本方治疗癔证、更年期综合征、自主神经功能紊乱、精神分裂症等精神心理疾病，属心阴不足，肝气失和者，均宜用之。

【名家辑要】

李彣注：妇人脏躁，指肺脏而言，肺藏魄，主忧，在声为哭。喜悲伤欲哭，象神灵所作，此肺虚伤魄也。数欠伸者，肺主气，气乏则欠，体瘵则伸也。甘草、大枣俱入脾经而缓急，故亦补脾土以生肺金，又心藏神，更佐小麦入心以安神也。——李彣. 金匮要略广注校诠 附舒氏伤寒集注. 海口：海南出版社，2010：266.

陈念祖注：此为妇人脏躁而出其方治也。麦者，肝之谷也。其色赤，得火色而入心；其气寒，乘水气而入肾；其味甘，具土味而归脾胃。又合之甘草，大枣之甘，妙能联上下水火之气，而交会于中土也。——陈念祖. 新校注陈修园医书 第 2 辑. 福州：福建科学技术出版社，2003：586.

吴谦注：脏，心脏也，心静则神藏。若为七情所伤，则心不得静，而神躁扰不宁也。故喜悲伤欲哭，是神不能主情也。像如神灵所作，是心不能神明也，即今之失志癫狂病也。数欠伸，喝欠也。喝欠顿闷，肝之病也。母能令子实，故证及也。——吴谦.医宗金鉴.沈阳：辽宁科学技术出版社，1997：246.

【医家临证思维】

王付认为以下诸项中，病变证机是辨证的基本要素，前3项中只要具备2项，即可得出正确诊断，其他可能出现的症状，可作为辨证的参考，以此可辨为甘麦大枣汤方证：①基本症状：以心神恍惚，或思虑不定，或忧郁不解为基本要点。②临床特征：以悲伤欲哭，或疲倦为审证要点。③检查体征：以舌质淡、苔白、脉弱为辨别要点。④病变证机：心脾气血虚弱，心神不得调和于内。⑤其他表现：因个体差异可能出现以下1个或几个症状：叹息，或嗜卧，或大便失调；月经不调，或带下；口燥咽干，或腹部胀满，或有深吸气抬头伸展胸腰。——王付.经方药证与方证.北京：人民军医出版社，2007.

秦伯未认为甘麦大枣汤原治脏躁，实为养心宁神，和中缓急之方。在心绞痛未发作时，常见心慌多汗者可选用。——秦伯未.秦伯未论金匮.上海：上海中医药大学出版社，2009.

钟相根认为此方置于妇人篇，故较多在妇科中应用，然而脏躁虽多见于女子，但男子亦然，故不可拘泥。只要辨证为心阴已伤，心脾两虚皆可用治，且临床多与其他滋阴养液，疏肝理气之方合用，再根据临床表现随证加减可获良效。——钟相根.张仲景传世名方·金匮要略卷.北京：中国医药科技出版社，2013：381.

【典型病案】

病案一

葛某，女64岁，干部。于5年前开始午后低热，曾服清骨散、秦艽鳖甲散之类症状未减。后因体重锐减而求诊，西医诊断为"植物性神经功能紊乱"，口服谷维素等低热未退，五心烦热，收住入院。余思蒲辅周老中医之训："慢性病应重视脾胃为本，内伤低热脾胃已弱，苦寒药不宜多用。"本证低热久羁，病在阴分，阴虚生内热，前医过用苦寒之品，反伤阴分。遂用甘麦大枣汤调治，再加百合、沙参连服15剂，五心烦热减轻，惟低热未退兼见难眠，故上方去沙参，加枣仁、朱砂、太子参，数剂而取效。

按：心肝血虚，脏阴不足之低热不退，本方用之有较好疗效。——林君平，梁晖.甘麦大枣汤临床应用案例.福建中医药，1987,03:40.

病案二

邹某某，女，40岁，护士。初诊：1985年8月6日。外阴瘙痒11个月，多方医治，均少效验。患者面色萎黄，头昏肢倦，梦多寐差，心烦易怒，口干纳呆，月经量中等，白带不多，外阴干燥瘙痒。证属肝血不足，生风化燥之阴痒证，治当补血以安神，滋肝以润燥，拟用甘麦大枣汤加味：炙甘草15g，大枣10枚，小麦30g，黄芪、当归、苦参各10g，茯苓15g，3剂，每日1剂。

二诊：8月10日，精神转佳，痒减过半，宗前方继服6剂告愈，至今未发。

按：肝经之脉自足上行，沿腹内侧，入阴毛中，环绕阴器，血虚不能濡润肝经，生风化燥，故生阴痒。治用甘麦大枣汤加味有效。补而不滞，药证相得，故收全功。——邵金阶.甘麦大枣汤治验二则.湖北中医杂志，1989,03:37.

病案三

潘某，女16岁，学生，1984年8月初诊。患者每见流动之水则小便不禁。经西医泌尿系统及化验检查均无异常发现，于1984年8月经介绍前来中医治疗。为验其病情，当即令其目睹杯水泄地之状，果然云已遗尿于裤内。查患者发育正常，似无病之人；望其舌质淡红，苔薄白；诊其脉左寸稍弱，余部皆平。虽属小恙，处方尚觉棘手，寻思良久，复究其因，方知两年前打水时被恶犬惊吓，值时毫无不适，日久却见此疾。姑拟甘麦大枣汤加味，以观消息。药用炙甘草 15 克，淮小麦 30g，大枣 8 枚，桑螵蛸 15g，益智仁 24g，生牡蛎 12g。2 剂。越二日，其父来告，药后已不再遗尿。药已中的，勿需易辙，原方迭进 3 剂，以资巩固。

按：病发于惊恐，为情志所伤。《素问·举痛论篇》云"余知百病皆生于气也……恐则气下"。年方二七，肾气初盛，卒逢惊恐，气机下趋，恐能伤肾，开阖失司；肾为牝脏，主运五液，外水之动，亦从其类。又心主神明，职司五神，故恐动于心则肾应之，乃发斯证。治宜养心气以宁心神，固肾气以利开阖，故以甘麦大枣汤加味而收功。——张正海.经方治验二则.国医论坛，1987,02:25.

四、温经汤证

【原文】

问曰：妇人年五十所，病下利，数十日不止，暮即发热，少腹里急，腹满，手掌烦热，唇口干燥，何也？师曰：此病属带下，何以故？曾经半产，瘀血在少腹不去。何以知之？其证唇口干燥，故知之。当以温经汤主之。

温经汤方：

吴茱萸三两　当归　川芎　芍药各二两　人参　桂枝　阿胶　牡丹去心　生姜　甘草各二两　半夏半斤　麦门冬一升（去心）

上十二味，以水一斗，煮取三升，分温三服。亦主妇人少腹寒，久不受胎，兼取崩中去血，或月水来过多，及至期不来。

【提要】

本条论述冲任虚寒兼有瘀血所致的崩漏证治。

【现代临床运用】

本方辨证要点为月经不调、经少色暗、下腹部胀满、手足冰凉、手掌热、口唇干等冲任虚寒，气滞血瘀之月经不调证。若兼有头目眩晕，脉弦细，肝血不足者，加酸枣仁、当归；若兼有心烦不眠，舌红少苔，阴虚较明显者，加生地、百合；若小腹冷痛甚者，可去牡丹皮、麦门冬，加艾叶、小茴香，或以肉桂易桂枝；若兼气滞者，可加香附、乌药；若兼漏下色淡不止者，可去牡丹皮，加艾叶、炮姜等。

现代应用本方治疗可治疗痛经、月经不调、闭经、崩漏、经行浮肿、功能性子宫出血、宫外孕、产后恶露不净、习惯性流产、更年期综合征、子宫内膜异位症、慢性盆腔炎、附件炎等妇科病及男子阳痿、（精子少）不育症、睾丸炎等男科病。

【名家辑要】

李彣注：《内经》云：血气者，喜温而恶寒，寒则凝涩不流，温则消而去之。此汤名温经，以瘀血得温即行也。方内皆补养气血之药，未尝以逐瘀为事而瘀血自去者，此养正邪自消之法也。故妇人崩淋不孕，月事不调者，并主之。——［清］李彣. 金匮要略广注. 北京：中国中医药出版社，2007：241.

吴谦注：妇人年已五十，冲任皆虚，天癸当竭，地道不通矣。今下血数十日不止，宿瘀下也。五心烦热，阴血虚也；唇口干燥，任冲血伤，不上荣也；少腹急满，胞中有寒，瘀不行也。此皆曾经半产崩中，新血难生，瘀血未尽，风寒客于胞中，为带下，为崩中，为经水愆期，为胞寒不孕。均用温经汤主之者，以此方生新去瘀，暖子宫，补冲任也。——［清］吴谦等. 医宗金鉴. 沈阳：辽宁科学技术出版社，1997：246.

黄元御注：妇人年五十所，病下利数十日不止，脾土湿陷而风木疏泄也。土湿水寒，暮而阳不内敛，是以发热。乙木郁陷，不得升达，故腹满里急。手厥阴之脉，行手掌而上中指，手少阴之脉，行手掌而走小指，下寒而君相之火不根于水，故手掌烦热。阴精脱泄，肺津枯槁，故唇口干燥。此属带下之证，以曾经半产，瘀血在少腹不去，阴精不能上济，故少阴失其闭藏，厥阴行其疏泄，下流而为带也。盖神藏于心，精藏于肾，半产之家，肾气虚寒，瘀血凝涩，结于少腹，阻格阴阳交济之路，故阴精流溢下脱，而为带证。——［清］黄元御.黄元御医学全书.太原：山西科学技术出版社，2010：564.

【医家临证思维】

高忠英认为妇女的内科疾患虽表现复杂，然其月经失调则是辨证的重要信息。临证时女子尤要详审月经情况，但月经色黯，烦热，唇口干燥不欲饮而小腹冷痛者，便可治以温经汤温经散寒，直中病机，标证自然迎刃而解，不必拘泥一方一证。——李翔，邹志东.高忠英运用温经汤治疗内科杂病举隅.北京中医，1999，02：9—11.

王缓五认为温经汤中当归、川芎、芍药补血调经，吴茱萸、桂枝、生姜温中祛寒，人参、甘草和中补虚，半夏化痰理气，阿胶、麦冬养血润燥，丹皮配桂枝散寒行瘀。细究本方乃由胶艾汤、麦门冬汤、桂枝茯苓丸、吴茱萸汤复合演化而来，温经汤无胶艾汤中的艾叶、熟地，是因为艾叶安胎，熟地滋腻，故可去之；本方意在温经止漏，桃仁破血用之有违温经之本意，故可不用，因血得温则通自可行瘀。麦门冬汤是养肺胃阴之方，麦冬与半夏之比 7:1，取麦冬量大以制半夏之燥，温经汤证中冲任虚寒而带下，用人参、半夏、甘草扶脾而止带下，麦冬与半夏 2:1 之药量用之无碍，方中当归、川芎、阿胶、芍药皆走血分，合人参、桂枝共奏益气强心之效。本方治疗冲任虚寒兼瘀。临床上运用时可根据病情适当加减，如气虚者加黄芪；气滞者加香附、乌药；阴虚内热明显者，去吴茱萸、桂枝、半夏，加二至丸同用；瘀血较重者加桃仁、红花；寒凝者加附子；带下明显者，加薏苡仁、茯苓；小腹冷痛者，去丹皮、麦冬，加小茴香、艾叶。——王建. 王缓五应用温经汤之经验. 浙江中医杂志，2007，05：291.

　　黄煌认为常出现温经汤证的人在外貌、体形、性格、生理状等方面具有许多共同点，黄师总结为"温经汤体质"。这种体质的人有出现温经汤证的趋向，直接由辨体质入手，施以温经汤，往往能获得良效，即便需要长期服用，也相对比较安全。"温经汤体质"，多为女性。主要体现在三方面：常见体征、常伴症状和月经情况。常见体征：体型偏瘦或较瘦弱，肌肉松软，腹壁薄而无力；口唇一般不红润，皮肤干燥黄暗，缺乏光泽，或潮红，或暗红，或有黄褐斑；有的手掌和脚掌出现裂口；毛发脱落、干枯、发黄、易于折断等。因其类似于西医学雌激素水平低下的表现，笔者称之为"雌激素水平低下貌"。常伴症状：胃痛，偏头痛，小腹冷痛，或刺痛，或满痛；潮热，心烦，手足心热；舌质淡或淡紫色，亦兼夹瘀斑、瘀点，舌苔薄白，脉沉细或弱或紧。有的女性还可出现阴道炎、阴道干枯瘙痒等。月经情况：常有痛经；月经周期不规律，或先期或后期，或先后无定期；经期或长或短，量或多或少，色黯，或夹血块。这种体质的形成与出血、过度生育、长期腹泻、久病、营养不良、绝经年老等因素有关。这种患者服用了温经汤后往往能改善全身的状况——体重增加，形态渐丰，面色红润，精神饱满，皮肤恢复了弹性，毛发也恢复了亮泽。黄师运用温经汤，先从辨体质入手，从看得见的人体客观指征入手，以此来指导用方，疗效显著，体现了一种新的辨证思路。——管隽. 黄煌运用温经汤治疗妇科疾病经验举隅. 江西中医药，2007，02：14—15.

　　王付认为运用温经汤能否恰到好处，关键在于能否全面认识与深入研究其方药组成与用量。方中吴茱萸、桂枝温阳散寒，通利血脉。寒凝血瘀，当归、川芎、桂枝温经活血，通经止痛。凡有血虚，阿胶、当归、芍药养血敛阴。气能生血，气能帅血，人参益气生血帅血。寒邪内盛，生姜温里散寒，并调理脾胃。浊逆不降，半夏温阳散寒，降泄浊气。瘀阻阳郁，牡丹皮活血祛瘀，兼清郁热。麦冬养阴清热。根据病变证机有否郁热，亦可酌情调整牡丹皮、麦冬用量，以使方药及用量更好地切中病变证机。甘草益气帅血。方药相互为用，以温经散寒为主，兼以活血养血，滋阴益气。指出运用温经汤主治病变证机的基本原则有三：①寒邪内生或外袭而演变为寒滞血脉；②血虚不得滋养脉络而演变为血脉空虚；③寒滞经脉，血脉不行而演变为瘀血。而运用温经汤的灵活性主要有三，如病变证机以寒为主而夹瘀且无虚，可选用温经汤；如病变证机以瘀为主而夹寒且无虚，可选用温经汤；如病变证机以虚为主而夹寒，可选用温经汤；如病变证机仅有虚瘀而无寒，则不能选用温经汤，若逆而用之，势必引起温热药燥化伤阴。运用温经汤主治主要有五：①冲脉病症，如月经不调（月经量多、月经量少、月经后期、月经先期、月经先后不定期），闭经，痛经，崩漏等；②带下病症，如带下色黄清稀、带下色白、带下色赤清稀；③不孕病症（除先天性不孕证或子宫或卵巢或输卵管切除外）；④产后杂症；⑤非妇科病症。——王付. 运用温经汤方证的若干问题. 中医药通报，2009，05：11—12.

【典型病案】

病案一

李姓，女，38 岁。产后 10 余天，进食大量瓜果生冷食物，次日即感小腹冷痛，此后病情加重，月经 3 年未行，曾服中药数 10 剂，未获效，西医诊为"继发性闭经"，注射黄体酮二周，效果亦不显。现症：面色白而浮肿，四肢不温，少腹冷痛，倦怠乏力，目眩，动则喘促，胸闷恶心，饮食欠佳，大便不实，白带量多，唇舌淡红，脉沉而紧。乃产后过食生冷，血为寒凝，滞于冲任，壅于胞脉，以致经闭不行，属虚寒闭经证。治以温经散寒，养血调经。用温经汤：当归身 15g，川芎 9g，炒白芍 9g，阿胶 12g，党参 9g，姜半夏 6g，制香附 9g，丹皮 9g，桂心 3g，炒吴萸 9g，炮姜 6g，甘草 3g。

二诊：服 4 剂，食欲增加，少腹冷痛，四肢不温已消，其他症状均有减轻。原方续服 4 剂，症状消失。

按：恣食生冷，胞脉受寒，气血运行不畅而逐渐闭阻，符合温经汤证机，投之即效。——李贯国.闭经治案.上海中医药杂志，1966，05：193.

病案二

周某，女，38 岁，1991 年 11 月 19 日初诊。诉 6 年前即有前阴出气如后阴矢气之证，常于劳累或受寒之时发生。初不在意，不以为病。未料愈发愈频，几乎每天发生，有时前阴接连出气作响数声，尤以卧起动作时为显，苦恼不堪。尝欲求医而难于启齿。病情至今有增无减。询及他证，前阴寒冷，白带绝无，小腹如扇，隐痛喜按，胃脘冷痛，得温则减；手足心热，口干欲热饮，小便清长，大便稀溏。4 年前曾做人工流产，继而月经失调，量少色淡。今年 1 月以来，经闭不行。诊见：形体瘦小，面色灰暗，精神萎靡，四肢不温，舌质淡红，苔薄白，脉沉细弱。病为阴吹，乃冲任虚寒，阴寒之气下出前阴所致。治以温经散寒，调补冲任之法。方用温经汤化裁：吴茱萸、炙甘草各 6g，桂枝、川芎、桃仁、党参、法夏各 10g，当归、鹿角霜、白芍、丹参各 15g。水煎服，日 1 剂。服药 7 剂，阴吹次数明显减少，继进 14 剂，阴吹告愈，且月经来潮，余症亦相继消除或减轻。原方随证调整，续服数剂以善其后。随访 1 年，阴吹未发。

按：本案阴吹，脉证合参，为冲任虚寒，兼有瘀血所致。冲任虚寒，寒气循经下迫胞中，出于前阴，以致阴吹。是用温经汤取效。——戴天木.杨百茀经方新用两则.国医论坛，1993，01：17.

病案三

董某，女，30岁。宿有痛经史，结婚3年，未有大小生育，痛经逐年加剧，经前乳房胀痛，经量较少，色暗紫而不畅，伴腹痛恶心，痛剧面色苍白，四肢逆冷，大便溏薄，眼眶发黑，苔薄腻，舌紫，脉沉迟。证属寒凝血瘀，用温经汤化裁：赤白芍各9g，生姜3片，川芎6g，阿胶7g（烊冲），吴茱萸9g，当归9g，紫石英30g，桂枝6g，小茴香3g，延胡索9g，党参9g，失笑散9g（包），7剂。药后诸症减轻。以前方调治四月，乃孕育一子，痛经宿患亦随消失。

按： 颜老临床经验，治不孕必先调经，俟经准以后，改为每次月经前启服五至七帖，三个月为一疗程，冲任自调。方中五灵脂恶人参，颜老认为：二味合用，有破阴凝布阳和之妙，奏绩独胜。太冲瘀寒，月事不能时下，故当无子。太冲脉盛，月事以时下，乃求嗣子钤键。——颜乾珍,屠执中.颜德馨教授用经方治疗急难重证举案.国医论坛,1992,03;22—23.

五、胶姜汤证

【原文】

妇人陷经，漏下，黑不解，胶姜汤主之。臣亿等校诸本无胶姜汤方，想是前妊娠中胶艾汤。

【提要】

本条论述冲任虚寒兼有瘀血所致的崩漏证治。

【现代临床运用】

本方辨证要点为经行点滴漏下不止，上至十余日，甚者至月不尽，经血量少而黯，四肢不温，面色萎黄，恶寒，舌淡，苔薄，脉虚等症状的妇人阳虚血少漏下证。若崩漏下血者，加艾叶炭、炮姜炭；若下血不止者，加熟地炭、阿胶珠、棕榈炭等。

现代临床本方可以治疗功能性子宫出血、子宫内膜炎、宫颈糜烂、支气管扩张、咯血等病证而见上述证机者。

【名家辑要】

李彣注：陷经漏下，谓经脉下陷，而血漏下不止，乃气不摄血。黑不解者，瘀血不去，则新血不生，荣气腐败也。然气血喜温恶寒，用胶姜汤温养气血，则气盛血充，推陈致新而经自调矣。——李彣.金匮要略广注.北京：中国中医药出版社，2007：243.

黄元御注：妇人经水，温则升而赤，寒则陷而黑。血藏于肝而肝生于肾，肾寒不能生木，木郁血陷，则漏下黑色。久而不解，此以寒水之失藏，风木之善泄也。胶姜汤，阿胶滋木而息风，干姜温肝而暖血也。——［清］黄元御.黄元御医学全书.北京：中国中医药出版社，1997：617.

曹家达注：此承上节虚寒相搏言之。以虚寒之故，因病漏下，病由出于寒湿下陷，故名陷经，因寒湿下陷而瘀血色黑者日出不已，则法当温化。胶姜汤方治虽缺，其必为胶艾汤加干姜无疑也，方解详胶艾汤下，兹不赘。——［清］曹家达.金匮发微.福州：福建科学技术出版社，2007：261.

【医家临证思维】

刘春来认为本方以阿胶配姜炭，胶得姜则性柔，滋阴止血而不恋邪，姜得胶则温通，祛瘀止血而不刚燥，两者相得，阴阳调和，刚柔相济，遂能达到滋阴养血、温通固冲之效，用以治疗虚寒瘀血导致的功能性子宫出血、子宫内膜炎等妇科病疗效甚佳。——刘春来.胶姜汤治疗功能性子宫出血32例.中国民间疗法，2000，01：31—32.

王付认为胶姜汤主阳虚血虚之出血，阳虚则恶寒，血虚则经量少而色淡为特点，治在温阳补血止血。可见，胶姜汤对于出血既有阳虚，又有血虚者尤为适宜。——王付.仲景方临床应用指导.北京：人民卫生出版社，2001：755.

【典型病案】

病案一

刘某，女性，17 岁，1999 年 3 月 12 日初诊。患者去年 4 月初潮后，每次月经淋漓不断，20 余日方止，且经期无规律。本次月经 2 月 21 日来潮，至今未止，量多，色暗淡，挟少量血块，伴头晕倦怠，食欲不振，腹部隐痛，得温则减。症见患者面白，口唇淡红少泽，舌淡红，苔薄白，脉弱。服胶姜汤 9 剂血止，处方：阿胶 20g，姜炭 20g，继予八珍汤 6 剂以扶其本。追访 2 个月，月经如常。

按： 功能性子宫出血属中医 "崩漏" "经期延长" "月经过多" 等范畴。青春期患者多先天肾气不足，而更年期患者以肝肾亏损或脾气虚弱为主。本方以阿胶配姜炭，胶得姜则性柔，滋阴止血而不恋邪，姜得胶则温通，祛瘀止血而不刚燥，两者相得，阴阳调和，刚柔相济，遂能达到滋阴养血、温通固冲之效。——蒋健.金匮要略方药临床应用与研究.上海：上海科学技术出版社，2012：398.

病案二

道光四年，闽都间府宋公，其三媳妇产后三月余，夜半腹痛发热，经血暴下鲜红，次下黑块，继有血水，崩下不止，约有三四盆许，不省人事，牙关紧闭，挽余诊之，时至五鼓也。其脉似有似无，身冷面青，气微肢厥。予曰：血脱当益阳气，用四逆汤加赤石脂 50g，煎汤灌服，不差。又用阿胶、艾叶各 12g，干姜、附子各 9g，亦不差。沉思良久，方悟前方用干姜守而小走，不能导血归经也。乃用生姜 50g，阿胶 15g，大枣四枚，服半时许，腹中微响，四肢头面有微汗，身渐温，须臾苏醒。自道身中疼痛，余令先与米汤一杯，又进前方，血崩立止，脉复厥回。大约胶姜之汤，即生姜、阿胶二味也。盖阿胶养血平肝，祛瘀生新，生姜散寒升气，亦陷者举之，郁者散之，伤者补之育之义也。

按：后世医家常以下血的颜色辨别寒热属性，稍显片面。因下血颜色与出血量多少、时间长短也有一定的关系，一般出血量多则血色鲜红，出血量少，或停留时间长，则血色紫黑。故本条漏下色黑，既可属虚寒，也有属于瘀血郁热的，但从本条用胶姜汤治疗来看，当属冲任虚寒。除了漏下色黑的症状外，还应伴有相应的虚寒证候，方可应用后世医家所说的胶艾汤加干姜或胶姜汤治疗。——[清]陈修园.金匮方歌括.上海：上海科学技术出版社,1963：131.

六、土瓜根散证

【原文】

带下，经水不利，少腹满痛，经一月再见者，土瓜根散主之。

土瓜根散方：阴㿉肿亦主之。

土瓜根　芍药　桂枝　䗪虫各三分（各等分）

上四味，杵为散，酒服方寸匕，日三服。

【提要】

本节是论述瘀血经水不利的证治。

【现代临床运用】

本方辨证要点为经水不利，色紫有块，腹满痛，痛有定处而有热，舌暗紫，脉涩等表现的瘀血内阻，阳郁不行证；若经气郁滞明显者，加细辛、通草；若有血虚者，加当归、阿胶；若瘀血明显者，加桃仁、红花；若兼血热者，加赤芍、丹皮等。

现代临床常用于治疗中枢性痛经、闭经、月经不调、输卵管不全梗死、附件炎、盆腔炎等病证而见上述证机者。

【名家辑要】

尤怡注：妇人经脉流畅，应期而至，血满则下，血尽复生，如月盈则亏，月晦复拙也。惟其不利，则蓄泄失常，似通非通，欲止不止，经一月而再见矣。少腹满痛，不利之验也。土瓜根主内痹瘀血月闭，䗪虫蠕动逐血，桂枝、芍药行荣气而正经脉也。
——[清]尤怡.金匮要略心典.北京：中国中医药出版社，1992：154—155.

吴谦注：此亦前条在下未多，经候不匀之证。带下，胞中病也。胞中有宿瘀，从气分或寒化，则为白带；从血分或热化，则为赤带；从气血寒热错杂之化，则为杂色之带也。若兼经水不利，少腹满痛，乃有瘀血故也。其经至期不见，主以土瓜根散者，土瓜能逐瘀血，䗪虫能开血闭，桂枝合芍药舒阳益阴，通和营气，则瘀去血和，经调带止矣。——[清]吴谦.医宗金鉴.北京：人民卫生出版社，1963：656.

高学山注：此即上条之初证也。带下亦指赤带，详已见经水不利。因经脉之血，止有脾胃一路上供。而肝脏之血，陆续漏下，以致经脉之气血亏浅，故至期之经水不畅利也。少腹满痛者，血瘀气滞之应也。经一月再见，又承带下而言。盖谓带下一证，又致各经经气上虚，因而不能包护，以至一月再见者。二者耽延日久，俱成上条利下等证。故宜即主此以愈之。——[清]高学山.高注金匮要略.北京：中医古籍出版社，2013：347.

【医家临证思维】

李今庸认为瘀血内留的经水不利而一月再见之证，在临床上既可见到少腹痛满，还可见到少腹部按之坚硬，月经量少，色紫有块或舌质紫黯，脉象涩滞等症。经水不利还有因血虚引起者，其少腹痛当在月经来潮之后，且其痛为隐痛。经水一月再见还有因血热引起者，并且以血热引起者为多见；也还有因肝失和调引起者。此二者当无少腹满痛之症。——李今庸.李今庸金匮要略讲稿.北京：人民卫生出版社，2008：263.

班秀文认为土瓜根散证是"经一月再见者"，经虽行而不利，不利则必有所留，留则成瘀，故着眼在消瘀，而不是在通行，瘀积消失，则经行自调。——班秀文.班秀文妇科医论医案选.北京:中国医药科技出版社,2014:66.

何任认为土瓜根散中之土瓜根,目前临床很少用,常用丹参、桃仁等代之,或用桂枝茯苓丸加䗪虫。本方常用于瘀血而致的月经不调,以祛瘀为主,瘀去则月经亦恢复正常。——何任.金匮要略临证发微.上海:上海科学技术出版社,2008:637.

【典型病案】

病案一

宋某,男,59岁,1992年11月3日初诊。自诉:慢性前列腺炎已10年余,多次经中西医治疗,可远期治疗效果不理想,近日病证加重前来诊治。刻诊:小便不利,尿后余淋不尽,时有白物溺出,小腹疼痛,会阴部不适,手足不温,但不恶寒,舌黯,脉涩。辨证为阳郁血瘀,其治当活血通阳,以土瓜根散加味:土瓜根9g,白芍12g,桂枝12g,䗪虫10g,水蛭10g,虻虫10g,细辛6g,丹皮10g,通草9g,大黄3g。6剂,1日1剂,水煎2次分3服。

二诊:小便不利有改善,手足转温,又以前方6剂。之后,累计服药60余剂,病证表现得以控制。半年随访,未再复发。

按:慢性前列腺炎从中医辨证,其证型较多,临证治疗必须辨证准确。假如辨证稍有差错,就不能达到预期治疗目的。根据病人证候表现而辨为瘀血阳郁,尤其是病人手足不温但不恶寒,以此用土瓜根散活血化瘀通阳,加水蛭、虻虫破瘀通络,通达经气,细辛温阳止痛,丹皮凉血散瘀,通草通利血脉,大黄泻瘀祛瘀,使瘀血从下而去。方药相互为用,以建其功。——王付.经方实践论.北京:中国医药科技出版社,2006:334—335.

病案二

魏某,女,26岁,1999年4月23日初诊。自诉:自月经来潮至今,月经量少而疼痛,多次经中西医治疗,都未能取得治疗效果。刻诊:月经点滴量少而疼痛,瘀血得下则疼痛缓解,月经持续时间2~3天，手足不温，心烦，头汗出，舌略红，苔薄略黄，脉沉。辨证为血瘀阳郁，经气不和，脉络不畅，其治当活血化瘀，通阳通经，以土瓜根散加味：土瓜根9g，白芍12g，桂枝12g，蟅虫10g，水蛭10g，虻虫10g，细辛6g，丹皮10g，通草9g，桃仁9g，当归12g。6剂，1日1剂，水煎2次分3服。并嘱其在下次月经来前1周诊治，服用方药基本按前方加减，连续5个月，每个月用药1周。5个月后，月经量较前增多，小腹也不再疼痛，其他病证也随之解除。随访1年，月经量正常。

按：月经量少是妇科比较常见病，其治疗大多采用补血养血，但对于顽固性月经量少，则无济于事；尤其是对瘀血阳郁证，其治疗多用活血化瘀药，但收效也甚微。究其原因主要是忽视用通阳药，所以治疗效果不佳。笔者在辨证时紧紧抓住病人表现既有瘀血，又有阳郁，以此用土瓜根散活血化瘀通阳，加水蛭、虻虫破血逐瘀细辛通达阳气，丹皮散瘀，通草通利血脉，和畅经气，桃仁破血化瘀，当归养血活血。方药相互为用，以达治疗目的。——王付.经方实践论.北京：中国医药科技出版社，2006：335—336.

病案三

伍某，女，27岁，2005年3月18日就诊。月经一月两潮，量少，色紫黯有血块，少腹刺痛，伴有白带黏稠，口苦，心烦，头晕，尿黄，舌淡红，舌边、尖有瘀斑，苔薄黄，脉沉弦。本证属瘀血内阻，胞宫气机不利，故经行不畅，色紫黯有血块，少腹刺痛，并有郁热内结，致白带黏稠，口苦，心烦，尿黄。舌边尖有瘀斑，苔薄黄为血瘀有热之征。治宜活血化瘀，清热调经止带。药用：当归15g，生地25g，白芍15g，川芎12g，丹皮15g，赤芍15g，黄芩15g，泽泻12g，牡蛎25g。上方随证加减治疗20剂月经正常，诸症消失。

按：本患者属瘀血内阻胞宫，郁积生热，迫经血一月两潮，出现带下黏稠、心烦、口苦等内热症状，治疗取土瓜根散之义，用丹皮、赤芍代替土瓜根，因有郁热，故不用热性之桂枝，而加黄芩、生地以清之。用泽泻、牡蛎利湿止带，血活热清，则月经自调。——门波，陈建设.《金匮要略》活血化瘀法在妇科的临床应用.辽宁中医杂志，2010，12.

七、抵当汤证

【原文】

妇人经水不利下，抵当汤主之。亦治男子膀胱满急有瘀血者。

抵当汤方

虻虫三十枚熬去翅足　水蛭二十个熬　桃仁二十个去皮尖
大黄三两酒浸

上四味，为末，以水五升，煮取三升，去滓，温服一升。

【提要】

本节是论述血瘀经闭的证治。

【现代临床运用】

本方辨证要点为以精神异常，狂躁不安，下腹部急满硬痛，按之腹中有硬块等表现为主的蓄血重证。若气滞明显者，加柴胡、枳实；若肢体疼痛者，加桂枝、细辛；若心烦者，加丹参、竹叶；若舌质红者，加生地、玄参；若有瘀热者，加丹皮、赤芍等。

现代临床常用于治疗月经困难、闭经、胎盘滞留、子宫肌瘤、子宫内膜异位症、栓塞性静脉炎、精神分裂症、脑外伤、狂犬病、支气管哮喘、半身不遂等符合上述病机者。

【名家辑要】

李彣注：经水不利下，有瘀血也。血坚干者，虻虫、水蛭咸以软之；血闭涩者，桃仁、大黄苦以泄之。——宋书功.金匮要略广注校诠.北京：人民卫生出版社，1994：257.

黄元御注：经水不利，必有瘀血阻，宜抵当汤下其瘀血也。
——[清]黄元御.黄元御医学全书.太原：山西科学技术出版社，
2010：566.

曹家达注：妇人经水下利，有虚实寒热之分。虚者宜温经
汤，兼有湿热，则宜土瓜根散，产后水与血俱结胞中，则宜大黄
甘遂汤，前数条已详言之矣。然则此条何以但言不利下，而主治
乃为抵当汤？盖此条不举病状者，为其于伤寒太阳篇已备言之
也。太阳篇云："热在下焦，少腹当硬满，小便自利者，下血乃
愈，抵当汤主之"，又云："脉沉结，少腹硬，小便自利，其人
如狂者，血证谛也，抵当汤主之"，其明证也。按此证少腹必结
痛，大便必黑，要以小便利为不易之标准，使但用寻常通经之
药，岂有济乎？——[清]曹家达.金匮发微.福州：福建科学技术
出版社，2007：263.

【医家临证思维】

王付认为抵当汤治疗瘀血热证的重要代表方，张仲景论抵当
汤主治"经水不利下"表现以经下挟血块为主。病机是瘀热内
生，热与血结而为瘀，瘀热相搏阻塞经气脉络，导致新血不得归
经，则月经先后无定期，经下挟血块。临床上病变证机与病证表
现，合理运用抵当汤既能治疗常见病、多发病，更能治疗多囊卵
巢、糖尿病等疑难病。——王付.抵当汤临床应用.中医药通报，
2008，02：43—45.

唐祖宣认为抵当汤之证治，仲景论述颇详，后世医家更有发
扬。其证脉繁多，临床应用时既要合看，又要分辨。只要详细辨
证，紧扣病机，可不受中西医各病种所限，投之能收异病同治之
效。若一证突出时，应辨其病位之深浅，病情之轻重，用药亦应
灵活变通，以奏其效。若病重势急，则用大剂抵当之。若病轻势
缓，可改汤为丸，以图缓攻。若瘀血在上，加桂枝、大黄酒制，
促其上行；在下，重用水蛭以破下焦污积之血，总之须观其脉

证，辨其瘀积，随证治之。——唐祖宣. 抵当汤的临床辨证新用. 上海中医药杂志，1981，05：26—28.

张炳填认为妇人闭经，一般分血虚与血滞。血滞经闭，一般理气活血行瘀，即可治愈。今用抵当汤逐瘀峻剂，说明瘀结较重，临床上必具有某些蓄血的见证，如参考《伤寒论·太阳篇》有关蓄血证的条文，更有助于本病的辨证治疗。——张炳填. 金匮要略选读. 长沙：湖南师范大学出版社，1999：213.

【典型病案】

病案一

常某，女，21 岁，2003 年 2 月 3 日初诊。自诉：月经已 9 个月未来，并有轻微腹部不适，白带量较多。刻诊：面色不荣，尤其两眼四周黧黑比较明显，梦多且险恶，形体消瘦，少腹及小腹不舒，舌质较暗，苔略腻，脉略涩。辨证为胞中瘀血，湿浊内阻证，其治当活血破瘀，燥湿化痰。遂用抵当汤加味：大黄 6g，桃仁 12g，水蛭 8g，虻虫 8g，白矾 4g，杏仁 12g，细辛 9g。6 剂，水煎 2 次分 3 服。

二诊：药用 1 周，自觉全身舒适，又以前方 6 剂。三诊：月经已来 5 天，经量尚可且颜色较暗，又以前方 3 剂。并嘱其在下次月经来潮之前服用此方 6 剂，须坚持用药 3 次，之后，其月经恢复正常。

按： 审病人面色不荣且眼周有黑晕，脉略涩，诊为胞中瘀血，因其病证表现较重，遂用抵当汤，以攻逐瘀血，又因其带下色白，诊为湿浊内阻，加矾石以燥湿化痰，杏仁降泄浊气。方药相互为用。功效显著。——王付. 经方实践论. 北京：中国医药科技出版社，2006：330.

病案二

刘某，男，62 岁，1994 年 12 月 9 日初诊。自诉：3 年前发现前列腺炎，也多次服药，效果不佳。肛查：前列腺肥大，中央沟基本消失，质中软。B超检查提示前列腺肥大。尿液检查：红细胞（++），脓细胞（++）。刻诊：小便点滴而下，小腹坠胀作痛，时有睾丸拘急，面色不荣，舌质黯，边有紫点，脉沉涩。辨证为瘀血阻结，脉络不通，其治当活血化瘀，通利小便，以抵挡汤加味：大黄6g，桃仁9g，水蛭9g，虻虫9g，桂枝10g，泽泻12g，茯苓15g，猪苓12g，白术15g，瞿麦12g。6剂，1日1剂，水煎2次，分3服。

二诊：小便较前通畅，小腹坠胀作痛减轻，又以前方6剂。之后，以前方加减累计服药60余剂，小便恢复正常，余无不适。随访半年，病证未发。

按：前列腺肥大是男科难治病证之一，其治疗很难收到预期治疗效果。但笔者在辨证论治的前提下，于临床中屡用抵当汤治疗前列腺肥大，大多都取得治疗效果。但于此必须辨清病证是瘀血重证，方可用抵当汤。方用抵当汤破血逐瘀，加桂枝通阳通经散瘀，泽泻利水通淋泻浊，茯苓健脾利水，猪苓利水通淋，白术健脾燥湿，瞿麦化瘀利水通淋。方中诸药相伍，以达治疗之目的。

——王付.经方实践论.北京：中国医药科技出版社，2006：330—331.

病案三

夏某，男，43岁。自诉：5年前出现健忘，近2年来健忘渐渐加重，虽数次做脑部磁共振检查，均未发现明显异常，也多次做血细胞分析检查，也未发现异常。刻诊：健忘特甚，略有轻微头痛，唇口干燥，咽干不欲饮水，欲饮水而不欲下咽，舌边颜色较暗，脉细略涩。辨证为瘀血阻结，脉络不通，治当活血化瘀，通窍醒神，遂以抵当汤加味：大黄6g，桃仁9g，水蛭9g，虻虫9g，桂枝10g，石菖蒲12g，远志12g，茯苓18g，五味子10g。6剂，1日1剂，水煎2次分3服。

二诊：记忆力尚未好转，头痛略有减轻。之后，连续用药约40天，记忆力有明显好转，继以前方因病证而适当加减用药有

90 余剂，诸症悉除。随访 1 年，一切尚好。

按：顽固性健忘是脑神经衰弱主要病证表现之一，也是比较难治病证之一。中医治疗健忘主要方法有益心健脾，补肾益脑，养心安神等，选用方药如天王补心丹、归脾汤、柏子养心丸、健脑安神口服液等，以及服用调节与营养神经类西药。因心主血脉，主神明，神明主司其职有借心血的滋荣。假如瘀血阻滞于心，心神既不得心血所养，又被瘀血浊气熏蒸，则健忘。其治抵当汤活血化瘀通窍，加桂枝以通达血脉，石菖蒲、远志以开窍醒神，茯苓以泻浊益气安神，五味子以敛阴安神。诸药相互为用，以建其效。——王付.经方实践论.北京：中国医药科技出版社，2006：331.

八、大黄甘遂汤证

【原文】

妇人少腹满如敦状，小便微难而不渴，生后者，此为水与血结在血室也，大黄甘遂汤主之。

大黄甘遂汤方

大黄四两　甘遂二两　阿胶二两

上三味，以水三升，煮取一升，顿服之，血当下。

【提要】

本节是论述妇人水血俱结血室的证治。

【现代临床运用】

本方辨证要点为少腹胀满如敦状，经行不利，血色暗或有血块，舌质暗或紫薄、脉涩等为主要表现的水血互结证。若兼有血瘀者，加桃仁、红花；若水气明显者，加泽泻、瞿麦；若兼有小腹胀痛者，加乌药、延胡索等。

现代临床常用于治疗难产、胎盘滞留、肝硬化腹水、产后尿潴留、急性盆腔炎、闭经、狂症、癫症、癫痫、附睾瘀积症等符合上述病机者。

【名家辑要】

高学山注：敦者，上小下大之象，妇人少腹如敦状。先就外证而言，然实包藏诸症在内，以胎气水积、血结。俱能作此状故也。曰小便难，则积有水气可知。曰微难，则小便尚见，而积水不多又可知。若使渴而微难，则出少不胜入多，犹得断为纯是水气。而又不渴，则其如敦状者，非全水者更可知。又少腹满大，小便微难而不渴，颇似胎气，今且是生产之后，则既非全是水，又不必疑为胎，而与水共结为如敦状者，非生后之瘀血而何哉。则破结血之大黄，与逐水饮之甘遂，可直任而无疑矣。但生后血虚，攻其积水结血，恐致伤阴之弊，故以养血之阿胶佐之者。盖血短则留连外饮，是补血亦所以替去其水，生新则推出死血，是补血又所以逐去其瘀之义也。五句惟二十九字，文法则八面玲珑，诊法则千层透辟。——［清］高学山.高注金匮要略.北京：中医古籍出版社，2013：350.

尤怡注：敦，音对。按《周礼》注，梁以盛血，敦以盛食，盖古器也。少腹满如敦状者，言少腹有形高起，如敦之状，与《内经》胁下大如覆杯之文略同。小便难，病不独在血矣。不渴，知非上焦气热不化。生后即产后，产后得此，乃是水血并结，而病属下焦也。故以大黄下血，甘遂逐水，加阿胶者，所以去瘀而兼安养也。——［清］尤在泾.金匮要略心典.上海：上海人民出版社，1975：157.

吴谦注：敦，大也。少腹，胞之室也。胞为血海，有满大之状，是血蓄也。若小便微难而不渴者，水亦蓄也。此病若在生育之后，则为水与血俱结在血室也。主之大黄甘遂汤，是水血并攻之法也。——［清］吴谦.医宗金鉴.北京：中医古籍出版社，1995：303.

【医家临证思维】

武简侯认为小腹有水血合而致小便不利，大便难时，利在速战速决，故一面以祛瘀下血之大黄为主将，另一面以攻决行水之甘遂为副将，再以和润滋养之阿胶为监军，不但能节制黄、遂之猛急，且能滑利尿道，而免其涩痛。——武简侯.经方随证应用法.北京：中医古籍出版社，2007:186.

王炽冰认为大黄甘遂汤主治妇人少腹满如敦状，小便微难而不渴，水血结于血室。方中大黄逐瘀导滞，甘遂攻水破血，阿胶滋阴生血。合方具有直降下行，斩关夺隘之力。故凡下焦壅滞，二便不通者，皆可放胆使用。——王炽冰.大黄甘遂汤治例二则.湖南中医学院学报，1986,04:11.

【典型病案】

病案一

李某某，女，71岁，1999年3月8日初诊。患者半月前被摩托车撞倒致左胸疼痛，呼吸咳嗽加剧，左胸部触压痛明显，X片未见骨折，某医院予骨伤片、三七片、开胸顺气丸内服，骨伤膏局部外敷，后又服用活血化瘀、止痛中药10余剂，胸痛不减，不能左侧卧位，胸透未见异常，左乳中线至腋中线第三~七肋间触压痛，查左胸背部闻及湿罗音，纳差，大便稍干，小便量较少，舌质暗、苔白、脉弦涩，予大黄甘遂散1g，每日3次口服。诉服药当日胸痛明显减轻，大小便利。

按：本胸痛案投以活血化瘀止痛药无效，症见咳嗽胸痛，肺部听诊可及湿啰音，大便稍干，小便量较少，舌质暗、苔白、脉弦涩，当属水与血互结于胸，故以大黄甘遂方攻逐水血互结，水去血行，则胸痛自消。——蒋健.金匮要略方药临床应用与研究.上海：上海科学技术出版社，2012:398.

病案二

魏某某，男，34岁，农民，1989年4月6日就诊。患者半年前行输精管结扎术，伤口一期愈合。术后半月，性交时自觉阴囊隐痛，认为芥疾，不大注意，未经处理。嗣后，病与日增，每届房事或拉车挑担后阴囊抽痛，并向腹股沟和腰部放散。某医诊为男结扎后遗症，用抗生素治疗月余未效，后经人介绍，来我科求治。查既往无特殊病史，完婚 12 载，生育 2 女 1 男，性生活正常，夫妻和睦。体温、胸透及血象、小便化验均未见异常。患者自觉焦躁，失眠易怒，舌红、苔黄，脉弦数。指检附睾肿硬，压痛明显，表面不光滑，与周围皮肤无粘连，精索略粗，前列腺质中无压痛。诊为附睾瘀积症，中医辨证属气滞血瘀型。治宜活血化瘀，散结导浊。投仲景大黄甘遂汤，处方：大黄（酒洗）12g，甘遂（冲服）、阿胶（烊化）各 6g。日 1 剂，水煎服，早晚 2 次。治疗 1 周，疼痛大减，阴部松软。继治半月，疼痛全息，房事如常，附睾肿消变软，压痛消失，神清气和，起居有时，舌脉趋平。告愈停药，随访 3 年未复发。

按：附睾瘀积症常发于男性结扎后，由分泌物增加，睾丸吸收功能降低所造成。该病临床少见，治疗较难。方中大黄活血化瘀导浊，甘遂荡涤蓄水，阿胶滋阴润燥，养血护正。诸药合用，络通瘀除，附睾瘀积症能解。——王广见. 大黄甘遂汤治愈附睾瘀积症. 新中医,1993,05:49.

病案三

钟某某，女，43 岁，农民。闭经三月余，腹部膨隆，状如十月怀胎曾经数医诊治，且时减时复，求治于余。诊时见其患者形体尚充实，惟面色萎黄，腹大如臌，呕吐频繁，小便不利，大便稍结，时腹部隐痛，不欲饮食，睡眠不实，舌质偏红，苔白，脉沉缓。审前服之方，皆桃仁、红花、三棱、莪术之类，且服用半月余，病情全无更动。乃详辨之，诊为血水并结于血室之《金匮》大黄甘遂汤证，施血水并攻之法。大黄15g，阿胶（烊化）50g，桃仁、甘遂各 10g，1 剂。晚间服药，至夜半时，腹中剧痛，约半小时后，前阴排出大量淡红色血水，其痛即解，腹胀亦随消。原方减量复进一剂，又排出血水若干，腹膨隆基本消除。

复诊：服药后月经即来潮，经量较多且挟血块，头晕乏力，自汗畏寒，苔薄质淡，脉沉而细，改拟健脾益气，温中复阳之方调理之，予归脾汤合四逆汤加减数剂获痊愈。

按：闭经，腹膨大，小便不利，水血互结也。前医只攻瘀，忽略逐水，治之片面也，故不效。治以攻瘀逐水并施，大黄甘遂汤主之。——谢胜臣.经方验案.新中医，1984，04：25—11.

九、红蓝花酒证

【原文】

妇人六十二种风及腹中血气刺痛，红蓝花酒主之。

红蓝花酒方　红蓝花一两

上一味，以酒一大升，煎减半，顿服一半，未止再服。

【提要】

本条论述血凝气滞的腹痛证治。

【现代临床运用】

本方主要辨证要点为妇女经闭及痛经，腹中刺痛，或经来有块，腹痛拒按，舌质紫暗，脉沉涩为主要症状表现的血凝气滞刺痛证。若兼有脾胃寒湿气滞者，可加公丁香、白豆蔻、砂仁；若兼有心痛胸闷者，加郁金、丹参、栝楼；药用红蓝花酒加黄芪、当归、紫草可用来治疗治疗急慢性荨麻疹等。

现代临床多用于治疗妇人瘀血腹痛、痛经、产后恶露不尽，也可用于治疗气血瘀滞引起的心血管病、荨麻疹等。

【名家辑要】

李彣注：《内经》云：风者，百病之长也。又云：风者，善行而数变。故妇人有六十二种风证。盖风有因外感者，亦有从内生者，如肝藏血，肝虚则血燥，内自生风，所谓风气通于肝也。红蓝花，色红，通行血脉，又味辛以润之，能活血润燥，乃治风先养血，血生风自灭之义。酒煎以行血也。又脾生血，其经入腹,腹中刺痛,乃血气不利使然,所谓通则不痛,痛则不通也。亦主此酒顺气行血,刺痛止矣。——李彣.金匮要略广注校诠.海口:海南出版社,2010:273.

黄元御注:妇人六十二种风,总因营血之瘀燥,风木之失养也。红蓝花酒,养血行瘀,以达风木也。——黄元御.黄元御医学全书.太原:山西科学技术出版社,2010:566.

陈念祖注:此为妇人凡有挟风、腹中血气刺痛者,出其方治也。言血气者,所以别乎寒病也。六十二种未详。——[清]陈修园.女科要旨.北京:中国中医药出版社,2007:75.

【医家临证思维】

王廷富认为红蓝花酒证的重点在于"刺痛",刺痛乃瘀血特点之一。本方药物虽简单,凡属瘀血疼痛,皆可运用。同时后世用酒剂,泡酒服,或用红花酒浸后再煎,皆从此方和本书中之酒剂发展而来。——王廷富.金匮要略指难.成都:四川科学技术出版社,1986:504.

钟相根认为本方主要用于治疗妇人瘀血腹痛、痛经、产后恶露不尽等由于瘀血内阻引起的疾患,心血管系统疾病多由气滞血瘀引起,故可用此方加减应用。皮肤病如荨麻疹等瘙痒性皮肤,治疗时应遵循"治风先治血,血行风自灭"的原则,故临床多用本方配合养血润燥药物共同治疗。——钟相根.大国医系列张仲景传世名方.北京:中国医药科技出版社,2013:400.

王付认为条文中"妇人六十二种风",当指风为百病之长,诸多病邪大多易于与风邪相兼,风邪相兼极易侵袭人体而致病,尤其是侵袭妇女更为多见。于此必须辨清在临床中无论何种病邪侵袭,只要其证机是气血郁瘀证,其治都可用红蓝花酒。因红蓝花酒作用平稳,没有明显的偏性。也就是说,用方主治病证,不是根据病者患病是何种原因引起的,而是根据病者目前所处证机而用方药,即用方是因证机而宜,而非以病因而宜。——王付,石昕昕.仲景方临床应用指导.北京:人民卫生出版社,2001:728.

【典型病案】

病案一

韩某某,28岁,1981年6月10日就诊。患者产后27天,腹痛当脐左右,窜痛不定,甚则如刺难忍,口渴不喜饮,胃呆纳滞,大便秘结,面色无华。病届半月,经医服药未能奏效。诊其脉沉细弦,舌淡苔腻而润。证属产后血虚,风邪侵入,阻滞经脉。因遵仲师明训,用红花10g,以米酒1碗,煎减半,分2次温服。次日腹痛减半,纳增神振,大便得行,药已中病,效不更方。再予2剂,腹痛痊愈,诸症平息。唯感肢体倦怠,给当归芍药散加减2剂调理,得收全功。经8个月随访,未见复发。

按:腹内窜痛不定,风也;痛甚如刺难忍,瘀也。产后受风,风瘀搏结之证,径用红蓝代酒取效。——陈振智.红蓝花酒治产后腹痛.浙江中医杂志,1986,7:302.

病案二

汤某某,女,26岁,1982年1月10日诊。初产恶露未尽之时过食生冷而发生腹痛已三月。某医处以加味四物汤后,恶露止,腹痛亦减。尔后腹痛时作,缠绵不休。昨晚突然腹中刺痛,时而增剧而昏厥,随后经至排出少量瘀血块,腹痛减轻,手足欠温。刻诊:腹痛连及腰胯部,月经时来忽止,患者形体肥胖,面部色青,舌质紫黯,脉弦涩有力。此为恶血瘀阻。治以活血通经。处方:红花50g,入酒60g煎,分3次服。1剂后,排出大量暗黑色血块之月经,腹痛减轻。改用红花15g,益母草30g,入酒60g煎。连服3剂而愈。随访一年,未见异常。

按:产后恶露未尽,恣食生冷,以致寒凝血瘀,阻于胞宫,不通则痛。治以辛温通瘀,血得温破则散,经水调畅,腹痛顿除。——王明宇.红蓝花酒治疗产后恶露不尽.四川中医,1986,11:35.

十、当归芍药散证

【原文】

妇人腹中诸疾痛，当归芍药散主之。

当归芍药散方：

当归三两　芍药一斤　茯苓四两　泽泻半斤　白术四两　川芎半斤　一作三两

上六味，杵为散，取方寸匕，酒和，日三服。

【提要】

本条论述妇人肝脾不和腹中诸痛的治法。

【现代临床运用】

本方辨证要点为以腹中绵绵作痛，面色无华，头晕，目眩，纳呆，舌淡苔白腻等表现为主的肝血亏少，脾虚湿阻之腹痛证。若苔偏黄腻或舌根腻，加薏苡仁；若兼有舌边有瘀点且其性偏热者，即可酌加丹参；若气郁血滞兼证，加川楝子、制延胡索（金铃子散）；若兼月经不调、经行腹痛加剧者，去川楝子加制香附；若带下兼有血丝，可加茜草炭；若兼腰酸则酌加补肾强腰之杜仲、川断等。

现代常用于月经不调、痛经、功能性子宫出血、慢性盆腔炎、妊娠贫血、更年期综合征、泄泻、肾盂肾炎等属肝脾失调，气郁湿阻者。

【名家辑要】

尤怡注：妇人以血为主，而血以中气为主。中气者，土气也。土燥不生物，土湿亦不生物。芎、归、芍药滋其血，苓、术、泽泻治其湿，燥湿得宜，而土能生物，疾痛并蠲矣。——[清]尤怡.金匮要略心典.太原：山西科学技术出版社，2008：153.

吴谦注：诸疾腹痛，谓妇人腹中诸种疾痛也。既曰诸疾痛，则寒、热、虚、实、气、食等邪，皆令腹痛，岂能以此一方概治诸疾痛耶？当归芍归散主之，必是错解。——[清]吴谦等.医宗金鉴. 北京：人民卫生出版社，1973：660.

高学山注：妇人腹中诸疾痛，惟真阴亏损，而留连外水二者而已。盖真阴虚，则内络急痛。外水积，则内络窒痛。当归芍药散，能补血行饮，故主之，方义。——[清] 高学山. 高注金匮要略. 北京：中医古籍出版社，2013：353.

【医家临证思维】

薛伯寿认为凡属于肝郁血虚、湿盛所致的各种妇科病证，均可以当归芍药散为基础，随证加减，均可获得良效。当归芍药散重用芍药敛肝和营，养血止痛为主药，辅以当归、川芎养血调肝，白术健脾燥湿，茯苓、泽泻淡渗利湿以助健运，诸药合用共奏养血疏肝、健脾利湿之功。薛老应用当归芍药散治疗妇科炎性腹痛及带下病时，本着辨证选方的原则，偏于热瘀者合大黄牡丹皮汤；偏寒瘀者合桂枝茯苓丸、薏苡附子败酱散；偏气郁者合四逆散。随证加减：带下色黄有异味者加蒲公英、金银花、土茯苓；腹痛较剧者，加川楝子、元胡；腹泻者加小茴香、乌药、艾叶；腰痛甚者加川断、杜仲、桑寄生；月经有血块者加益母草、桃仁、红花；兼有气虚者加黄芪、党参。——罗艳，蒲永文. 薛伯寿运用当归芍药散治疗妇科病经验. 中国中医基础医学杂志，2005，12：943—944.

李发枝认为当归芍药散养血调肝，健脾利湿具有功效。当归、芍药、川芎三药意在调肝柔肝、茯苓、白术、泽泻三味旨在健脾利湿，只要有肝脾不和的病机，可本着"异病同治"的原则应用。比如妇人之病，多由情志抑郁不达引起。少腹厥阴肝经之络属，故少腹痛与肝气郁结密不可分。肝病累及脾运，水湿下注，白带增多。属肝郁脾虚者施以当归芍药散，兼热象者加黄柏、败酱草，腰酸痛者加黑杜仲、续断，少腹坠胀者加荔枝核、橘核、西茴。目窠面部、下肢胫踝之水肿，病机为肝脾不和、气滞湿阻，治当疏肝健脾、淡渗利湿，方用当归芍药散配合防己黄芪汤，黄芪重用至60g为特点。目窠面部浮肿者加荆芥、防风、苍术以增祛风渗湿利水之力；下肢胫踝肿者加苏叶、木瓜、大腹皮；慢性心衰出现喘不得卧者加葶苈大枣泻肺汤泻肺逐饮；臌胀患者，加茯苓皮、冬瓜皮、大腹皮、泽兰、广木香等以行气活血消水。——郑彦辉.李发枝应用当归芍药散经验.实用中医药杂志,2011,09:623.

伍炳采认为当归芍药治疗疾病主要着眼于"痛"字，而痛的部位都在腹中。本方重用芍药敛肝、和营、止痛，又佐以归、芎以调肝和血，更配以茯苓、白术、泽泻健脾渗湿。综观全方，有养血疏肝，健脾利湿之力，是寓通于补之方。凡是肝郁血虚、脾虚湿困，以致肝脾不和、气血失调而发生的腹部疼痛，均可以此方加减治疗。据《金匮要略》原文旨意，本方常用于治疗先兆流产，除此之外，还可用于治疗痛经等妇科疾病。又认为当归芍药散是肝脾两调之方，而肝脾两调之中，又以治肝为主，因此可治肝脾不和，而以肝经为主的病变。附件炎、阑尾炎、慢性肝炎等疾病在临床上常见胁腹疼痛，属肝经循行的部位，故可考虑用本方治疗。——伍建光.伍炳彩应用当归芍药散经验.江西中医药,2005,10:5—8.

陈宝明、赵进喜认为当归芍药散证患者多为虚弱体质，皮肤色白，肌肉紧张度较差。腹痛必发自腹内深部，脐旁拘挛，压之腹中腰背可有刺痛，或心下有振水音。下腹部一般腹肌松弛，无抵抗。——陈宝明，赵进喜.古方妙用.北京：科学普及出版社,1994:350.

黄煌认为本方用了茯苓、白术、泽泻三味水分药，其证必然有水液的潴留存在。最显然的表现为面部或四肢的水肿，其次是空腔脏器内的体液停留，如胃液潴留（表现为振水音）。这些都是可以凭借直观得知的表现。还有一些水液潴留表现为心下悸、眩冒、耳鸣、小便不利等，也不容忽视。这些潴留的水液有的是肾脏排泄机能低下所致，有的则是慢性炎症的渗出物，如慢性盆腔炎的盆腔积液。当一些器官仅表现为自身的水肿而没有渗出，也应该视为水液潴留。——黄煌. 经方 100 首. 南京：江苏科学技术出版社，2013：242.

【典型病案】

病案一

张某，女，40 岁，2004 年 4 月 6 日初诊。3 年前流产，行清宫术 2 次并上环。后两侧小腹常痛隐隐，腰酸，月经先后不定期，经期及劳累后腹痛加重，带下量多，色黄有味。诊为慢性盆腔炎，中西医多方治疗均无改善。1 周前因受凉腹痛加重来诊。刻下：患者腹痛隐隐，微坠胀，腹凉，小腹两侧轻度压痛，带下量多，黄白相兼，纳差，时便溏，神疲，面色萎黄，舌质淡暗，苔薄白，脉沉弦。辨证为肝脾不和，气滞血瘀，湿热下注。方用当归芍药散合薏苡附子败酱散加味治之，处方：当归 10g，白芍、白术、茯苓、败酱草、蒲公英、金银花、土茯苓各 15g，川芎 8g，泽泻 18g，薏苡仁 30g，熟附子 6g。7 剂后腹痛缓解，仍有腰痛便溏，加桑寄生、川断各 20g，破故纸 15g，又进十余剂，腰痛缓解，带下及大便均正常。后用逍遥丸合桂枝茯苓丸交替服用 2 个月，停药观察 1 年未见反复。

按：慢性盆腔炎多由急性期失治、误治转化而来，其病因以湿瘀为主，湿邪阻滞、血瘀脉络是其病机关键。因在急性期大量使用抗生素及清热解毒类 中药，苦寒太过，即同攻下致害，易损伤脾阳，使脾失健运，水湿内停，日久不愈每致肝郁，病久入络而致血凝。故薛老认为慢性盆腔炎的病机应以寒湿凝滞为主。治宜温化寒湿、和血通络。方中当归、芍药、川芎疏肝养血，茯苓、白术、泽泻健脾利湿。薏苡附子败酱散能排脓治痈，附子能振奋阳气，阳气振、脾气健则湿邪无停留之所。——罗艳，蒲永文. 薛伯寿运用当归芍药散治疗妇科病经验. 中国中医基础医学杂志，2005，12：943—944.

病案二

刘某，女，51岁，干部，2010年7月29日就诊。主诉：双下肢肿胀6年，加重1月。现病史：患者6年来出现下肢肿胀，尤以下午明显，休息后缓解，久坐后加重，有时右下肢酸困不适。晨起症状减轻，近1月来症状加重，下肢肿胀持续，压之轻微凹陷，恢复较快，检查右下肢大隐静脉功能不全，给以改善微循环治疗，效果不明显，下肢沉重不适，故来就诊。现症：双下肢肿胀，劳累加重，伴乏力，纳差或正常，或自觉身体酸胀，大便如常或溏，舌质淡红，苔薄腻，脉弱。辨证为浮肿，证属脾虚湿阻。治以健脾益气化湿利水。处方：当归15g，川芎20g，白芍30g，白术15g，茯苓15g，泽泻30g，苏叶12g，木瓜12g，大腹皮12g，黄芪60g，防己20g。10剂，水煎，日服1剂。

二诊：患者自觉身体酸胀减轻，双下肢肿胀亦减，较前有力，饮食正常，舌质淡红，苔薄腻，脉弱。效不更方，继服上方10剂，水煎日服1剂。

三诊：诸症减轻，双下肢肿胀晨起消失，身体酸胀消失，下午仍双下肢肿胀，自觉活动明显有力，二便正常，舌质淡红，苔薄白，脉弱。效不更方，继服上方10剂，水煎日服1剂。

四诊：双下肢肿胀持续减轻。继服上方10剂，水煎日服1剂，以观后效。

按： 浮肿一证，是由于长期饮食失调，脾胃虚弱，不能运化水湿，加之情志失于调理，往往脾虚湿阻，多兼肝郁气滞。本证双下肢肿胀，多见于中老年人，辨证要点是肿而不红。当归芍药散治肝脾不和证，肝虚血滞，气机不调，脾虚湿胜，健运失常。从方药测证，应当有下肢浮肿症状。李老师认为通过对方药的理解，推出此方可治的病证，不用局限于此方治其证，考虑此方可能治疗的其相关病证，然后应用于临床，扩大经方的应用范围。

本病证属脾胃虚弱，健运失司，气不化水，水湿为阴邪，易趋于下，故下肢浮肿，肿而不红；本证以湿邪为主，水湿不自行，赖气为动，故必兼气虚，气化功能障碍，可兼见乏力，劳累加重，甚则周身自觉肿胀；脾胃虚弱可见纳差或大便溏；舌脉多为气虚或兼湿浊之象。此方临床用当归芍药散养血疏肝、健脾利水湿；苏叶、木瓜均为温性，二者相配共奏理气温通利水之功；大腹皮行气利水消肿，用黄芪既能补脾益气又能利尿消肿，标本兼治，为治气虚水肿之要药；防己泄湿利水，善走下行，尤宜于下肢水肿。诸药合用，脾虚健运，水湿不生，气血运行通利，气化正常，浮肿自消。——马玮莉.李发枝应用经方治验 3 则.河南中医,2011,10:1098—1099.

病案三

黄某，女，25 岁。患者曾孕 6 个月，因羊水过多死胎。现已孕 3 个月，腹部胀满时痛，为防重蹈覆辙，嘱服鲤鱼萝卜饮（《裘笑梅经验方》）。妊至 5 个月自动停服则腹部明显胀大，下肢浮肿，四肢倦怠，少气乏力，小便短小，舌质淡体胖嫩，苔白腻，脉滑。妇检：超过正常妊娠腹围，羊水过多。超声波检查可见胎儿与子宫壁间的距离增大，羊水平段超过 10cm。证属胎水肿满，水渍胞宫。法宜养血行水，益气安胎。方用当归芍药散加味：当归 9g，芍药 15g，川芎 6g，泽泻 12g，茯苓 12g，白术 12g，陈皮 5g，生黄芪 15g，杜仲 12g，隔天服药，防治结合，至足月顺产一男婴。

按：胎水肿满，为气、血、水同病，其治当抓住气、血、水三个方面。当归芍药散三味血药，三味水药，故作者又加三味气药，生黄芪益肺气利水，陈皮理脾气化湿，杜仲补肾气安胎。俾五脏安和，气血协调，水湿得利，则胎气自安。——戴冬生.当归芍药散治验 2 则.河南中医,1996,03:23.

病案四

陈某某，女，20岁，1990年3月15日初诊。患者停经三个月后，始发胸腹胀满，夜间加重，到某医院诊断为妊娠腹胀。服中西药无效，自疑患"肝炎"，就诊本院，要求检查。症现：胸腹满闷，纳呆腹胀，症历一个月，大便软，日一行。舌质淡胖，舌苔薄白，脉弦滑。经肝功能检查及肝胆B型超声波检查，均无异常。中医诊断：子悬。方用当归芍药散：当归10g，川芎8g，白芍、茯苓、泽泻、炒白术各12g，每日1剂、水煎服。2剂后复诊时，上述症状消失，胃纳增进。停药随访7天，无再复发。

按：妊娠胸腹胀闷者，诊为子悬。多因妊娠后冲任两虚，肝郁脾虚，肝胃不和，胃气不降，脾虚水湿内生而致。故以当归芍药汤取效。——吴允聪.当归芍药散治疗子悬2例.四川中医，1993，08：47.

病案五

张某，男，58岁，1978年3月18日诊。右侧半身不遂3天。素有头晕史。症见右侧肢体伸屈、抬举均困难，手不能握，右下肢肌力Ⅱ度，口眼轻度歪斜。伴面目虚浮，右下肢足跗微肿，肢体倦怠，纳呆，吐涎沫，苔薄白，质紫暗，脉濡弦。证属肝血虚滞，脾弱湿困，木遏风僭所致。治以疏肝健脾除湿，活血祛风，以当归芍药散加减。处方：当归、白术、地龙各12g，芍药、茯苓各18g，川芎9g，泽泻16g，1日1帖。5帖之后，面目及右下肢浮肿好转。再进5帖，右侧偏瘫减轻，口眼歪斜好转。守方再服15帖后，手已能握，右下肢肌力Ⅳ度。复以六味地黄丸善后。

按：本例缘于肝脾不调。盖肝失疏泄则气郁血瘀，且肝气不调每多郁结横逆之变，致脾气受困，水湿内蕴。继则木郁风动，冲激脑府，致右侧肢体经脉为瘀水阻滞，故偏瘫作矣。方以当归、芍药、川芎养血理气以疏肝。偕泽泻活血利水通络治偏瘫。

白术、茯苓健脾主四肢，且土实则木气自敛而风平。药后木疏土运，气血条达，水津四布，偏瘫之体复得气煦血濡，故症遁矣。

——聂天义.当归芍药散的临床应用举隅.云南中医杂志，1992,04:26—27.

图书在版编目（CIP）数据

金匮要略与临床案例 / 何清湖等总主编. —太原：山西科学技术出版社，2019.8

ISBN 978-7-5377-5507-8

Ⅰ.①金… Ⅱ.①何… Ⅲ.①《金匮要略方论》—研究 Ⅳ.①R222.39

中国版本图书馆 CIP 数据核字（2018）第 248813 号

金匮要略与临床案例

Jinkui YaoLüe Yu Linchuang Anli

出 版 人：赵建伟
总 主 编：何清湖　喻　嵘　卢致鹏
责 任 编 辑：郝志岗
封 面 设 计：吕雁军
出 版 发 行：山西出版传媒集团·山西科学技术出版社
太原市建设南路 21 号　邮编：030012
编辑部电话：0351-4922072
发 行 电 话：0351-4922121
经　　　销：全国新华书店
印　　　刷：山西基因包装印刷科技股份有限公司
QQ 邮　箱：35570682@qq.com
开　　　本：889 毫米×1194 毫米　　1/32　印张：21
字　　　数：548 千字
版　　　次：2019 年 8 月第 1 版　　2019 年 8 月第 1 次印刷
书　　　号：ISBN 978-7-5377-5507-8
定　　　价：50.00 元

本社常年法律顾问：王葆柯

如发现印、装质量问题，影响阅读，请与发行部联系调换。